clave

William W. Li es un médico de renombre mundial, científico y orador, que preside la Fundación de la Angiogénesis. Su innovador trabajo investiga enfermedades, como el cáncer, la diabetes, la ceguera, las dolencias del corazón y la obesidad. Su charla en TED «¿Podemos comer para que el cáncer muera de hambre?» tiene más de once millones de visitas y él mismo ha aparecido en grandes medios, como *CNN, MSNBC, NPR, Voice of America, The Atlantic, TIME, The Wall Street Journal* y *The New York Times*. El doctor Li es, además, autor de más de cien publicaciones científicas en revistas de vanguardia como *Science, The New England Journal of Medicine* y *The Lancet*. Ha ejercido también la docencia en la Escuela de Medicina de Harvard, la Universidad de Tufts y la Escuela de Medicina de Dartmouth.

Para más información, puedes seguir al autor en su cuenta de Instagram:
🔲 drwilliamli

Comer para sanar

La nueva ciencia para la prevención y curación de las enfermedades

DR. WILLIAM W. LI

Traducción de
Wendolín Perla

DEBOLS!LLO

Papel certificado por el Forest Stewardship Council®

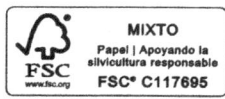

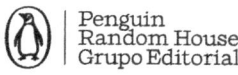

Título original: *Eat to Beat Disease*

Primera edición en Debolsillo: enero de 2026

© 2019, Dr. William W. Li
Esta edición ha sido publicada por acuerdo con Grand Central Publishing, Nueva York,
Nueva York, EE.UU. Todos los derechos reservados.
© 2019, 2026, Penguin Random House Grupo Editorial, S.A.U.
Travessera de Gràcia, 47-49. 08021 Barcelona
© 2019, Wendolín Perla, por la traducción
Diseño de la cubierta: Penguin Random House Grupo Editorial
Imagen de la cubierta: © Istock by Getty Images

Printed in Spain — Impreso en España

ISBN: 978-84-663-7188-9
Depósito legal: B-19.589-2025

Compuesto en M. I. Maquetación, S. L.
Impreso en Liberdúplex
Sant Llorenç d'Hortons (Barcelona)

P 371889

*Dedico este libro a mi familia, a mis mentores
y a los pacientes que me inspiraron para acercar
el futuro de la salud a quienes hoy necesitan ayuda*

Índice

PRIMERA PARTE

ESTAMOS PROGRAMADOS PARA LA SALUD

Los sistemas de defensa naturales del cuerpo

SEGUNDA PARTE

COMER PARA SANAR

Las pruebas de la función del alimento como medicina

Índice

Introducción

Estamos en un momento decisivo en la lucha contra las enfermedades. Todos tenemos una oportunidad inmensa de hacernos con el control de nuestra vida y aprovechar los alimentos para transformar nuestra salud. Puedes tomar decisiones sobre qué comer y qué beber basadas en pruebas científicas recabadas a partir del análisis de alimentos con los mismos sistemas y métodos utilizados para descubrir y desarrollar los medicamentos. Los datos que generamos cuando estudiamos los alimentos como si fueran medicinas muestran con claridad que los primeros pueden influir en nuestra salud de manera específica y beneficiosa.

Empezaré con algo de información sobre mí. Soy médico, especialista en medicina interna y también investigador científico. En la universidad estudié bioquímica (ahora llamada «biología molecular y celular») y pasé la primera parte de mi carrera inmerso en el mundo de la biotecnología. En los últimos veinte años he sido director de la Fundación de la Angiogénesis, organización sin ánimo de lucro que cofundé en 1994 con una única misión: mejorar la salud global a través del enfoque en un «denominador común» que comparten muchas enfermedades: la angiogénesis, el proceso que sigue nuestro cuerpo para generar nuevos vasos sanguíneos.

Como científico, encontrar denominadores comunes en las enfermedades ha sido durante mucho tiempo mi centro de interés y mi pasión. La mayoría de las investigaciones médicas se dedican a explorar la individualidad de la enfermedad, buscando qué distingue una enfermedad de otra y así hallar la vía para encontrar su curación. Mi enfoque es totalmente opuesto. Al buscar los elementos que tienen en común muchas enfermedades y preguntarme si podrían estos llevar a nuevos tratamientos, descubrí que es posible observar avances no solo en una enfermedad, sino en muchas al mismo tiempo.

Al inicio de mi carrera elegí estudiar la angiogénesis. Los vasos sanguíneos son esenciales para la salud porque llevan oxígeno y nutrientes a cada célula de nuestro cuerpo. Mi mentor, Judah Folkman, brillante cirujano y científico de Harvard, fue quien consideró por vez primera que atacar los vasos sanguíneos anormales que estimulan el cáncer podría ser una nueva forma de tratar la enfermedad. La angiogénesis fallida no es solo un problema en el cáncer, sino un denominador común en más de setenta enfermedades diferentes, entre ellas los mayores asesinos del mundo: cardiopatías, infartos, diabetes, enfermedad de Alzheimer, obesidad, entre otras. En 1993 tuve una revelación: ¿y si controlar el desarrollo de los vasos sanguíneos pudiera ser un modo singular de tratar todas estas graves enfermedades?

Durante los últimos veinticinco años, junto con una lista impresionante de colegas y colaboradores, la Fundación de la Angiogénesis se ha dedicado precisamente a esta labor. Hemos coordinado investigaciones y defendido nuevos tratamientos que adoptan este planteamiento en torno al denominador común. Hemos trabajado con más de trescientos de los mejores científicos y médicos clínicos de Norteamérica, Europa, Asia, Australia y Latinoamérica; también con más de cien empresas innovadoras en biotecnología, equipo médico, imagenología y tecnologías de diagnóstico, así como con líderes visionarios de los Institutos Nacionales de Salud, la Administración de Alimentos y Medicamentos (FDA, Food and Drug Administration) y con algunas de las asociaciones médicas más importantes de todo el mundo.

Hemos tenido mucho éxito. Al coordinar los esfuerzos conjuntos se creó un nuevo campo de la medicina llamado «terapia de angiogénesis». Algunos tratamientos innovadores evitan que los vasos sanguíneos crezcan en tejidos enfermos, como en el caso del cáncer o de enfermedades que provocan ceguera, como la degeneración macular neovascular relacionada con la edad y la retinopatía diabética. Otros tratamientos que han cambiado la práctica médica estimulan la creación de nuevos vasos sanguíneos para sanar los tejidos vitales, como en las úlceras diabéticas y venosas en las piernas. Hoy en día hay más de treinta y dos medicamentos aprobados por la FDA (Food & Drug Administration), así como equipo médico y productos de tejidos basados en la angiogénesis.

Tales tratamientos, que en algún momento fueron solo meras ideas, se han convertido en los nuevos estándares del cuidado oncológico, la oftalmología y el cuidado de las heridas, ayudando a pacientes a vivir más y vivir mejor. Incluso hemos trabajado con veterinarios y desarrollado nuevos tratamientos que ayudan a salvar la vida de mascotas, delfines, peces de arrecife, reptiles, un rinoceronte y un oso polar. Estoy orgulloso de haber contribuido a estos avances y, dado que ya hay más de 1.500 estudios clínicos sobre angiogénesis, seguramente vendrán muchos más.

* * *

No obstante, a pesar del éxito, la triste realidad es que los índices de nuevas enfermedades están por los cielos. Las principales amenazas para la salud de la población mundial son las enfermedades no transmisibles, entre las cuales se encuentran el cáncer, la cardiopatía, el infarto, la diabetes, la obesidad y las enfermedades neurodegenerativas. Todos conocemos a alguien que haya sufrido o fallecido por alguna de ellas. De acuerdo con la Organización Mundial de la Salud, las enfermedades cardiovasculares mataron a 17,7 millones de personas en 2015, el cáncer a 8,8 millones y la diabetes a 1,8 millones.

Aun con tratamientos vanguardistas impresionantes y estímulos por parte de la FDA, el tratamiento de las enfermedades por sí solo no es una solución sostenible para enfermedades no transmisibles, en parte por el coste estratosférico de los nuevos medicamentos. Puede costar más de dos mil millones de dólares desarrollar un solo medicamento de biotecnología. El coste de utilizar algunos de los últimos medicamentos después de que estos reciban la aprobación de la FDA es apabullante; en algunos casos, varía entre doscientos mil dólares al año y más de novecientos mil dólares al año. Dado que muy pocos pueden costearse estos precios, los tratamientos más avanzados no llegan a quienes los necesitan, mientras la población adulta y anciana sigue enfermando.

Por sí solos, los tratamientos con medicinas no pueden mantenernos sanos. La pregunta, entonces, es cómo podemos hacer una mejor labor preventiva antes de tener que curar una enfermedad. La respuesta moderna: la alimentación. Todos los médicos saben que una mala alimentación está vinculada a enfermedades que habrían podido prevenirse, y la dieta se ha vuelto un tema de cada vez mayor relevancia dentro de la comunidad médica. Algunas escuelas de medicina vanguardistas han incorporado clases de cocina a su temario. El de la comida es un campo de fácil acceso y las intervenciones alimentarias no dependen de tratamientos farmacológicos caros.

No hay muchos médicos que sepan cómo hablar con sus pacientes de lo que es una dieta saludable. No es culpa de los médicos, sino un efecto secundario de la poca educación nutricional que reciben. De acuerdo con David Eisenberg, profesor de la Escuela de Salud Pública T. H. Chan en Harvard, Estados Unidos, tan solo una de cada cinco facultades de Medicina exige a sus estudiantes un curso de nutrición obligatorio. De media, las escuelas de medicina ofrecen solo diecinueve horas de estudio sobre nutrición, y para los médicos ya practicantes hay pocas clases sobre el tema en forma de educación continua de posgrado.

A este problema se añade el hecho de que las distintas ramas de la ciencia que estudian la alimentación y la salud trabajan de forma independiente por tradición, como campos aislados. Los técnicos en alimentación estudian las propiedades químicas y físicas de las sustancias comestibles. Los investigadores de la ciencia de la vida estudian los organismos vivos, entre ellos a los humanos. Los epidemiólogos estudian poblaciones reales. Cada campo aporta ideas y perspectivas importantes, pero rara vez convergen para responder preguntas prácticas sobre qué alimentos y bebidas podrían ser responsables de un beneficio para la salud en el cuerpo humano, y en qué cantidades, y qué contiene un alimento específico que provoque este efecto.

Lo que esto implica para ti es que tu médico, a pesar de tener grandes habilidades y unos conocimientos valiosísimos sobre medicina, tal vez no sea muy elocuente a la hora de aconsejarte qué comer para que tu salud venza a la enfermedad.

En mi práctica médica he experimentado las ramificaciones de este problema de primera mano. Cuando atendía a pacientes mayores en un hospital para veteranos de guerra, muchas veces me preguntaba qué les había ocurrido a sus cuerpos. Estos pacientes, en su mayoría hombres, habían sido individuos perfectamente saludables, soldados que se entrenaban para luchar por su país; sin embargo, para cuando yo los veía, décadas más tarde, solían tener sobrepeso, si es que no eran obesos, diabéticos o tenían enfermedades cardíacas y pulmonares terribles, o a veces cáncer.

Como yo era su médico, les daba la noticia de un diagnóstico terrible. Ellos me preguntaban: «¿Cómo es de malo? ¿Cuál es el tratamiento? ¿Cuánto me queda de vida?». Yo les daba mi mejor cálculo. Luego, al salir de mi consulta, casi invariablemente me preguntaban: «Doctor, ¿hay algo que pueda comer y que me ayude?».

No disponía de una respuesta a esa pregunta porque no tenía la educación ni el entrenamiento para responderla. Me parecía mal, así que empecé mi viaje en busca de esas respuestas que me llevaron a escribir este libro.

* * *

Para poder comprender los beneficios de la alimentación en la salud, primero necesitamos comprender la definición de «salud». Para la mayoría de la gente, la salud es la ausencia de la enfermedad. Sin embargo, es mucho más que eso. De hecho, hace falta mejorar la definición de «salud».

Está claro que nuestra salud es un estado activo, protegido en el cuerpo por una serie de sistemas de defensa impresionantes, que trabajan a toda máquina desde que naces hasta que mueres para que tus células y órganos no dejen de funcionar adecuadamente. Tales sistemas de defensa están programados para protegernos. Algunos son tan poderosos que pueden revertir enfermedades como el cáncer. Y, si bien operan como sistemas aislados de defensa, también interactúan y se apoyan entre ellos. Los sistemas de defensa son los denominadores comunes de la salud. Al recalibrar nuestra idea de la prevención de enfermedades y enfocarnos en estos denominadores, podemos crear un frente unificado para interceptar las enfermedades antes de que estas se establezcan. Esto puede ser tan poderoso como encontrar denominadores comunes para tratar las enfermedades, como sucedió hace dos décadas.

Los cinco sistemas de defensa forman los pilares esenciales de nuestra salud. Cada uno de los sistemas está influido por la dieta. Cuando sabes qué comer para reforzar cada sistema de defensa de la salud, sabes cómo usar tu alimentación para conservar tu salud y vencer a la enfermedad.

Cuando doy clase a otros médicos y estudiantes sobre alimentación y salud, uso la analogía de que el cuerpo es como una fortaleza medieval, no solo protegida por sus murallas de piedra, sino por una horda de hábiles defensas integradas. De hecho, en los castillos, algunas de estas defensas, como la escarpa, el *trou de loup* y el matacán, ni siquiera resultaban visibles hasta que el enemigo hacía un intento de invasión. Piensa en tus sistemas de defensa como en baluartes escondidos en la fortaleza del cuerpo. Estas defensas sanan el cuerpo desde el interior, por eso ahora es posible examinar sistemáticamente cómo apuntalar tu salud. Los cinco sistemas de defensa son la angiogénesis, la regeneración, el microbioma, la protección de ADN y la inmunidad.

Angiogénesis

Hay casi cien mil kilómetros de vasos sanguíneos que recorren todo tu cuerpo para llevar oxígeno y nutrientes a tus células y órganos. La angiogénesis es el proceso de formación de estos vasos sanguíneos. Alimentos como la soja, el té verde, el café, los tomates, el vino tinto, la cerveza y el queso curado pueden influir positivamente en el sistema de defensa de la angiogénesis.

Regeneración

El cuerpo se regenera a sí mismo todos los días, alimentado por más de 750.000 células madre distribuidas entre la médula ósea, los pulmones, el hígado y casi todos los órganos. Estas células madre conservan, reparan y regeneran el cuerpo durante toda nuestra vida. Algunos alimentos como el chocolate amargo, el té negro y las cerezas pueden movilizarlas y ayudarnos a regenerar. Otros alimentos, como las patatas violeta, pueden acabar con las células madre malignas que promueven el crecimiento del cáncer.

Microbioma

Casi cuarenta billones de bacterias habitan nuestro cuerpo, y la mayoría actúan en defensa de nuestra salud. No solo producen metabolitos que estimulan la salud a partir de los alimentos que consumimos y llevamos hasta nuestro intestino, sino que controlan nuestro sistema inmunológico, influyen en la angiogénesis y ayudan a producir hormonas que inciden en nuestra función cerebral y social. Podemos incrementar nuestro microbioma comiendo alimentos como kimchi, chucrut, queso cheddar y pan de masa madre.

Protección del ADN

El ADN es nuestro código genético, pero también está diseñado como sistema de defensa. Tiene unos sorprendentes mecanismos de reparación que nos protegen contra el daño de la radiación solar, los productos químicos, el estrés, la falta de sueño o la mala alimentación. Algunos alimentos promueven que el ADN se regenere a sí mismo y enciendan genes útiles y apagan genes dañinos, mientras que otros pueden alargar nuestros telómeros, que protegen el ADN y desaceleran el envejecimiento.

Inmunidad

El sistema inmunológico defiende la salud de sofisticadas maneras que son mucho más complejas de lo que habíamos pensado. Está influido por nuestro intestino y lo podemos manipular para atacar con éxito y erradicar el cáncer, incluso en los ancianos. Descubrimientos recientes han cambiado por completo nuestra comprensión del sistema inmunológico. Alimentos como las moras, los frutos secos y la granada pueden activar el sistema inmunológico, mientras que otros aplacan su actividad y ayudan a reducir los síntomas en enfermedades autoinmunes.

* * *

He escrito este libro para ofrecerte el conocimiento y las herramientas necesarias para tomar mejores decisiones sobre lo que comes cada día. Mi intención es ayudarte a vivir más comiendo alimentos con los que disfrutas. Si tienes una buena forma física y una buena salud, y quieres seguir así, este libro es para ti. Si empiezas a notar la edad, quieres prevenir el deterioro y mantener a raya las enfermedades crónicas, este libro también es para ti. Si eres una entre los millones de personas que viven con cardiopatía, diabetes, alguna enfermedad autoinmune u otra afección crónica, es para ti. Y si en la actualidad luchas activamente contra una enfermedad grave, como el cáncer, o tu historia apunta a la probabilidad de desarrollarlo algún día, este libro es para ti.

Quiero dejar muy claro que no incluye una «dieta completa». Si estás siguiendo un plan alimenticio para perder peso, lidiar con la intolerancia al gluten, controlar tu glucosa, desacelerar el progreso del Alzheimer o revertir la cardiopatía, debes saber que mi meta no es reemplazar estas dietas especializadas, sino ofrecerte pruebas científicas y recomendaciones sobre alimentos que puedas incorporar a tu plan, opciones que lo hagan todavía mejor. También he incluido algunas recetas deliciosas que te pueden ayudar con ese objetivo.

Todos tenemos miedo a las enfermedades. Si tu meta es mantener la salud, sobre todo si estás combatiendo una dolencia específica, necesitas información fiable, basada en ciencia y en datos, y pasos viables que puedas empezar a tomar de inmediato para mejorar tu situación. Los consejos sobre alimentos que incluyo en este libro no pretenden reemplazar al buen cuidado médico. No soy uno de esos doctores que rechazan la biomedicina occidental y sugieren que la comida es una solución mágica. Todo lo contrario: mi formación y mi experiencia en la medicina interna están marcadas por el uso juicioso de la medicina basada en pruebas, e incluye, en función de los diagnósticos y los tratamientos, el uso de la cirugía y de los medicamentos más avanzados.

Lo que suele faltar en la caja de herramientas de casi todos los médicos es la capacidad de guiar a una persona, esté sana o enferma, en la forma de utilizar los alimentos para combatir la enfermedad. ¿Cuántas personas conoces que le hayan preguntado a su médico qué pueden comer para estar mejor y que han recibido de vuelta una mirada vacía o la displicente respuesta de «Come lo que quieras»? Este libro ofrece un cúmulo de respuestas muy distinto y mucho más empoderador.

Comer para sanar se divide en tres partes. En la primera, cuento la fascinante historia que hay detrás del poder de los sistemas de defensa de la salud, cómo se descubrieron, cómo funcionan y cómo canalizar sus poderes curativos. Lo que es aún mejor, actualmente los científicos analizan los alimentos con los mismos métodos y herramientas que utilizan para estudiar los tratamientos farmacéuticos. En la segunda parte explicaré qué alimentos activan los sistemas de defensa de la salud, y habrá alguna que otra sorpresa. Te hablaré de las sorprendentes investigaciones en torno a más de doscientos alimentos que refuerzan la salud, con resultados que te dejarán con la boca abierta. En la tercera parte encontrarás formas fáciles y prácticas para incorporar estos alimentos a tu vida. He diseñado una herramienta flexible, que he denominado 5 × 5 × 5, que facilita la elección cotidiana de los alimentos que más te gustan para mejorar tu salud.

Si quieres extraer todos los beneficios de este libro, recomiendo que lo leas una vez de principio a fin para así obtener una visión completa de cómo debes comer para acabar con las enfermedades. Aprenderás sobre las defensas de la salud y los alimentos y cómo y por qué comerlos. Después, regresa a las tablas y gráficas que he incluido, donde se resumen los distintos alimentos (y bebidas) y cómo estos afectan positivamente a tu salud. Ten presentes los alimentos que te gustan y los que tal vez quisieras probar. *Siempre* debes comer alimentos con los que disfrutas y te interesan.

Cuando tengas este apartado asumido, vuelve a la tercera parte, pero en esta ocasión ten papel y lápiz a mano. Escribe tu lista personalizada de alimentos preferidos y llena la hoja de trabajo 5 × 5 × 5 que figura en el apéndice A, tal como se explica en el capítulo 11. Entonces, adelante con ello: usa tu hoja de trabajo y elige qué vas a comer cada día para vencer a la enfermedad.

* * *

No existe una «fórmula mágica» para ninguna enfermedad ni para la salud en general, ni tampoco para garantizar la longevidad. No hay un solo factor en tu vida que vaya a evitar la enfermedad, pero mi investigación demuestra que sí disponemos de un recurso aún mejor. Hay una forma de estimular tus sistemas de defensa para que tu cuerpo se sane solo. Estas revelaciones nos dicen que hemos subestimado hasta el extremo nuestro poder transformador y restaurador de la salud.

Si tu meta es aumentar los años que te quedan por vivir, las decisiones con relación a la alimentación pueden inclinar la balanza tu favor. Al estimular tus sistemas de defensa y mantenerlos en forma, tendrás más oportunidad de desterrar las enfermedades y no solo prolongar tu vida, sino también aumentar la calidad de esta.

Las decisiones que tomas diariamente sobre los alimentos ofrecen oportunidades perfectas para conservar la salud mientras disfrutas de la vida. Así como por la noche tenemos la precaución de cerrar las puertas antes de dormir, o antes de salir nos aseguramos de que esté apagada la calefacción, tomar medidas preventivas y conscientes relativas a nuestra alimentación solo es puro sentido común. Junto con el ejercicio regular, una buena calidad de sueño, un buen control de estrés y unos lazos sociales fuertes, tu dieta puede ayudarte a alcanzar todo tu potencial de salud.

Vivimos en tiempos de un enorme y sorprendente progreso científico, así que una buena salud debería estar al alcance de casi todos. Sin embargo, millones de personas sufren y mueren de enfermedades crónicas que podrían haber evitado, incluso con la proliferación de nuevos tratamientos de alta tecnología. Dados los costes elevados del cuidado de la salud y el empeoramiento de un medioambiente cada vez más tóxico y desequilibrado, lograr tener una salud mejor es un problema de equidad que nos afecta a todos. El coste apabullante de los cuidados médicos sigue en aumento, generando una situación precaria según la cual todo el sistema de medicina moderna está a punto de venirse abajo. La única forma de reducir integralmente el coste del cuidado de la salud es reducir la cantidad de personas enfermas.

Todos tenemos que poner de nuestra parte, y la mejor forma para hacer del mundo un lugar más sano es que empieces por tomar tus propias decisiones y las de tus seres queridos. Abandona la idea de que la salud es la ausencia de la enfermedad y empieza a comer para vencerla cada día. *Bonne santé* y *Bon appétit*.

PRIMERA PARTE

ESTAMOS PROGRAMADOS PARA LA SALUD

Los sistemas de defensa naturales del cuerpo

> Las fuerzas naturales en nuestro interior son la verdadera cura de la enfermedad.
>
> HIPÓCRATES

La salud no es simplemente la ausencia de enfermedades. La salud es un estado activo. Tu cuerpo tiene cinco sistemas para defender su salud: la angiogénesis, la regeneración, el microbioma, la protección de ADN y la inmunidad.

Todos esos sistemas son responsables de mantener nuestro estado de salud en buenas condiciones y resistir el daño constante al que hacemos frente en nuestra vida cotidiana: nos curan cuando la presencia de una enfermedad inflige algún daño a nuestro cuerpo. Si sabes cómo defienden estos sistemas la fortaleza de tu cuerpo, puedes dirigir su poder curativo hacia una vida más sana y longeva.

Cada uno de los sistemas de defensa tiene una fascinante historia de investigación y descubrimiento. Cada sistema cuenta con el apoyo de una sinfonía bien orquestada por distintos ejecutantes: órganos, células, proteínas y demás. Cada sistema de defensa es un denominador común en la prevención de múltiples enfermedades, no solo de una. Además, los cinco sistemas trabajan conjuntamente para mantener en ti un excelente estado de salud desde que sales del vientre materno hasta que exhalas tu último aliento.

Te propongo que me acompañes en los siguientes cinco capítulos para aprender más sobre estos sistemas de defensa y sobre los beneficios que pueden ofrecerte.

CAPÍTULO 1

Angiogénesis

Todos estamos desarrollando el cáncer en nuestro cuerpo. Cada uno de nosotros, incluso tú.

En estudios realizados durante la autopsia de personas que nunca fueron diagnosticadas con cáncer en su vida, casi el 40 por ciento de las mujeres entre los cuarenta y los cincuenta años tenían tumores microscópicos en los senos, y alrededor del 50 por ciento de los hombres entre los cincuenta y los sesenta años tenían cáncer a nivel microscópico en la próstata, mientras que casi un 100 por ciento de la gente de más de setenta años tenía cáncer a nivel microscópico en la tiroides.[1] Este tipo de tumores se desarrollan cuando las células sanas cometen errores naturales durante su división celular o cuando su ADN muta por exposición medioambiental. Cada día pueden tener lugar hasta diez mil errores en el ADN de las células cuando estas se dividen, por lo que la formación de cánceres no solo es común, sino inevitable.[2] Sin embargo, estas formas microscópicas de cáncer son completamente inofensivas; la mayoría de ellas nunca se convierten en peligrosas. Comienzan siendo minúsculas, más pequeñas que la punta de un bolígrafo, y, mientras no se agranden ni invadan órganos, no pueden extenderse y matar.

Tu cuerpo tiene un sistema de defensa impresionante que se asegura de que esos cánceres microscópicos lo sigan siendo, coartando el abastecimiento de sangre y nutrientes que necesitan para crecer, y tú puedes optimizar ese sistema a través de los alimentos que consumes. Hay más de cien alimentos que pueden estimular la capacidad de tu cuerpo para matar de hambre al cáncer y asegurarse de que esos tumores sigan siendo pequeños e inofensivos, entre ellos la soja, los tomates, la frambuesa negra, la granada y algunos más sorprendentes, como el regaliz, la cerveza y el queso. Puedes encontrar tu armamento de defensa para mantener a raya estos tumores en las tiendas, en el mercado o en tu propio huerto.

El sistema de defensa que permite a nuestro cuerpo interceptar el cáncer de esta manera se llama «angiogénesis»: el proceso que utiliza nuestro organismo para crear y conservar vasos sanguíneos. En circunstancias normales, los vasos sanguíneos sustentan la vida, haciendo llegar oxígeno y nutrientes a todos nuestros órganos. Sin embargo, cuando crecen vasos sanguíneos anormales, estos pueden nutrir cánceres microscópicos. Un sistema sano de angiogénesis regula cuándo y dónde deben crecer esos vasos sanguíneos, y puede evitar que los tumores redirijan su propio abastecimiento de sangre para extraer oxígeno y expandirse. Cuando el cuerpo pierde su capacidad de controlar los vasos sanguíneos, puede aparecer una gran variedad de enfermedades, entre ellas el cáncer.

Mientras el sistema de angiogénesis opere adecuadamente, los vasos sanguíneos crecerán en el lugar adecuado en el momento correcto para no ser demasiados ni muy pocos, sino la cantidad justa. Conservar ese equilibrio perfecto en el sistema circulatorio es elemental para que la angiogénesis vele por la salud, manteniéndonos en un estado llamado «homeostasis», definido como la estabilidad presente en el cuerpo cuando este funciona normalmente y se ajusta en cada momento al cambio constante de las condiciones. La angiogénesis tiene un papel vital en la creación y el mantenimiento de todo el sistema circulatorio, así como en su adaptación a diversas situaciones a lo largo de nuestra vida para proteger la salud.

Gracias a este poderoso sistema de defensa que corta de forma natural el abastecimiento de sangre a los tumores, el cáncer no tiene por qué ser una enfermedad.[3] En la segunda parte de este libro expondré cómo los últimos avances en angiogénesis dan forma a nuestra manera de pensar sobre qué alimentos pueden ayudarla a conservar nuestra homeostasis, o cómo puedes matar de hambre al cáncer, crear vasos sanguíneos que alimenten tu corazón y mantener a raya las enfermedades mortales para así disfrutar una vida más sana y longeva.

No obstante, para que entiendas del todo cómo influye la comida en la angiogénesis y en tu salud, primero veamos cómo operan tus vasos sanguíneos en su día a día.

El trabajo de la angiogénesis

En tu cuerpo existen casi cien mil kilómetros de vasos sanguíneos, cuyo trabajo es transportar oxígeno y nutrientes para mantener vivas tus células. Son los vasos de la vida que nutren tus órganos sanos y los protegen contra las enfermedades. Si todos tus vasos sanguíneos estuvieran alineados uno tras otro, le darían dos vueltas a la circunferencia de la Tierra. Sorprendentemente, entre que tu corazón bombea una gota de sangre y esta circula por todo tu cuerpo y regresa solo transcurren sesenta segundos.

Los vasos sanguíneos más pequeños se llaman «capilares». Son más delgados que un cabello y tu cuerpo tiene unos diecinueve mil millones. Los capilares tienen una relación singular con el resto de células, pues son el último eslabón de la cadena del sistema que entrega la sangre a tus células. Como están al final, prácticamente todas las células del cuerpo se localizan a doscientos micrómetros de un capilar.[4] Es una distancia verdaderamente corta: apenas poco más del grosor de un cabello humano. Cada órgano tiene su propia densidad y su propio patrón de capilares, dependiendo de lo que haga y cuánto flujo sanguíneo necesite. Tus músculos, por ejemplo, tienen una gran demanda de oxígeno, así que necesitan cuatro veces más abastecimiento de sangre que tus huesos, que actúan como apoyo estructural. Otros órganos con una alta demanda de sangre son el cerebro, el corazón, los riñones y el hígado. Todos tienen una densidad capilar impresionante, de tres mil vasos por milímetro cúbico: treinta veces más que los huesos.

Bajo el microscopio, los capilares se ven como obras de arte, esculturas creadas para encajar en los órganos donde crecen. Los que alimentan tu piel se ven como tiras de velcro, con bucle tras bucle de vasos distribuyendo la sangre que le da temperatura y color a la superficie de tu cuerpo.

Junto con tus nervios, desde la médula ósea hasta las puntas de tus dedos, los capilares recorren la superficie como líneas telefónicas para alimentar las neuronas y mantener aguzados tus sentidos. En el colon, los capilares forman un patrón geométrico parecido a una colmena para estirarse con él a medida que se llena de materia digerida, a la vez que ofrece un área máxima para absorber fluidos de vuelta a tu torrente sanguíneo.

La importancia de la angiogénesis para la vida es tan fundamental que comienza en el sistema reproductor, incluso antes de la concepción. Para cuando el espermatozoide fecunda un óvulo, el vientre ya se ha preparado con el endometrio, una pared de nuevos vasos sanguíneos lista para recibir y nutrir al óvulo fecundado. Si no ocurre un embarazo, esta pared se desecha cada mes durante la menstruación. Si se implanta el óvulo fecundado, los vasos sanguíneos actúan como la primera vía de abastecimiento para el feto que se está desarrollando. Alrededor de ocho días después de la implantación se crea un nuevo órgano vascular, la placenta, para llevar sangre de la madre al feto.[5] En los siguientes nueve meses se genera en el feto una sinfonía de angiogénesis que forma de la nada todo el sistema circulatorio y luego va llenando cada órgano del cuerpo en desarrollo. Hacia el final del embarazo, mientras el cuerpo de la madre se prepara para el parto, la placenta libera un factor antiangiogénico natural llamado «Flt-1 soluble», que desacelera la creación de vasos sanguíneos. Esta capacidad de activarse, reducirse y apagarse es el símbolo de la angiogénesis como sistema de defensa, no solo en la creación de vida durante el embarazo, sino en la protección de la salud a lo largo de la vida.

La defensa de la angiogénesis es un método de protección para todos los animales con sistema circulatorio, incluidos los humanos. Cuando te has hecho un corte profundo, ya sea por cirugía o una lesión, sin duda habrás notado que la zona herida comienza a cambiar en cuestión de segundos, iniciando un proceso que prosigue hasta que la herida sana. Si alguna vez te raspas la rodilla lo suficiente como para sangrar y luego formar una costra y te la arrancas antes de tiempo, podrás ver con tus propios ojos cómo tiene lugar este proceso. Bajo la costra, el tejido es rojo y brillante.

En ese parche rojo hay miles de nuevos vasos sanguíneos creciendo en la herida para restaurar el tejido dañado.

Cuando lo ves, eres testigo de la angiogénesis que se enciende en el tejido dañado tan pronto como comienza el sangrado. El detonante es la hipoxia, o los bajos niveles de oxígeno, provocados por la interrupción del flujo normal de sangre en la herida. La falta de oxígeno indica la necesidad de más vasos sanguíneos para llevar más oxígeno. La hipoxia provoca que las células heridas comiencen a liberar señales de proteína, llamadas «factores de crecimiento», cuyo trabajo es estimular la angiogénesis. La inflamación es muy importante al principio de la curación. Las células inflamatorias, llamadas macrófagos y neutrófilos, se arrastran hacia el interior de la herida para limpiar cualquier bacteria o desecho de la lesión y liberar sus propios factores de crecimiento angiogénicos, ampliando así la respuesta de creación de vasos sanguíneos.

A partir de ese momento tienen lugar varios fenómenos a nivel celular para crear vasos sanguíneos. Gracias a las células especiales que delimitan tus venas, llamadas «células endoteliales», hay un equipo de rescate esperando recibir las señales del factor de crecimiento que les dan a las células endoteliales la instrucción de desplegarse. Hay cerca de un billón de células endoteliales que delimitan tu sistema circulatorio; son uno de los tipos de células más abundantes en tu cuerpo. Piensa en cada una de estas células endoteliales como si fuera el motor de un automóvil conectado al contacto para encenderlo. Ahora imagina que los factores de crecimiento que se liberan en una herida son las llaves del coche. Los factores de crecimiento encajan en receptores específicos salpicados por toda la superficie de las células endoteliales, así como las llaves encajan en contactos de coches específicos. Cuando la llave correcta entra en el contacto correcto, el motor se enciende y las células endoteliales están listas para migrar hacia la superficie de los factores de crecimiento proteínico, y comienzan a dividirse y a formar tubos que se convertirán en nuevos vasos sanguíneos. Sin embargo, las células endoteliales primero necesitan salir de la vena. Liberan enzimas que digieren la pared de la vena, parecida a una manga de camisa, por fuera de la célula, creando agujeros en la pared arterial. A partir de este punto, las células endoteliales activadas comienzan a salir de estos agujeros, siguiendo la gradiente de factores de crecimiento que llegan del área dañada y crean nuevos vasos sanguíneos en esa dirección. A medida que se alargan los brotes de vasos sanguíneos, estos se enrollan a lo largo para crear tubos que a la larga se conectan en las puntas para formar bucles capilares. Al haber más bucles capilares en la zona tratada, nace una nueva circulación para sanar.

Los vasos sanguíneos recién formados son demasiado frágiles para soportar el flujo sanguíneo por sí solos, así que reciben la asistencia de otro tipo de célula, el pericito, que los ayuda a madurar. Los pericitos ayudan de dos formas. Primero, se envuelven alrededor de los tubos endoteliales como un calcetín sobre un tobillo para proveerlos de estabilidad estructural. Simultáneamente, los pericitos desaceleran la angiogénesis, así que no hay una sobrecarga de vasos sanguíneos.[6] Los pericitos son cambiantes. Una vez anclados a un nuevo vaso sanguíneo, extienden unos brazos parecidos a tentáculos para abrazar las células endoteliales que tienen alrededor. Un solo pericito puede tocar hasta veinte células al mismo tiempo y liberar una señal química que las desconecta del frenesí de actividad alrededor de la angiogénesis.[7]

Una vez que los vasos sanguíneos brotan y se estabilizan, comienza el flujo sanguíneo. La inundación de oxígeno nuevo apaga el interruptor de la señal del factor de crecimiento, desacelerando los motores de la angiogénesis hasta que estos finalmente se detienen. Al mismo tiempo, se liberan inhibidores naturales de la angiogénesis en la zona, suprimiendo todavía más el crecimiento de nuevos vasos sanguíneos. Cuando estos se solidifican en su lugar, las células endoteliales a su alrededor producen proteínas, llamadas «factores de supervivencia», que contribuyen a que sanen las células en las áreas cercanas a donde se desarrolló la angiogénesis. Cuando se componen de forma adecuada, estos nuevos vasos sanguíneos defensivos pueden durar toda la vida, manteniendo vivos los órganos y la piel.

El sistema de angiogénesis siente constantemente dónde y cuándo se necesitan más vasos sanguíneos para mantener los órganos sanos y funcionales. Como un albañil profesional, los vasos sanguíneos detectan las necesidades de tus músculos después de un entrenamiento, cuando se requiere más flujo sanguíneo para desarrollarlos. Por otra parte, el sistema también busca constantemente las situaciones donde se deben podar los vasos sanguíneos. El sistema sano de angiogénesis se diseñó para, a lo largo de todo el día y la noche, lograr el equilibrio y la mezcla adecuada de vasos sanguíneos: ni muchos ni pocos.

Es como un regulador de luz. Se puede subir la intensidad para crear más vasos sanguíneos cuando sea necesario. Cuando hacen falta menos, tu cuerpo tiene inhibidores endógenos de la angiogénesis (que se presentan de manera natural en el cuerpo) que apagan este proceso. Los estímulos y sus respuestas están por todas partes, en lugares como los músculos, la sangre, el corazón, el cerebro, la leche materna y el semen.

El control que tu cuerpo tiene de la angiogénesis ha de ser perfecto para optimizar tu salud. A lo largo de la vida, no obstante, muchos factores pueden descarrilar este sistema de defensa, provocando un exceso de angiogénesis que alimente tejidos enfermos, o una insuficiencia de angiogénesis que traiga consigo la pérdida de tejido o su muerte. En la segunda parte de este libro leerás sobre los alimentos que apuntalan tus defensas de angiogénesis para ayudar a tu cuerpo a combatir las enfermedades, pero antes volvamos a los cánceres microscópicos que crecen en tu cuerpo y veamos cómo se derrumban las defensas y las pésimas consecuencias de este fenómeno, para que sepas por qué es importante comer los alimentos correctos para estar sano.

La principal razón por la que los cánceres microscópicos no crecen son los inhibidores naturales de la angiogénesis. Este mecanismo de compensación mantiene a raya los tumores al privarlos de sangre. Como descubrieron investigadores de la Escuela de Medicina de Harvard en 1974, mientras no crezcan vasos sanguíneos para alimentar los tumores, las células cancerígenas permanecerán dormidas y neutralizadas. Tu sistema inmunológico, del cual hablaré en el capítulo 5, tarde o temprano los ubica y los destruye. Con el tiempo, sin embargo, algunos minúsculos nidos de cáncer pueden abrumar al sistema de defensas y sobrepasar la respuesta antiangiogénica al liberar enormes cantidades de las mismas señales del factor de crecimiento que participan en la curación de heridas. En experimentos de laboratorio, una vez que brotan nuevos vasos sanguíneos dentro del pequeño cúmulo de células cancerígenas, un tumor puede llegar a crecer exponencialmente, extendiéndose hasta dieciséis mil veces su tamaño pasadas solo dos semanas del inicio de la angiogénesis.[8] Cuando los tumores secuestran el sistema de defensa de la angiogénesis para crear su propia circulación, un cáncer inofensivo se convierte rápidamente en uno que puede ser mortal. Lo que es peor, los mismos vasos sanguíneos que alimentan los tumores cancerígenos también pueden servir como canales de salida para que las células malignas escapen hacia el torrente sanguíneo. Esto se conoce como metástasis, el proceso más peligroso del cáncer. Los pacientes de cáncer rara vez mueren por su tumor inicial, que en muchos casos puede extraerse con cirugía; la metástasis acribilla al cuerpo como perdigones.

Ayudar al cuerpo a evitar la angiogénesis indeseable puede tener un poderoso efecto en la erradicación del cáncer. La meta es estimular tus defensas de angiogénesis, ayudando a la respuesta natural de tu cuerpo a conservar el equilibrio normal de vasos sanguíneos, para que así las células cancerígenas no reciban el alimento que les permita crecer. El primer paciente en beneficiarse de un tratamiento antiangiogénico fue un niño de doce años llamado Tom Briggs, de Denver, Colorado. A Tom se le diagnosticó una enfermedad llamada «hemangiomatosis capilar pulmonar», que provocaba el desarrollo de tumores en sus pulmones. A medida que crecían los tumores se le hacía difícil respirar, lo que interfería con su capacidad de practicar sus deportes favoritos, como el béisbol, y a veces incluso dormir bien. Como último recurso, Tom recibió un medicamento llamado «interferón alfa», que detenía la angiogénesis. A lo largo de un año, sus tumores pulmonares se encogieron y Tom pudo seguir con su vida normal. El caso de Tom fue tan sorprendente que se publicó como un «primer caso humano» en el *New England Journal of Medicine*, un vislumbre de lo que podía traer el futuro del tratamiento tumoral.[9]

Las empresas de biotecnología comenzaron a desarrollar medicamentos específicos para tratar la angiogénesis tumoral a partir de los años noventa. El primer cáncer que se benefició de la terapia antiangiogénica fue el de colon, en el que el hecho de atacar los vasos sanguíneos tumorales mejoró la tasa de supervivencia de los pacientes, por medio de un tratamiento llamado «Avastin». Muchos otros cánceres se han vuelto tratables por medio de la estimulación de la respuesta angiogénica del cuerpo, con Avastin y con más de una docena de medicamentos especialmente diseñados que la inhiben; entre ellos están el cáncer renal, pulmonar, cerebral, de tiroides, hepático, cervicouterino, de ovarios y de mama, así como múltiples mielomas. En 2004, el comisionado de alimentos y medicamentos en Estados Unidos, Mark McClellan, declaró: «Los inhibidores de angiogénesis ya pueden considerarse la cuarta modalidad de tratamiento contra el cáncer (después de la cirugía, la quimioterapia y la radiación)».[1c]

La angiogénesis excesiva promueve la enfermedad en muchas otras afecciones además del cáncer, como la pérdida de visión. En un ojo sano, la visión es posible porque la luz puede pasar a través del fluido cristalino hacia la retina y se registra en el cerebro, sin interferencia de los vasos sanguíneos. La angiogénesis en el ojo se controla rigurosamente, tanto que, por lo general, las células endoteliales que cubren los vasos sanguíneos de la retina se dividen en solo dos ocasiones en la vida de una persona. Sin embargo, en la degeneración macular asociada a la edad (DMAE) —la principal causa de ceguera en el mundo para personas mayores de sesenta y cinco años— y en la pérdida de visión relacionada con la diabetes, la angiogénesis lleva a la formación de nudos anormales en los vasos sanguíneos, los cuales filtran fluidos y sangran. Esta consecuencia desastrosa de la angiogénesis indeseable destruye la visión. Por fortuna, hoy en día estas dolencias son tratables con medicamentos biológicos aprobados por la FDA que los oftalmólogos inyectan en el ojo para detener la angiogénesis destructiva, parar la filtración y proteger la visión. Algunos pacientes incluso recuperan la visión. Tuve una paciente que estaba legalmente ciega por degeneración macular y no podía conducir ni jugar al golf, su afición favorita. Después del tratamiento pudo volver a conducir y a practicar su swing en el campo.

En la artritis reumatoide y la osteoartritis, la inflamación de las articulaciones provoca que los nuevos vasos sanguíneos liberen enzimas destructivas, que atacan a los cartílagos provocando dolores incapacitantes. En la psoriasis, una afección dérmica que puede llegar a desfigurar, la angiogénesis anormal bajo la piel contribuye a que crezcan las zonas de placas de piel enrojecida, lo que viene acompañado de inflamación, comezón irritante y dolor.

Se ha descubierto que la enfermedad de Alzheimer implica una angiogénesis excesiva y anormal. En 2003, junto con un psiquiatra, el doctor Anthony Vagnucci, y en un artículo publicado en *The Lancet*, planteé que las anormalidades en los vasos sanguíneos del cerebro contribuían a la enfermedad de Alzheimer.[11] Hoy en día sabemos que los vasos sanguíneos en los cerebros afectados con Alzheimer son anormales y no mejoran el flujo sanguíneo; por el contrario, liberan neurotoxinas que matan las células cerebrales.

Incluso la obesidad tiene una fuerte conexión con la angiogénesis. Aunque se trata de una enfermedad multifactorial, comer en exceso y consumir los alimentos equivocados produce altos niveles de factores de crecimiento que estimulan la angiogénesis al circular por el torrente sanguíneo.[12] Al igual que los tumores, una masa de grasa necesita nuevos vasos sanguíneos para crecer y alimentar las células adiposas.[13] Por estas y otras cuestiones de salud, es emocionante ver cómo los nuevos tratamientos con medicamentos enfocados en la angiogénesis muestran resultados prometedores en las pruebas clínicas y de laboratorio.

Eliminar el exceso de vasos sanguíneos es importante, pero también lo es mantener la capacidad del cuerpo de crear un sistema circulatorio adecuado, para así proteger los órganos que necesitan incrementar o restaurar su abastecimiento de sangre. Al envejecer, nuestra circulación muchas veces decae, por lo que necesitamos incrementar y estimular nuestra capacidad para alimentar y conservar sanos los tejidos y los órganos. Cuando se ven comprometidos, la incapacidad de establecer una respuesta angiogénica defensiva tiene pésimas consecuencias.

Una de ellas es la neuropatía. Las neuropatías ocurren cuando se ve comprometido el funcionamiento del sistema nervioso. Esto puede llevar a adormecimientos o dolores que varían de moderados a incapacitantes. Los nervios periféricos son el cableado eléctrico que recorre todo el cuerpo, transmitiendo indicaciones del cerebro a los músculos, diciéndoles cuándo contraerse y cuándo relajarse. Los nervios también envían sensaciones de parte de la piel y los músculos hacia el cerebro. Este cableado eléctrico tiene su propio minisistema circulatorio, llamado «vasa nervorum», que mantiene el flujo de sangre hacia los nervios. Cuando los vasa nervorum se apagan, los nervios empiezan a morir. Los síntomas son desde un hormigueo o un dolor agudo, hasta el adormecimiento total de manos, piernas y pies.

Las personas con diabetes pueden desarrollar fallos en el abastecimiento de la sangre a los nervios, sobre todo si la glucosa no está controlada. La diabetes también desacelera la angiogénesis, lo cual daña los nervios. Los investigadores han estado trabajando en nuevas maneras de mejorar el flujo sanguíneo a los nervios usando terapias de angiogénesis. En el laboratorio, cuando los investigadores inyectan el gen para desarrollar la proteína angiogénica FCVE (factor de crecimiento vascular endotelial) en los músculos de animales diabéticos, descubren que pueden incrementar el flujo sanguíneo a los nervios y restaurar su función a niveles casi normales.[14] Otra causa común para la neuropatía periférica es la quimioterapia para el cáncer, que no solo mata las células cancerígenas, sino que puede ser altamente tóxica para los nervios y destruir su minisistema circulatorio. En el laboratorio la terapia genética que utiliza el FCVE protege totalmente los nervios y su abastecimiento de sangre contra la pérdida de funcionamiento.[15]

Cuando las defensas de angiogénesis están dañadas, pueden presentarse muchas otras enfermedades. Las heridas crónicas son un ejemplo. Si bien una herida normal sana aproximadamente en una semana, las heridas crónicas sanan despacio o simplemente no sanan. Estas llagas abiertas se infectan, se gangrenan y muchas veces obligan a amputar la extremidad dañada. Esto afecta a más de ocho millones de personas solo en Estados Unidos, en especial a gente que padece diabetes, arteriosclerosis, mal funcionamiento de válvulas en las venas de las piernas, o que está confinada en la cama o en una silla de ruedas. Es una epidemia silenciosa y con un índice de mortalidad mayor que el cáncer de colon y de mama.[16] Si tienes una herida crónica, uno de los principales objetivos de tu médico debería ser activar la angiogénesis para mejorar el flujo sanguíneo y acelerar la curación. Esto puede hacerse a partir de una serie de técnicas y herramientas médicas, incluida la alimentación. Hablaremos de los alimentos que estimulan la angiogénesis en el capítulo 6.

El cerebro y el corazón también dependen del sistema de defensa de la angiogénesis para responder cuando hay una amenaza en su propia circulación. Restaurar rápidamente el flujo sanguíneo de estos órganos es literalmente una cuestión de vida o muerte. Cuando hay un bloqueo de sus vasos sanguíneos, lo que ocurre con la arteriosclerosis, el sistema de defensa entrará en acción y generará nuevos vasos sanguíneos para ayudar a formar un *bypass* natural alrededor del canal bloqueado. Un *bypass* natural, llamado «vaso colateral», se forma cuando ocurre un bloqueo lento y gradual, estrechando los vasos coronarios o las arterias carótidas. La gente puede vivir durante años o décadas con una cardiopatía coronaria o una enfermedad carótida, si su sistema de defensa de angiogénesis funciona. Incluso en el caso de bloqueos repentinos, como en un ataque cardíaco o un infarto isquémico, si el paciente sobrevive, la defensa angiogénica empezará a formar un *bypass* natural.

Esta defensa se da lentamente si el paciente tiene una enfermedad que frustra la angiogénesis, como la diabetes o la hipercolesterolemia, o si fuma o es una persona mayor. Las pruebas clínicas con tratamientos que estimulan la angiogénesis en el corazón o el cerebro han demostrado que es posible aplicar nuevos tratamientos para acelerar este proceso, pero todavía están en etapas experimentales, a años de distancia de usarse para tratar pacientes. En la segunda parte explicaré qué alimentos puedes utilizar en casa para ayudar a la angiogénesis cardiovascular y la curación.

Alimentos y angiogénesis

Está claro que un sistema de defensa angiogénico totalmente funcional nos protege de muchas enfermedades. Tu salud depende de un equilibrio normal en el sistema circulatorio, sin un exceso ni una insuficiencia de vasos sanguíneos en los órganos. Cuando este equilibrio se perturba, tu cuerpo necesita ayuda. Los investigadores de empresas biofarmacéuticas y de equipos médicos están en una carrera para desarrollar nuevos tratamientos que puedan salvar la vida, las extremidades y la visión, pero crear una nueva terapia puede llevar una década o más, costar más de mil millones de dólares y, aun si es exitosa, tal vez no pueda llegar a todos los necesitados por su coste y su limitada disponibilidad. Es más, estos medicamentos y herramientas están enfocados al tratamiento de las enfermedades, no a su prevención.

Puedes usar la dieta para evitar enfermedades, así como para apoyar el tratamiento. Las investigaciones que se realizan en todas partes del mundo revelan que alimentos y bebidas específicos, incluidos muchos de los que conocemos y disfrutamos, pueden estimular tus defensas angiogénicas a ambos lados de la ecuación. Incluso la manera en que preparas y combinas los ingredientes puede influir en la angiogénesis. Esto le da una perspectiva completamente nueva a nuestro modo de pensar sobre los alimentos que consumimos y sobre cómo los preparamos. Además, abre nuevos umbrales si quieres incrementar tus probabilidades de prevenir enfermedades influidas por la angiogénesis. Si actualmente combates una afección dependiente de la angiogénesis, elegir los alimentos correctos puede ayudarte a controlar o incluso a vencer esa enfermedad.

Hay una gran cantidad de pruebas sobre el poder de este enfoque. La población de Asia, donde se consume mucha soja, verduras y té en la dieta, tiene un riesgo significativamente menor de desarrollar cáncer de mama o de otro tipo. En Japón hay más de sesenta y nueve mil personas mayores de cien años.[17] China también tiene una población elevada de centenarios. Mi tío bisabuelo, que vivió sano hasta los 104, residía en el pueblo de Changshu, a las afueras de Shangai, al pie de la montaña Yushan, donde se cultiva el té verde. Las vigorosas personas centenarias de Ikaria, Grecia, y del centro de Cerdeña hacen una dieta mediterránea, atestada de ingredientes estimulantes de las defensas angiogénicas, y no son estrictamente veganos. Comprender que la angiogénesis es un sistema de defensa clave para la salud es vital a la hora de desentrañar nuevos secretos para una salud a largo plazo, en tu propio cuerpo y al margen del sistema de seguridad social.

ENFERMEDADES EN LAS QUE SE VULNERAN
LAS DEFENSAS ANGIOGÉNICAS

Angiogénesis excesiva	Angiogénesis insuficiente
Artritis reumatoide	Alopecia
Cáncer cerebral	Cardiopatía isquémica
Cáncer cervicouterino	Disfunción eréctil
Cáncer colorrectal	Enfermedad arterial periférica
Cáncer de hígado	Fallo cardíaco
Cáncer de mama	Neuropatía
Cáncer de ovario	Neuropatía periférica
Cáncer de próstata	Úlceras diabéticas en los pies
Cáncer de riñón	Úlceras por presión
Cáncer pulmonar	Úlceras venosas en las piernas
Cáncer tiroideo	
Degeneración macular asociada a la edad	
Endometriosis	
Enfermedad de Alzheimer	
Leucemia	
Linfoma	
Mieloma múltiple	
Obesidad	
Pérdida de visión asociada a la diabetes	
Psoriasis	

CAPÍTULO 2

Regeneración

Si la angiogénesis crea nuevos vasos sanguíneos para alimentar tus órganos como un sistema de defensa, ¿qué es lo que hace crecer y mantiene vivos a esos mismos órganos? La respuesta: las células madre. Estas son tan cruciales para tu salud que, si de pronto dejaran de trabajar, estarías muerto en una semana. Desde tu concepción, las células madre tienen un papel primordial en la generación y el mantenimiento de tu cuerpo y tu salud. Literalmente, estamos hechos de células madre. Alrededor de cinco días después de que el espermatozoide de tu padre se encontrara con el óvulo de tu madre, comenzaste a vivir como una pequeña bola de entre cincuenta y cien células madre embrionarias (CME) ubicadas en el vientre materno. Lo impresionante de estas células madre es que son pluripotentes, es decir, pueden formar cualquier célula o tejido en el cuerpo, desde músculos y nervios hasta la piel, el cerebro o un ojo. A medida que «tú, el embrión» ibas madurando a lo largo de doce semanas hacia tu versión «feto», todos tus principales órganos se crearon a partir de las células madre que mutaron hacia células más especializadas para desarrollar las funciones de cada órgano. Pronto, las células especializadas de tus órganos comenzaron a sobrepasar en cantidad a las células madre no especializadas en la formación de tu cuerpo.

Las células madre en el feto no solo construyen el organismo, sino que proveen las defensas de la salud, incluso para la madre. Científicos de la Escuela de Medicina del Hospital Monte Sinaí, en Nueva York, realizaron un experimento trascendental en el que estudiaron ataques cardíacos en ratonas embarazadas. Los ataques cardíacos eran lo suficientemente serios como para dañar el 50 por ciento del ventrículo principal en el corazón. En un humano, este nivel de daño sería suficiente para provocar un fallo cardíaco, si no una muerte rápida.[1] En las ratonas que sobrevivieron, a lo largo de las semanas posteriores al ataque cardíaco los investigadores descubrieron que las células madre del feto migraron del vientre hacia el torrente sanguíneo de la madre. Desde ahí, es impresionante constatar cómo las células madre del feto se quedaron en el área dañada del corazón de la madre y empezaron a regenerarlo y repararlo. Un mes después del ataque cardíaco, el 50 por ciento de las células madre del feto que migraron hacia el corazón de la madre se convirtieron en células cardíacas adultas, capaces de latir espontáneamente. Este estudio fue uno de los primeros en demostrar que las células madre de un feto pueden contribuir a mejorar la salud de la madre.

Para cuando llega el parto, la mayoría de las células en el humano en desarrollo ya han adoptado su función en la forma final de un órgano, dejando solo una minúscula fracción de células madre. Después del nacimiento, algunas células madre se quedan en el cordón umbilical y la placenta. Las del cordón umbilical pueden recolectarse en forma de sangre y enviarse a un banco de células madre, donde se congelan y se resguardan para un uso médico futuro. Algún día podrán serle útiles a tu hijo o incluso a ti o a otros miembros de tu familia, y reparar o sanar órganos dañados. Recomiendo encarecidamente recolectar y guardar la sangre del cordón umbilical; es una oportunidad irrepetible.

A pesar de su escasa cantidad, las células madre aún tienen un papel vital en la vida adulta. Según envejecemos, regeneran en silencio casi todos nuestros órganos, «entre bambalinas». El proceso se da a su propio paso, distinto para cada órgano:[2]

- Tu intestino delgado se regenera cada dos o cuatro días.
- Tus pulmones y tu estómago cada ocho días.
- Tu piel cada dos semanas.
- Tus glóbulos rojos cada cuatro meses.
- Tus células adiposas cada ocho años.
- Tu esqueleto cada diez años.

La velocidad de la regeneración también varía con la edad. Cuando tienes veinticinco años, cada año se renueva alrededor del 1 por ciento de las células de tu corazón, pero esto comienza a desacelerar a medida que creces. Para cuando llegas a los setenta y cinco años, solo el 0,45 por ciento de las células cardíacas se renuevan cada año.[3]

Tus células inmunológicas se regeneran cada siete días, así que, si tus células madre desaparecieran, probablemente morirías de una infección al poco tiempo. Si de alguna manera sobrevivieras a la infección, entonces morirías de una hemorragia, pues los componentes sanguíneos llamados «plaquetas», responsables de la coagulación, se reemplazan cada diez días. Si sobrepasaras ese plazo, tu piel se caería en unas seis semanas. Luego se te desmoronarían los pulmones y te ahogarías. Las células madre velan por nuestra salud y son uno de nuestros salvavidas.

El poder curativo de las células madre

Lo que sabemos de las células madre de nuestro cuerpo data de los tiempos de la bomba atómica. La aniquilación nuclear de Hiroshima y Nagasaki mató a unas doscientas mil personas en 1945, poniendo fin a la Segunda Guerra Mundial. Los médicos notaron entonces que algunas personas que sobrevivieron al efecto inicial sucumbían después en una segunda oleada de muertes, porque la exposición a la radiación había destruido la capacidad del organismo de renovar sus propias células en la médula ósea. Mientras los gobiernos hacían preparativos para las guerras nucleares del futuro, los científicos comenzaron su búsqueda de células madre que pudieran emplearse para tratar y proteger a los supervivientes del efecto mortal de la radiación. Dos investigadores canadienses, James Till y Ernest McCulloch, mostraron en 1961 que las células madre estaban presentes en la médula ósea y en el bazo, y que podían regenerar los componentes de la sangre. Till y McCulloch descubrieron que, si se inyectan a tiempo, las células madre pueden salvar a animales de laboratorio expuestos a cantidades letales de radiación.[4]

El trabajo de Till y McCulloch llevó al desarrollo de los trasplantes de médula, un procedimiento que salva vidas y se realiza hoy en todo el mundo para curar a pacientes de cáncer que reciben los más intensos tratamientos de quimioterapia y altas dosis de radiación. Aunque la quimioterapia y la radiación matan las células cancerígenas, también arrasan con las células madre sanas en la médula ósea. Sin ellas, el sistema inmunológico del paciente de cáncer se desploma y este puede morir de alguna infección generalizada. Al trasplantar células madre de la médula ósea de un donante al paciente de cáncer, los médicos pueden salvar a pacientes de una muerte segura. Las células madre del donante circulan hacia la médula ósea del paciente y se adaptan; es entonces cuando reestablecen el sistema inmunológico. La técnica de trasplante de médula ósea usando las células madre de un donante se consideró un gran avance médico. Su pionero, E. Donnall Thomas, ganó el Premio Nobel de Medicina o Fisiología en 1990, junto con el pionero del trasplante de riñón, Joseph Murray. No obstante, sin haber sido dañado por la quimioterapia ni por la exposición a la radiación, tu cuerpo necesita las células madre porque estas reconstruyen continuamente tu cuerpo desde adentro hacia fuera.

Entre los 37,2 billones de células que hay en tu cuerpo, las células madre constituyen una cifra minúscula, pero muy poderosa; son solo el 0,002 por ciento, pero son capaces de regenerar tu salud.[5] Las células madre reparan, reemplazan y regeneran las células muertas y gastadas a medida que estas se necesitan. Como si fueran los soldados de las fuerzas especiales de tu cuerpo, recolectan información, realizan reconocimientos y ejecutan misiones para mantener los órganos en un estado óptimo. Cuando sufres alguna lesión o contraes una enfermedad, tus células madre entran en acción para crear nuevos tejidos que sanan o ayudan a tu cuerpo a superar la dolencia. Es tu sistema de defensa regenerativo y, al igual que ocurre con el sistema de angiogénesis, las últimas investigaciones muestran que la alimentación puede influir mucho en tus células madre.

Da igual si eres un deportista que quiere desarrollar sus músculos, una mujer embarazada que quiere desarrollar un feto o alguien que lucha contra el azote de la edad, los alimentos adecuados pueden estimular la cantidad y el desempeño de tus células madre, así como su capacidad para regenerar tu cuerpo. Puedes comer para proteger tu corazón, para mantener tu mente lúcida (regeneración cerebral), para sanar tus heridas y para mantener tu cuerpo en un estado de salud juvenil. Te hablaré sobre los alimentos que pueden estimular la defensa de tus células madre en la segunda parte, pero primero haré una introducción sobre la regeneración, para que entiendas por qué comer los alimentos correctos puede salvar tu vida.

Las células madre y las lesiones

El sistema de defensa de la regeneración está conectado de manera que siempre esté listo para responder a una lesión o un traumatismo. Las células madre adultas siguen sin especializarse, en espera de que se las necesite y entren en acción. Pueden renovarse y replicarse por división celular, y así y todo conservar su carácter pluripotencial. Cuando están llevando a cabo una misión, reaccionan a su entorno y se toman las señales que hay a su alrededor como instrucciones para convertirse en el tipo exacto de célula que se necesita regenerar. Si están en un pulmón, se convierten en un pulmón. Si están en el hígado, se convierten en parte del hígado.

La historia de cómo las células madre logran desempeñar estas funciones protectoras comienza por el lugar donde viven en su estado inactivo, indiferenciado y renovable. Residen en escondites especiales llamados nichos. Están en la piel, a lo largo de las paredes intestinales, en la base de los folículos capilares, en los testículos y los ovarios, en la grasa, en el corazón y el cerebro y, sobre todo, en la médula, el material esponoso ubicado en el interior de nuestros huesos.

La médula es una unidad de almacenamiento de al menos tres tipos de células madre distintas. Las células madre hematopoyéticas (CMH) se convierten en células formadoras de sangre. Las células mesenquimales estromales (CME) son precursoras de músculos, grasa, cartílago, hueso y otros elementos no sanguíneos. Las células progenitoras endoteliales (CPE) contribuyen a la creación de nuevos vasos sanguíneos en la regeneración de los órganos. Juntas, se denominan «células mononucleares derivadas de la médula ósea» (CMDM), porque todas residen dentro de ella.

Cuando una parte del cuerpo necesita que las células madre entren en acción para regenerarla, se da una serie de eventos que sacan a la célula madre de su nicho y la llevan hacia el sistema circulatorio. Las células madre de la médula ósea reciben la alerta de las señales de un factor de crecimiento liberado por el órgano afectado. Un factor de crecimiento en particular, el vascular endotelial (FCVE), es muy poderoso para activar las células madre. Esta señal de alarma llega a la médula ósea a través de los vasos sanguíneos que penetran el hueso. Una vez en el interior, las señales viajan por el sistema de capilares llamado «canales sinusoidales», entran en la médula y llegan a las células madre adheridas a las paredes del canal. Las células madre interpretan la señal como una alerta química y responden a ella. Lo que comienza con una llamada de auxilio termina con una oleada de células madre volando como abejas que salen de la colmena, desde la médula ósea hacia el sistema circulatorio del cuerpo.[6] Este paso importante en la regeneración de una parte lesionada del cuerpo se llama «movilización de células madre».

Lo que sucede a continuación es una poderosa ilustración del ingenio con que reaccionan las células madre. Cuando se trata de una emergencia llegan rápidamente al frente de una lesión. Viajan en el veloz torrente sanguíneo, impulsadas por la acción de bombeo del corazón, y utilizan su localizador biológico para ubicar el punto exacto en el órgano que envió la señal de alarma. Como un misil guiado acercándose a su blanco, las células madre encuentran su punto de efecto. Las proteínas en la célula madre, llamadas «receptores», se adhieren a las proteínas en el punto de efecto. Se unen como velcro celular, asegurándose de adherirse únicamente a la zona lesionada.[7] Todo sucede muy rápido tras el envío de la señal de alarma. Las investigaciones demuestran, por ejemplo, que cuarenta y ocho horas después de que un cirujano haga una incisión, hay, comparadas con las cifras anteriores a la cirugía, catorce veces más células progenitoras endoteliales en el sistema circulatorio, en virtud de la necesidad de curación.[8]

Una vez adheridas al punto de efecto, las células madre evalúan el entorno del órgano al que han llegado y ejecutan su misión basándose en las instrucciones que reciben de ese entorno. Si están en la piel, se convierten en células dérmicas y responden de la forma que cubra las necesidades de la piel. Si están en el corazón, se convierten en células del músculo cardíaco (cardiomiocitos) y responden a las necesidades del corazón. Las células madre hacen su trabajo después de una lesión como parte de un grupo de actores mayor. Es todo un equipo de rescate que incluye células inflamatorias y otras células inmunológicas, células de vasos sanguíneos y células de coagulación, que acuden prestas a realizar sus tareas específicas.

Lo que las células madre hacen exactamente una vez que se encuentran en el tejido lesionado sigue siendo un misterio. Sabemos que se diferencian en ese tejido local y lo regeneran, pero no se quedan ahí por mucho tiempo. Duran unos cuantos días como mucho. Hay científicos que están investigando para documentar qué les sucede en realidad. Existen dos teorías: las células madre cambian de aspecto y desaparecen en el ambiente, volviéndose indistinguibles del tejido normal que reparan, o bien es posible que tengan un papel vital, pero de poca duración, y mueran después de completar su misión.

Lo que sí sabemos es que las células madre son fábricas de proteínas llamadas «factores de crecimiento», «citocinas» y «factores de supervivencia», necesarias en órganos en crecimiento o en reparación. También pueden liberar contenedores moleculares especiales, llamados «exosomas» y «microvesículas», que contienen todo un cargamento de información genética y proteínas. Cuando se liberan en un órgano, les indican a otras células qué hacer para reparar el daño.[9] Las células madre liberan esta carga para estimular a las demás células en la construcción de un vecindario más sano alrededor de la zona de efecto. Se le llama efecto paracrino. Un estudio ha examinado la regeneración ósea y demostrado que se pueden liberar al menos cuarenta y tres factores de crecimiento de las células madre para ayudar a mejorar los alrededores de un hueso lesionado.[10]

Algunos de los mismos factores de crecimiento implicados en la respuesta de las células madre son exactamente los mismos precursores de la angiogénesis, vinculándose así ambos sistemas de defensa de la salud. Cuando las células liberan el factor de crecimiento vascular endotelial debido a la falta de oxígeno (hipoxia) o por una lesión, por ejemplo, se provoca una angiogénesis local, mientras que en otra parte del cuerpo, en el nicho de la médula ósea, este factor alerta a las células madre. Si se regenera una nueva masa de tejido, esta necesitará un abastecimiento nuevo de sangre. La angiogénesis entra en acción en este punto y forma nuevos vasos sanguíneos para proveer los nutrientes necesarios que apoyen la regeneración del tejido. A su vez, las células madre también contribuyen a la creación de nuevos vasos sanguíneos angiogénicos, por lo tanto es una relación donde todos ganan. Entre el 2 y el 25 por ciento de las células de los nuevos vasos sanguíneos provienen de células madre.

Causas del daño a las células madre

Por vital que sea la regeneración de nuestro sistema de defensa a la hora de tener una buena salud y poder sanar, las células madre son altamente vulnerables a factores comunes que agreden nuestro cuerpo a lo largo de la vida. Uno de los más dañinos es el humo de los cigarrillos. El déficit de oxígeno que ocurre cuando un fumador inhala el humo del tabaco inicia el reclutamiento de células madre hacia el torrente sanguíneo. Sin embargo, a la larga el hábito de fumar merma la cantidad de células madre que hay en la médula ósea, dejando generalmente menos células disponibles para la regeneración y reparación.[11] Lo que es peor, las células madre restantes de que disponen los fumadores no funcionan adecuadamente: su capacidad de multiplicación se reduce hasta un 80 por ciento, y su participación en la regeneración hasta un 40 por ciento.[12] Estos cambios en la cantidad y el funcionamiento de las células madre sirven para explicar, más allá del daño directo que se les provoca a los vasos sanguíneos por fumar, el incremento de riesgo cardiovascular y enfermedades pulmonares en fumadores.

Incluso si no fumas, no estás a salvo si estás cerca de alguien que sí lo haga. Ser fumador pasivo es igual de malo. Incluso apenas treinta minutos de exposición al humo del tabaco exhalado por otra persona es suficiente para que se anquilosen tus células madre.[13] No es de extrañar que la contaminación en el aire sea similarmente dañina. Hay investigadores que han descubierto que la exposición a partículas finas durante los incrementos de contaminación disminuye la cantidad de células progenitoras endoteliales en la sangre de personas que viven en las comunidades con mayores problemas de contaminación en el aire.[14]

Beber en exceso mata las células madre. El alcohol las afecta de muchas formas. Hay investigadores que han hecho pruebas con monos que recibían una pequeña dosis diaria de alcohol; increíblemente, tenían *más* células madre en su sistema circulatorio que los monos que no bebían. Las células madre de los monos bebedores, sin embargo, estaban dañadas y eran menos capaces de regenerarse.[15] Piensa en ellas como células madre ebrias, que no pueden andar rectas. El síndrome de alcoholismo fetal tiene un efecto desastroso cuando las mujeres embarazadas consumen grandes cantidades de alcohol. El feto en desarrollo sufre un daño cerebral permanente y presenta anormalidades en el crecimiento. El alcohol es tóxico para las células madre del feto, así que la devastación del síndrome de alcoholismo fetal puede tener relación, en parte, con las células madre afectadas, tal como descubrieron unos investigadores de la Universidad de Luisiana en un estudio llevado a cabo con roedores sobre el desarrollo fetal.[16] Las grandes juergas alcohólicas le asestan otro duro golpe a la salud de las células madre. Investigadores de la Universidad de Kentucky han descubierto que beber en exceso disminuye la actividad de unas células madre cerebrales llamadas «progenitores de oligodendrocitos», necesarias para generar nuevas neuronas. Se detectó un efecto particularmente pronunciado en la región del hipocampo, la parte del cerebro responsable de la creación de recuerdos a corto y largo plazo.[17] La buena noticia es que el daño pudo revertirse al dejar de beber.

Podemos evitar el riesgo para nuestras células madre reduciendo la exposición a los contaminantes del aire, al tabaco y al alcohol, pero otros riesgos son más difíciles de evitar. El envejecimiento, por ejemplo, desgasta incesantemente nuestra capacidad regenerativa. A medida que envejecemos, de manera natural vamos teniendo menos células madre en la médula ósea. Con el tiempo no solo se reducen nuestras reservas, sino que las células madre restantes son menos activas que en los años de juventud.[18] Un alto índice de colesterol en sangre también impide la función de las células madre, aunque no todo el colesterol se comporta igual.[19] La lipoproteína de alta densidad (HDL), o colesterol «bueno», desacelera la muerte celular programada de las células progenitoras endoteliales. Las estrategias alimentarias que incrementan el HDL protegen las células.[20] Esto genera beneficios para nuestra salud porque las células progenitoras endoteliales pueden ayudar a prevenir la arteriosclerosis, proteger contra la acumulación en las paredes arteriales de placas de grasa que reducen el flujo sanguíneo y reparar la pared de los vasos sanguíneos. Esta clase de protección vascular por parte de las células madre es otro de los motivos para que el colesterol HDL se considere «bueno».

Las enfermedades crónicas también pueden tener un efecto nocivo en las células madre. La diabetes, en particular, es como una asesina para estas células. Las personas con diabetes tienen menos células madre y las que tienen no pueden hacer bien su trabajo. El problema son los altos niveles de glucosa. Las células madre expuestas a un entorno alto en azúcar son menos capaces de regenerar los tejidos. No pueden multiplicarse con normalidad para reproducirse y tampoco pueden desplazarse bien a lo largo del cuerpo, de ahí que no sean capaces de participar adecuadamente en la construcción de nuevos tejidos. Por encima de todo, segregan menos factores de supervivencia que las células madre normales.[21] Hay investigadores que han descubierto que los altos niveles de glucosa afectan las células madre incluso en adultos sanos normales que no padecen diabetes,[22] lo cual constituye otra razón más para limitar tu consumo de azúcar.

El daño a las células madre se observa en la diabetes de tipos 1 y 2. La diabetes tipo 1 es una enfermedad en la que el propio sistema inmunológico del cuerpo destruye las células productoras de insulina necesarias para controlar de forma adecuada el metabolismo del azúcar. La diabetes tipo 2 es también un problema para el metabolismo de la glucosa, pero no parte de un ataque autoinmune. Más bien, debido a la genética, a un estilo de vida sedentario y a la obesidad, el cuerpo deja de responder bien a la insulina o no la genera en cantidades suficientes. Un estudio de la Universidad de Nueva York demostró que las células progenitoras endoteliales tienen su capacidad de crecimiento comprometida hasta en un 50 por ciento en la diabetes tipo 2, con consecuencias peores si los niveles de glucosa de la persona no están bajo control.[23] Cuando los investigadores analizaron el desempeño de las células progenitoras endoteliales para formar vasos sanguíneos en personas con diabetes, observaron que estas células eran 2,5 veces menos propensas a participar en el proceso que las células madre no diabéticas. Otros nvestigadores neerlandeses descubrieron un efecto similar al estudiar el deterioro de las células madre en la diabetes tipo 1.[24]

La paralización de las células madre es un problema de enormes proporciones, si tenemos en cuenta que la diabetes es una pandemia que afecta a más de 422 millones de personas en el mundo y provoca 1,6 millones de muertes al año. La diabetes es una causa subyacente importante en los ataques cardíacos, los infartos, la ceguera, el fallo renal, las heridas crónicas y la discapacidad provocada por amputaciones de extremidades inferiores. Todas las anteriores son complicaciones médicas vinculadas de una forma u otra con la disfuncionalidad de las células madre. Cualquier método para proteger o mejorar el desempeño de las células madre en la diabetes, la hiperlipidemia y el envejecimiento podría salvarnos la vida.[25]

La enfermedad vascular periférica es una dolencia severa que acompaña a la arteriosclerosis y muchas veces se manifiesta después de haberse padecido la diabetes durante muchos años. En ella, el severo estrechamiento arteriosclerótico de las arterias corta el abastecimiento de oxígeno en las piernas. Esta dolencia empeora con el tiempo y la sangre que fluye a los músculos, los nervios y la piel de la pierna va disminuyendo progresivamente. Las células de la pierna sufren por la falta de oxígeno y a la larga mueren, lo que lleva a la descomposición de la piel y a que se formen en ella heridas conocidas como úlceras isquémicas. Dado que la curación de heridas ya es lenta en la diabetes, cuando ocurren úlceras isquémicas en personas con diabetes es muy fácil que se produzca una infección que termine en gangrena. Muchas veces hay que amputarle la pierna al paciente para salvarle la vida. Investigadores de la Universidad de Padua, en Italia, han estudiado las células madre circulantes en pacientes con diabetes tipo 2 y enfermedad vascular periférica, comparándolos con sujetos sanos sin diabetes.[26] Los pacientes con enfermedad vascular diabética tenían un 47 por ciento menos de células madre, y quienes tenían la menor cantidad de células madre también presentaban úlceras isquémicas en los pies, lo que refleja la importancia de las células madre para regenerar y reparar heridas.

La lección que extraemos es que un buen tratamiento de la diabetes es absolutamente crítico para proteger tu sistema de defensa regenerativo. Un mejor control de la glucosa lleva a una mejor salud de tus células madre. En cambio, un pésimo control de la diabetes impide seriamente la función de estas células. Mejorar tu control de la glucosa puede incrementar la cantidad y mejorar el funcionamiento de las células progenitoras endoteliales. Así que, si tienes diabetes, asegúrate de tener el mejor control posible de la glucosa... literalmente, podría salvarte la vida.[27]

Los beneficios de estimular las células madre

Cuando se apaga nuestro sistema de células madre, también se apaga nuestra salud. Ahora bien, cuando tomamos medidas para estimular nuestras células madre, hay un efecto positivo en la salud. Pensemos en las enfermedades cardiovasculares. Investigadores de Homburg, Alemania, han publicado en el *New England Journal of Medicine* un estudio realizado con 519 personas que demostró que medir los niveles base de células progenitoras endoteliales circulantes podría ayudar a predecir si una persona tendrá un ataque cardíaco o un infarto en los siguientes doce meses, y dichos niveles incluso podrían anunciar si la persona sobrevivirá o no a ese evento.[28] En este estudio en particular, la gente con los niveles básicos de células progenitoras endoteliales más elevados tenían un riesgo un 26 por ciento menor de experimentar un primer evento importante. Las personas con niveles básicos más elevados también tenían un riesgo un 70 por ciento menor de morir por afecciones cardiovasculares.

Otro trabajo trascendental, un estudio de la dieta y el cáncer realizado en Malmö, Suecia, también investigó la conexión entre los niveles de las células madre y las enfermedades cardiovasculares.[29] El estudio comenzó en 1991 con un grupo de participantes de mediana edad. A lo largo de diecinueve años, los investigadores analizaron la salud de los participantes tomando una muestra periódica de su sangre y haciéndoles cuestionarios sobre nutrición, para explorar las posibles correlaciones con la enfermedad. De este grupo, los investigadores midieron un marcador llamado «factor de célula madre» en 4.742 personas. El factor de célula madre es una proteína formada en la médula ósea que nutre el repositorio de células madre que esperan en reserva. La proteína también se encuentra en el torrente sanguíneo, donde guía las acciones de las células madre, como por ejemplo las de multiplicarse, migrar y a la larga transformarse a demanda de un tejido específico (el proceso conocido como diferenciación). El factor de las células madre es esencial para que estas funcionen de manera adecuada. Entre los participantes de Malmö, los investigadores descubrieron que las personas con niveles más elevados del factor de células madre tenían un riesgo un 50 por ciento menor de fallo cardíaco, un riesgo un 34 por ciento menor de infarto y un riesgo un 32 por ciento menor de muerte por cualquier causa, en comparación con los participantes que presentaban niveles más bajos del factor de células madre. No es de extrañar que el estudio descubriera además que la gente con menos niveles del factor de células madre en su sangre tendía también a ser fumadora, tener un consumo elevado de alcohol o padecer diabetes, lo cual demuestra a las claras la estrecha relación entre el estilo de vida, el funcionamiento de las células madre y el riesgo de desarrollar enfermedades crónicas.

En el entorno de tu sistema cardiovascular, las células madre tienen funciones protectoras únicas. Las células progenitoras endoteliales no solo contribuyen a la formación de nuevos vasos sanguíneos en la regeneración de los órganos, sino que tienen un papel importante en la reparación del daño de los vasos sanguíneos existentes. La arteriosclerosis, un proceso que endurece y estrecha tus arterias, incrementa tu riesgo de ataque cardíaco, infarto, enfermedad vascular periférica y hasta de disfunción eréctil. Las placas que tienden a formarse en las paredes de las arterias crecen allá donde estén dañadas las paredes interiores de los vasos sanguíneos, como el óxido que se extiende por una tubería raspada.

Si el daño en la pared no se repara, se va acumulando cada vez más placa, y llega a acumularse tanta que se estrecha el diámetro del vaso sanguíneo y se detiene el flujo de sangre. Las células progenitoras endoteliales pueden reparar la pared como si fueran un sastre celular. El daño a tus células madre, por tanto, reduce tus defensas regenerativas contra la arteriosclerosis. Mantener sanas tus células madre reduce el riesgo de acumulación arteriosclerótica y te protege del desarrollo de las enfermedades cardiovasculares.

La pérdida de células madre en el cerebro está implicada en el desarrollo de la demencia.[30] Estas células madre, llamadas «progenitores de oligodendrocitos», regeneran y reemplazan las neuronas en tu cerebro, y son vitales para conservar una función mental lúcida al envejecer. Son las mismas células madre que se ven afectadas por el consumo excesivo de alcohol. Hoy en día los investigadores trabajan para encontrar formas de apoyar y aumentar las células madre en el cerebro como parte del tratamiento contra la enfermedad de Alzheimer. Otro tipo de célula cerebral especializada, «llamada microglía», se desarrolla a partir de las células madre hematopoyéticas. Las microglías son responsables de la limpieza del cerebro y de la eliminación de placas beta-amiloides que dañan el cerebro en la enfermedad de Alzheimer. En el laboratorio, científicos de la Universidad Huazhong de Ciencia y Tecnología, en China, inyectaron una proteína llamada «factor de reclutamiento de células madre» (SDF-1) en el cerebro de ratones con enfermedad de Alzheimer. Descubrieron que la proteína era capaz de dirigir las células madre hematopoyéticas de la médula ósea hacia el cerebro, donde se convertían en microglía y mejoraban la limpieza de desechos amiloides que se acumulan por la enfermedad.[31]

Las células madre en la medicina

Es innegable la importancia de las células madre en la salud, y se están realizando pruebas clínicas por todo el mundo para desarrollar tratamientos con ellas. Si bien hay muchas formas de crear una terapia regenerativa, una forma común es inyectar las células madre en el cuerpo para estimular la regeneración de órganos en presencia de enfermedades del corazón, el cerebro, los ojos, los riñones, el páncreas y el hígado. Puedes consultar un estudio clínico de una terapia regenerativa en <www.clinicaltrials.gov>, la base de datos más completa del mundo sobre estudios de investigación médica en humanos. Actualizada por la Biblioteca Nacional de Medicina de Estados Unidos, esta página web es una fuente sumamente valiosa para los pacientes y los médicos que buscan los últimos tratamientos en desarrollo. Para encontrar estudios clínicos en medicina regenerativa, busca los trabajos realizados con células mononucleares derivadas de la médula ósea (BM-MNC, por sus siglas en inglés), o «progenitor» o «regenerativo», junto con el nombre de la enfermedad que te interesa tratar.

Los resultados te mostrarán estudios específicos, qué están analizando, dónde se realizan las pruebas, si en el estudio participan pacientes y, muchas veces, cuáles son los resultados si esta ya ha concluido. En la actualidad hay más de seis mil estudios listados en torno a la regeneración, lo cual la convierte en una de las áreas de mayor actividad en el ámbito de la investigación clínica en la medicina. Entre los estudios más intrigantes y sugerentes con células madre se encuentran los que buscan revertir la arteriosclerosis múltiple, la enfermedad de Parkinson y el autismo.[32]

Las células madre que se utilizan en el tratamiento regenerativo provienen de una gran variedad de fuentes, y es importante que sepas cómo se realizan estas terapias en los centros médicos. Las fuentes comunes de las células madre que se utilizan en estos tratamientos son de médula ósea, sangre, grasa y piel. Las células madre de la médula ósea, por ejemplo, se extraen introduciendo una aguja grande en el hueso de la cadera y succionando parte de su líquido medular. A su vez, las células madre de la sangre se pueden extraer mediante un proceso llamado «aféresis», y más adelante se concentran antes de ser inyectadas en el paciente. Es habitual que las células madre cultivadas pasen por algunos procesos que garantizan que están bien y son seguras, previos a que sean de nuevo inyectadas en el cuerpo.

Imagina esto: un cirujano plástico realiza una liposucción para extraer el tejido adiposo (grasa) del abdomen de un paciente con cardiopatía. El tejido eliminado se procesa en la clínica para separar las células madre adiposas de la grasa y luego estas se le entregan a un cardiólogo que las inyecta en el corazón de un paciente. Esto se hace en las pruebas clínicas actuales. Los primeros resultados en pacientes muestran que inyectar veinte millones de células madre derivadas de la grasa lleva a una disminución en un 50 por ciento del daño provocado por un ataque cardíaco.[33]

Otra fuente verdaderamente única de células madre es la piel, que contiene una clase de célula llamada «célula madre pluripotencial inducida» (iPSC). No es la clase más habitual de célula madre. Son una clase especial y madura de célula dérmica que puede volver a convertirse en una célula madre, y de ahí redirigirse hacia un órgano enteramente distinto y convertirse en una nueva célula especializada.

Este descubrimiento, realizado por el investigador médico Shinya Yamanaka en 2006, obligó a que se reescribieran libros de texto de biología. En 2012, Yamanaka compartió el Premio Nobel en Medicina o Fisiología por su labor con sir John B. Gurdon. La ciencia ya se está convirtiendo en práctica. En 2014, un grupo de investigación del Centro Riken de Biología del Desarrollo, en Kobe, Japón, estaba tratando a una mujer de setenta y siete años con pérdida progresiva de la visión por degeneración macular asociada a la edad, afección a veces llamada DMAE húmeda.

Durante el tratamiento, los investigadores retiraron quirúrgicamente un trozo de piel del tamaño de un balín y recolectaron las iPSC del tejido. A estas las reprogramaron para formar una capa de células especiales de la retina que se encuentran de manera natural en el ojo, llamadas «epitelio pigmentario de la retina» (EPR). Más adelante, trasplantaron las células EPR regeneradas a la retina de la paciente y descubrieron que el trasplante es seguro y se tolera bien después de dos años, y que las células evitan la subsiguiente pérdida de visión y la restauran parcialmente.[34]

Aunque todavía faltan muchos años para que se extienda el uso clínico de las células madre en muchas de las aplicaciones de la medicina regenerativa, los pacientes en estudios clínicos y algunos centros privados ya se están beneficiando de él. Yo mismo fui testigo de ello en 2016, cuando participé en una conferencia organizada por el Vaticano, llamada Horizontes Celulares, que reunió a líderes mundiales en los campos de la medicina, la ciencia, la filantropía y la fe para compartir sus avances en torno al potencial que tiene dirigir las células madre adultas hacia la defensa y la cura de las enfermedades. Me invitaron a presentar nuevos conceptos usando un enfoque alimentario para regenerar los tejidos dañados, mientras que otros investigadores presentaron sus respectivos trabajos, con resultados increíbles.

Entre los casos más memorables estaba el de Richard Burt, de la Universidad de Northwestern, quien trató a pacientes tan incapacitados por sus enfermedades autoinmunes que tenían que vivir con un respirador. Una mujer, Grace Meihaus, recibió a la edad de diecisiete años un diagnóstico de esclerodermia, enfermedad en extremo dolorosa en la que las células inmunológicas atacan al cuerpo, lo inflaman y provocan una sobreproducción de colágeno. La esclerodermia va endureciendo la piel y los órganos hasta dejarlos duros como piedras. Los pacientes pueden quedar literalmente como estatuas. Grace sentía que su cuerpo se ponía cada vez más tieso y se constreñía, le faltaba el aliento y se fatigaba con facilidad. Otra mujer joven, Elizabeth Cougentakis, había estado sufriendo de miastenia grave hasta el punto de que sus músculos estaban tan debilitados que no podía levantarse de la cama, necesitaba un respirador y la alimentaban con sonda. Sus médicos de cabecera tenían poco que ofrecer. Burt creía que el tratamiento regenerativo podría ser beneficioso y le inyectó a la paciente sus propias células madre.[35] Después de los tratamientos, ambas pacientes mejoraron pronto y recuperaron sus funciones rápidamente. Las dos pudieron llevar vidas normales, estaban llenas de energía y tuvieron ocasión de viajar al Vaticano, completamente sanas, para contarnos su experiencia en persona. En abril de 2018, el Vaticano organizó otro encuentro médico, llamado Unidos para Sanar, en el que se describieron más aplicaciones impresionantes de las células madre, incluidos los tratamientos de la parálisis cerebral y el autismo, y que mostró grandes beneficios.

La curación regenerativa, sin embargo, no consiste solo en inyectar células madre. Algunas técnicas estimulan las propias células madre del paciente para que estas entren en acción. Recuerda que la placenta es una reserva de células y proteínas necesarias para la regeneración del tejido durante el embarazo. Los cirujanos han utilizado la membrana delgada de la placenta, llamada «membrana amniótica», para curar heridas, pues contiene más de 256 factores de crecimiento y regenerativos, así como citocinas capaces de atraer a las células madre. Cuando un cirujano coloca la membrana en una herida que tarda tiempo en sanar, se liberan los factores regenerativos, se reclutan las células madre de la médula ósea del paciente y estas llegan a la herida. Las pruebas clínicas que utilizan la membrana han mostrado una inmensa mejoría en la curación de pacientes con úlceras diabéticas en los pies y con úlceras venosas, en comparación con las técnicas de atención conservadoras.[36] En 2012 identifiqué el mecanismo que consiste en reclutar las propias células madre de un paciente y acuñé el concepto «imán de células madre» para describir cualquier método en el que se aplica una tecnología ajena al cuerpo para atraer las células madre del propio paciente a un lugar que requiere de la regeneración.[37]

Otra opción a la hora de atraer las células madre de un paciente para curar consiste en dirigir ondas de ultrasonido a la piel. Hay un aparato especial, llamado MIST, que rocía agua suavemente frente a un rayo de ultrasonido de baja frecuencia. Cuando el rocío se dirige hacia la herida, las gotas de agua recogen la energía sonora y la llevan hacia la herida del paciente, en cuyo tejido se libera. Esto envía una señal a las células madre de la médula ósea y las recluta y dirige hacia el sistema circulatorio y después hacia la herida. Dado que este método regenera el tejido de adentro hacia afuera, se ha utilizado el MIST para prevenir llagas por inmovilidad, también conocidas como «úlceras por presión»: las heridas que se forman cuando una persona está recostada en una misma posición durante un largo período sin moverse, como en un hospital o un asilo. Hasta un tercio de los pacientes que viven en asilos presentan estas heridas,[38] que pueden convertirse rápidamente en una catástrofe médica cuando se infectan y las heridas empeoran y llegan incluso a quedar a la vista el músculo y el hueso. Antes de que se abra una llaga, toda el área bajo la piel comienza a morir. Esto se conoce como una «lesión del tejido profundo». Si no se toman medidas, la piel acaba por deteriorarse y se abre una cavidad que deja expuesta la carne de debajo. El MIST se ha utilizado para prevenir las llagas tratando la lesión del tejido profundo. El tratamiento pretende revertir la lesión bajo la piel que se está muriendo pero aún sigue intacta. Las gotas de agua con energía sonora golpean la piel y la energía recluta las células madre que llegan a la lesión del tejido profundo y mejoran su flujo sanguíneo, evitando así que se abra la piel.

En pocas palabras, la medicina regenerativa ya está cambiando la forma en que se practica la medicina y llevará a futuras formas de combatir enfermedades que ahora se consideran imbatibles e incapacitantes.

Los alimentos y las células madre

La regeneración no se basa exclusivamente en el uso de tecnologías avanzadas en el campo de la medicina clínica. Ahora puedes activar las defensas regenerativas de tu cuerpo desde tu propia cocina. Los alimentos y las bebidas pueden activar las células madre de una persona, estimulando la capacidad del cuerpo de regenerarse y curarse desde el interior. Es un enfoque de la regeneración completamente distinto y que no requiere de médicos, hospitales ni inyecciones. La regeneración alimentaria accede a tu propia reserva de células madre para restablecer la salud. Algunos alimentos incrementan la actividad de las células madre y promueven la regeneración, mientras que otros, tal como se ha ido descubriendo, las hieren y las vuelven impotentes. Paralizar la acción de tus células madre no es la meta deseada, naturalmente, a menos que se trate de células madre cancerígenas, en cuyo caso es algo que podría salvarte la vida. Algunos alimentos también pueden contribuir a ello. Si estás sano y solo quieres optimizar tus energías o simplemente envejecer con elegancia, o si tienes una dolencia crónica seria, como una cardiopatía, enfermedad de Alzheimer, diabetes o incluso cáncer, hay una manera de utilizar la dieta para dirigir las células madre a tu favor y que te ayuden a sanar desde dentro hacia fuera. En la segunda parte del libro te contaré todo sobre los alimentos que influyen en tus células y cómo puedes consumirlos para mejorar tu salud.

ALGUNAS AFECCIONES QUE NECESITAN REGENERACIÓN

Alopecia	Enfermedad hepática
Arteriosclerosis	Esclerodermia
Atrofia cerebral	Esclerosis múltiple
Autismo	Fallo cardíaco
Cáncer (todos los tipos)	Fallo renal
Ceguera	Hipercolesterolemia
Daño cerebral agudo	Infarto
Degeneración macular asociada a la edad	Infarto de miocardio
Demencia	Lesiones crónicas
Demencia vascular	Lesión de la medula espinal
Depresión	Lesiones de tejido profundo
Diabetes	Miastenia grave
Disfunción eréctil	Osteoartritis
Enfermedad arterial periférica	Osteoporosis
Enfermedad de Alzheimer	Parálisis cerebral
Enfermedad de Parkinson	

CAPÍTULO 3

Microbioma

En una era de identidades en constante expansión, he aquí una más: ya no solo eres humano… eres un holobionte. El término describe a un organismo que funciona como un ensamblaje de múltiples especies que se benefician entre sí. Eres un holobionte porque tu cuerpo no es una entidad unívoca, sino un ecosistema altamente complejo que incluye a 39 billones de bacterias, la mayoría de ellas buenas, agrupadas en el interior y en la superficie de tu cuerpo. Estas bacterias son abundantes: casi igualan en cantidad a tus células (37 billones), y juntas pesan alrededor de 1.4 kilogramos, peso equivalente al de tu cerebro.[1] Estas bacterias son increíblemente fuertes; son resistentes al ácido estomacal y el caldero químico de tus intestinos.

Si bien la comunidad médica alguna vez consideró que los microorganismos eran desagradables portadores de enfermedades a los que había que erradicar, esterilizar y matar con antibióticos, ahora sabemos que la mayoría de las bacterias de nuestro cuerpo trabajan de formas muy sofisticadas en defensa de nuestra salud y hasta influyen en nuestro comportamiento. Lejos de ser intrusos pasivos, las bacterias sanas, en conjunto llamadas «microbioma», forman un sistema biológico complejo que interactúa con tus células y órganos de muchas formas. (Este sistema también incluye hongos, virus y microorganismos llamados «arqueas», pero las bacterias serán el tema central de este capítulo.)

Gracias a investigadores de todo el mundo, cada día aprendemos más cosas sobre nuestro microbioma y sobre cómo promueve la salud y nos ayuda a combatir enfermedades como el cáncer. Algunas bacterias intestinales, como las *Lactobacillus plantarum*, *Lactobacillus rhamnosus* y *Bacilus mycoides*, tienen funciones hormonales o endocrinas que incluso producen y liberan neurotransmisores cerebrales, como oxitocina, serotonina, ácido gamma-aminobutírico (GABA por sus siglas en inglés) y dopamina. Estos compuestos químicos activan señales del cerebro que influyen profundamente en nuestro estado de ánimo.[2] Algunas bacterias liberan metabolitos que pueden protegernos contra la diabetes; otras controlan el crecimiento de la grasa abdominal. Se ha demostrado que un tipo de bacteria intestinal, la *Bifidobacteria*, reduce el estrés y la ansiedad a través de una interacción única entre el cerebro y el intestino.[3] Nuestras bacterias influyen en la angiogénesis, las células madre y el sistema inmunitario. Pueden también influir en nuestras hormonas, nuestra capacidad sexual y nuestro comportamiento social. Pueden nutrir nuestras células humanas o irritarlas e inflamarlas. Nuestro microbioma puede ser el elemento diferencial entre la vida y la muerte, entre desarrollar una enfermedad severa o resistirnos a ella.

La alimentación tiene una capacidad sorprendente de influir en el poder del microbioma. Al fin y al cabo, nuestras bacterias comen lo que nosotros comemos. Metabolizan los alimentos y las bebidas que consumimos y crean subproductos beneficiosos (o dañinos) que afectan a nuestra salud. Sin embargo, antes de entrar en los detalles sobre cómo la comida ejerce su influencia en las bacterias, quiero hablarte de lo que estamos aprendiendo sobre estos colonizadores útiles de tu cuerpo. Hay una serie de extraordinarias y nuevas investigaciones sobre su origen y lo que hacen. Es una revolución médica emergente que canaliza el poder desaprovechado del sistema de defensa del microbioma para prevenir y tratar las enfermedades.

La relación entre los humanos y las bacterias buenas y malas

Los humanos hemos evolucionado en el planeta de la mano de las bacterias. En los albores del *Homo sapiens*, hace trescientos mil años, nuestros ancestros cazadores-recolectores comían lo que podían encontrar: cereales, frutos secos, leguminosas y frutas, todos con grandes cantidades de fibra que alimentaba a los microbios.[4] La comida se recogía con las manos, de una tierra y una vegetación plagadas de bacterias, por lo que cada bocado que engullían nuestros ancestros estaba cargado de microbios del ambiente y llegaba a su intestino. Incluso después de la primera revolución agrícola en torno al año 10000 a.C., cuando los humanos dejaron de cazar y recolectar para consumir alimentos cultivados, los ingredientes básicos seguían siendo en su mayoría vegetales. Este patrón alimentario rico en fibra, que los microbios consumían, y en bacterias del entorno, moldeó nuestros cuerpos para que estos pudieran sobrevivir a lo largo de su evolución.[5]

Por cercanos que fueran nuestros destinos, durante gran parte de la historia los humanos no tenían idea de que las bacterias existieran, y mucho menos sobre el papel que las bacterias sanas tenían en nuestros cuerpos. Sin embargo, a lo largo de los últimos siglos, la ciencia ha transformado nuestra comprensión de cómo las bacterias contribuyen tanto a la enfermedad como a la salud. Todo empezó con la enfermedad. En los inicios del campo de la microbiología, casi todo lo que aprendíamos sobre bacterias se enfocaba hacia las «malas», y con razón. Después de todo, a lo largo de la historia ha habido epidemias devastadoras que arrasaron al mundo, matando indiscriminadamente a casi todos a su paso. Durante la Edad Media, enfermedades temidas como la fiebre tifoidea, la peste, la disentería y la lepra estaban en auge y torturaban y mataban a millones de personas. Los médicos de aquellos tiempos solo podían considerar teorías sobre lo que provocaba esas enfermedades. Sabían aún menos sobre cómo las condiciones poco sanitarias en torno a esas enfermedades ayudaban a que las bacterias se propagaran. En aquella época, en la mayoría de las comunidades del mundo, las calles y los hogares eran una mezcla de heces, orina, comida pútrida y plagas, con estercoleros por todas partes donde los cúmulos de bacterias podían florecer y esparcirse.

Uno de los momentos cumbre de la medicina se dio en 1861, durante una epidemia de altos índices de mortandad materna, registrada en Viena. Una impactante cantidad de mujeres estaba muriendo por infecciones después de parir a sus bebés, y además en una misma clínica de obstetricia. Ignaz Semmelweis, médico de la clínica, advirtió un patrón: los médicos que recibían a los bebés de las madres que morían acudían al paritorio directamente de la morgue, donde realizaban autopsias a mujeres fallecidas, y de allí volvían de nuevo a la sala de partos, donde atendían a la siguiente parturienta. Semmelweis se preguntó si lo que mataba a las mujeres podían estar portándolo los médicos, y si por eso seguía cobrándose nuevas víctimas. Dio con una idea novedosa: los médicos debían lavarse las manos con una solución «antiséptica» entre las autopsias y los partos, para así erradicar la amenaza. Funcionó. Los casos de mortandad materna se desplomaron a tan solo unos pocos.[6]

El descubrimiento de Semmelweis fue un momento crítico en el desarrollo de los procedimientos médicos sanitarios. El siguiente gran acontecimiento se dio con Joseph Lister (de quien toma su nombre el enjuague bucal), quien advirtió que lavarse las manos no era suficiente: todos los instrumentos quirúrgicos también debían esterilizarse con una solución química.[7] El resultado fue el de una reducción de las gangrenas postquirúrgicas. Innovaciones como estas llevaron a los altos estándares de sanitización y esterilización que hoy ya damos por sentados en hospitales, quirófanos y consultorios médicos, pero que siguen salvando millones de vidas.

Sin embargo, también hubo una consecuencia accidental. Cuanto más aprendía la gente sobre cómo controlar y eliminar las bacterias que favorecían las infecciones, más invasiva se volvía la idea de que todas las bacterias eran dañinas. Así surgió la era de la misofobia, que continúa hasta hoy. La mayoría de nosotros crecimos frotando, esterilizando y evitando las bacterias allá donde se pudiera. El familiar mensaje de que las bacterias eran malas y debíamos destruirlas con antibióticos permeó en la salud pública y en la conciencia colectiva. Los desinfectantes, los geles antisépticos y los jabones antimicrobianos se convirtieron en elementos habituales en el hogar. En nuestro sistema alimentario, se extendieron los pesticidas, la pasteurización y los antibióticos para el ganado, matando las bacterias en todas partes. De hecho, la revolución antibiótica cambió radicalmente la medicina moderna y eliminó casi por completo las epidemias destructivas del pasado, al poner en manos de médicos, hospitales e instituciones de salud pública de todo el mundo el poder de salvar vidas matando bacterias.

En silencio, no obstante, la ciencia ha hecho descubrimientos contradictorios. Algunas bacterias en realidad confieren beneficios para la salud que pueden salvarte la vida. A partir de 1907, un zoólogo ruso muy prominente, Ilya Metchnikoff, empezó a cuestionarse si la ortodoxia de «todas las bacterias son malas» quizá pudiera estar equivocada. Durante la epidemia de cólera de 1892, en Francia, Metchnikoff había mezclado bacterias en una placa de Petri y había descubierto que algunas estimulaban el crecimiento del cólera, pero, para su sorpresa, otras lo obstaculizaban.[8] Esto lo llevó a especular con la idea de si ingerir ciertos tipos de bacterias beneficiosas podría ser útil para prevenir enfermedades mortales. También le asombró el hecho de que algunas personas vivieran hasta una edad avanzada a pesar de las difíciles condiciones rurales de su entorno y la poca higiene asociada a la pobreza. En Bulgaria, según observó, los campesinos de la cordillera del Cáucaso vivían más de cien años. Notó que los pobladores más viejos bebían un yogur fermentado que contenía la bacteria *Lactobacillus bulgaricus*. Metchnikoff sugirió que uno de los secretos para la longevidad era consumir bacterias sanas. La historia demostraría que estaba en lo cierto (y también le daría el Premio Nobel de 1908 por su trabajo pionero en el campo de la inmunología).

La ciencia del microbioma

Hoy en día, el microbioma se reconoce como una de las áreas más emocionantes y disruptivas de la investigación médica. Es un campo en rápido crecimiento. En el año 2000 había solo setenta y cuatro artículos publicados sobre el microbioma; en 2017 aparecieron más de 9.600 publicaciones de investigación. La ciencia avanza a tal velocidad que no hay manera de reducirla a unos cuantos puntos. Se escribirán enciclopedias enteras sobre las bacterias y el conocimiento transformará nuestra forma de comprender la salud, así como la práctica de la medicina, las políticas de salud pública y la producción por parte de las distintas industrias de los alimentos, los suplementos alimenticios, los medicamentos y las pruebas de diagnóstico del futuro.

Voy a señalar los conceptos de las investigaciones actuales más relevantes, que te ayudarán a tomar desde hoy mejores decisiones alimentarias. Para simplificarlo todo, cuando describa los alimentos y las bacterias en las que influyen, solo voy a nombrar algunas bacterias asociadas a un beneficio en la salud. Esta simplificación deliberada de un campo altamente complejo te ayudará a familiarizarte con el microbioma sin que te abrumen la taxonomía bacteriana ni la ciencia de la metagenómica.

Igual que si fueras a un zoológico por primera vez, mi consejo es que te centres en aprenderte los puntos principales de las atracciones más destacadas en lugar de intentar memorizar los detalles de todos los animales que se exponen. Los nombres de las bacterias en latín son un trabalenguas y difíciles de recordar, pero acostúmbrate porque ellas son parte de ti y está claro que, en el futuro, las bacterias beneficiosas se volverán tan familiares que hasta los niños de primaria sabrán cómo se llaman.

Actinobacterias, Bacteroidetes, Firmicutes, Lactobacillus, Proteobacteria... son algunos de los nombres que leerás aquí, pero son solo el principio. Se estima que la cantidad de especies bacterianas en el mundo llega a los mil millones. La gran mayoría no tienen una relación directa con los seres humanos, pero muchas otras variedades han evolucionado para florecer dentro de nuestro cuerpo. Hay más de mil especies conocidas de bacterias intestinales. En la boca humana se han encontrado más de quinientas especies de bacterias, y la boca de una persona suele contener, en cada momento, unas 25 especies o más. Un milímetro de saliva (alrededor de una quinta parte de una cucharadita) contiene hasta cien millones de bacterias orales.[9] Es una población tres veces mayor que la del área metropolitana de Tokio (37 millones), y de un solo trago.

Para desvelar el misterio del microbioma humano, en 2008 los Institutos Nacionales de Salud estadounidenses lanzaron el Proyecto del Microbioma Humano, inspirado en el Proyecto del Genoma Humano.[10] En 2012, el proyecto publicó un artículo fundamental en la prestigiosa revista científica *Nature*, documentando las bacterias del microbioma de 242 personas. El estudio examinó múltiples zonas del cuerpo de cada voluntario en varias ocasiones. Entre las zonas de donde se tomaron muestras estaban la boca, la nariz, la piel, el intestino y el tracto genital. Los investigadores descubrieron que la diversidad microbiana era inmensa. El microbioma de cada persona no solo variaba en cantidad y diversidad de especies, sino que la presencia de bacterias en distintos puntos del mismo cuerpo variaba enormemente. No hubo un solo grupo de bacterias universal para todos, ni siquiera entre personas sanas.[11]

La diversidad del microbioma es un sello distintivo importante en la salud. Como sucede con las comunidades humanas, la diversidad de nuestro ecosistema bacteriano aporta fuerza y fomenta colaboraciones más efectivas para salvaguardar la salud. Cuanto más diversas y numerosas sean nuestras bacterias, más sanos estaremos. Como un deslumbrante arrecife de coral que prospera gracias a las múltiples especies que viven en cercana proximidad, el microbioma es un ecosistema que depende del delicado equilibrio de los miembros de su comunidad, tolerándose unos a otros y trabajando juntos en beneficio de nuestra salud.

El microbioma influye en nuestra salud de múltiples formas, en algunos casos a través de las sustancias que produce al procesar los alimentos que pasan por nuestro intestino. Las más conocidas son en realidad metabolitos bacterianos conocidos como «ácidos grasos de cadena corta» (AGCC). Son los subproductos de la digestión bacteriana de la fibra vegetal. (Por cierto, cuando escuchas el término «prebiótico», muchas veces se refiere a esta fibra dietética que les sirve a las bacterias productoras de AGCC). Se ha descubierto que los AGCC tienen una gama increíble de funciones en la salud. Protegen el intestino, así como la salud en general, gracias a sus propiedades antiinflamatorias, y pueden mejorar la capacidad de tu cuerpo de metabolizar la glucosa y los lípidos.[12] Los AGCC también mejoran el nivel de inmunidad, guían la angiogénesis y ayudan a las células madre, conectando así cuatro de tus sistemas de defensa. Tanto las *Lactobacillus* como las *Bifidobacteria* se consideran beneficiosas porque producen AGCC.

Los tres AGCC más importantes —propionato, butirato y acetato— tienen papeles especiales en el interior de nuestro cuerpo. El propionato, por ejemplo, puede hacer disminuir el colesterol, reducir la inflamación, proteger contra la acumulación de placa arteriosclerótica en las arterias y mejorar la salud digestiva;[13] también activa las células inmunológicas.[14] El butirato es una forma importante de energía para las células intestinales en el colon y favorece la salud colónica, además de tener efectos antiinflamatorios. También estimula la angiogénesis para contribuir a la curación de heridas y guía a las células madre para que se transformen en diferentes tipos de órganos.[15] El acetato se libera en los tejidos periféricos, donde estimula la leptina, que quita el hambre.[16]

Otros metabolitos del microbioma también pueden promover la salud. La bacteria *Lactobacillus plantarum*, por ejemplo, produce metabolitos que estimulan una respuesta antiinflamatoria por parte de las células madre intestinales.[17] Esto puede calmar la irritación del intestino y sentar las bases de la curación intestinal. En estudios realizados con kimchi, un condimento coreano fermentado y picante que contiene *Lactobacillus plantarum*, se ha descubierto que este produce un producto bacteriano que protege contra la infección de la influenza A.[18] Los lignanos son polifenoles vegetales que funcionan como prebióticos. Se metabolizan en el microbioma intestinal para producir bioactivos conocidos como enterodiol y enterolactona. Se ha demostrado que ambos inhiben el desarrollo de cáncer de mama.[19] El P-cresol y el hipurato son metabolitos producidos en el intestino que reducen el estrés y la ansiedad (pueden estimularse comiendo chocolate).[20] Investigadores de la Universidad del Este de Finlandia han descubierto que una dieta rica en cereales integrales y fibra provoca que las bacterias produzcan ácido indolpropiónico, otro metabolito que protege contra la diabetes tipo 2.[21]

La contraparte… Algunas sustancias producidas por nuestro microbioma pueden ser tóxicas, así que nuestra meta debería ser limitar su producción. Por ejemplo, bacterias como el *Desulfovibrio* producen ácido sulfhídrico, un compuesto que huele a huevo podrido y se encuentra por lo general en volcanes y aguas termales. Es altamente tóxico para nuestro intestino. Cuando lo produce la bacteria *Desulfovibrio*, este daña la pared intestinal y suele aislar el contenido de alimento y desechos del resto del cuerpo. El daño vuelve permeable el intestino, como si se perforara un traje de neopreno, y por tanto es más fácil que se escapen las partículas de comida y desechos del interior del mismo. Esto puede desatar una reacción inflamatoria alrededor del intestino que genere reacciones en cierto modo alérgicas a los alimentos y exacerbe la colitis. Por eso no es raro encontrar bacterias que producen ácido sulfhídrico en las heces de pacientes con enfermedad intestinal inflamatoria.[22]

Lo importante es la ubicación

Tu microbioma se extiende por todas partes, en concreto por la piel y las cavidades del cuerpo. Las bacterias promotoras de la salud viven en tus dientes, encías, lengua, amígdalas, nariz, pulmones, oreja, vagina y, sobre todo, en el intestino: un tubo largo, de aproximadamente unos nueve metros, la longitud de dos camionetas. Comienza en la boca y termina en el ano. Entre esos dos puntos se encuentran el estómago, el intestino delgado y el colon. Este último es uno de los núcleos poblacionales de tu microbioma. En su interior, una capa de mucosa protege el intestino. Esta pared mucosa forma una barrera para mantener dentro de la pared intestinal cualquier sustancia nociva que hayas consumido, o que se genere a partir de la digestión o del microbioma. Tanto la mucosa como la pared reciben la influencia de las bacterias intestinales. Algunas bacterias se desarrollan espectacularmente en la mucosa. Más allá de ser un simple contenedor digestivo, el intestino es un centro de control para tu salud, dirigido por el microbioma.

Las bacterias buenas que residen en el intestino llegan a ese emplazamiento antes de que nazcas. Cuando estaba en la facultad, nos enseñaban que el vientre de una madre es estéril y que las bacterias beneficiosas llegan al bebé solo durante el alumbramiento, ya que la cabeza sale por el canal de parto. Las bacterias vaginales entran en contacto con los labios del bebé, este las traga y estas colonizan su intestino. La idea del vientre estéril ha quedado descartada. Ahora sabemos que las bacterias beneficiosas se transfieren de la madre al feto durante el embarazo.[23] Tanto la placenta como el líquido amniótico en el que el feto flota durante nueve meses contienen bacterias que colonizan al ser humano en desarrollo y contribuyen a su microbioma y a su salud futura.[24] Por supuesto, durante el parto vaginal también se transfieren bacterias al bebé.

Incluso después de que nazca el bebé, la madre todavía no ha terminado de diseñar su microbioma. Los recién nacidos se entregan de inmediato a la madre para fomentar la cercanía con ella y el contacto piel con piel. En ese momento se expone al bebé a más bacterias. Después, la lactancia también lo carga de microbios.[25] De un tiempo a esta parte, la comprensión moderna anula la idea de que la leche materna sea ese fluido estéril del que nos hablaban en la facultad. No es correcto. Ahora sabemos que las células especiales del sistema inmunológico de la madre, llamadas células dendríticas, recogen bacterias de su intestino y las entregan a los ductos de leche en el seno a través de los canales linfáticos. Esto significa que la leche materna está cargada de bacterias beneficiosas destinadas al intestino del bebé. De hecho, se estima que casi el 30 por ciento de las bacterias intestinales de un bebé provienen de la leche materna. Un 10 por ciento proviene de succionar el pezón y tragar las bacterias de la piel, y el resto de esa primera exposición al entorno.[26] Como un bebé consume alrededor de 800 mililitros de leche al día, se estima que ingiere hasta diez millones de bacterias cada veinticuatro horas. Ahora bien, piensa en el posible efecto de administrar un antibiótico a la madre o al bebé en los días cercanos al parto. Podría disminuirse seriamente la cantidad de bacterias sanas en la madre o interferirse en la transmisión de estas durante el parto y la lactancia. Los bebés que se alimentan con fórmula muestran diferencias sustanciales en su microbioma en comparación con los bebés que lactaron durante al menos seis semanas después del parto.[27]

A medida que un bebé va pasando a una dieta de sólidos, la flora intestinal cambia de nuevo, pues entran bacterias y prebióticos de los alimentos al intestino. Cuando cumplen tres años, los niños ya tienen colonias establecidas que los ayudarán a defender su salud durante el resto de su vida. Un estudio con 1.095 «personas ridículamente sanas» que no tenían problemas de salud ni una historia familiar de enfermedades serias en todos los grupos de edad (desde los tres hasta más de cien años) demostró que un denominador común en jóvenes y viejos es un microbioma casi idéntico.[28]

Hoy en día la comunidad médica se enfrenta al dilema de cómo usar los antibióticos. Como facultativo, conozco el valor de los antibióticos y sé de primera mano cuáles son los beneficios de su uso controlado. Sin embargo, nuestro conocimiento creciente del microbioma nos enseña a tener en cuenta las consecuencias de matar a «los buenos». Todos los médicos han estudiado una infección llamada *C. difficile*. La *C.* es de *Clostridium*, que resulta no ser un invasor extraño, sino parte del microbioma normal. No obstante, es una bacteria intestinal cuyo crecimiento debe mantenerse bajo control. Cuando se le da a un paciente enfermo un antibiótico, como la Clindamicina, la *C. difficile* a veces puede superpoblarse y provocar un caos intestinal, con diarrea severa, fiebre, dolor y complicaciones que ponen en riesgo la salud, tales como la perforación intestinal y el sangrado. Sin embargo, al aprender la forma en que nuestro microbioma defiende la salud, ahora nos replanteamos cómo el cambio de nuestras bacterias intestinales puede estar contribuyendo a los índices, que misteriosamente van en aumento, de alergias alimentarias, diabetes, obesidad, enfermedades cardiovasculares, cáncer, enfermedad de Alzheimer y depresión. El misterio está lejos de poder resolverse, pero deberíamos tener todavía más cuidado con el uso indiscriminado de antibióticos y antisépticos. Y necesitamos pensar mejor sobre cómo mantener las bacterias intestinales en buena forma para conservar nuestra salud general. Un posible enfoque es mirar lo que comes.

Cómo afecta tu alimentación al microbioma

La dieta influye de manera importante en el funcionamiento de nuestro microbioma intestinal. A lo largo de tu vida, sesenta toneladas de comida recorrerán tu tracto digestivo.[29] Lo que comes también alimenta tus bacterias. Los alimentos prebióticos pueden mejorar el funcionamiento bacteriano. También podemos introducir nuevas bacterias en nuestro ecosistema al comer alimentos que contengan microbios sanos de manera natural. Puedes lograrlo fácilmente al comer alimentos fermentados, como verás en el capítulo 8. Son alimentos probióticos. También hay otros alimentos que modifican el ecosistema del intestino, favoreciendo el crecimiento de algunas bacterias.

A lo largo de nuestra vida introducimos constantemente nuevas bacterias en nuestro cuerpo, incluso intercambiamos con amigos y familiares bacterias que pasan a ser parte de nuestro microbioma. Un beso puede introducir hasta ochenta millones de bacterias.[30] Sin embargo, la entrada más habitual es a través de la comida. Los alimentos que afectan al microbioma son probióticos o prebióticos. Los alimentos probióticos, como el yogur, el chucrut, el kimchi y el queso contienen bacterias vivas y, por ende, aportan sus propias bacterias a nuestro ecosistema interno. Un queso muy famoso ilustra este efecto: el camembert, un queso de leche de vaca suave, cremoso y oloroso, hecho en Francia. Científicos del Instituto Nacional de Investigación Agrónoma en Francia y de la Universidad de París René Descartes han estudiado los efectos del queso camembert en doce voluntarios sanos, que comieron tres porciones de queso del tamaño de un dado (40 gramos), cortados de la misma pieza, dos veces al día durante cuatro semanas.[31] Recolectaron muestras de heces de los participantes una vez antes de empezar, dos veces durante el estudio y en una última ocasión un mes después de haberlo concluido. Examinaron los microbios en las muestras de queso y buscaron cambios en las bacterias de las heces. Los investigadores descubrieron varios organismos importantes. Uno es el hongo llamado *Geotrichum candidum*, que normalmente no está presente en los seres humanos, pero que se encuentra en el cultivo inicial de la preparación del camembert. Esto demuestra que un organismo que se origina en el queso puede llegar hasta el intestino. La bacteria *Leuconostoc mesenteroides*, utilizada en el cultivo bacteriano inicial, también apareció en las heces. Y la bacteria *Lactobacillus plantarum*, que se encuentra tanto en el camembert como en el microbioma sano de la gente, se incrementó en los voluntarios después de consumir su ración diaria de camembert. Así pues, comer queso no solo introduce nuevas bacterias en el intestino, sino que influye en las bacterias preexistentes.

Los prebióticos son comida no digerible que alimenta a las bacterias sanas presentes en nuestro intestino. No son microbios, pero mejoran la función de las bacterias intestinales sanas al proporcionarles el alimento que necesitan para desarrollarse y, como consecuencia, crear metabolitos sanos o influir en el sistema inmunológico. Por lo general, los prebióticos son fibras alimentarias que el microbioma metaboliza para formar una serie de metabolitos beneficiosos, entre los que destaca el AGCC mencionado anteriormente. Comentaré los diferentes probióticos y prebióticos con más detalle en la segunda parte.

Otra manera en que nuestros alimentos afectan al microbioma es al alterar el entorno intestinal para volverlo más favorable al crecimiento de bacterias sanas. Piensa en las especies de bacterias en el intestino como si fueran equipos deportivos que compiten entre ellos. Cada uno está entrenado y preparado para enfrentarse a los demás e imponerse. Darle a una especie el alimento que prefiere puede estimular su crecimiento por encima del de otro equipo, aportándole una ventaja competitiva. Los investigadores están descubriendo todo un subcampo de la nutrición del microbioma según el cual la proporción de azúcar, grasa y fibra en los alimentos puede determinar qué bacterias terminan dominando en el intestino.

Pequeños cambios en el entorno también pueden favorecer a una especie por encima de otra. En el túnel del intestino, la capa mucosa de la pared intestinal es el hogar de algunas bacterias. La mucosa contiene un carbohidrato que produce gel y ayuda a mantener sus propiedades en tanto que recubrimiento. Las bacterias intestinales utilizan este carbohidrato para metabolizar la comida, y ciertos alimentos pueden afectar a la mucosa y estimular el entorno al ayudarlas. La *Akkermansia* es una bacteria beneficiosa, importante en nuestro microbioma, que vive y prospera en la mucosa intestinal. Comer alimentos que incrementen la mucosa, como los arándanos o la granada, ayuda a que la *Akkermansia* crezca. Comentaré esos alimentos en la segunda parte.

El microbioma y las futuras generaciones

A la vez que aprendemos cómo las bacterias que habitan en nuestro interior influyen en nuestra salud, otras investigaciones revelan cómo el microbioma puede transmitirse a futuras generaciones, un legado del estilo de vida que hemos llevado. Como mencioné antes, cuanto más diversas sean las bacterias de nuestro ecosistema intestinal, más sanos estaremos. Sin embargo, científicos de Stanford, Harvard y Princeton que estudian la dieta y el microbioma han demostrado que, si no tenemos cuidado, nuestra forma de alimentación puede forzar la extinción de algunas bacterias, lo que tendría efectos en la salud de futuras generaciones. Estos científicos han realizado experimentos con ratones sin gérmenes, a los cuales les implantaron bacterias intestinales de humanos sanos. Esto implicó introducir materia fecal de un voluntario sano en el intestino de un ratón para que las bacterias lo colonizaran y replicaran en él el ecosistema del intestino humano.

En un estudio, los científicos cambiaron la alimentación de un grupo de estos ratones: de una dieta baja en grasa y alta en fibra (simulando la dieta vegetal saludable para humanos y beneficiosa para las bacterias) a una dieta no saludable, alta en grasa y baja en fibra (como la dieta occidental), durante siete semanas. El cambio de alimentación modificó todo el microbioma. Un impactante 60 por ciento de las bacterias diversas que estaban originalmente presentes en el voluntario sano reaccionaron a la dieta no saludable reduciendo sus cifras a la mitad. Y aún es peor. Cuando los científicos cambiaron la dieta de los ratones de nuevo a su forma vegetal más saludable, solo el 30 por ciento de las bacterias que se habían visto mermadas recuperó sus niveles previos. De hecho, el perfil general del microbioma permaneció inmutable hasta quince semanas después (casi el 10 por ciento de la vida de un ratón). Los científicos concluyeron que algunas bacterias sanas son resistentes y pueden recuperarse después de una agresión alimentaria, mientras que otras no. A ese persistente defecto del microbioma como consecuencia de la alimentación lo llamaron «cicatriz».

Aquí es donde el estudio se pone interesante. La cicatriz en el microbioma se hizo cada vez más grande de generación en generación, cuando los investigadores pusieron a los ratones a reproducirse y expusieron a cada generación a una dieta baja en fibra y alta en grasa, al estilo occidental. Con cada generación desaparecían más bacterias originales del humano sano. Para la cuarta generación (los bisnietos de los primeros ratones), había dejado de detectarse un preocupante 72 por ciento de los microbios presentes en los ratones originales sanos. Varias generaciones comieron la misma dieta no saludable, alta en grasa y baja en fibra, y esto terminó por eliminar definitivamente a los microbios intestinales sanos.[32] Se extinguieron y ya no eran capaces de regenerarse, pese a haberlo sido anteriormente, con una dieta vegetal más saludable.

Incluso a corto plazo, las dietas no saludables desatan un caos en tu microbioma, dejando una cicatriz que tarda en sanar incluso después de retomar una dieta más saludable. Estas cicatrices pueden provocar serios desequilibrios en tu salud. Ya que el microbioma está vinculado con otros sistemas de defensa, una dieta no saludable puede dañar tu defensa por angiogénesis, interrumpir la función de tus células madre, dificultar que tu cuerpo proteja su ADN y comprometer tu sistema inmunológico.[33] Esto es un problema serio porque algunas bacterias activan tus defensas inmunológicas para protegerte del cáncer y de las infecciones. Otras bacterias beneficiosas apagan la respuesta inmunológica, previniendo reacciones alérgicas a los alimentos que entran en el intestino. Daré más detalles al respecto cuando comente el sistema inmunológico con más profundidad en el capítulo 5.

El microbioma y las enfermedades

Aunque la civilización moderna se pasó casi todo el siglo XX combatiendo las enfermedades ocasionadas por microbios, en el siglo XXI podemos luchar contra la enfermedad valiéndonos de las bacterias. Empecé a apreciar el potencial de esta situación cuando escuché una conferencia de Susan Erdman, directora de la división de medicina comparada en el Instituto Tecnológico de Massachusetts (MIT), en Boston. Como codirector de un congreso anual sobre curación de lesiones, la invité a presentar su investigación sobre una bacteria llamada *Lactobacillus reuteri*, una especie que forma parte del microbioma humano. Erdman describió su investigación mostrando cómo esta bacteria puede conseguir que las lesiones sanen más rápido. Su charla fue fascinante. Presentó información convincente de que la *L. reuteri*, presente en algunos yogures y también como suplemento alimenticio, podía acelerar la curación de heridas en ratones si se incluía en el agua que estos bebían. También funcionaba con humanos cuando se les daba como probiótico. Más adelante, Erdman y yo colaboramos en una investigación para comprender cómo ayudaban estas bacterias a acelerar la curación. La respuesta: la *L. reuteri*, cuando se consume, acelera la angiogénesis en la piel de las heridas. He ahí otra conexión entre los sistemas de defensa de la salud.

Sin embargo, la curación de las heridas era solo el principio. En el laboratorio, la *L. reuteri* también redujo la grasa abdominal y la obesidad en ratones, incluso si comían una dieta basura de patatas fritas. La *L. reuteri* puede estimular el crecimiento de cabello grueso, brillante y sano; mejorar la tonicidad de la piel; estimular el sistema inmunológico y prevenir el crecimiento de tumores en el colon y los senos. Y eso no es todo. Algunos experimentos han demostrado que, en los ratones machos, la *L. reuteri* presente en el agua incrementa el tamaño de los testículos, la producción de testosterona y la frecuencia de apareamiento. Un hallazgo verdaderamente fascinante fue que la *L. reuteri* estimula la liberación de la hormona oxitocina, el compuesto neuroquímico de los vínculos sociales que se libera en el cerebro durante un abrazo o un apretón de manos, ante una amistad cercana, durante un beso, en la lactancia y al tener un orgasmo. La profundidad de la investigación realizada sobre esta única bacteria es tan impresionante que dio lugar a un artículo del *New York Times*, titulado «Microbios, una historia de amor».[34] Huelga decir que es un probiótico que vale la pena tomar, dadas las pruebas científicas de sus resultados y potenciales beneficios.

El microbioma desequilibrado

La disbiosis es la perturbación severa del ecosistema bacteriano, un desequilibrio de las bacterias intestinales vinculado a enfermedades que van desde la diabetes, la obesidad, el autismo, la enfermedad intestinal inflamatoria, la colitis infecciosa y el síndrome del intestino irritable, hasta el cáncer, el asma, la psoriasis, la esclerosis múltiple, la enfermedad de Parkinson, la enfermedad de Alzheimer, la arteriosclerosis, el fallo cardíaco, la enfermedad celíaca, la enfermedad hepática, el síndrome de fatiga crónica, la caries, la esquizofrenia y la depresión.[35] Algunos de los principales investigadores científicos están explorando los microbios o los mecanismos exactos del desequilibrio microbiano que promueven estas enfermedades, y si acaso pueden ser la causa o el efecto. Mientras tanto, el campo de la medicina empieza a notarlo. El triclosán, un químico antimicrobiano que antes se utilizaba ampliamente —solía estar presente en la pasta de dientes, los jabones, los detergentes y en más de dos mil productos de consumo— y ahora está prohibido en Estados Unidos, perturba el microbioma de los niños pequeños y aumenta la colitis, así como el desarrollo tumoral en ratones.[36]

La industria de la biotecnología está ansiosa por canalizar el poder del microbioma. Se ha desarrollado un procedimiento llamado «trasplante de microbiota fecal» (TMF) para tratar la disbiosis reemplazando las bacterias no sanas del intestino con bacterias beneficiosas a partir de las heces de un donante sano. El procedimiento se ha utilizado para tratar a pacientes que sufren de colitis por *Clostridium difficile*, una efecto secundario habitual del uso de antibióticos, como mencioné anteriormente. Aunque el tratamiento habitual consiste en utilizar más antibióticos para matar la *C. difficile*, la infección es recurrente hasta en el 60 por ciento de los afectados. En esas situaciones, los médicos utilizan el TMF. Se pide que un donante sano ofrezca una muestra de materia fecal, que se mezcla con agua y después el médico la rocía por el interior del colon en una colonoscopia. A pesar de lo desagradable que pueda parecer el TMF, sus defensores sostienen que el procedimiento es curativo en alrededor del 90 por ciento de los casos después de una sola aplicación. Actualmente se están realizando pruebas clínicas para ver si el TMF puede prevenir o curar infecciones recurrentes del tracto urinario, el estreñimiento crónico, la diabetes, la colitis ulcerosa y hasta la obesidad.

Algunas empresas de biotecnología están desarrollando fórmulas especiales de licuados con probióticos, fibra dietética y bioactivos vegetales para promover la regeneración de bacterias sanas en el intestino, enfocadas al tratamiento de la diabetes, la obesidad y otras dolencias. Hay empresas que adoptan un enfoque de diagnóstico, y ofrecen la posibilidad de analizar tus heces y facilitarte un informe sobre tu microbioma. Una prueba de heces llamada SmartGut genera la secuencia de ADN de las bacterias en tus heces y te indica si hay actores perjudiciales y qué medidas tomar. Una prueba del microbioma vaginal, llamada SmartJane, no solo identifica las enfermedades de transmisión sexual, sino veintitrés tipos de bacterias vaginales sanas.

Los suplementos de probióticos se promueven como una forma sencilla de introducir bacterias sanas en nuestro intestino; sin embargo, a pesar de la industria a gran escala que ya existe —por valor de unos 36 mil millones de dólares en 2016, que se espera que crezca a 65 mil millones para 2024—, las autoridades competentes todavía no se pone de acuerdo sobre su eficacia.[37] Los productos probióticos que contienen *Lactobacillus* y *Bifidobacteria*, por ejemplo, están disponibles en los supermercados y las farmacias o a través de tiendas online. El reto es que casi todos los probióticos comerciales no han sido objeto de estudios en profundidad, en comparación con los alimentos que describiré en el capítulo 8. En general, sin embargo, se consideran seguros para personas con sistemas inmunológicos sanos y posiblemente útiles para mejorar la diarrea y otras molestias digestivas.

La dieta puede ser la herramienta más poderosa para influir en tu microbioma. Los alimentos naturales ofrecen fuentes más diversas; por ejemplo, el yogur, los alimentos fermentados y algunas bebidas están cargados de bacterias. Aun cuando no estés consumiendo directamente bacterias probióticas, lo que comes tiene un efecto profundo y constante en tu sistema de defensa del microbioma. Nuestra dieta puede reducir o ampliar las distintas poblaciones de microbios intestinales en todo momento. Los alimentos que consumes afectan a la capacidad que tu intestino tiene de sanarse, a veces de maneras sorprendentes. En la segunda parte te contaré cómo comer distintos tipos de alimentos para interactuar con tu microbioma y modelarlo mejor. Por ejemplo, puedes influir sobre la población de un tipo beneficioso de bacteria en particular, que a su vez, como se ha demostrado, puede hacer más efectivos ciertos tratamientos contra el cáncer. Sin embargo, primero quiero compartir contigo otro sistema de defensa muy poderoso que tiene tu cuerpo para mantenerte sano: los mecanismos de protección de tu ADN.

AFECCIONES CON DISBIOSIS DEL MICROBIOMA

Alergias alimentarias	Enfermedad de Alzheimer
Arteriosclerosis	Enfermedad de Crohn
Artritis reumatoide	Enfermedad de Parkinson
Asma	Enfermedad hepática
Autismo	Enfermedad pulmonar obstructiva crónica
Cáncer colorrectal	Esclerosis múltiple
Cáncer de estómago	Esquizofrenia
Cáncer de mama	Fallo cardíaco
Cáncer de vesícula	Obesidad
Cáncer esofágico	Psoriasis
Cáncer pancreático	Síndrome de fatiga crónica
Colitis ulcerosa	Síndrome de intestino irritable
Depresión	Síndrome de intestino permeable
Diabetes	Síndrome metabólico
Enfermedad celíaca	Trastorno bipolar

BACTERIAS PRINCIPALES EN EL MICROBIOMA

Principal filo bacteriano	
Actinobacterias	Las actinobacterias generalmente se consideran beneficiosas. El filo contiene *Bifidobacterias*, comúnmente incluidas en los suplementos de probióticos.
Bacteroidetes	Las bacteroidetes son la segunda porción más grande del microbioma. Muchas de ellas son bacterias productoras de AGCC.
Firmicutes	Los firmicutes son la porción más grande del microbioma y la más diversa. Las bacterias más beneficiosas productoras de AGCC se encuentran dentro del filo de firmicutes, pero se ha visto que otras cepas son patógenas.

BACTERIAS PRINCIPALES EN EL MICROBIOMA (cont.)

Proteobacterias	El exceso de proteobacterias generalmente se considera dañino. Varios estudios demuestran un incremento en la cantidad de proteobacterias en los trastornos metabólicos y la enfermedad intestinal inflamatoria.	
Verrucomicrobios	Los verrucomicrobios son un filo muy pequeño y recién descubierto. Son notables por su contenido de bacterias beneficiosas *Akkermansia*.	
Bacterias beneficiosas notables		
Especie/cepa	*Filo*	
Akkermansia muciniphila (cepa)	Verrucomicrobios	Beneficiosas; incrementan a través de ciertos polifenoles alimentarios. Ayudan a controlar el sistema inmunológico, mejoran el metabolismo de glucosa en la sangre, disminuyen la inflamación intestinal y combaten la obesidad. Mejoran la eficacia de ciertos tratamientos contra el cáncer.
Bacteroides (especie)	Bacteroidetes	Neutrales; asociados con un consumo mayor de proteína y grasa animal.
Bifidobacterias (especie)	Actinobacterias	Beneficiosas; se incluyen comúnmente en los suplementos de probióticos. Producen AGCC.
L. casei (cepa)	Firmicutes	Beneficiosas; se incluyen comúnmente en los suplementos de probióticos y se encuentran de forma natural en productos lácteos fermentados. Protegen contra la gastroenteritis, la diabetes, el cáncer, la obesidad y la depresión posparto.

BACTERIAS PRINCIPALES EN EL MICROBIOMA (cont.)

Bacterias beneficiosas notables		
Especie/cepa	*Filo*	
Akkermansia muciniphila (cepa)	Verrucomicrobios	Beneficiosas; incrementan a través de ciertos polifenoles alimentarios. Ayudan a controlar el sistema inmunológico, mejoran el metabolismo de glucosa en la sangre, disminuyen la inflamación intestinal y combaten la obesidad. Mejoran la eficacia de ciertos tratamientos contra el cáncer.
Bacteroides (especie)	Bacteroidetes	Neutrales; asociados con un consumo mayor de proteína y grasa animal.
Bifidobacterias (especie)	Actinobacterias	Beneficiosas; se incluyen comúnmente en los suplementos de probióticos. Producen AGCC.
L. casei (cepa)	Firmicutes	Beneficiosas; se incluyen comúnmente en los suplementos de probióticos y se encuentran de forma natural en productos lácteos fermentados. Protegen contra la gastroenteritis, la diabetes, el cáncer, la obesidad y la depresión posparto.
L. plantarum (cepa)	Firmicutes	Beneficiosas; se incluyen comúnmente en los suplementos de probióticos. Se encuentran de manera natural en productos fermentados, como chucrut y queso gouda. Producen riboflavina, una vitamina B.

BACTERIAS PRINCIPALES EN EL MICROBIOMA (cont.)

L. reuteri (cepa)	Firmicutes	Beneficiosas; se encuentran en suplementos de probióticos, productos lácteos fermentados y pan de masa madre. Tiene beneficios para la inmunidad, resiste el desarrollo de tumores cancerígenos de mama y colon, influye en el eje intestino-cerebro para producir la hormona social (oxitocina) y estimula la angiogénesis.
L. rhamnosus (cepa)	Firmicutes	Beneficiosas; se encuentran en suplementos de probióticos y productos lácteos fermentados. Se encuentran comúnmente en el tracto genitourinario sano de las mujeres y son suplementos útiles en el caso de infecciones por sobrecrecimiento bacteriano.
Prevotella (especie)	Bacteroidetes	Beneficiosas; asociadas a dietas ricas en alimentos vegetales. Producen AGCC.
Ruminococcus (especie)	Firmicutes	Beneficiosas; se encuentran en suplementos de probióticos y están asociadas a un consumo mayor de legumbres. Producen AGCC.
Bacterias dañinas		
Especie/cepa	**Filo**	
C. histolyticum (cepa)	Firmicutes	Dañinas; cepa de bacterias patógenas dentro de la especie *Clostridium*. Conocida por provocar gangrena gaseosa.
Clostridium (especie)	Firmicutes	Dañinas; esta especie contiene varias cepas de bacterias patógenas, como *C. difficile* (provoca diarrea) y *C. botulinum* (botulismo).
Desulfovibrio-naceae (especie)	Proteobacterias	Dañinas; bacterias que reducen los sulfatos. El ácido sulfhídrico daña la pared intestinal. Puede provocar mayor permeabilidad o inflamación en el intestino.

CAPÍTULO 4

Protección del ADN

Imagina tu ADN como tu plano genético personal, torcido en la forma de una escalera de caracol (llamada «doble hélice») y miniaturizado para caber en el interior de una célula. La escalera está formada por los genes que heredas de tus padres. Es el código fuente del que dependen todos los aspectos de tu salud para mantenerte con vida y funcionando con normalidad. Sin embargo, el ADN es muy frágil y es objetivo de ataques terribles a lo largo de tu vida.

Tu ADN sufre más de diez mil eventos dañinos que ocurren de forma natural todos los días.[1] Algunos de los errores son rupturas espontáneas que suceden al azar por los billones de células que trabajan y se replican sin parar y día tras día. Otros errores son efectos secundarios de una presencia destructiva en el interior del cuerpo, como una inflamación o una infección. Aun así, otros son resultado de compuestos químicos tóxicos en el aire que respiramos, en los alimentos que consumimos o que absorbemos a través de la piel por el uso de productos de limpieza y otras fuentes ambientales. Suceda como suceda, cada error tiene el potencial de hacer descarrilar tu ADN y provocar un caos en tu salud. Dado este asalto diario a tu ADN, tal vez te preguntes por qué no enfermamos más a menudo, no nos volvemos mutantes o no formamos cánceres mortales todos los días. La razón es que nuestro ADN está hecho para defenderse y protegerse —y, por ende, proteger a nuestra salud— contra las consecuencias de tal daño.

Mucho de lo que sueles escuchar sobre el ADN tiene que ver con tus ancestros, pero hay avances importantes en los análisis genéticos que ayudan a detectar tu riesgo personal de heredar el cáncer y otras enfermedades. Las pruebas genómicas además se utilizan para guiar los tratamientos de cáncer en la nueva era de la medicina personalizada. También habrás oído hablar de las tecnologías que se utilizan para editar el ADN y reemplazar los genes defectuosos con genes sanos. Sin embargo, lo más asombroso sobre el ADN es la historia que voy a contarte: cómo funciona como uno de nuestros sistemas de defensa de la salud.

Cuando nuestro ADN se daña por cualquier motivo, pueden ocurrir errores en la forma en que el cuerpo obedece las instrucciones genéticas. Heredar mutaciones en nuestros genes puede provocar enfermedades desastrosas. A medida que envejecemos, nuestro ADN se desgasta. En el transcurso de nuestra vida, las decisiones que tomamos —dónde vivimos, qué comemos, cuál es nuestro estilo de vida— ayudan o perjudican a nuestro ADN. Protegerlo es crucial si queremos estar sanos. Cuando el código genético humano funciona a la perfección, gozamos de buena salud. Cuando se estropea, o muta, nuestra salud se ve amenazada.

Nuestro ADN utiliza distintos mecanismos para protegerse a sí mismo. Nuestras células han evolucionado con poderosos procesos de reparación que monitorean constantemente el ADN en busca de anomalías estructurales. Si se detecta alguna, el equipo de reparación revisa los múltiples grupos de información idéntica que están codificados en el ADN. Las secciones dañadas de ADN se cortan con tijeras moleculares en nuestras células y se cambian por la estructura y la secuencia correctas. Esto evita que la gran mayoría de las anomalías que pueden desarrollarse en nuestro ADN se hereden cuando este se replica a sí mismo.

Otra manera en que funciona el sistema de defensa del ADN es a través de una respuesta llamada «cambio epigenético», que permite que el ADN reaccione a la exposición al medioambiente y el estilo de vida, incluida la dieta, ampliando los genes útiles y bloqueando los nocivos. Esto provoca que ciertos genes estén más o menos disponibles, dependiendo de las circunstancias.

Los telómeros son otro punto clave en la protección del ADN. Son como herretes, el remate que cubre la punta de los cordones, situados a ambos extremos de tus cromosomas. Se encargan de proteger a tu ADN del desgaste a medida que envejeces. Una buena dieta, un sueño de calidad, un ejercicio regular y otras actividades sanas pueden ayudar a proteger tus telómeros.

La alimentación tiene un papel importante a la hora de optimizar el poder de estos sistemas de protección del ADN. En la segunda parte te comentaré en detalle de qué alimentos se ha demostrado que apoyan la reparación del ADN, cuáles producen cambios epigéneticos que promueven la salud y cuáles protegen y estimulan los telómeros. Junto con los recientes avances que han tenido lugar en relación a los análisis genómicos, la edición de genes y la terapia genética, estamos empezando a descifrar cómo la dieta afecta al sistema de defensa de nuestro ADN. Para ver hasta dónde hemos llegado y comprender el papel de la dieta, es útil dar un breve vistazo hacia atrás, al origen de la investigación del ADN.

Una historia del ADN

Aunque hoy en día hasta los niños de primaria estudian el ADN, solo hace ciento cincuenta años y que lo conocemos y cincuenta que desciframos su código. El estudio de la herencia genética se remonta a un científico y fraile agustino de un pueblo llamado Brno, en Moravia (hoy República Checa). Se llamaba Gregor Mendel. Mendel notó que podía cruzar los guisantes que crecían en su jardín en distintas combinaciones para conseguir ciertas características en relación al color y la forma. En 1866 publicó su investigación, donde mostró que en el paso de características de una generación a la siguiente operaban ciertas reglas.[2] Se conocen como las reglas de la herencia mendeliana, y Mendel especuló que algunos factores invisibles (genes) cargaban la información que podía determinar las características de cualquier organismo.

Friedrich Miescher, un médico investigador radicado en Tubinga, Alemania, descubrió la primera prueba física del ADN como tal en 1869,[3] cuando estaba examinando el pus de una herida tomado de los vendajes de soldados heridos en la guerra de Crimea. Descubrió un material inusual que creyó proveniente del interior de las células. Lo llamó «nucleína». Doce años más tarde, en 1881, un antiguo profesor de Miescher, el bioquímico alemán Albrecht Kossel, pensó que valía la pena examinar los hallazgos con más detenimiento. Kossel conjeturó que la nucleína estaba hecha de ácido desoxirribonucleico y acuñó el término ADN. En 1910, este descubrimiento mereció el primero de varios premios Nobel otorgados por investigaciones en torno al ADN.

La verdadera naturaleza del ADN, no obstante, siguió siendo un misterio durante otros setenta y un años. Fue entonces cuando, en 1952, Rosalind Franklin tomó las primeras fotos de alta resolución del ADN, mientras trabajaba en el King's College de Londres. Guiados por las imágenes, James Watson y Francis Crick descubrieron la estructura del ADN al año siguiente, en la Universidad de Cambridge, descifrando efectivamente el «código de la vida», por lo que en 1962 recibieron el segundo Premio Nobel relacionado con el ADN. Después de aquello, decenas de miles de científicos enseguida se adentraron en el campo de investigación del ADN para descubrir los secretos del código fuente que nos hace humanos.

En 1990 comenzó una de las empresas científicas más ambiciosas de todos los tiempos: el Proyecto del Genoma Humano. La meta de esta ingente tarea, que involucró a más de veinte universidades de Estados Unidos, Francia, Alemania, España, Reino Unido, China y Japón, así como a los Institutos Nacionales de Salud estadounidenses y una empresa privada llamada Celera Genomics, era trazar cada gen del cuerpo humano. El 14 de abril de 2003, dos años antes del plazo de quince que se habían impuesto, el Gobierno de Estados Unidos anunció que ya se había obtenido la secuencia oficial de todo el genoma humano. Este logro monumental corrió a cargo de dos científicos pioneros, Francis Collins y Craig Venter.[4] Desde entonces, la secuencia completa del genoma incluye a otras especies aparte del ser humano, entre ellas a chimpancés, perros, ratones y ranas.

La ciencia del ADN

El código fuente del ADN está escrito con compuestos químicos que tienen nombres que comienzan con una de cuatro letras: A (adenina), T (timina), C (citosina) o G (guanina). Los peldaños de la escalera de caracol se crean con distintas combinaciones de pares de estas letras (A-T y C-G). Una secuencia de estos pares que codifica instrucciones para una proteína completa se conoce como «gen», que equivaldría a un grupo de escalones en la escalera de caracol. En conjunto, tus genes deletrean las instrucciones necesarias para crear las diez mil proteínas que tu cuerpo necesita para permanecer vivo.

Es sorprendente que todas las células de tu cuerpo sepan cómo leer este código fuente. Las células lo utilizan al descargarlo en su maquinaria celular, que actúa como una impresora de 3D en miniatura, fabricando proteínas basadas en el código. La producción sucede entre bambalinas, en silencio, cada segundo de tu vida, desde el momento de tu concepción hasta que mueres. Cuando escuchas el término «genoma humano», este se refiere a la colección completa de genes, compuestos de ADN, que se necesitan para codificar lo que tu cuerpo necesita a lo largo de tu vida.

Para sentar las bases en torno a cómo el genoma permanece sano, primero consideremos la impactante cantidad de ADN que hay en tu cuerpo. Cada célula contiene alrededor de dos metros de ADN enrollado en espirales que forman paquetes apretados, llamados «cromosomas», de los cuales cada célula tiene cuarenta y seis en el interior de su núcleo (veintitrés cromosomas de tu madre y veintitrés de tu padre). Si sacaras y extendieras el ADN de todas las células de tu cuerpo (la estimación actual es de 37,2 billones de células) y las alinearas de punta a punta, tendrías una magna autopista genética de casi setenta mil millones de kilómetros de largo.[5] ¡Es diez veces la distancia entre la Tierra y Plutón! Esto es lo verdaderamente interesante: en realidad solo el 3 por ciento de esta autopista de ADN contiene tus genes en realidad. El otro 97 por ciento del ADN es el control de tránsito aéreo que le indica al cuerpo cómo utilizar los genes.

Al igual que en un aeropuerto ajetreado donde unos operadores altamente entrenados en el control de tránsito aéreo se aseguran de que los aviones despeguen y aterricen con seguridad, la precisión en el funcionamiento del ADN es absolutamente esencial. Los errores pueden tener consecuencias fatales. Cuando se daña el código fuente, las impresoras 3D que hay en tus células pueden fabricar demasiadas proteínas dañinas o demasiado pocas de alguna que es útil, o incluso crear las proteínas equivocadas o alguna defectuosa. Estos errores tienen desenlaces funestos, de la misma forma que una mala indicación en el control de tránsito aéreo puede llevar a posibles colisiones, accidentes menores o la aniquilación total de un avión y sus pasajeros.

Los peligros del daño al ADN

Desafortunadamente, nuestro mundo es un lugar muy peligroso para el ADN. Muchos factores externos representan una amenaza porque afectan a nuestro código fuente, o lo dañan. Aunque muchos peligros se generan de manera artificial, no todos son amenazas provocadas por el ser humano. Uno de los factores más dañinos para el ADN, de hecho, es la radiación ultravioleta. La luz del sol. ¿Siempre te pones protector cuando sales a la calle? Hay investigaciones que han demostrado que la dañina radiación UV del sol penetra en nuestra piel y es capaz de producir 100.000 lesiones en el ADN cada hora si no se lo protege.[6] Ahora bien, quedarte en espacios interiores después de pasar el día en la playa no significa que haya terminado el asalto al ADN. Científicos de la Universidad de Yale han demostrado que el daño persiste tras la exposición solar. La melanina, pigmento de tu piel que te broncea y absorbe la radiación, de hecho guarda la energía en un proceso llamado «quimioexcitación». La energía contenida se libera una vez que estás bajo techo y continúa provocando mutaciones dañinas en el ADN de las células de tu piel durante más de tres horas, aunque ya no estés en el sol y te estés refrescando en algún otro lugar.[7]

Broncearte en la playa puede ser perjudicial para la salud, por supuesto, pero hay otras formas insidiosas en las que el sol puede dañar tu ADN. Si alguna vez has estado parado en un atasco, de camino al trabajo, y el sol entraba por tu parabrisas, esa radiación UV le hizo daño a tu ADN durante todo el trayecto. Es todavía más visible cuando viajas en avión. ¿Te pones crema solar cada vez que vuelas? Deberías. Un estudio de 2015, realizado por investigadores de la Universidad de California-San Francisco y publicado en la revista *JAMA Dermatology*, demostró que los pilotos que vuelan durante solo una hora a treinta mil pies de altura reciben la misma cantidad de radiación UV a través del cristal de la cabina que si pasaran veinte minutos en una cama bronceadora.[8] Contra lo que podría pensarse, el clima nublado lo empeora todavía más. Para el piloto y los pasajeros, las nubes solo reflejan la radiación de su cima hacia el avión, incrementando el riesgo de daño al ADN y de melanoma.

El sol no es la única amenaza. La radiación dañina también emana del suelo en forma de radón, un gas natural inodoro que entra a los hogares desde el sótano. Distintas partes del subsuelo emiten diferentes niveles de radón, y este es un invasor invisible que daña el ADN. De hecho, el radón es la primera causa de cáncer pulmonar entre personas no fumadoras.[9] Si fumas (y no deberías), el radón que inhalas en tu hogar amplía el riesgo de cáncer pulmonar provocado por el cigarrillo.

Por sí mismo, el humo de tabaco ya es tóxico para el ADN. Se inhalan unos cuatro mil compuestos químicos en el humo del cigarro, de los cuales ya se ha demostrado que setenta son carcinógenos, incluido el benceno, el arsénico y el formaldehído.[10] Inhalar estos compuestos no tiene nada de divertido ni de relajante. Provocan inflamación en todo tu cuerpo. Incluso si no fumas, la mala noticia es que ser fumador pasivo es igual de dañino para el ADN de los amigos, familiares, compañeros de trabajo y mascotas del fumador.

Los gases que emanan de las sustancias solventes presentes en alfombras, coches nuevos y productos químicos de ciertos artículos del hogar, como quitaesmalte, champú y pintura, también dañan el ADN. Si tienes un coche que utiliza gasolina, cuando llenas el depósito respiras gases que contienen benceno, y este daña el ADN.[11] Es mejor orientarte de cara al viento cuando estés en la gasolinera.

Las investigaciones revelan que estas exposiciones tóxicas dañinas para tu ADN también pueden afectar a futuras generaciones. Por ejemplo, el ADN en el esperma de un padre puede estar afectado por compuestos químicos tóxicos, como bisfenol A (usado para fabricar plástico), dietilftalato (usado en la fabricación de barras luminiscentes) y cadmio (que se encuentra en el esmalte de la cerámica y el humo del cigarro). Estas exposiciones alteran los genes en el esperma por medio de mecanismos epigenéticos, y las alteraciones pueden transmitirse a la descendencia.[12] De la misma manera, los compuestos químicos nocivos, como el benceno (en la gasolina), el percloroetileno (usado en las tintorerías) y el humo del cigarrillo a los que esté expuesta una madre durante el embarazo pueden dejar huella en el ADN del feto y persistirán en el niño durante el resto de su vida.[13]

El daño al ADN puede hacer que enfermes o incluso matarte. Sin embargo, el ADN tiene una misión fundamental: transmitirse lo más intacto posible de una generación a la siguiente. Para asegurarse de cumplir su cometido, el ADN tiene mecanismos de defensa que luchan contra estas exposiciones nocivas. Veamos cuáles son porque en el capítulo 9 te mostraré cómo puedes incrementar esas defensas con ciertos alimentos.

La primera línea de defensa del ADN: la reparación

La cantidad de daños que inciden en el ADN cada día es impactante; no obstante, nuestro ADN está diseñado para reparar casi todo el daño antes de que este se convierta en un problema. Se estima que menos de uno de cada mil errores que se producen en tu ADN se convierten en mutaciones permanentes, gracias a las enzimas de autorreparación que este contiene, las cuales realizan una intrincada danza a nivel molecular mientras hacen su trabajo. Su capacidad de reparación está perfectamente calculada para componer la estructura única del ADN.

Recuerda que, en todas las cadenas de ADN, los «peldaños» en la escalera de caracol que conforman la doble hélice contienen dos moléculas. El ADN mantiene una regla estricta sobre cómo se pueden emparejar las moléculas. La adenina (A) siempre se empareja con la timina (T). La citocina (C) siempre se empareja con la guanina (G). Esto se llama emparejamiento de bases. Algunas formas comunes de daños al ADN afectan a estas parejas. Dentro de cada célula, alrededor de cien veces al día, la citocina (C) se transforma espontáneamente en un compuesto químico diferente, dando lugar a pares que no siguen las reglas. La exposición a la radiación solar es otro precursor que puede hacer que dos moléculas de timina (T) se unan, creando un grupo anormal de siameses químicos, el cual no puede funcionar con normalidad. Los radicales libres también pueden provocar un daño severo. Estos compuestos químicos naturales contienen un átomo inestable de oxígeno que puede liberar energía hacia su entorno como si fueran una granada química, dañando los pares ordenados del ADN normal.

Tus células contienen enzimas reparadoras que pueden localizar y arreglar esta clase de lesiones. Las enzimas entran en acción cuando ven divergencias en la estructura correcta de la doble hélice del ADN. Al identificar secciones de ADN dañadas o faltantes, las reemplazan con partes normales. Como un sastre que repara una prenda rota, las enzimas combinan el material y lo cosen dejando el menor rastro posible. El material que se combina en la reparación del ADN se extrae de los nucleósidos A, T, C o G, y estos se vuelven a colocar en el orden que les corresponde en el interior de la doble hélice.

La investigación científica y clínica ha demostrado que consumir ciertos alimentos puede reducir el daño al ADN, ya sea incrementando la velocidad y la eficiencia del proceso de reparación después de la lesión o evitándola desde el principio. Los antioxidantes se consideran protectores del ADN y la industria de los suplementos alimenticios ha publicitado ampliamente sus beneficios. Efectivamente, los antioxidantes pueden ayudar a prevenir el daño neutralizando los radicales libres que flotan en nuestro torrente sanguíneo, pero no pueden ayudar al ADN una vez hecho el daño. Llegado ese punto, ya se requieren los mecanismos de reparación del ADN. En el capítulo 9, exploraremos los alimentos que influyen en la protección y la reparación del ADN, incluidas formas nuevas y saludables de utilizar los antioxidantes.

Cuando el sistema de reparación del ADN entra en acción, la célula sabe que debe limitar el efecto dominó que pueda propiciar cualquier daño que ya haya ocurrido. Así pues, detiene el ciclo de replicación, empleado por las células para copiarse a sí mismas, incluido su ADN. Esto reduce la probabilidad de transmitir el ADN dañado. Si hay demasiadas lesiones que componer, una célula puede provocar su propia muerte a través de un proceso llamado «apoptosis», un programa especial de autodestrucción que lleva a la muerte de la célula que ya no puede cumplir su función en el cuerpo.

Vale la pena mencionar que las empresas de biotecnología están explorando formas de aprovechar el proceso de reparación del ADN, empleando bacterias para crear nuevos tratamientos genéticos para gran cantidad de enfermedades en humanos, plantas y también en insectos. Esto se conoce como «repeticiones palindrómicas cortas agrupadas y regularmente interespaciadas» (CRISPR, por sus siglas en inglés). Las CRISPR se encuentran de manera natural en alrededor del 50 por ciento de las bacterias utilizadas para cortar y eliminar los elementos genéticos extraños, como parte del propio sistema de defensa de las bacterias. Los científicos han descubierto que este mecanismo de corte puede adaptarse para «editar» los genes humanos; en otras palabras, puede extirpar quirúrgicamente los genes enfermos para desactivar su funcionamiento anormal y que en su lugar se puedan poner genes sanos y normales con técnicas biotecnológicas. Cuando el sistema de CRISPR se publicó en 2012, transformó inmediatamente la industria genética al ser mucho más preciso, adaptable y ágil que cualquier otro sistema de modificación genética conocido. Aunque la promesa del

CRISPR con relación al tratamiento de enfermedades humanas todavía sigue en el horizonte, este ya se utiliza como una herramienta poderosa para estudiar la ingeniería genética.[14]

La segunda línea de defensa del ADN: el cambio epigenético

Contrariamente a lo que suele creerse, tu destino genético no queda fijado cuando naces. Todo lo contrario. Si bien tu código de ADN no cambia, hay genes específicos que pueden encenderse o apagarse según las influencias que encuentran en el entorno. Esto incluye lo que respiras, tocas y comes en el transcurso de tu vida. Basada en este fenómeno, hay otra forma en que el ADN puede proteger tu salud: la epigenética. El prefijo griego *epi* significa «encima», «sobre» o «cerca», y puedes pensar en estas influencias ambientales como en factores por encima de los genes que controlan la expresión, o la función productora de proteínas, del gen.

La epigenética responde a la pregunta de por qué cada célula en tu cuerpo tiene el mismo ADN, aunque en él haya tantas células distintas con funciones diferentes. El entorno tisular de cada célula es único y cambia de un órgano a otro. Por ejemplo, las células cardíacas dan expresión a los genes que les permiten tolerar la corriente eléctrica que crea un latido y bombea la sangre por el cuerpo. Los genes del corazón reciben la influencia del microentorno alrededor de las células cardíacas. Las células en la retina humana, localizada en la parte posterior del ojo, emplean su ADN para producir proteínas que reconocen la luz y transmiten una señal que nuestro cerebro interpreta como visión. El entorno inmediato, así como la influencia de la luz misma, guía las células de la retina. Sorprendentemente, tanto las células del corazón como las células de la retina usan un código fuente idéntico, pero las partes que utilizan son distintas, y esto viene determinado por el microentorno del órgano y por lo que el ADN necesita para poder realizar su trabajo.

La expresión epigenética no está establecida en ningún órgano. Tu ADN responde a influencias ajenas procedentes del interior y del exterior de tu cuerpo, dependiendo de las circunstancias. El estrés, la meditación, el sueño, el ejercicio y el embarazo son solo algunas de las circunstancias internas que tienen influencia en la epigenética. Algunas de las influencias externas que, para bien o para mal, pueden modificar epigenéticamente las actividades de tu ADN son los alimentos que comes y lo que bebes. Los elementos bioactivos que se encuentran en los alimentos vegetales y en el té o el café pueden influir epigenéticamente en tu ADN de forma positiva. Los compuestos químicos que se encuentran en los alimentos altamente procesados también pueden afectar tu ADN, pero de manera negativa. Gracias a la epigenética, los genes útiles se pueden ampliar y los perjudiciales se pueden bloquear.

Formas de cambio epigenético

La alimentación y el entorno pueden provocar un cambio epigenético, pero comprender cómo funciona puede llegar a ser algo complicado. Las modificaciones de metilación y de histonas son dos formas de cambio epigenético. A partir de estos mecanismos, el ADN protege la salud activando los genes correctos y desactivando los genes equivocados en respuesta a los estímulos. Veamos primero la metilación.

Recuerda la descripción de la escalera de caracol: los dos bordes paralelos de la escalera son la médula del ADN, mientras que los «escalones» están formados por los pares de letras A-T o C-G que conectan dichos bordes. Los pares son como el dentado de una cremallera que corre a lo largo de todo el ADN. Cuando se utiliza el ADN, la maquinaria celular especializada baja la cremallera y lee los distintos dientes, los cuales contienen las instrucciones del código fuente para crear proteínas. Un grupo metilo es un cúmulo químico (CH, para aquellos que sean amantes de la ciencia) que puede lanzarse a la cremallera a medida que se lee. Esto se llama «metilación». La metilación cambia la forma que tienen las células de leer las instrucciones del ADN. La hipermetilación ocurre cuando muchos grupos de metilo se lanzan hacia los dientes, provocando interferencias o cierta forma de sabotaje del ADN. La cremallera ya no se puede leer a esa altura, así que deja de producirse cualquier proteína de la que sea responsable esa sección de ADN. En el caso de una proteína nociva, este cambio epigenético puede evitar que se forme, por tanto es algo bueno. Como sucede con la mayoría de las cosas en biología, también puede ocurrir lo contrario, la llamada «hipometilación», es decir, cuando se elimina un grupo metilo que normalmente mantiene a raya un gen. De pronto, esa parte de la cremallera queda libre y el gen puede crear gran cantidad de esa proteína. Si la proteína que se libera en ese momento es beneficiosa, como por ejemplo una que sea supresora del cáncer, esto también es bueno.

La modificación de histonas es otra forma de cambio epigenético presente en el diálogo científico. Al igual que la metilación, esta modificación provoca que ciertos genes estén más o menos disponibles. Las histonas son proteínas presentes en el interior de una célula que se encuentran dobladas en estructuras esféricas. El ADN se enrosca alrededor de las histonas. Una cadena de ADN tiene múltiples histonas, así que la cadena parece una cuerda para escalar, con nudos gruesos de histonas amarrados a lo largo. Las enzimas especiales ayudan a desdoblar el ADN de los nudos de histonas, y por tanto la maquinaria productora de proteínas puede leer el código fuente. Los grupos químicos llamados «grupos acetilos» se pueden añadir a (acetilación) o eliminar (desacetilación) de las histonas, cambiando su forma.

El resultado es que se pueden exponer o esconder distintos genes para que se produzca más o menos proteína en la célula. El hecho de exponer o esconder los genes no es algo inherentemente útil o dañino para tu salud. El efecto dependerá concretamente de los genes y de si estos crean proteínas beneficiosas o nocivas. Si un gen crea una proteína beneficiosa, como una supresora tumoral, desdoblar el ADN protege tu salud. Si un gen tiene un efecto nocivo, entonces el beneficio provendrá de volver a enrollar el ADN.

Un tercer cambio epigenético involucra al micro ARN. Si bien el ADN contiene el propio código fuente de las proteínas, en el proceso para crear esas proteínas el código (ADN) se convierte primero en un modelo llamado ARN (ácido ribonucleico), que hace el trabajo en sí de crear las proteínas. Sin embargo, hay un grupo especial de ARN llamado «micro ARN», que flota y también interactúa con el modelo principal de ARN para controlar la producción de proteínas útiles. Se cree que el micro ARN controla al menos el 30 por ciento de los genes generadores de estas proteínas.[15]

Resumamos la epigenética de la forma más sencilla posible:

- La metilación silencia los genes para impedir que generen proteínas; la desmetilación ayuda a que los genes formen proteínas.
- La acetilación desdobla el ADN y permite que los genes produzcan proteínas; la desacetilación aprieta el nudo y esconde el ADN, y por tanto se generan menos proteínas.
- Los micro ARN pueden desactivar selectivamente la producción de ciertas proteínas específicas, interfiriendo con sus modelos de ARN.

La influencia de la epigenética en el ADN es un campo de investigación muy atractivo, sobre todo en lo que respecta a la alimentación; sin embargo, antes de contarte qué sucede con los alimentos, vale la pena ver cómo otras actividades relacionadas con nuestro estilo de vida pueden influir en nuestros genes a partir de estos cambios.

La mayoría de las actividades saludables generan cambios epigenéticos positivos y en la actualidad estamos aprendiendo cómo nos benefician: a través de los genes. El ejercicio, por ejemplo, provoca cambios epigenéticos que liberan a nuestros genes para producir proteínas útiles en el desarrollo de los músculos, incrementar la capacidad de bombeo del corazón, crear nuevos vasos sanguíneos que sustenten la expansión muscular y disminuir los lípidos en sangre.[16] Otros cambios epigenéticos promovidos por el ejercicio pueden bloquear los genes nocivos. Se ve después de nadar, hacer esprints o entrenamientos en intervalos, y también después de caminar rápido.[17]

Hay estudios realizados con ratas de laboratorio que demuestran que el ejercicio incrementa la actividad del ADN en el cerebro. Esto sucede por los cambios epigenéticos con acetilación de histonas que liberan el ADN, que permiten crear más proteínas para el mantenimiento de la salud cerebral.[18] El efecto del ejercicio en el ADN va mucho más allá de la salud de la persona durante el entrenamiento. En los hombres, hacer ejercicio afecta a su esperma de una manera que puede influir en su descendencia. En un estudio clínico de la Universidad de Copenhague se analizaron las consecuencias de hacer una hora de spinning con un instructor titulado, cinco días a la semana, durante seis semanas. Observaron el efecto del ejercicio en el esperma de los voluntarios, hombres en la veintena. Los investigadores recolectaron muestras de semen para analizar los espermatozoides antes del estudio, después de seis semanas de spinning y tres meses después de haber dejado de hacer ejercicio. La clase de spinning provocó un cambio epigenético duradero en un punto genómico importante: el área específica del ADN en el esperma que es responsable del funcionamiento cerebral y del desarrollo del sistema nervioso en el feto aún no concebido.[19] Es decir, la rutina de entrenamiento de un hombre puede beneficiar la salud cerebral de sus hijos mucho antes de haberlos concebido.

Dormir bien por la noche provoca cambios epigenéticos en el ADN, lo mismo que desvelarte toda la noche, si bien lo primero es bueno y lo segundo malo. Un estudio realizado por investigadores de la Universidad de Islandia y la Universidad de Uppsala, en Suecia, examinó a dieciséis jóvenes varones en la veintena y analizó su ADN después de dormir ocho horas (un buen descanso) y también tras un día de privación total de sueño (sin pegar ojo). Se tomaron muestras de sangre antes de que se acostaran el día que durmieron y al día siguiente antes del desayuno, así como antes y después de la noche en vela.

El estudio mostró que dormir ocho horas activa los genes que metabolizan la grasa e impiden la obesidad, mientras que la privación de sueño interfiere con esos mismos genes.[20] Una duración inadecuada o demasiado corta del sueño incrementa el riesgo de obesidad en niños hasta en un 45 por ciento.[21] El efecto epigenético del sueño es profundo. Una sola noche sin dormir puede interferir epigenéticamente con 269 genes, evitando que estos se utilicen para producir proteínas, entre ellos un gen supresor de tumores. Esto es algo malo. Cuando silencias un gen que bloquea el cáncer, puede incrementarse tu riesgo de desarrollar tumores.[22]

La meditación crea cambios epigenéticos beneficiosos que disminuyen la actividad de genes asociados con la inflamación.[23] Por otra parte, el estrés libera epigenéticamente el ADN asociado con la inflamación.[24] La gente que experimenta severos traumatismos o tiene trastorno por estrés postraumático (TEPT) ha presentado en su ADN muchos cambios epigenéticos negativos.[25]

Los peligros ambientales se han relacionado con cambios epigenéticos en pacientes con cáncer, autismo, depresión, esquizofrenia, enfermedad de Alzheimer, enfermedad autoinmune, diabetes, enfermedad intestinal inflamatoria, obesidad y gran cantidad de problemas serios de salud. Naturalmente, es importante reducir tu exposición a cualquier cosa que pueda tener efectos epigenéticos perjudiciales. Al mismo tiempo, las intervenciones alimentarias pueden aprovechar la capacidad de tu cuerpo de generar cambios epigenéticos positivos para activar los genes que son beneficiosos para la salud.

La tercera línea de defensa del ADN: los telómeros

Los telómeros son la tercera pata del equipo de defensa del ADN. Son las tapas protectoras situadas a ambos extremos del ADN, dentro de cromosomas que ayudan a conservar la estructura cromosómica y evitan que se peguen unos a otros. Los telómeros son tan cruciales para proteger nuestro ADN que la enzima llamada «telomerasa» trabaja continuamente en la reparación de los que se acortan de manera natural a medida que envejecemos.

En 2009, Elizabeth Blackburn, de la Universidad de California-San Francisco, ganó el Premio Nobel por su trabajo con telómeros, el tercero relacionado con la investigación del ADN. Blackburn descubrió que, sin la telomerasa, los telómeros se acortan rápidamente, el ADN queda desprotegido y las células envejecen y mueren a gran velocidad.[26] Blackburn describe su trabajo de manera brillante en su conferencia TED Talk de 2017.

Ahora bien, la labor preliminar para que los telómeros sigan siendo largos y estén más adelante en la vida se realiza en nuestra primera infancia. Un estudio realizado por investigadores de la Universidad de California-San Francisco demostró que lactar mejoraba la longitud de los telómeros en el niño. Un grupo de 121 niños que en la primera infancia se alimentaron exclusivamente con leche materna tenían telómeros más largos al llegar a la edad preescolar (cuatro o cinco años) que otros niños alimentados con fórmula.[27] Esto demuestra la durabilidad del efecto de los telómeros, pues el beneficio de la lactancia perdura hasta años después de que el niño deja la leche materna y pasa a comer alimentos sólidos.

Por otra parte, los telómeros se acortan inevitablemente con la edad. Estudios con personas mayores de sesenta y cinco años muestran que las que tienen telómeros más cortos mueren antes que las que los tienen más largos; las investigaciones, por tanto, se dedican ahora a analizar los comportamientos que aceleran el acortamiento de los telómeros.[28] Fumar, el exceso de estrés, dormir mal y la falta de ejercicio aceleran el desgaste de los herretes de los telómeros y reducen la actividad de la telomerasa.

Lo fascinante es que la gente que vive hasta los cien años tiene telómeros inusualmente largos.[29] Este descubrimiento de 2008 dio pie a estudios sobre cómo el estilo de vida y la dieta pueden alargar los telómeros. Los hallazgos son concluyentes. En cuanto al estilo de vida, el ejercicio regular se asocia con la presencia de telómeros más largos.[30] La relajación incrementa la actividad de la telomerasa y protege los telómeros en personas estresadas; incluso se han comparado distintas formas de relajación. Por ejemplo, hacer kriya yoga tiene un efecto mucho mayor en la protección de tus telómeros que escuchar música relajante.[31] En 2008, Dean Ornish publicó su monumental investigación, en colaboración con Blackburn, en *The Lancet Oncology*. Su estudio demuestra que los cambios radicales de estilo de vida pueden mejorar la protección que ofrece la telomerasa a los telómeros en hombres con cáncer de próstata, con beneficios que se siguen observando en un estudio de seguimiento realizado cinco años más tarde.[32] Además de los efectos de la telomerasa, en mi colaboración con Dean Ornish sobre este grupo de pacientes, los cambios de estilo de vida generaron un efecto epigenético en las proteínas de la angiogénesis que favorecían la supresión del cáncer. Una vez más, observamos cómo los cambios positivos en el sistema de defensa de la salud están relacionados.

Entre los elementos que influyen en los telómeros, la dieta es uno de los más poderosos. Recuerda el estudio de los niños que tenían telómeros más largos porque se habían alimentado con leche materna. Cuando se examinaron otras influencias alimentarias, los investigadores descubrieron que también es posible acortar los telómeros, un efecto negativo. Descubrieron que los telómeros se acortaron en niños que comenzaron a tomar refrescos a la edad de cuatro años, y los que bebían refrescos cuatro o más veces a la semana tenían telómeros más cortos que los que los bebían con menos frecuencia o no lo hacían en absoluto.[33] El efecto de la lactancia y el refresco en los telómeros es solo el principio de los hallazgos en torno a la influencia de nuestra dieta en el sistema de defensa del ADN. Como veremos en el capítulo 9, la revelación verdaderamente interesante es que ciertos alimentos, entre los que se encuentran la soja, la cúrcuma y el café, pueden liberar genes protectores al tiempo que suprimen los efectos de los nocivos. Algunos patrones alimentarios ayudan a proteger y a alargar nuestros telómeros, incluida la dieta mediterránea y patrones similares basados en ella. Antes de explorar estos alimentos en profundidad, hay un último sistema de defensa que debo presentarte: el sistema inmunológico.

ALGUNAS AFECCIONES EN LAS QUE SE VULNERAN
LAS DEFENSAS DEL ADN

Arteriosclerosis
Artritis reumatoide
Ataxia telangiectasia
Autismo
Cáncer (todos los tipos)
Depresión
Diabetes
Enfermedad celíaca
Enfermedad de Alzheimer
Enfermedad de Parkinson
Enfermedad intestinal inflamatoria
Esquizofrenia
Fibrosis quística
Lupus eritematoso sistémico
Obesidad
Síndrome de Li-Fraumeni
Síndrome de Lynch
Trastorno por estrés postraumático

CAPÍTULO 5

Inmunidad

Todos sabemos que un sistema inmunológico fuerte te ayuda a evitar los resfriados comunes. Sin embargo, ¿sabías que la inmunidad es tan poderosa que puede protegerte del cáncer? Además, si tienes cáncer, tu sistema inmunológico es capaz de eliminarlo por completo de tu cuerpo, incluso si ya se ha extendido. La culpa del cáncer suele recaer en la genética, en el hábito de fumar, el medioambiente, en una mala dieta y en otros factores, pero, al margen de la causa, el cáncer solo se convierte en una enfermedad cuando las células malignas se salvan de que las destruya nuestro sistema inmunológico, que de hecho es uno de los sistemas de defensa de la salud más conocidos. Nos protege de sufrir infecciones cuando nos cortamos, lucha contra los virus y evita que enfermemos por culpa de los microbios dañinos que algún pasajero tose y expele en el autobús. El verdadero poder del sistema inmunitario se ve cada vez más a las claras a medida que los investigadores estudian cómo estimular nuestra propia inmunidad en la lucha contra el cáncer. Empezamos a ver que, con tratamientos que aumentan la capacidad de inmunidad, hay pacientes con cáncer que, pese a haber tenido un pronóstico muy poco halagüeño, sobreviven y comprueban cómo se esfuman todos los signos de la enfermedad.

Como mencioné en el capítulo 1, nuestro cuerpo no deja de formar tumores microscópicos, invisibles para nosotros, y la mayoría de ellos nunca suponen un problema. Una de las razones para ello es que las células cancerígenas necesitan contar con un buen abastecimiento de sangre para crecer lo bastante como para ser dañinas. Un funcionamiento adecuado del sistema de defensa de la angiogénesis evitará que esto suceda, pero el sistema inmunológico pone la primera línea de defensa. Nuestras células inmunológicas están diseñadas específicamente para diferenciar al amigo del enemigo, incluso entre las células del cáncer. Cuando las células inmunológicas de emergencia ubican las primeras señales de crecimiento canceroso, inician una huelga celular. Entonces entran en juego las células inmunológicas especializadas en matar el cáncer y erradican las células anormales antes de que estas causen problemas.

Algunas veces, las células cancerígenas se escabullen del sistema inmunológico recurriendo al camuflaje. Se envuelven con proteínas «amistosas» para engañar a las células inmunológicas y conseguir que estas las reconozcan como células normales. Esto vuelve efectivamente invisibles a las células cancerígenas, que así evitan ser capturadas. Al ocultarse como mortíferos terroristas entre una multitud de ciudadanos comunes, estas células cancerígenas disfrazadas tienen entonces la oportunidad de crecer y volverse peligrosas.

En otras ocasiones, el sistema inmunológico se debilita y no puede realizar su trabajo adecuadamente, por lo que acaban dando libertad a las células cancerígenas y así estas pueden crecer. Las personas que sufren enfermedades de inmunodeficiencia, como el sida, o quienes han recibido el trasplante de algún órgano y tienen que tomar esteroides inmunosupresores el resto de la vida para evitar que su cuerpo lo rechace, tienen un riesgo alto de desarrollar cáncer, porque sus defensas inmunológicas están comprometidas.

Los nuevos tratamientos de inmunoterapia contra el cáncer ayudan al sistema inmunológico a realizar su labor y eliminar las células cancerígenas peligrosas. Este enfoque es impresionante, ya que no se basa en el uso de medicamentos tóxicos ni dirigidos a matar células cancerígenas, sino que estimula la propia capacidad de tu cuerpo para deshacerse del cáncer. James Allison, del Centro MD Anderson de Cáncer, situado en Texas; y Tasuku Honjo, de Kioto, recibieron el Premio Nobel en Medicina o Fisiología de 2018 por un trabajo pionero en el que descubrieron cómo canalizar nuestro sistema inmunológico para combatir el cáncer.

Hay un tipo de inmunoterapia que bloquea y permite detectar las proteínas ocultas a las que recurren los cánceres para esconderse del sistema inmunológico, llamados «inhibidores del punto de control inmunitario». Estos tratamientos permiten que las propias defensas del paciente se despierten y «vean» el cáncer, para así poder destruirlo.

Con noventa años, el ex presidente de Estados Unidos Jimmy Carter fue diagnosticado de un cáncer mortal llamado «melanoma maligno». Se había extendido a su hígado y su cerebro, una situación con un pronóstico aciago y normalmente imposible de superar. Junto con un tipo de radiación focalizada en el tumor, Carter fue tratado con un inhibidor del punto de control llamado Keytruda (pembrolizumab), que ayudó a su sistema inmunológico a encontrar los tumores. El tratamiento funcionó. El tumor cerebral desapareció sin necesidad de quimioterapia. Mi propia madre, música y maestra de piano, tenía ochenta y dos años cuando le diagnosticaron un cáncer en el endometrio, desarrollado dentro de la pared del útero. Aunque esta afección se eliminó con cirugía, un año después volvió de forma agresiva y en múltiples puntos de su cuerpo. Hicimos un análisis genómico del tumor y descubrimos la presencia de un marcador tumoral llamado MSI-H (alta inestabilidad de microsatélites). Esto implicaba que probablemente podría responder positivamente al Keytruda. Como Jimmy Carter, con inmunoterapia y una pequeña dosis de radiación, su sistema inmunológico eliminó por completo todo rastro de cáncer.

Hay otros tipos de terapias inmunológicas que están cambiando drásticamente el panorama para los pacientes con cáncer y sus oncólogos. Es posible recolectar las células inmunológicas de una persona a través de un proceso llamado «aféresis», similar a la donación de sangre. Al extraer la sangre, se sacan las células T y se devuelve el resto de la sangre al paciente. Las células T se envían después a un centro especial, donde se modifican genéticamente para convertirse en células CAR-T. Este procedimiento reprograma las células T y les da instrucciones para que cacen el cáncer como si fuesen misiles inmunológicos. La terapia con células CAR-T es efectiva para tratar el linfoma y la leucemia. A una amiga cercana le diagnosticaron un cáncer agresivo llamado «linfoma difuso de células B». Pese a la aplicación de los tratamientos habituales, el cáncer siguió creciendo y extendiéndose. Entonces recibió una infusión de células CAR-T creadas a partir de sus propias células inmunológicas. Después de unas cuantas semanas, su cuerpo mostró señales de responder a sus células inmunológicas mejoradas, y en menos de dos meses su sistema inmunológico eliminó todo rastro del cáncer. Si bien no todos los pacientes tratados con inmunoterapia erradican el cáncer, quienes sí lo erradican siguen sin padecer cáncer durante años.

Asimismo, algunos alimentos concretos, así como los componentes que se encuentran en ellos, pueden influir profundamente en nuestras defensas inmunológicas. Científicos de la Universidad de Roma, en Italia, descubrieron que el ácido elágico, un bioactivo encontrado en niveles muy elevados en las castañas, las moras, los frutos secos, la granada y las fresas, boquea la producción de la misma proteína que oculta las células del sistema inmunológico, como hacen también los medicamentos inhibidores del punto de control inmunitario (como Keytruda) en casos de cáncer de vejiga.[1] Hablaré más sobre esta investigación en el capítulo 10.

Claramente, el sistema inmunológico es uno de los pilares de la defensa de la salud. Está diseñado para proteger el cuerpo de la invasión de virus, bacterias y parásitos por medio de un ingenioso sistema de reconocimiento de patrones. Las células inmunológicas identifican y destruyen las amenazas al tiempo que reconocen a las células sanas y las dejan intactas. Bajo circunstancias normales en personas sanas, el sistema inmunológico siempre está a la espera, como los bomberos, listo para actuar cuando suena la alarma. Tu cuerpo sabe automáticamente si debe encender o apagar su respuesta inmunológica. No está inactivo ni hiperactivo; opera desde un patrón en virtud del cual todas las fuerzas están listas y equilibradas, pero en un constante estado de alerta.

Hay muchas medidas que puedes tomar para cuidar tus defensas inmunológicas a lo largo de la vida. Hacer ejercicio, dormir bien y disminuir y gestionar adecuadamente tu estrés pueden ayudar a que tu sistema inmunológico permanezca sano. Lo mismo sucede con tus decisiones alimentarias. Ciertos alimentos pueden estimular tu sistema inmunológico y ayudarlo a combatir las enfermedades derivadas del envejecimiento. Otros alimentos pueden ayudar a calmar el sistema inmunológico cuando está hiperactivo, como vemos en las enfermedades autoinmunes. No obstante, antes de describir estos alimentos, quiero explicarte el papel fundamental que ha tenido la mejora del sistema inmune en el progreso de la especie humana, y cómo nos ha dado una poderosa ventaja frente a enfermedades terribles.

Acciones tempranas para estimular la inmunidad

Alguna vez se tuvo a la viruela por uno de los asesinos más mortíferos del planeta. Su azote se remonta a la Antigüedad. Hay señales de la enfermedad en momias egipcias, incluida la cabeza del faraón Ramsés V.

La viruela es una infección ocasionada por un virus llamado «variola». La infección inicial empieza cuando el virus se inhala o se toca. En cuestión de una semana, el virus comienza a infectar las células de todo el cuerpo. Puede haber fiebre, pústulas en la piel por todo el cuerpo y sangrado interno. Históricamente, la infección causaba la muerte en un 30 por ciento de los casos. Las personas que sobrevivían a la viruela quedaban desfiguradas por cicatrices terribles y a veces se quedaban ciegas, si la infección les llegaba a los ojos. Solo en el siglo XX, la viruela mató a más de 300 millones de personas en el mundo, el equivalente a toda la población de Estados Unidos. Sin embargo, en 1980, la Organización Mundial de la Salud hizo una declaración trascendental: la viruela se había erradicado oficialmente y ya no suponía una amenaza.[2] Este logro se acompañó de un programa global de vacunación contra la viruela que entrenaba al sistema inmunológico de las personas de todo el mundo para reconocer y destruir el virus antes de que se desarrollara la enfermedad.

El siglo XX no fue el primero en ver cómo alguien tenía la idea de vacunar las defensas del cuerpo contra la viruela. Durante el reinado del emperador Kangxi (1661-1722), en la última dinastía de China —el imperio Ching—, unos brotes letales de viruela diezmaron la población, de tal manera que Kangxi decidió proteger de esta epidemia mortal a su familia y al ejército que habitaba en la Ciudad Prohibida.[3] Ordenó a los médicos imperiales que tomaran costras de las heridas resecas de personas que agonizaban a causa de la viruela, que las molieran en un polvo y se lo insertaran por vía nasal a su familia y sus soldados. Al exponerse a las costras de viruela, el sistema inmunológico de aquellas personas comenzó a montar una defensa contra el virus, por lo que se volvieron inmunes a la enfermedad. Esta cruda técnica se llamó «variolación» (recuerda que el virus de la viruela se conoce como «variola»), y luego llevaría a lo que hoy se conoce como «vacunación».[4] Al cirujano y médico familiar inglés Edward Jenner se le atribuyó el logro de haber desarrollado la primera vacuna contra la viruela en 1796, y se le reconoce como el padre de la inmunología.

A lo largo de los siguientes dos siglos, investigadores médicos desarrollaron vacunas exitosas contra enfermedades como poliomielitis, tétanos, rabia, varicela, paperas, cólera, difteria y hepatitis, para proteger a la población de amenazas que antes habían sido mortales. En cada caso, se guía al sistema inmunológico para que este desate su poder defensivo contra los invasores extraños al cuerpo, proteger la salud y evitar la enfermedad.

En 2006 se desarrolló con éxito la vacuna Gardasil para proteger a las mujeres contra el desarrollo del cáncer cervicouterino posterior a una infección con virus del papiloma humano (VPH). En 2010, la FDA aprobó la primera vacuna para tratar el cáncer de próstata, Provenge (sipuleucel-T). Ese mismo año se aprobó la inmunoterapia para el cáncer —el inhibidor de punto de control autoinmunitario Yervoy (ipilimumab)—, tratamiento para el melanoma. Esto sentó las bases para otros novedosos medicamentos para el cáncer que estimulan la inmunidad, como el Keytruda, que ayudó a mi madre y a Jimmy Carter.

Y si bien todavía es muy pronto, hoy en día incluso es posible desarrollar una vacuna personalizada para el cáncer, mediante la cual se analice el ADN de un tumor para ver sus mutaciones únicas y se inyecte una proteína especial bajo la piel de un enfermo de cáncer. Las proteínas inyectadas entrenarán al sistema inmunológico para buscar y destruir la enfermedad. Como parte del tratamiento, los pacientes pueden ser inoculados contra su tipo particular de cáncer.

Aunque no lo creas, a pesar de todos estos avances a lo largo de la historia, gran parte de nuestra comprensión del sistema inmunológico solo se ha dado en los últimos cincuenta años. Así que veamos cómo funciona en realidad, comenzando por dónde se localiza anatómicamente en nuestro cuerpo.

La anatomía del sistema inmunológico

El poder de tu sistema inmunológico estriba en su capacidad de operar de una forma que recuerda a un ejército. Como un ejército, tu sistema inmunológico tiene distintos cuerpos militares, y cada uno tiene diferentes tipos de soldados con sus entrenamientos especializados, su armamento y su particular habilidad para defender su territorio. El centro de operaciones de la inmunidad se localiza en cuatro lugares del cuerpo: en tu médula ósea, en tu timo, en tu bazo y tus nodos linfáticos y en tu intestino.

La médula ósea es el material esponjoso ubicado en las cavidades de tus huesos (y, como recordarás del capítulo 2, la médula ósea también es la que alberga tus células madre). La médula ósea produce casi todas las células inmunológicas de tu cuerpo a partir de unas células madre llamadas «hematopoyéticas».

El timo es un órgano localizado detrás del esternón. Es el hogar de unas células inmunológicas especiales llamadas «células T». Esta glándula es donde maduran las células T jóvenes formadas originariamente en la médula ósea. Este órgano en realidad solo está activo desde que naces hasta la pubertad. En esta primera etapa de tu vida se crean y se acumulan las células T de tu sistema inmunológico. A medida que envejeces, el órgano se atrofia y se reemplaza con células adiposas.[5]

Tu bazo es un saco esponjoso del tamaño de un puño, localizado detrás de tu estómago, en el costado izquierdo. Guarda y filtra la sangre. Como parte del sistema inmunológico, el bazo actúa como un nudo linfático gigantesco, donde unas células especiales, llamadas «células B», producen anticuerpos que identifican las bacterias y los virus que invaden el cuerpo. A algunas personas les extraen quirúrgicamente el bazo porque el órgano se rompe a causa de algún traumatismo, o se agranda de manera anormal como consecuencia de una enfermedad, y esto las hace más vulnerables a las infecciones y menos capaces de responder a los efectos de las vacunas, pues sin ese órgano no pueden producir tantos anticuerpos.

La localización del cuarto lugar de residencia de la inmunidad, el intestino, es vital para comprender el vínculo entre la dieta y la inmunidad. El intestino también es el hogar del microbioma, que, como viste en el capítulo 3, tiene influencia en el sistema inmunológico. La importancia del intestino para la defensa inmunológica se ha reconocido hace muy poco, por el papel fundamental que desempeña para conservar la salud. De hecho, la función inmunológica del intestino se pasaba bastante por alto cuando yo estudiaba en la facultad. Cuando era estudiante, en la clase de histología nos enseñaban que había pequeños parches en el intestino, llamados «parches de Peyer», asociados a la función inmunológica. A duras penas podíamos encontrarlos bajo el microscopio cuando examinábamos diapositivas del intestino. Los catedráticos también nos decían que el apéndice probablemente tenía alguna función, pero que era vestigial, innecesario. Ese era el conocimiento de entonces… y era una subestimación.

Ahora sabemos que el intestino entero es un órgano inmunológico, con una superficie parecida a la de dos plazas de garaje (¡32 metros cuadrados!). Además de las auténticas células inmunológicas que coordinan la defensa inmunitaria, el centro de control del intestino permite que bacterias sanas que viven en él envíen señales a las células inmunológicas ubicadas en otras partes del cuerpo. Hay estaciones de comando inmunitario en tus amígdalas y tus vasos y nodos linfáticos.

Los soldados de la inmunidad

Como sucede con los demás sistemas de defensa que te he mostrado, el sistema inmunológico está formado por una serie de actores con funciones distintas para proteger tu cuerpo. Te voy a explicar algunas cuestiones relacionadas con las células y con las funciones más importantes para que puedas apreciar y comprender mejor la investigación sobre los alimentos y la inmunidad que presentaré en la segunda parte.

Las células del sistema inmunológico se conocen como «glóbulos bancos» o «leucocitos» (en griego, «blanco» se dice *leuko*). Hay cinco tipos de leucocitos, cada uno con un cometido diferente: neutrófilos, linfocitos, monocitos, eosinófilos y basófilos. Los enumero en orden del más al menos abundante, basado en la prevalencia que muestran en tu sangre.

Los linfocitos en realidad son un grupo de varios tipos de células inmunológicas. Los tres principales son las células T, las células B y las citolíticas naturales (NK, *natural killers*, «asesinos naturales»). Las células T tienen tres subtipos: T auxiliar, T citotóxica y T supresora. Entre otras células inmunológicas están los macrófagos, mastocitos y células dendríticas. Son los actores inmunológicos que defienden tu salud.

Todas estas células se originan a partir de las células madre en tu médula ósea llamadas «hematopoyéticas». Por eso, algunos medicamentos como los de la quimioterapia, los cuales dañan las células de la médula ósea al igual que los glóbulos blancos circulantes, reducen tu inmunidad. Por otro lado, la dieta puede influir en la producción de células inmunológicas en la médula ósea. Científicos de la Universidad del Sur de California han demostrado que los ciclos de ayuno pueden servir para construir un sistema inmunológico nuevo. Lo sorprendente es que ya se ha demostrado que ayunar entre dos y cuatro días seguidos obliga al cuerpo humano a entrar en una modalidad de reciclaje, deshaciéndose de las células inmunológicas viejas y gastadas. Así pues, cuando se retoman los alimentos, se activan las células madre hematopoyéticas en tu médula ósea, regenerando las células inmunológicas nuevas para así reconstruir el sistema inmunológico.[6]

Un sistema inmunológico de dos partes: rápido y lento

Tu inmunidad consiste en dos sistemas inmunológicos diferentes, cada uno diseñado de manera que proteja tu cuerpo de los invasores extraños, ya sean bacterias, virus, parásitos o células cancerígenas. Uno de ellos actúa rápidamente y responde de inmediato a un ataque registrado en el cuerpo por estos invasores. Es un instrumento contundente programado para defender contra cualquier invasor utilizando las mismas armas cada vez. Se trata del sistema inmunológico innato. Cuando tienes una reacción alérgica o una inflamación, comienza la labor del sistema innato. El noventa por ciento de todas las especies animales tienen solamente esta clase de respuesta inmunológica.[7]

El segundo sistema inmunológico actúa con más lentitud, pero es mucho más sofisticado. Tarda alrededor de una semana en reunir sus defensas; sin embargo, una vez que lo hace, está afinado para acabar con blancos específicos de entre los invasores del cuerpo. Es el sistema inmunológico adaptativo (o adquirido). Funciona de dos maneras principales: puede realizar su defensa utilizando células especializadas diseñadas para matar o puede crear anticuerpos que vuelen como avispas para rodear y atacar al enemigo. Cada sistema es importante para la salud. Ahora te explicaré qué puede hacer cada alimento a favor de ambos sistemas.

La inmunidad innata: maestra de la inflamación

Si recuerdas la inflamación local que sucede casi de inmediato después de cortarte, has visto al sistema inmunológico innato hacer su trabajo. Este sistema es la primera respuesta a cualquier invasión ocurrida en tu cuerpo. Reacciona como un perro guardián listo para saltar a la acción en el momento en que un extraño pisa tu parcela. El sistema no es selectivo y simplemente bloquea y derriba lo que se encuentre en su camino. La defensa innata incluye componentes físicos, químicos y celulares. Tu piel es la barrera física contra los intrusos. Las secreciones de tu boca, nariz y vías respiratorias contienen enzimas que desatan una guerra química para matar a cualquier invasor que inhales o entre en tu boca. Si tragas algún microbio, tu ácido estomacal lo disolverá. Toser y estornudar con fuerza expulsa a los invasores extraños que hayan pasado por tus fosas nasales hacia tus pulmones.

Las células del sistema innato generan inflamación, la respuesta del cuerpo al daño tisular o a una invasión extraña. La inflamación atrae células inmunológicas específicas hacia el lugar de la herida para mantener al enemigo aislado y contenido en una zona concreta, matando invasores y luego deshaciéndose de sus cuerpos. Las células especiales que corren a la zona afectada se llaman «fagocitos» (*phago* en griego significa «devorar»; son neutrófilos, monocitos, macrófagos y mastocitos), los cuales eliminan partículas y microbios potencialmente dañinos consumiéndolos, además de cadáveres celulares y desechos del daño tisular. Crean pus en las heridas infectadas y pueden guiar hacia otras células inmunológicas a la zona del desastre.

La inflamación, el dolor, el enrojecimiento y el incremento de temperatura son señales fundamentales de la presencia de inflamación. Un tipo de fagocito, el mastocito, llega a la escena y libera histamina, un compuesto químico que dilata los vasos sanguíneos, haciendo que la zona se enrojezca y esté caliente. Hay señales químicas que también se liberan para permear los vasos sanguíneos dilatados. El fluido y las proteínas salen rápidamente por los vasos permeables hacia la zona caliente, provocando la hinchazón del tejido. Si alguna vez has tenido fiebre, es el mismo proceso que provoca el enrojecimiento de los ojos y que tu nariz gotee (el antihistamínico que tomas calma esta reacción). Las proteínas que fluyen de los vasos ayudan a coagular la sangre y detener cualquier hemorragia que pueda haber en el lugar. Sin embargo, la hinchazón y las señales químicas irritan los nervios, causando dolor. En las vías respiratorias tiene lugar un efecto inflamatorio parecido cuando tienes un ataque de asma, o en el intestino si tienes una alergia alimentaria.

Los glóbulos blancos liberan señales químicas llamadas «citocinas», las cuales controlan la intensidad de la respuesta inflamatoria. Una de las señales más importantes es el interferón, que interfiere (de ahí su nombre) con las infecciones virales y hace que otras células inmunológicas carguen hacia el campo de batalla, incluidas las células citolíticas naturales (NK), que tienen la capacidad de distinguir entre células normales y anormales. Si observan una célula anormal, la célula NK trabaja con proteínas especializadas para incapacitarla y matarla. Misión cumplida. Entonces entra en acción un grupo de limpieza formado por fagocitos para consumir cualquier desecho.

En circunstancias normales, la respuesta inmunológica innata es de corta duración y desaparece en cuestión de días. Cuando llega el momento de reducir la respuesta inflamatoria, una señal llamada «interleucina-10», generada por el sistema inmunológico, concluye el evento y devuelve las defensas inmunológicas a un estado normal de equilibrio en la salud. Aun así, si la inflamación no se calma, la respuesta inmunológica puede pasar a ser un estado crónico y las células normales pueden llegar a dañarse.

Llegados a este punto, puedes advertir que la capacidad de organizar una respuesta inflamatoria ayuda a tu cuerpo a repeler invasores bacterianos. Es importante porque, cuando oigas hablar de las llamadas «dietas antiinflamatorias», conviene que tengas en mente que, en circunstancias normales, no vas a querer eliminar completamente la capacidad de tu cuerpo de activar la inflamación.

La inflamación crónica, por otra parte, es una situación completamente distinta, y es un problema. Cuando los invasores extraños no se van, o cuando una reacción autoinmune provoca que el cuerpo se ataque a sí mismo, la respuesta inflamatoria sostenida puede llegar a ser devastadora. La inflamación crónica es como una fogata que no puedes apagar y se extiende hacia el bosque circundante, provocando un incendio fuera de control capaz de destruirlo todo en su camino. Lo discutiremos con mayor detalle más adelante en este capítulo.

El sistema inmunológico adaptativo

Cuando te ponen una vacuna para prevenir una enfermedad —como la de la poliomielitis, por ejemplo—, tu sistema inmunológico adaptativo (o adquirido) es responsable de generar la protección contra ella. Es una rama más inteligente, más sofisticada, de tu sistema inmunológico. A diferencia del sistema innato, que es un arma contundente, el sistema adaptativo es muy selectivo con lo que mata, y conserva un recuerdo permanente de los invasores a los que destruye. Esta memoria contribuye a que el sistema inmunológico despliegue un equipo de respuesta rápida si el enemigo —sea una bacteria, un virus o un cáncer— asoma la cabeza en el futuro. También puedes agradecerle a la inmunidad adaptativa todas las enfermedades que solo padecerás una vez —como la varicela— o nunca, si te han vacunado contra ellas. Cuando la respuesta inmunológica adaptativa aprende a luchar contra una enfermedad, te protegerá contra ella el resto de tu vida.

El nivel de sofisticación de la inmunidad adaptativa obedece a dos estrategias. La primera es que puede atacar a los invasores utilizando células que los maten. Esto se llama «inmunidad celular mediada». Por otra parte, puede utilizar anticuerpos como armas para atacar a un intruso y apuntar contra él para darle muerte. Dado que generar anticuerpos la primera vez que se ubica un intruso es un proceso que lleva entre siete y diez días, la defensa inmunológica adaptativa tiene una respuesta lenta.

La inmunidad adaptativa se apoya en las células T y B, ambas formadas en la médula ósea a partir de células madre (las denominadas «células madre hematopoyéticas»). Las células B se quedan dentro de la médula ósea para desarrollarse. Una vez que lo hacen, salen y se trasladan a los órganos linfáticos, como el bazo, el intestino y las amígdalas. Ahí permanecen en servicio activo, esperando que aparezca un invasor. Cuando se da una invasión que requiere una defensa inmunológica, las células B salen de los órganos linfáticos para alcanzar el punto de la invasión y proteger el cuerpo.

Las células T, por otro lado, dejan el nido muy pronto. Salen de la médula ósea siendo todavía jóvenes, inmaduras. Viajan hacia el timo, que sirve de campo de entrenamiento. Ahí aprenden a distinguir las células foráneas (invasores extraños, o «los malos») de las células propias («los buenos»). En su última prueba, las células T que reconocen y matan células ajenas, pueden graduarse. Circulan hacia el tejido linfático periférico, donde se quedan esperando a ser llamadas para cumplir su deber. Durante las pruebas no se tolera el fuego amigo, así que cualquier célula T que mate accidentalmente a una célula propia suspende la prueba y es destruida. Las únicas células T que salen del timo son las que están entrenadas para destruir invasores y no harán daño nuestras células normales.

Tanto las células T como las B son agentes de inteligencia muy hábiles. Conocen a los invasores extraños y personalizan sus respuestas *ad hoc*. Una vez que adquieren información sobre un invasor, se lanza un contraataque y se registra la información sobre el enemigo para utilizarla en el futuro. Cada uno de nosotros tiene en el cuerpo un sistema de registros inmunológicos con información de todas las bacterias e infecciones a que hemos estado expuestos. Desde el campo de batalla, donde los enemigos nos invaden, las células especiales conocidas como «células dendríticas» transmiten información sobre lo que le ocurre al sistema inmunológico adaptativo. Las células dendríticas registran información de las correspondientes huellas digitales proteínicas de bacterias, virus y células cancerígenas. A voluntad, pueden presentar estas huellas a las células inmunológicas adecuadas, que acto seguido encontrarán, señalarán y luego matarán al invasor.

Las células T y B ajustan su estrategia defensiva cuando se dispone de suficiente información recabada del frente. La analogía militar es apropiada sobre todo porque se trata de coordinar a millones de células para ir a la guerra en defensa del cuerpo. Es parecido a proteger una fortaleza. Si las tropas son débiles o perezosas, el enemigo conquistará el castillo. Si no están coordinadas ni disciplinadas o actúan sin control, el caos prevalecerá. Y si las tropas se rebelan contra el comandante, el motín puede llegar a destruir a las personas a las que debían proteger. Por fortuna, nuestras defensas inmunológicas están bien entrenadas, son muy disciplinadas y se dedican a conservar la paz.

Inmunidad celular mediada

Para comprender la forma en que los alimentos activan el sistema inmunológico, necesitas saber un poco más sobre la cadena de mando de sus fuerzas armadas. Los distintos alimentos influyen en diferentes partes del sistema inmunológico. Algunos activan las defensas, mientras que otros las apagan. La alimentación tiende a influir en la inmunidad celular mediada, en las que se ven implicadas las células T. Recuerda, hay tres tipos principales de células T: las auxiliares, la citotóxicas y las supresoras (también llamadas T reguladoras [Treg], porque atenúan el sistema inmunológico).

Las células T auxiliares tienen un cometido específico: ayudar. Orquestan un ataque inmunológico contra los invasores liberando señales que les dicen a las demás células lo que tienen que hacer. Entran en acción cuando ven que otras partes del sistema inmunológico envían alertas rojas al incorporarse a la batalla.[8] Algunas señales químicas liberadas por las células T auxiliares recurren a un ataque aéreo de más células inmunológicas, mientras que otras señales les indican a las células B que preparen anticuerpos contra el invasor. Las células T dirigen el ataque de las tropas y también pueden traer refuerzos y más armamento, si es necesario.

Las células T citotóxicas son soldados de combate que persiguen directamente a las bacterias y las células infectadas o células cancerígenas y las destruyen. Se ensucian las manos entrando en contacto con los invasores y aniquilándolos. Como cazadores de zombis, las células T citotóxicas identifican y destruyen las células antes sanas que se han infectado y ahora suponen una amenaza.[9] Como veremos, ciertos alimentos pueden activar y a la vez incrementar la cantidad de células T auxiliares y citotóxicas en tu torrente sanguíneo y así estimular tus defensas inmunológicas.

Las células T supresoras, o Treg, son otro regulador muy importante de la inmunidad. Tienen la labor crucial de apagar el sistema inmunológico cuando termina la batalla. Liberan señales químicas que apagan las células T auxiliares y las citotóxicas para que el sistema inmunológico pueda acomodarse de nuevo en su estado normal, sano y equilibrado, en el que todos los sistemas quedan a la espera. Cuando el sistema inmunológico no se calma, se vuelve hiperactivo. Es lo que se observa en las enfermedades autoinmunes. Algunos alimentos pueden incrementar la cantidad de Treg en tu torrente sanguíneo, lo que puede ayudar a prevenir brotes autoinmunes.

Los anticuerpos y una memoria realmente buena

Cuando la mayoría de la gente piensa en la inmunidad, piensa en anticuerpos, como si fueran perros de caza que saben olfatear y encontrar a los villanos escondidos en el organismo. Tus células B generan anticuerpos. Las células B patrullan constantemente por el cuerpo, como soldados que peinan las calles. Incluso cuando no parece haberse desatado una infección, las células B pueden acabar con bacterias y virus que estén flotando libre y silenciosamente en tu sangre, aun sin que hayan infectado tus células. Lo hacen deslizándose por tu torrente sanguíneo para tratar de localizar a invasores extraños que puedan estar flotando por ahí. Lo hacen con receptores de anticuerpos que colocan sobre su superficie externa, como las púas de un puercoespín. Cada célula B contiene hasta unos doscientos mil receptores de anticuerpos, los cuales deben coincidir con antígenos anormales de bacterias y virus. Los antígenos son las banderas pirata de los invasores externos.[10] La célula B se adherirá y se encargará de cualquier invasor que tenga un antígeno (bandera) parecido a un receptor de anticuerpos (púa).

Las células B también pueden responder a la señal liberada por las células T auxiliares que estén lidiando con algún problema. La célula B flotará hacia donde se desarrolle la acción y fijará sus receptores a los antígenos del invasor (el término «antígeno» es una abreviatura de «generador de anticuerpos»). Cuando ocurre esto, la célula B se activa y comienza a clonarse una y otra vez, creando más células B que puedan generar más anticuerpos diseñados para atacar al invasor específico con el que están lidiando. Cada célula B puede generar y hacer surgir nada menos que doscientos anticuerpos por segundo, dos veces la capacidad de disparo de una Minigun, un modelo de ametralladora eléctrica rotativa.[11] Los anticuerpos golpean a los invasores y los marcan para darles muerte; después entran en acción los fagocitos y los destruyen. La mayoría de las células B morirán en la batalla, pero algunas sobrevivirán y se volverán células de memoria, que son las que recuerdan las características del invasor y después se ocultan. La siguiente ocasión en que el invasor entre en el cuerpo, las células B de la memoria entrarán en acción con el conocimiento empírico sobre cómo volver a preparar exactamente el mismo anticuerpo, solo que más rápido, para destruir al enemigo. Te explicaré más adelante qué alimentos, como por ejemplo las guindillas y el regaliz, generan y hacen aumentar el número de células B de tu cuerpo.

La inmunidad fallida y la enfermedad

Cuando tu sistema inmunológico no hace bien su trabajo, tu vida corre serio peligro. También es cierto que las bacterias y los virus invasores a veces sí que evaden nuestras defensas. Por eso te resfrías o pillas la gripe. Los ataques masivos pueden proceder del exterior o del interior del cuerpo. Los microbios dañinos, por ejemplo, pueden entrar por la nariz, la boca, los ojos, las orejas, la vagina o el ano: cualquier orificio expuesto al mundo exterior. Y cuando tienes una herida, la abertura en la piel es una puerta inmensa para que los microbios acudan en masa hacia el interior del cuerpo. Antes de que se inventaran las técnicas antisépticas hospitalarias, muchas mujeres morían después de dar a luz por infecciones transferidas desde las manos no esterilizadas de los médicos o del instrumental de obstetricia que empleaban con distintas madres.[12] Si nuestras defensas inmunológicas están bajas, una invasión externa puede tener consecuencias catastróficas.

El ejemplo más conocido del colapso mortal de la inmunidad es el síndrome de inmunodeficiencia adquirida (sida), provocado por una infección con el virus de inmunodeficiencia humana (VIH), que despoja al cuerpo de su inmunidad desde el interior y de forma nefasta. Esto conlleva un alto riesgo de infecciones fatídicas, así como crecimientos cancerígenos. El VIH es un tipo de organismo llamado «retrovirus» originado entre los chimpancés de África occidental y que después se transmitió a los humanos. El retrovirus se adaptó para invadir y destruir las células T humanas sanas.[13] Sin las células T adecuadas, la capacidad de nuestro cuerpo para detectar y matar a todos los invasores, no solo al VIH, disminuye drásticamente. El control con éxito de la infección de VIH en un paciente infectado ha sido uno de los logros más significativos de la medicina moderna. Los tratamientos efectivos pueden reducir los niveles del virus letal en la sangre hasta que este llega a mostrar solo rastros indetectables, permitiendo que las personas infectadas con VIH lleven una vida normal.

También hay toda una serie de enfermedades inmunodeficientes heredadas cuyos pacientes presentan deficiencias en las células T, células B o en la función de los fagocitos, o incluso deficiencias en las proteínas complementarias que ayudan a activar las células inmunológicas. Se conocen como «enfermedades de inmunodeficiencias primarias», y son raras. Tal vez recuerdes la foto icónica de aquel niño metido en una burbuja; se trataba de un joven con inmunodeficiencia combinada grave, conocida como SCID (*severe combined immunodeficiency*). Básicamente no tenía un sistema immunológico operativo y no podía sobrevivir a la exposición al mundo exterior.

Tu sistema inmunológico también se puede debilitar por el efecto de algunos cánceres, como mieloma múltiple y leucemia; o de infecciones, incluidos el VPH y la hepatitis B y C; o de tratamientos médicos, como la quimioterapia y la radiación; o de la diabetes; o de la desnutrición; o del alcoholismo. La obesidad inhibe el sistema inmunológico. Hay estudios que muestran que las personas obesas tienen mayor riesgo de desarrollar una infección después de sufrir un traumatismo o si son tratadas en la unidad de cuidados intensivos, en comparación con las personas que no son obesas. Esto se debe a que su inmunidad baja por su estado metabólico (obeso).[14] En efecto, simplemente el hecho de ser obeso incrementa hasta siete veces el riesgo de morir en un hospital, con independencia del motivo de tu hospitalización.[15] La inmunidad reducida en las personas obesas también incrementa su riesgo de infecciones en las encías (periodontitis), la vejiga, la piel y los pulmones.[16]

Nuestras defensas inmunológicas se ven influidas por el microbioma intestinal, que constituye un área importante de investigación. Justo bajo la superficie de la pared intestinal se encuentra un centro de control inmunitario inmenso llamado «tejido linfoide asociado al intestino» (GALT, por sus siglas en inglés). Las células inmunológicas que habitan en esta capa reciben señales de nuestras bacterias intestinales para «encender» o «apagar» las defensas inmunológicas. Se han identificado bacterias específicas, como *Lactobacillus*, *Bifidobacteria*, *Akkermansia*, *Enterococcus*, *Alistipes* y *Faecalibacterium*, que son beneficiosas para la inmunidad. Si estas son deficitarias o faltan, nuestra defensa inmunológica queda comprometida. La dieta occidental puede debilitar la respuesta inmunológica, ya que los alimentos no saludables interfieren con el ecosistema del microbioma, lo que puede ocasionar una falta de comunicación entre el intestino y nuestras células inmunológicas.

En el otro extremo del espectro, un ejército inmunológico que se rebela puede suponer una amenaza para nuestra salud. El término que se utiliza para describir un sistema inmunológico hiperactivo es «autoinmunidad», y hace referencia a la situación en que se atacan las células y los órganos normales y su función queda omitida. Hay más de cuarenta trastornos importantes bajo la categoría de enfermedades autoinmunes, incluidas la diabetes tipo 1, el lupus eritematoso sistémico, la esclerosis múltiple, la psoriasis, la artritis reumatoide y la esclerosis sistémica. Todos comparten las características de una inflamación crónica y un daño inmunológico autoinfligido a los órganos.

Las enfermedades autoinmunes no tienen causa, sino que se desencadenan por una serie de factores. Están relacionados con ellas la genética, el entorno, las infecciones, las reacciones a los medicamentos y los cambios en el microbioma. La característica que estas enfermedades tienen en común es la descomposición del control normal que calma las defensas inmunológicas. Cuando surge la enfermedad, los ataques inmunológicos pueden limitarse a un órgano en concreto o pueden consistir en un ataque generalizado a lo largo de todo el cuerpo.

La diabetes tipo 1 es un ejemplo de ataque a un órgano específico. Las células B producen anticuerpos que detectan la presencia en el páncreas de células beta, productoras de insulina. Cuando las células T las destruyen, el cuerpo se queda sin insulina y se vuelve incapaz de metabolizar la glucosa en el torrente sanguíneo. Este tropiezo metabólico lleva no solo a que tengamos altos niveles de glucosa, sino al mal funcionamiento de muchas células y órganos distintos, por lo que se requiere de inyecciones periódicas de insulina para poder mantener un funcionamiento sano.

En el caso de la esclerosis múltiple (EM, por sus siglas en inglés), tus propios anticuerpos atacan al material aislante que recubre tus nervios, llamado «mielina». Este ataque afecta a tu cerebro y tu médula espinal, y también a los músculos, de manera parecida a cuando las termitas se comen el aislamiento eléctrico instalado en las paredes de una casa. Con los nervios seriamente dañados, la gente con EM tiene los músculos débiles y sufre de mala coordinación, pérdida de visión, daño cerebral y otros problemas graves de la función nerviosa.

Otro ejemplo es la enfermedad celíaca. Las personas que la padecen tienen una reacción inmunológica al gluten, un grupo de proteínas que se encuentra en el trigo, la cebada y el centeno. La fuerte reacción inmunológica del cuerpo ante la presencia de gluten provoca un daño colateral a la pared intestinal, generando en ella cierta «permeabilidad». Aunque el mecanismo exacto de la enfermedad celíaca sigue siendo un misterio, se sabe que los anticuerpos dañan el intestino delgado y otros órganos, provocando un dolor severo.[17] Afortunadamente, cuando se evita el gluten, los anticuerpos disminuyen y los síntomas por lo general desaparecen.

Por otra parte, un ataque autoinmune también puede ser generalizado y afectar prácticamente a cada parte del cuerpo, una situación verdaderamente nefasta. En la enfermedad conocida como «lupus» (lupus eritematoso sistémico), se lanza un ataque por todos los frentes contra tu propio ADN, provocando una inflamación generalizada del cuerpo. Se pueden inflamar las articulaciones, la piel, el corazón, los riñones y el cerebro. Un hallazgo típico en la sangre de pacientes con lupus es la presencia de anticuerpos que atacan al ADN de doble cadena. Estos anticuerpos del lupus tienden a agruparse y formar complejos inmunes, que son básicamente bolas de pelo microscópicas que se depositan en tus órganos, provocando su mal funcionamiento.

Las afecciones autoinmunes van en aumento en las sociedades modernas. Aunque se desconoce la causa específica, el fenómeno está vinculado a una dieta no saludable. También pueden estar relacionadas con la disbiosis del microbioma intestinal, que interrumpe el control normal del sistema inmunológico.[18]

Otras situaciones con respuestas inmunológicas exageradas se pueden observar en reacciones alérgicas, como el asma y las alergias alimentarias. En los casos de alergias graves, el sistema inmunológico muestra una reacción excesiva a un alérgeno que de lo contrario sería inofensivo (polen, comida) cuando este penetra a través de las membranas mucosas. El sistema inmunológico, listo para entrar en acción, lo ve como un invasor extraño, lo que lleva a la producción de anticuerpos contra el alérgeno y activa las células T para liberar citocinas. Los anticuerpos y las citocinas atraen a otras células inmunológicas para destruir al «invasor». En una reacción asmática, las células T liberan citocinas en las vías respiratorias, lo que provoca una respuesta exagerada con inflamación. Por ello, los asmáticos experimentan jadeos y dificultad para extraer el aire de los pulmones. Si no se atiende, la inflamación puede constreñir los músculos suaves de las vías respiratorias, tensándolos, lo que pueden resultar en una muerte por sofocamiento.

Como sucede con las demás defensas del cuerpo que ya he descrito anteriormente, puedes influir en el sistema inmunológico con lo que comes y bebes. En la segunda parte de este libro aprenderás sobre los alimentos que pueden influir en cada uno de los sistemas de defensa de la salud, ya sea la angiogénesis, la regeneración, el microbioma, la reparación del ADN o la inmunidad.

AFECCIONES RELACIONADAS CON UN SISTEMA INMUNOLÓGICO ANÓMALO

Enfermedades que debilitan el sistema inmunológico	Afecciones que resultan de un sistema inmunológico debilitado	Afecciones por una respuesta inmunológica excesiva
Alcoholismo	Enfermedades relacionadas con el sida	Alergias
Ataxia telangiectasia	Todos los tipos de cáncer	Artritis reumatoide
Diabetes		Asma
Hepatitis		Colitis ulcerosa
Hepatitis B		Diabetes tipo I
Leucemia		Enfermedad celíaca
Desnutrición		Enfermedad de Crohn
Mieloma múltiple		Enfermedad de Graves
Obesidad		Esclerosis múltiple
Síndrome de Chédiak-Higashi		Esclerosis sistémica

AFECCIONES RELACIONADAS
CON UN SISTEMA INMUNOLÓGICO ANÓMALO (cont.)

Síndrome de inmunodeficiencia adquirida (sida)		Lupus eritematoso sistémico
Trastorno de inmunodeficiencia combinada grave		Psoriasis
Virus de inmunodeficiencia humana (VIH)		Tiroiditis de Hashimoto
VPH (virus del papiloma humano)		

PIEZAS CLAVE EN LA INMUNIDAD

Sistema inmunológico innato	
Células citolíticas naturales	Pueden matar células anormales al inyectarles una enzima que disuelve su capa externa. Distinguen entre células normales y sanas y otras infectadas o cancerígenas.
Células dendríticas	Reconocen y presentan antígenos de los invasores para provocar la respuesta de las células T y segregan citocinas para atraer a las células inmunológicas hacia el problema. Actúan como mensajeros entre los sistemas inmunológicos innato y adaptativo.
Macrófagos	Envuelven y consumen las células invasoras para destruirlas. Abarcan muchos tipos de reacciones inmunológicas.
Mastocitos	Median las reacciones alérgicas al liberar histamina. Defienden contra los parásitos.
Neutrófilos	Se acumulan en lugares donde hay tejidos lesionados. Forman un cúmulo alrededor de una herida y atraen a los macrófagos y los monocitos para limpiar la herida y eliminar los desechos celulares.

PIEZAS CLAVE EN LA INMUNIDAD (cont.)

Sistema inmunológico adaptativo	
Células B	Producen anticuerpos que señalan a las células invasoras. Reconocen y presentan antígenos que desencadenan la respuesta de las células T. Algunas se convierten en células B de la memoria y regulan los antígenos para la producción futura de anticuerpos.
Células T auxiliares (Th)	Coordinan la respuesta inmunológica liberando citocinas para reclutar a otras células inmunológicas.
Células T citolíticas naturales	Reconocen moléculas con antígenos presentes en moléculas de lípidos extraños. Al activarse, aumentan la inflamación.
Células T citotóxicas (Tc)	Reconocen las células infectadas con virus y las células cancerígenas. Inician la muerte celular programada para liberar toxinas que maten a las células no deseadas.
Células T de memoria	Recaban información sobre las células invasoras y la guardan como referencia para el futuro, lo que mejora las defensas del cuerpo ante nuevas infecciones.
Células T gamma-delta	Se encuentran en la pared intestinal y las membranas mucosas.
Células T reguladoras (Treg)	Inhiben y observan la actividad de otras células T. Mantienen la tolerancia inmunológica de las células sanas. Calman el sistema inmunológico para restablecer su equilibrio sano y normal.

COMER PARA SANAR

Las pruebas de la función del alimento como medicina

> Deja que los alimentos sean tu medicina y que tu medicina sean los alimentos.
>
> HIPÓCRATES

Cada uno de los cinco sistemas de defensa de la salud de tu cuerpo está íntimamente conectado con tu dieta. Las investigaciones revelan todavía más pruebas de cómo los alimentos que comemos pueden tener poderosas influencias sobre estos sistemas, activando o destruyendo su capacidad para mantener nuestra salud. En la segunda parte te llevaré por un viaje de descubrimiento sobre el efecto que tienen muchos alimentos en la salud, desde la perspectiva de las defensas de nuestra salud.

Las investigaciones se están llevando a cabo a escala internacional, así que aprenderás sobre los hallazgos en torno a la relación entre los alimentos y la salud resultantes del trabajo de científicos en laboratorios de Europa, Asia, Latinoamérica y América del Norte. Me enfoco principalmente en los resultados de pruebas realizadas con humanos y estudios epidemiológicos, pues lo que nos importa es cómo influyen los alimentos en la salud humana, aunque también hablaré de algunos descubrimientos emocionantes que se han hecho en laboratorios, ya que revelan información oculta que nos puede ayudar a comprender lo que ocurre cuando comemos determinados alimentos. Gran parte de esta información se suele comentar con normalidad en los pasillos de las instituciones científicas y médicas, pero la incluyo porque la alimentación tiene la ventaja de la inmediatez. En cuanto asimiles esta información, podrás actuar en consecuencia. No necesitas esperar para obtener el permiso o la receta de un médico. Algunos de los hallazgos que comparto te sorprenderán y otros te encantarán (si sabes mucho de gastronomía), pero todos cambiarán tu forma de pensar sobre la alimentación y lo que eliges consumir. Prepárate para abrir los ojos ante un mundo nuevo de comida... visto a través del prisma de las defensas de nuestra salud.

CAPÍTULO 6

Mata de hambre a la enfermedad y alimenta tu salud

A todos nos encantaría evitar un diagnóstico de cáncer, de cardiopatía o de otras enfermedades mortales. Hacer ejercicio con regularidad, consumir menos carne roja o azúcar y no fumar son métodos fiables para evitar las enfermedades, pero solo constituyen una parte de la solución. Recurrir a nuestra dieta para reforzar y ampliar el sistema de defensa de la angiogénesis puede disminuir tu riesgo de todo un espectro de padecimientos temibles.

Los granos de soja fueron el primer hallazgo en relación con la influencia de los alimentos en la angiogénesis. En 1993 se publicó un artículo pionero de Theodore Fotsis, científico griego que trabajaba en la Universidad de Heidelberg, en Alemania, y que fue quien descubrió que la orina de los japoneses sanos (hombres y mujeres) que comían granos de soja contenía una sustancia natural llamada «genisteína», con un potente efecto anticancerígeno.[1] En el laboratorio, Fotsis descubrió que la genisteína suprimía el tipo de vasos sanguíneos que alimentan los tumores. Más adelante se demostró que la genisteína podía detener directamente el crecimiento de cuatro tipos distintos de células cancerígenas (neuroblastoma, sarcoma de Ewing, rabdomiosarcoma, retinoblastoma). La genisteína no se produce en el cuerpo, así que su fuente solo podía ser alimentaria. La muestras de orina les fueron tomadas a habitantes de pueblos, la mayoría de ellos campesinos que cultivaban té y arroz. Eran vegetarianos y tenían una dieta basada en la soja, como es común en Asia. Aquellos campesinos tenían treinta veces más genisteína en la orina que la gente que consumía una dieta occidental. El estudio de Fotsis fue el primer informe sobre un alimento con un factor dietético, claramente absorbido por el cuerpo y excretado por la orina, que puede inhibir la angiogénesis. Los investigadores sugirieron que esta propiedad de la soja podía ayudar a explicar el bajo índice de algunos cánceres letales en personas que consumen una dieta vegetal oriental, en comparación con quienes consumen una dieta occidental.

Otra prominente investigadora, Adriana Albini, trabajaba en el año 2002 para el Instituto Nacional de Investigación contra el Cáncer, en Génova, Italia, cuando propuso el término «angioprevención». Albini planteó que la angioprevención podía ser una forma de prevenir el cáncer al interferir con la angiogénesis anormal utilizando compuestos seguros y bien tolerados en personas sanas.[2] Si bien algunos medicamentos cumplen la misma función, la comida es mucho más segura. Hoy en día, la angioprevención hace referencia, a grandes rasgos, a un método de salud que incluye el uso de alimentos, medicamentos y suplementos alimenticios. Albini y yo, junto con otros colegas científicos, somos coautores de una nueva revisión de la angioprevención a partir de la dieta, publicada en la prestigiosa revista *Nature Reviews Clinical Oncology*.[3] Este marco de la angiogénesis y la prevención de enfermedades sigue en desarrollo en la Fundación de la Angiogénesis y por parte de toda una comunidad internacional de científicos y médicos clínicos muy comprometidos con la materia.

La meta de la dieta angiopreventiva es mantener el sistema de defensa de la angiogénesis en un sano equilibrio. A veces se vuelve algo un tanto confuso para los médicos de formación occidental, porque el equilibrio no es una parte común de su léxico a la hora de tratar enfermedades. El equilibrio es un concepto más familiar en la medicina tradicional china y en la medicina ayurveda, que se centran en alcanzarlo para prevenir la enfermedad.[4] En ellas, la salud se ve como la presencia de sistemas equilibrados de cuerpo y mente. Un estado de equilibrio es aquel en el que quieres permanecer en todo momento. Los astrobiólogos recurren al término «zona de Ricitos de Oro» cuando emplean poderosos telescopios para buscar planetas que estén a la distancia justa del Sol como para poder albergar vida: no tan cerca como para acabar calcinados ni tan lejos como para congelarse. La zona de Ricitos de Oro en la angiogénesis es aquella en la que tenemos suficientes vasos sanguíneos para mantener bien nutrida cada célula del cuerpo sin alimentar enfermedades. Ni demasiados ni muy pocos: la cantidad justa.

Cuando se trata de prevenir enfermedades en personas sanas, no hay nada que iguale la seguridad que ofrece la alimentación. Aunque algunos medicamentos pueden prevenir enfermedades específicas, como los pólipos en el colon, los fármacos siempre se llevan asociados posibles efectos secundarios de algún tipo, ya que con las medicinas en realidad no se trata de buscar el equilibrio, sino que estas siempre se producen para realizar una tarea blanca o negra: o derribar algo o construirlo. Por ejemplo, el medicamento Avastin es útil a la hora de tratar el cáncer, pero no para prevenirlo, pues puede reducir las señales de angiogénesis del cuerpo casi hasta cero y en cuestión de días tras la aplicación de una inyección. Sin embargo, al eliminar las señales, algo beneficioso para el tratamiento del cáncer, el Avastin puede interrumpir el equilibrio normal de angiogénesis, ya que la misma señal sigue siendo necesaria, en pequeñas cantidades, para un funcionamiento sano de los órganos. Este desequilibrio también puede tener efectos secundarios, como el de una curación de lesiones más lenta, proceso que requiere de una angiogénesis normal.

En cambio, los factores alimentarios no son omnipotentes y carecen de un poder destructivo. Los bioactivos presentes en los alimentos y las bebidas se absorben en cantidades pequeñas que pueden ayudar a influir en la propia capacidad del cuerpo para equilibrar la angiogénesis. Los factores antiangiogénicos en la dieta solo pueden eliminar el exceso de vasos sanguíneos hasta dejarlos en sus niveles habituales. Esto quiere decir que la comida mata de hambre al cáncer, pero no evita que el corazón reciba su necesario abastecimiento de sangre, porque se trata de mantener el cuerpo sobre una base sana. El otro lado de la ecuación muestra que los alimentos estimulantes de la angiogénesis tampoco provocarán que los vasos sanguíneos sobrepasen sus límites naturales en el sistema circulatorio. Los alimentos y bebidas proangiogénicos no acelerarán la maquinaria ni provocarán el desarrollo de cánceres. Con arreglo a los principios de la homeostasis, una dieta de angiogénesis ayuda a conservar el estado corporal de armonía y equilibrio.

Las enfermedades provocadas por exceso de angiogénesis

Recordarás que la angiogénesis es un denominador común de enfermedades. En el capítulo 1 hablé de la artritis, la ceguera y la enfermedad de Alzheimer. Veamos otras afecciones que se podrían prevenir o volver más tolerables si estimulas la defensa de la angiogénesis con tu alimentación.

Existe un vínculo muy poco reconocido, pero muy importante, entre la angiogénesis y la enfermedad coronaria arterial. El corazón es un músculo que pasa a necesitar de una angiogénesis fuerte cuando sus arterias coronarias se cubren con las placas de colesterol. Sin embargo, dichas placas no son solo capas gruesas de sedimento que se acumulan en las paredes de los vasos sanguíneos. En realidad, son formaciones que, al igual que los tumores, precisan de nuevos vasos sanguíneos para expandirse. La neovascularización (otro término para la angiogénesis) de la placa coronaria es mortal. Estos microvasos no solo permiten que la placa se haga más gruesa y bloquee la arteria coronaria, sino que, como un bache en la calzada, los vasos también provocan que la placa se haga más frágil y más propensa a romperse.[5] Cuando una placa coronaria se rompe es como cuando se derrumba un túnel: el techo se cae, el túnel queda bloqueado repentinamente y ya nada puede pasar por ahí. Si esto sucede en una arteria coronaria, se interrumpe el flujo de sangre y el resultado es un ataque cardíaco que puede ser mortal. Evitar que las placas desarrollen estos peligrosos vasos sanguíneos es tan importante como crear nuevos vasos sanguíneos para alimentar el propio músculo cardíaco.[6]

Ya he descrito su relación con el cáncer, pero vale la pena retomarla porque es una de las enfermedades más temidas de todos los tiempos. Cada tipo de tumor sólido —ya sea en un seno, la próstata, un pulmón o el colon— ha de contar con la angiogénesis para crecer más allá del tamaño de la punta de un bolígrafo. Sin la angiogénesis, las células cancerígenas tampoco pueden esparcirse. Incluso los tumores líquidos o tumores malignos hematológicos —como la leucemia, el linfoma y el mieloma múltiple— dependen de la angiogénesis. En estas afecciones, los cúmulos de células cancerígenas en la médula ósea, los nodos linfáticos o el bazo se alimentan de los vasos sanguíneos en crecimiento que proveen factores de supervivencia para estimular el crecimiento cancerígeno.

Puedes pedirle a tu médico que realice una prueba para ver si estás en riesgo de desarrollar algún cáncer hereditario. El facultativo puede analizar una muestra de saliva o de sangre para ver si tus células contienen las mutaciones que pueden apuntar a cánceres hereditarios, como el cáncer de mama, de colon, de ovarios, de próstata, estomacal, pancreático, cervicouterino o el melanoma. Si tus resultados son positivos e indican la presencia de mutaciones, deberías ir a ver a un asesor genético para que te recomiende cómo gestionar tus riesgos. Más allá de visitarte periódicamente con tu médico para vigilar si el cáncer puede estar ya presente o tratarse con una práctica quirúrgica que elimine algunos órganos que quizá lo desarrollen, no hay gran cosa que la comunidad médica pueda recomendarte para disminuir tu riesgo. Definitivamente es importante tomar medidas, como hacer ejercicio, dormir y gestionar bien el estrés. Sin embargo, la antiangiogénesis alimentaria es una oportunidad crucial que te puede ayudar a anteponerte a las posibilidades de desarrollar la enfermedad.

Entre el 90 y el 95 por ciento de los cánceres están relacionados con las exposiciones del entorno y con nuestro estilo de vida. De todas las amenazas de cáncer, se estima que el 30 por ciento se vincula a la alimentación.[7] La mayoría de los investigadores y activistas en el campo del cáncer señalan factores alimentarios dañinos que deben evitarse para disminuir el riesgo de esta enfermedad. Sin embargo, la labor de la Fundación de la Angiogénesis está centrada en aportar un enfoque completamente distinto: recurrir a los alimentos, las bebidas y los ingredientes naturales que puedes «añadir» a tu dieta para reducir el riesgo de cáncer. Como sucede con las enfermedades cardiovasculares, hay mucha información sobre los alimentos que puedes evitar. Pero la fundación también se ha dedicado a la investigación y al análisis de información sobre los alimentos que pueden desarrollar vasos sanguíneos para promover la salud y cuidar tu vida.

Esta es la mejor parte: algunos de los alimentos más deliciosos del mundo pueden contribuir a la conservación del equilibrio de la angiogénesis. Ahora veamos cuáles son, así como las pruebas que demuestran su beneficio. Los amantes de la comida encontrarán muchos elementos sorprendentes que les encantarán.

Alimentos antiangiogénicos

Soja

Después de que se diera a conocer el trabajo de Fotsis con la orina de campesinos japoneses, los investigadores han confirmado que los productos de soja contienen propiedades antiangiogénicas potentes, que el cuerpo humano puede absorber tras su consumo. Estudios públicos a mayor escala demuestran lo siguiente: las personas que comen más productos de soja tienen menos riesgo de una serie de enfermedades dependientes de la angiogénesis, desde el cáncer de mama y próstata hasta la enfermedad coronaria arterial.[8]

Los productos de soja comprenden docenas de clases distintas de alimentos elaborados a partir de los granos de soja, legumbre antigua que se originó al este de China hace tres mil años. Desde productos frescos, como el edamame, la leche de soja y los frutos secos de soja, hasta productos fermentados, como la salsa de soja, el tofu, el miso, el natto, el tempeh, entre otros, la soja se encuentra en múltiples formas. Las tiendas de comida oriental muchas veces ofrecen granos de soja frescos, pero también los puedes encontrar en la sección de alimentos congelados del supermercado. El tofu fresco es versátil y un alimento común en Asia. En los países occidentales, los mejores establecimientos para encontrar variedades de tofu son los mercados orientales. Lee el menú de restaurantes chinos, japoneses, coreanos, tailandeses o vietnamitas y encontrarás muchas opciones con soja.

La soja contiene bioactivos antiangiogénicos conocidos como isoflavonas, en concreto genisteína, daidzeína, equol y gliceolinas. Los productos fermentados de soja las tienen en mayor concentración.[9] Un suplemento alimenticio llamado «polisacárido de genisteína concentrado» (PGC) es una forma altamente concentrada de genisteína y daidzeína. En la Fundación de la Angiogénesis probamos el PGC contra células humanas de vasos sanguíneos en el laboratorio y descubrimos que tiene una potente actividad antiangiogénica. El PGC también puede matar directamente el cáncer de próstata y las células del linfoma.[10] Los bioactivos de la soja no solo inhiben el crecimiento cancerígeno, sino que previenen el crecimiento de la placa arteriosclerótica gracias a su actividad antiangiogénica.[11] Un grupo asiático de investigadores ha demostrado que el consumo de soja puede reducir el riesgo de enfermedades cardiovasculares hasta en un 16 por ciento.[12]

Existe la idea equivocada generalizada de que las mujeres deben evitar comer soja por la creencia de que los fitoestrógenos vegetales naturales provocan cáncer. Es el momento de descartar esta leyenda urbana. La verdad científica es la siguiente: los fitoestrógenos no incrementan la incidencia de cáncer de mama en los estudios con humanos. Por el contrario, en los humanos los fitoestrógenos de la soja en realidad actúan como antiestrógenos, interfiriendo con la capacidad del estrógeno de alimentar ciertos cánceres.[13] Y, como ya sabes, la genisteína, que es un fitoestrógeno, tiene un efecto antiangiogénico capaz de matar de hambre al cáncer.

Una de las investigaciones epidemiológicas más convincentes sobre el beneficio, no el perjuicio, de la soja es el Estudio de Shangai de Supervivencia de Cáncer de Mama, que analizó a 5.042 supervivientes de este tipo de cáncer.[14] Durante un período de cuatro años, investigadores de la Universidad Vanderbilt documentaron y correlacionaron la cantidad de soja que las mujeres habían consumido con su recurrencia y muerte por cáncer de mama. Si hubiera cualquier posibilidad de que la soja fuera dañina, esta habría aparecido en esta población de mujeres. En cambio, lo que se encontró fue que las mujeres con el mayor consumo de soja mostraban una reducción del 32 por ciento del riesgo de cáncer recurrente. El riesgo de mortalidad, a su vez, disminuía un 29 por ciento. Esta asociación beneficiosa con la soja se observó en mujeres que tenían un cáncer de mama tanto positivo como negativo en los indicadores de receptores de estrógeno.

La próxima vez que tengas la oportunidad, consume soja. La cantidad que resulta beneficiosa para la salud en los estudios con humanos es de diez gramos de proteína de soja al día, que es la cantidad presente en una taza de leche de soja. Las pruebas en humanos demuestran que incorporar productos de soja a tu dieta reduce el riesgo de cáncer de mama. Cuanta más soja consumas, menor será el riesgo. La soja tiene otros beneficios, como saben los veganos, ya que es una fuente excelente de proteína. La soja está además muy presente en muchos alimentos comerciales precocidos y empaquetados, pero todavía no está claro si la soja que se utiliza como aglutinante tiene los mismos beneficios que los productos de soja fresca o fermentada, así que no recomendaría elegir alimentos altamente procesados solo porque estos incluyan la soja entre sus ingredientes. Mejor ve a por los granos de soja, la leche de soja, el tofu o los productos tradicionales de soja que se encuentran en tiendas y restaurantes orientales. Si nunca has probado platos con soja, como el tofu en un menú oriental, ahora tienes una buena razón para empezar: la soja puede matar de hambre a tu cáncer y alimentar tu salud.

Tomate

Comúnmente aceptado como verdura, técnicamente es un fruto, originario de Mesoamérica y utilizado en la gastronomía tradicional de México. Los conquistadores españoles llevaron los tomates a Europa y también los introdujeron en sus colonias de Asia. La palabra italiana *pomodoro* significa «manzana dorada» (*pomo d'oro*), así que los primeros tomates que vieron en Europa probablemente fuesen de un color más amarillento o naranja, no tan rojo. El cultivo selectivo entre los botánicos de generaciones posteriores dio lugar a la aparición de tomates de un tono rojo brillante, perfectamente redondos y de piel lisa. En los primeros años, los europeos utilizaban los tomates solo como elementos decorativos, creyendo erróneamente que el fruto era venenoso por su asociación con la mortal belladona (del género *Solanum*). En Italia, los campesinos incorporaron los tomates a su cocina y con el tiempo estos se convertirían en uno de los ingredientes fundamentales de la gastronomía local. Cuando los europeos del sur emigraron a Norteamérica, introdujeron los tomates en su nuevo hogar. Hoy en día, puedes encontrar tomates en cualquier parte. Puedes comprarlos frescos, enlatados, concentrados, secos, en polvo o en salsa y en zumo. Los tomates se disfrutan en las cocinas de todo el mundo, desde el Mediterráneo hasta América y Asia.

Lejos de ser un fruto venenoso, los tomates contienen bioactivos útiles, sobre todo carotenoides, como el licopeno, la rutina y la beta-criptoxantina. Entre ellos, el licopeno es el más importante porque se ha demostrado que puede inhibir la angiogénesis. Si bien el tomate entero contiene licopeno, la piel lo tiene entre tres y cinco veces más que la carne,[15] así que cocinarlos sin pelar es una buena forma de proteger tu salud. La cocción, de hecho, es un factor importante para extraer lo mejor de tu tomate. El licopeno en su estado natural, como el del tomate en la planta, existe en una forma química llamada *trans*. Desafortunadamente, el translicopeno se absorbe muy mal en el cuerpo. Sin embargo, al cocinar el tomate, el calor convierte la estructura del licopeno de *trans* a *cis*, y esta última sí que está ya lista para que el cuerpo la absorba.[16] Al cocinarlo también se libera más licopeno de las células del tomate, lo que incrementa su concentración en salsa o pasta de tomate. El licopeno es soluble en grasa, lo que significa que se disuelve fácilmente en el aceite. Si cocinas un tomate en aceite de oliva, se triplica la cantidad de licopeno que absorbe tu sangre.

La investigación epidemiológica confirma los beneficios para la salud que tienen los tomates. Más de treinta estudios han demostrado el efecto protector del consumo de tomate en el cáncer de próstata.[17] El Estudio de Seguimiento de Profesionales de la Salud de Harvard examinó el consumo de licopeno en 46.719 hombres y halló que consumir dos o tres tazas de salsa de tomate a la semana se asocia con un riesgo un 30 por ciento menor de desarrollar cáncer de próstata, lo cual concuerda con el efecto antiangiogénico del licopeno en casos de cáncer.[18] En los hombres que sí lo desarrollaron, quienes comían más salsa de tomate tuvieron cánceres menos angiogénicos y no tan agresivos.[19]

Existen más de mil tipos distintos de tomates y la cantidad de licopeno en cada una de ellas varía enormemente. Entonces ¿cuáles tienen la mayor actividad antiangiogénica? Un estudio de 119 tipos diferentes de tomates reveló que los tomates cherry tienen un 24 por ciento más de licopeno que los de otro tipo.[20] El tomate San Marzano, variedad patrimonial originaria de la localidad italiana de ese mismo nombre, a las faldas del Vesubio, también tiene uno de los niveles más elevados de licopeno. Asimismo, tiene un fuerte sabor distintivo, por lo que se puede comer perfectamente fresco, enlatado o en salsa para cocinar. Una variedad patrimonial amarillo-naranja, el tomate mandarina, es conocido por sus altos niveles naturales de cislicopeno, que es más absorbible por el intestino. Un estudio clínico realizado por investigadores de la Universidad de Ohio descubrió que el zumo de tomate hecho con tomates mandarina se absorbía 8,5 veces mejor en la sangre que el zumo de los tomates rojos comunes.[21] El sabor agrio de los tomates mandarina los convierte en una opción maravillosa para los sibaritas y para quienes quieran mejorar su salud.[22] Los tomates de piel oscura tienen más licopeno que los rojos, y mil veces más que las variedades amarillas.[23]

Los tomates maduros deben resultarnos pesados al tacto, pero firmes, y solo suaves cuando los apretemos ligeramente. Deben tener un olor dulce. Mantén los tomates frescos a temperatura ambiente, lejos de la luz directa del sol, y cómelos pocos días después de haberlos cosechado o comprado.

Verduras antiangiogénicas

El brócoli es una verdura crucífera y miembro de la familia vegetal *Brassica*, que incluye los grelos, la col china, la coliflor y el romanesco. El brócoli se originó en Italia. Contiene bioactivos antiangiogénicos potentes, como la brasinina y los sulforafanos. El consumo de una o dos tazas de brócoli a la semana se asocia con un riesgo menor de muchos tipos de cánceres. Estudios de la Universidad de Chicago, de la Universidad de Minnesota, de la Universidad de Harvard y de los Institutos Nacionales de Salud de Estados Unidos muestran que comer brócoli se asocia con una reducción de un 40 por ciento en el riesgo de desarrollar linfoma no Hodgkin, de un 28 por ciento en el caso del cáncer de pulmón, de un 17 por ciento en el cáncer de mama, de un 33 por ciento en el cáncer de ovario, de un 31 por ciento en el cáncer esofágico, de un 59 por ciento en el cáncer de próstata y de un 28 por ciento en el melanoma.[24]

La col rizada (kale) puede ser la verdura saludable más conocida, pero se merece esa reputación. En ella hay al menos seis bioactivos: brasinina, indol-3-carbinol, quercetina, luteína, sulforafano y kaempferol. Entre los distintos tipos de col rizada, hay uno que es especialmente delicioso y se consigue a finales del otoño y durante el invierno en los supermercados de Norteamérica y Europa. Se llama *cavolo nero* (col negra), o lacinato, col toscana o dinosaurio. Crece en la región de la Toscana, tiene hojas oscuras, verdes azuladas, y está presente en muchas recetas italianas. Es un ingrediente clave en recetas originales de sopa minestrone y ribollita, ambas llenas de ingredientes suculentos que contribuyen a la defensa de la salud.

Cuando compres col rizada, busca manojos con las hojas intactas y tallos firmes. Corta las hojas y desecha los tallos fibrosos y no comestibles. Pícalas o ralla las hojas para cocerlas al vapor, escaldarlas, saltearlas, añadirlas a una sopa o un guiso o mezclarlas en la pasta o el arroz. Si está bien cocido, el *cavolo nero* es muy suave, se vuelve casi negro y tiene un sabor fuerte, con un ligero regusto dulce.

Frutas antiangiogénicas

Las frutas con hueso son frutas de verano y se conocen por su carne dulce, rebosante de zumo, y por tener un hueso en el centro. Las reconoces instantáneamente: melocotones, ciruelas, mandarinas, albaricoques, cerezas, mangos y lichis. Contienen un gran número de bioactivos antiangiogénicos (y también regenerativos y protectores del ADN, de lo cual hablaremos más adelante), entre ellos carotenoides, kaempferol, antocianina, quercetina y ácido clorogénico. Dos estudios del Instituto Nacional del Cáncer de Estados Unidos y la Universidad de Illinois, en Chicago, han demostrado que el consumo de dos frutas medianas con hueso al día se asocia a una reducción de un 66 por ciento del riesgo de cáncer esofágico y de un 18 por ciento del riesgo de que los hombres padezcan cáncer pulmonar.[25] Cuando se trata de elegir frutas con hueso, no hay malas opciones, pero ahí va una advertencia útil: las ciruelas tienen tres veces más polifenoles supresores del cáncer que los melocotones. Tal como se ha visto en el laboratorio, un carotenoide llamado «luteína», que se encuentra en los albaricoques, previene la formación de fibrillas beta-amiloides dañinas para el cerebro, vinculadas con la angiogénesis anormal que se observa en la enfermedad de Alzheimer.[26] Elige frutas frescas siempre que sea posible, ya que al secarse disminuye la cantidad de bioactivos, aunque puede resultar más sencillo comer una cantidad mayor de frutas secas para compensar la pérdida por pieza.[27]

Las manzanas sientan bien, pero saber cuál elegir puede resultar confuso. En las manzanas hay una gran cantidad de polifenoles antiangiogénicos, entre ellos el ácido cafeico y el ferúlico. Dos estudios epidemiológicos importantes sobre nutrición, el EPIC y el Estudio de Dieta y Salud NIH-AARP, analizaron la relación entre el consumo de ciertas frutas y el cáncer. Los resultados de las manzanas son impresionantes. El consumo de una o dos manzanas al día está asociado a un riesgo un 10 por ciento menor de cáncer de vejiga, un riesgo un 20 por ciento menor de cáncer de colon y un riesgo un 18 por ciento menor de cáncer de pulmón.[28]

De las 7.500 variedades de manzanas que crecen en el mundo, solo unas cien están disponibles en los supermercados. A no ser que sea por su sabor y su textura —firme, crujiente, dulce, ácida, insípida—, es difícil diferenciarlas desde la perspectiva de la salud, aunque las investigaciones ya nos ofrecen una respuesta. Entre las variedades con los niveles más altos de polifenoles que estimulan las defensas, las tres principales son las de la manzana verde Granny Smith, la red delicious y la reineta.

Cuando las manzanas están en temporada, también lo está la sidra.[29] El zumo de manzana claro está filtrado, lo que puede llegar a eliminar muchos de los compuestos saludables, aunque no todos. Un estudio de la Clínica Mayo con 35.159 personas reveló que el consumo de dos raciones de sidra o zumo de manzana al mes está asociado con un riesgo un 35 por ciento menor de padecer linfoma no Hodgkin.[30]

Las bayas de temporada, como las fresas, frambuesas, moras, moras azules y arándanos, pueden estimular tus defensas angiogénicas. Su color intenso y sabor amargo son señal de la presencia de bioactivos potentes, incluidos la antocianina y el ácido elágico, ambos con actividad antiangiogénica. En el estudio EPIC (Investigación Prospectiva Europea de Cáncer y Nutrición) se examinaron la dieta y los patrones alimentarios de 478.535 personas de diez países europeos a lo largo de dos décadas en busca de relaciones con el cáncer y otras enfermedades crónicas, incluidas las enfermedades cardiovasculares. Una conclusión importante: el consumo de frutos rojos se vincula con un menor riesgo de cáncer. La gente que comía diariamente el equivalente a la quinta parte de una taza de cualquier tipo de fruto rojo tenía un riesgo un 22 por ciento menor de desarrollar cáncer pulmonar.[31]

Una variante especial de frambuesa es la frambuesa negra. El color oscuro refleja su alta concentración de bioactivos. Se han realizado pruebas clínicas con frambuesas negras en pacientes con esófago de Barrett, una lesión precancerosa, para ver su efecto. El resultado muestra que las moras negras provocan que la lesión sea menos agresiva, reduciendo los cambios celulares que anuncian la progresión del cáncer. Se observó lo mismo en relación a los pólipos precancerosos en el colon. Las frambuesas negras también retrasan su crecimiento.[32] Las moras azules tienen una coloración azul oscuro que revela su bioactivo antiangiogénico, la delfinidina.[33] Estudios en los que participaron 75.929 mujeres han demostrado que comer el equivalente a una taza de moras azules frescas a la semana conlleva un riesgo un 31 por ciento menor de desarrollar cáncer de mama.[34] Como te mostraré después, las moras azules tienen una capacidad impresionante para activar múltiples sistemas de defensa.

Las fresas son una gran fuente del bioactivo conocido como ácido elágico, que muestra una potente actividad antiangiogénica.[35] El sabor ácido de las fresas refleja la presencia del ácido. Se encuentran altos niveles de ácido elágico en tres variedades, las fresas rubygem (originaria de Nueva Zelanda), camarosa (del valle de Ohio) y osmanlí (de Turquía).[36] Vale la pena buscar estos tipos en el supermercado. A pesar de su extrema acidez, los arándanos en realidad tienen bajos niveles de ácido elágico. Sin embargo, lo que sí tienen son altos niveles de proantocianidinas, que también tienen efectos anticancerígenos y antiangiogénicos.[37]

Productos del mar

La gente que come productos del mar vive más.[38] El efecto de comer pescados y mariscos en la angiogénesis nos brinda una explicación sobre los motivos. La carne de muchos pescados y mariscos contiene los saludables ácidos grasos poliinsaturados (AGP). Estas grasas provienen del fitoplancton del que se alimentan los peces en el océano. La mayoría de las personas saben que el ácido graso omega-3 es saludable, pero en realidad hay tres formas de esta grasa asociadas con beneficios para la salud: EPA (ácido eicosapentaenoico), DHA (ácido docosahexaenoico) y ALA (ácido alfalinolénico). El EPA y el DHA se encuentran en los productos del mar. El ALA se encuentra sobre todo en los alimentos vegetales. Hay actividad antiangiogénica en los AGP del omega-3.[39] No obstante, no solo los AGP del omega-3 tienen un papel importante en el mantenimiento de la salud, sino el índice entre el omega-3 y otro grupo de ácidos grasos, el omega-6.

Los números 3 y 6 hacen referencia al punto de la molécula donde se localiza la porción «insaturada» del ácido graso. En relación con la protección contra el cáncer, los investigadores han observado que cuanto mayor sea el consumo general de omega-3 marino en la dieta, más beneficio habrá. En contraste, el consumo predominante de AGP omega-6, que proviene de aceites vegetales, por ejemplo —en relación con el AGP omega-3 (el índice omega-6:3)— está vinculado con un tipo de inflamación que no es sana y con un mayor riesgo de enfermedad.[40]

En investigaciones con grandes grupos de personas, como el Estudio de Singapur de la Salud China y el estudio EPIC, se ha descubierto una relación entre el consumo de productos del mar y una reducción del riesgo de padecer cáncer. El Estudio de Singapur analizó la salud de 35.298 mujeres y descubrió que comer noventa gramos de pescado o mariscos al día se asocia con un riesgo un 26 por ciento menor de tener cáncer de mama.[41] El estudio EPIC mostró que comer noventa gramos o más de pescado al día se asociaba con un riesgo un 31 por ciento menor de cáncer de colon.[42]

Los beneficios del pescado se extienden más allá de la prevención contra el cáncer. En el Estudio de la Salud de las Mujeres, realizado con 38.022 mujeres de mediana edad, investigadores de Harvard descubrieron que las mujeres que han consumido una o más porciones de pescado graso a la semana durante diez años tienen un riesgo un 46 por ciento menor de desarrollar degeneración macular asociada a la edad (DMAE), la principal causa de pérdida de visión entre personas mayores, relacionada con la permeabilidad de los vasos sanguíneos, provocada por una angiogénesis destructiva en la parte posterior del ojo.[43] En un enorme metaanálisis realizado por el Hospital del Pueblo Changshu 2, en China, participaron 128.988 personas de ocho estudios diferentes realizados en Islandia, Países Bajos, Estados Unidos y Australia. El análisis mostró que el consumo de pescado, variando en frecuencia de menos de una vez al mes hasta tres o cuatro veces a la semana, está asociado con una disminución del riesgo de DMAE hasta en un 24 por ciento.[44] El estudio halló diferencias relativas al nivel de la protección basadas en la clase de pescado que se consumía. La caballa, el salmón, las sardinas, el pargo azul y el pez espada demostraron ser beneficiosos y su consumo se vinculó con un riesgo un 32 por ciento menor de DMAE. Comer atún se vinculaba con un riesgo un 42 por ciento menor. Si bien son deliciosos, el peligro de comer atún, pez espada, pargo azul y otros peces de gran tamaño, de los que se encuentran en la parte superior de la cadena alimenticia, es que muchas veces contienen altos niveles de mercurio, así que procura comerlos con cuidado y moderación.

Los pescados grasos no deberían ser un alimento opcional si tu meta es mejorar tu salud. Si vives cerca de la costa, probablemente ya comes productos frescos del mar. Sin embargo, incluso quienes viven en el interior de sus países pueden comprar productos del mar que se hayan congelado inmediatamente después de la pesca. Esto captura los beneficiosos ácidos grasos omega-3, los cuales siguen presentes cuando el pescado se descongela en casa. La gran pregunta es cómo elegir los mejores pescados y mariscos. Si visitas los mercados de pescado más importantes del mundo, como el mercado Tsukiji en Japón, el mercado de Sant Josep o de La Boquería en Barcelona, o el Mercato del Pesce en Venecia, se te caerá la mandíbula cuando veas la inmensa variedad de criaturas frescas y comestibles que sacan del mar todos los días: una diversidad inigualable de magníficos pescados, crustáceos y mariscos.

Para ayudarte a navegar entre los tipos de productos del mar que encuentras en la pescadería, he recopilado una lista de pescados y mariscos comunes, basada en su nivel de AGP omega-3 y su presencia en mercados o menús de restaurantes. Para generar esta lista recorrí los principales mercados el mundo, leí menús de restaurantes y las tablas de sostenibilidad de las pescaderías; luego obtuve los elementos que tuvieran referencias cruzadas con bases de datos sobre composición de nutrientes en ocho países (Dinamarca, Francia, Islandia, Italia, Japón, Noruega, España, Estados Unidos) para extraer información de los productos con más nivel de AGP omega-3 (EPA + DHA) por cada 100 gramos del alimento. Esto les encantará a los amantes de la comida (entre los que me incluyo): delicias como la botarga, la tinta de calamar y el pepino de mar se encuentran entre los tipos con más actividad antiangiogénica potente.

Estas son las principales opciones de pescados y mariscos con omega-3 antiangiogénico:

MAYOR NIVEL (3-30 gramos/100 gramos de alimento): merluza, pepino de mar, almeja de Manila, atún de aleta azul, atún patudo, berberecho, botarga (hueva de lisa gris), caviar (esturión), hueva de pescado (salmón), jurel de aleta amarilla, róbalo,

NIVEL ALTO (>0,5-2,44 gramos/100 gramos): salmón, salmonete, fletán, ostras del Pacífico, lisa gris, sardinas, trucha alpina, jurel, pargo, róbalo del Mediterráneo, langosta espinosa, anchoas, pámpano, pargo rojo, lubina negra, pez espada, pez de San Pedro (John Dory), ostras orientales, calamar, trucha arcoíris.

NIVEL MEDIO (>0,2-0,5 gramos/100 gramos): cangrejo, mejillones, lisa rayada, pulpo, vieira, sepia, camarones y langostinos, merlán, bacalao seco, lubina rayada, lenguado, langosta del Atlántico.

NIVEL BAJO (<0,2 gramos/100 gramos): bacalao, mero, camarones grises, bígaros, caracoles de mar, orejas de mar, ráyidos.

Un último apunte sobre el pescado: ten cuidado con la tilapia. Este pez de agua dulce domesticado se encuentra en muchos menús, es de carne blanca y tiene un sabor suave, pero esconde una amenaza. La tilapia tiene un índice elevado y no sano de AGP omega-6 a omega-3, por lo que es un pescado menos deseable desde el punto de vista de la salud.

Muslo de pollo

Entre las carnes, el pollo es una de las opciones más saludables. La mayoría de nosotros estamos acostumbrados a pensar en la pechuga como la mejor parte del ave porque la carne clara tiene menos grasa; sin embargo, la carne oscura ofrece otros beneficios singulares para la salud, sobre todo si eliminas la grasa. Hay investigaciones que revelan que los muslos y las patas del pollo son opciones particularmente saludables. La carne oscura del pollo contiene vitamina K_2, o menaquinona, una vitamina natural soluble en grasa.[45] A diferencia de la vitamina K_1, producida por plantas como las espinacas, la K_2 es producto de las bacterias. Tiene propiedades antiangiogénicas.

En la Universidad de Hiroshima, en Japón, científicos que estudian la vitamina K_2 han descubierto que puede inhibir la angiogénesis y el crecimiento de células cancerígenas en el colon.[46] Investigadores de la Universidad de Illinois han demostrado que la vitamina K_2 puede inhibir tanto la angiogénesis como el crecimiento del cáncer de próstata.[47] Los beneficios de la K_2 se extienden también a la cardiopatía. La gente que come más alimentos con K_2 tiene un riesgo un 57 por ciento menor de morir de cardiopatía y un 52 por ciento menor de sufrir un endurecimiento severo de las arterias por acumulación de placa.[48] Recuerda que el crecimiento de placa necesita de la angiogénesis, por lo que la asociación tiene sentido. Los investigadores han descubierto que la menaquinona también interfiere con la capacidad del cuerpo de producir colesterol y puede prevenir el endurecimiento de las arterias.[49] Así pues, aun cuando tengas la costumbre de elegir la pechuga de pollo, la mejor decisión está clara cuando lo que quieres es proteger tu salud: elige los sabrosos muslos y las patas.

Jamón curado: lo bueno, lo malo y lo feo

La Organización Mundial de la Salud (OMS) considera la carne procesada un carcinógeno. Sin embargo, hay dos carnes que merecen una mención especial porque muchas personas saben que contienen grasas beneficiosas. Son el prosciutto de Parma italiano y el jamón ibérico de bellota español. Ambos jamones provienen de una clase de cerdo diferente de los de las granjas industriales. Se crían para acumular grasa en los músculos, lo que hace que su carne sea excepcionalmente deliciosa.

Los cerdos de Parma se crían de forma tradicional, se les da queso parmesano cuando son pequeños para darle a la carne un sabor a nuez y luego terminan con una dieta de castañas, ricas en AGP omega-3. Los AGP llegan a las vetas de grasa de la carne y el producto final los contiene, como sucede con los productos del mar. Los cerdos españoles son una especie de pata negra que crecen en libertad.[50] Más adelante los alimentan con bellotas ricas en AGP omega-3, lo que provee un alto contenido de ácido oleico, como el del aceite de oliva. El ácido oleico facilita la generación de HDL, el colesterol bueno, mientras que baja el LDL, el colesterol malo. Estos jamones se curan al aire y no se utilizan conservadores artificiales. Cortados en lonchas muy delgadas, ambos jamones son una fuente de AGP omega-3. De hecho, nueve lascas de prosciutto de Parma o de jamón ibérico de bellota te darán la misma cantidad de AGP omega-3 (catorce gramos) que una porción de 90 gramos de salmón.

Considerar saludables el prosciutto y el jamón ibérico, ¿es demasiado bueno para ser verdad? Sí. Solo porque contengan AGP omega-3 beneficiosos no quiere decir que se eliminen todos los problemas. El jamón curado no es un alimento saludable. Ten en cuenta que ambas carnes contienen más o menos el doble de grasas saturadas que el salmón. Tanto el prosciutto como el jamón tienen un alto contenido en sodio: alrededor de veinticinco o treinta veces la cantidad de sodio que contiene una porción de salmón (que vive en agua salada). El jamón tiene un 30 por ciento menos de sodio que el prosciutto. Un consumo elevado de sodio está vinculado con la hipertensión y con un riesgo mayor de cáncer de estómago, como verás en el capítulo 7. Además, la sal daña tus células madre. En comparación con el salmón, el prosciutto también tiene un índice más elevado de AGP omega-6, que es proinflamatorio, así que, definitivamente, conviene tener cuidado con estos alimentos. Ten en cuenta toda esta información si te gusta el jamón. Llegado el caso, imita a los italianos y a los españoles: come solo un poco para disfrutar de su sabor.

Bebidas

El té es la segunda bebida más consumida en el mundo, después del agua, y lleva preparándose desde hace más de cuatro mil años. Las hojas de té contienen más de dos mil compuestos bioactivos, como catequinas (EGCG), ácido gálico y teaflavinas, muchos de los cuales terminan en la taza de té cuando hidratas las hojas en agua caliente. En la Fundación de la Angiogénesis comenzamos a estudiar los tés por sus propiedades biológicas utilizando sistemas de análisis de laboratorio diseñados en origen para evaluar los medicamentos antiangiogénicos para el cáncer. Descubrimos que los extractos de té tenían un efecto inhibidor de la angiogénesis excepcionalmente fuerte, incluso comparable con el de los medicamentos. Lo interesante fue que las distintas variedades de té mostraban distintas potencias. Descubrimos que el té chino de jazmín tiene un efecto más potente que el té sencha de Japón, y que el Earl Grey es todavía más potente que el té de jazmín. El hallazgo más increíble consistió en que, al combinar culturas en una mezcla de sencha (japonés) con jazmín (chino), el resultado fue una mezcla de té con un efecto sinérgico en el crecimiento de los vasos sanguíneos, más de dos veces más potente contra la angiogénesis que cualquiera de los dos por separado.

Por supuesto, el té verde es el tipo de té que la mayoría de la gente asocia con beneficios para la salud. Uno de los bioactivos mejor estudiados en el té verde es el polifenol llamado EGCG (galato de epigalocatequina-3). El té verde tiene dieciséis veces más EGCG que el té negro. El EGCG reduce la angiogénesis dañina y el crecimiento del cáncer, baja la presión sanguínea, mejora el contenido de lípidos en la sangre, restaura la homeostasis de las células inmunológicas y tiene propiedades antioxidantes y antiinflamatorias.[51] Técnicamente, el té verde abarca una gran variedad de bebidas, desde el sencha y el jazmín hasta el oolong. Beber dos o tres tazas de té verde al día se asocia con un riesgo un 44 por ciento menor de desarrollar cáncer de colon.[52]

El té de manzanilla es un té herbal muy conocido, hecho con los pétalos secos de la flor de manzanilla. Contiene bioactivos, como la apigenina, el ácido cafeico y el ácido clorogénico, que presentan actividad antiangiogénica. Investigadores de la Universidad de Minho, en Braga, Portugal, han descubierto que el té de manzanilla puede inhibir la angiogénesis al interferir con las señales necesarias para activar las células vasculares y provocar que estas comiencen a desarrollar vasos sanguíneos.[53]

La variedad, el tiempo de cosecha y el procesamiento pueden afectar el nivel de bioactivos en el té. El té blanco es té verde cosechado a principios de temporada, y casi no tiene cafeína. A medida que madura el té a lo largo de su temporada, se incrementan los bioactivos de las hojas, entre ellos la cafeína. Una forma de controlar la potencia del té que bebes es comprar tés de hoja suelta, porque te permite controlar cuánto añades a cada taza. Los tés en bolsa permiten sumergirla en agua repetidamente, lo que ayuda a extraer los bioactivos y que estos pasen al agua. Compra solo el té suficiente para un mes o dos, y después vuelve a por más hojas frescas, recolectadas y preparadas por temporada. Los bioactivos y el sabor del té generalmente permanecen estables durante dos años si este se conserva en un lugar oscuro y seco.

Vino tinto

El vino tinto está asociado con beneficios cardiovasculares y actividad anticancerígena. Aunque el vino contiene cientos de compuestos bioactivos, el más conocido es el resveratrol. No obstante, el vino tinto también contiene polifenoles beneficiosos que son comunes en otros alimentos, como catequinas, ácido gálico, rutina, quercetina y ácido cafeico, entre otros conocidos por su efecto antiangiogénico.[54] No todo el vino es igual, dadas sus diferencias en la variedad y la calidad de la uva o el tipo de cosecha, todas ellas con efectos diferentes sobre sus propiedades antiangiogénicas. En la Fundación de la Angiogénesis realizamos investigaciones sobre la actividad antiangiogénica de seis vinos diferentes, hechos con variedades distintas de uva, pero de la misma empresa productora (Vintage Wine Estates), de la misma cosecha y cultivadas en el mismo terreno. Entre esos seis tipos, identificamos los vinos con más potencia antiangiogénica: Cabernet Sauvignon, Cabernet Franc y Petit Verdot.

La investigación epidemiológica confirma el efecto antiangiogénico del vino en el cáncer. El estudio EPIC-Norfolk siguió a 24.244 personas durante once años y descubrió que beber una copa de vino al día se asociaba con un riesgo un 39 por ciento menor de cáncer colorrectal.[55] El Estudio de Cáncer de Colon de Carolina del Norte, que siguió a 2.044 personas, obtuvo resultados similares: en concreto, beber algo menos de una copa de vino tinto entera al día se asocia con un riesgo un 27 por ciento menor de cáncer colorrectal.[56] Ten en cuenta que los altos niveles de consumo de alcohol, incluido el del vino, son nocivos y pueden provocar fibrilación articular, infarto hemorrágico y cardiomiopatía, así como cáncer de esófago y hepático. La moderación es fundamental en todo porque, en lo que respecta al vino, no es el alcohol mismo lo que aporta salud; los beneficios provienen de los bioactivos presentes en la bebida.

Cerveza

Los lúpulos de la cerveza contienen xantohumol, un bioactivo antiangiogénico.[57] Un amplio estudio realizado por el Instituto Nacional del Cáncer de Estados Unidos, las Pruebas de Detección de Cáncer de Próstata, Pulmonar, Colorrectal y de Ovarios, examinó a 107.998 personas. Se analizó el vínculo entre el consumo de cerveza y el cáncer de riñón, también conocido como «carcinoma de célula renal». El estudio descubrió que beber aproximadamente cinco cervezas a la semana se asocia, de manera casi increíble, con un riesgo un 33 por ciento menor de desarrollar cáncer de riñón.[58] El Estudio de Cáncer de Colon de Carolina del Norte descubrió al analizar a 2.044 personas que el consumo moderado de cerveza (poco menos de una cerveza al día) se asocia con una reducción de un 24 por ciento del riesgo de cáncer de colon.[59]

El consumo de cerveza también está relacionado con ciertos beneficios cardiovasculares. Un estudio realizado por el Instituto de Investigación Farmacológica Mario Negri, en Santa Maria Imbaro, y la Universidad

Católica de Campobasso, en Italia, examinó catorce estudios de investigación de diez países y halló que tomar una cerveza al día se asocia con una reducción de un 21 por ciento del riesgo de padecer enfermedad coronaria arterial.[60] Un estudio alemán sugiere que un beneficio de la cerveza es la prevención de la demencia. El estudio liderado por el Instituto Central de Salud Mental, en Mannheim, se desarrolló en seis ciudades alemanas (Bonn, Dusseldorf, Hamburgo, Leipzig, Mannheim y Munich) y evaluó a 3.203 personas mayores de setenta y cinco años. Los investigadores correlacionaron el consumo de distintos tipos de bebidas alcohólicas con a incidencia de demencia.[61] Quienes bebieron una cerveza y media o hasta dos al día mostraban un riesgo un 60 por ciento menor de padecer demencia y un 87 por ciento menor de ser diagnosticados de Alzheimer. La misma advertencia relativa al vino es pertinente para la cerveza: los altos niveles de consumo son peligrosos para tu salud. Bebe poco o con moderación. El alcohol mismo es una toxina para el cerebro y en dosis elevadas puede incrementar el riesgo de demencia.

Queso

Como alimento, el queso precede a la historia documentada. Hay más de novecientos tipos de queso diferentes, pero encontrarás solo una fracción de todos ellos en cualquier tienda o supermercado. Aunque el queso tiene un alto contenido en sodio y grasas saturadas, también contiene vitamina K_2 antiangiogénica como subproducto del cultivo bacteriano utilizado en su preparación. Un estudio realizado por la Universidad de Maastricht definió los niveles de vitamina K_2 en el queso y confirmó que los niveles más elevados se encuentran en el munster, gouda, camembert, edam, stilton y emmental. El queso jarlsberg también contiene altos niveles de una forma de vitamina K_2. Los quesos pueden contener niveles de K_2 similares a los que se encuentran en los muslos de pollo.[62]

El estudio EPIC-Heidelberg analizó la relación entre el consumo de vitamina K y el cáncer. Los investigadores estudiaron a 23.340 personas durante catorce años y descubrieron que el queso es la mayor fuente de vitamina K_2 (menaquinona) en este grupo. Se detectó una relación entre el consumo de la vitamina K_2 presente en de una a tres porciones de queso al día y un riesgo un 62 por ciento menor de padecer cáncer de pulmón. También se realizó un análisis similar solo con hombres, y el consumo de K_2 en el equivalente de dos porciones de queso al día se asocia con un riesgo un 35 por ciento menor de cáncer de próstata.[63]

El queso por lo general contiene grasas saturadas, colesterol y grandes dosis de sodio, factores no saludables, así que la moderación en su consumo es importante. Sin embargo, las pruebas nos permiten pensar en el queso como en un alimento con el potencial de ofrecer ciertos beneficios a la salud, y ya no como algo que deberíamos limitarnos a descartar categóricamente por resultar dañino.

Aceite de oliva

Los seres humanos llevan utilizando el aceite de oliva desde hace cuatro mil años, y sus orígenes parten de Asia Menor y el Mediterráneo. Utilizado en tiempos como aceite para lámparas y en los rituales, el aceite de oliva acabó luego por incorporarse a la cocina. En la actualidad España, Italia y Grecia son los principales productores de aceite de oliva, y los tres países cultivan variedades que contienen altos niveles de polifenoles bioactivos, entre ellos ácido oleico, oleuropeína, hidroxitirosol, tirosol y oleocantal, con propiedades antiangiogénicas, antiinflamatorias, antioxidantes y, como verás en el capítulo 7, unas anticancerígenas muy especiales. El aceite de oliva virgen extra (AOVE) se extrae prensando las aceitunas sin aditivos químicos ni procesos de refinación, y contiene el nivel más elevado de bioactivos, además del mejor sabor. Tiene una vida útil de dos años aproximadamente.

Un estudio realizado por el Instituto de Investigación Farmacológica Mario Negri y la Universidad de Milán examinó el consumo de aceite de oliva virgen extra, mantequilla, margarina y aceites de semillas, entre veintisiete mil personas en Italia.[64] Se buscaron vínculos con distintos tipos de cáncer. Descubrieron que entre tres y cuatro cucharadas de aceite de oliva al día se asocian con un riesgo un 70 por ciento menor de cáncer esofágico, un 60 por ciento menor de cáncer de laringe, un 60 por ciento menor de cáncer de faringe, un 32 por ciento menor de cáncer de ovarios, un 17 por ciento menor de cáncer colorrectal y un 11 por ciento menor de cáncer de mama. No se hallaron tales beneficios en las otras grasas. La mantequilla, de hecho, se asocia con el doble de riesgo de cáncer esofágico, oral y de faringe. No se apreció ningún beneficio para la reducción del riesgo de cáncer en los aceites de semillas.

Cuando compres aceite de oliva busca siempre un producto de extracción en frío. Para encontrar el aceite con los niveles más altos de polifenoles, lee con atención la etiqueta para ver si se identifica el tipo de aceituna que se utilizó. Al elegir aceites de una sola variedad, es decir, preparados con un solo tipo de aceituna, puedes elegir el producto que provenga de las mejores aceitunas para tu salud: koroneiki (de Grecia), moraiolo (de Italia) y picual (de España). Los aceites de estas aceitunas tienen grandes perfiles de sabor que funcionan muy bien en la cocina, como aderezo para ensalada y para mojar pan.

Frutos secos (nueces, pecanas, almendras, anacardos, pistachos, piñones, nueces de macadamia) y legumbres

Los frutos secos no son solo un tentempié muy habitual: también contienen AGP omega-3, con un potente efecto antiangiogénico. Por ende, son un alimento antiangiogénico. Un estudio multicéntrico liderado por la Escuela de Medicina de Harvard examinó a 826 pacientes con cáncer de colon de etapa 3 que habían sido operados quirúrgicamente dos meses antes de participar en la prueba.[65] Entre los centros participantes estaban la Universidad de Duke, el Consorcio de Investigación de Oncología Clínica del Sureste, el Centro de Cáncer Memorial Sloan Kettering, el Hospital de la Comunidad de Toledo, el Hospital del Sagrado Corazón de Montreal, la Universidad de Loyola, la Universidad de Northwestern, la Universidad de Chicago, las Asociaciones de Oncología de Virginia, la Universidad de California-San Francisco y la Universidad de Yale. Los pacientes recibieron el tratamiento estándar de quimioterapia y se midió su consumo de frutos secos, correlacionado con los resultados clínicos de su tratamiento para el cáncer. El resultado mostró que dos raciones de frutos secos a la semana se asociaban con un impresionante riesgo de muerte que era hasta un 57 por ciento menor. La ración de frutos secos necesaria para lograr este efecto es de 7 nueces enteras, 18 anacardos, 23 almendras u 11 nueces de macadamia.

Para la prevención del cáncer, el estudio EPIC examinó el consumo de frutos secos en 478.040 personas y descubrió una relación entre las mujeres que comían una ración y media de frutos secos y semillas al día y una reducción del 31 por ciento del riesgo de padecer cáncer de colon.[66] Para obtener este efecto, la dosis de frutos secos debe ser: 11 nueces enteras, 26 anacardos, 17 nueces de macadamia o 4 cucharadas de piñones. Otro estudio de la Universidad de Toronto analizó a 1.253 hombres de Toronto y Quebec y evaluó su consumo de frutos secos, semillas y legumbres, entre otros alimentos.[67] En relación con los frutos secos o las legumbres, el consumo en hombres de solo una ración diaria mostraba una relación con un riesgo un 31 por ciento menor de desarrollar cáncer de próstata. En cuanto a las legumbres, el tamaño de la porción era de solo dos cucharadas al día.

Chocolate amargo (cacao)

Para deleite de los amantes del chocolate, los beneficios del cacao para la salud están haciéndose notar cada vez más. Científicos de la Universidad de California-Davis han demostrado que los bioactivos llamados «procianidinas» en el cacao tienen unos fuertes efectos antiangiogénicos por su capacidad de detener las señales que activan las células de los vasos sanguíneos.[68] Investigaciones realizadas por mi grupo con el cacao en polvo han mostrado que no todos los chocolates son iguales. Cuando estudiamos el efecto antiangiogénico del cacao con dos proveedores distintos del polvo, uno tenía el doble de potencia en este sentido que el otro.

Especias y hierbas

Si bien todavía no se realizan estudios epidemiológicos sobre el consumo de especias, hay un gran conjunto de investigaciones en laboratorio que muestra el contenido de bioactivos antiangiogénicos y de actividad antitumoral en las hierbas y especias de tu cocina. Los beneficios se observan en el producto fresco y seco. El romero, el orégano, la cúrcuma, el regaliz y la canela tienen efectos antiangiogénicos.[69] En células y en animales de laboratorio se ha detectado un potente efecto supresor de la angiogénesis tumoral. Esparcir hierbas y especias angiogénicas en tu comida es una buena idea, y además le darán más sabor a cualquier plato.

Enfermedades que requieren de un nivel mayor de angiogénesis

En el otro extremo de la ecuación de la defensa angiogénica, estimular el crecimiento de vasos sanguíneos con distintos tipos de comida también puede ser útil para alimentar tus órganos y ahuyentar la enfermedades. Tal vez te preguntes: «¿Puedo comer con toda seguridad alimentos que promueven la angiogénesis sin provocar un cáncer o cualquier otra enfermedad relacionada con un exceso de vasos sanguíneos?». La respuesta es sí. Recuerda que los alimentos no pueden anular los niveles normales establecidos por el cuerpo para la angiogénesis. Esto quiere decir que los alimentos antiangiogénicos no pueden reducir la cantidad de vasos sanguíneos que el cuerpo necesita para conservar la salud de tus órganos, y significa también que los alimentos estimulantes de la angiogénesis no pueden anular la capacidad defensiva de tu cuerpo de controlar la cantidad de vasos sanguíneos para que su hiperabundancia no provoque enfermedades. La alimentación solo puede estimular el estado natural de equilibrio. Al nutrir tu defensa de angiogénesis por ambos lados de la ecuación, puedes comer para combatir a la vez muchas enfermedades.

La angiogénesis alimentaria puede ayudar a tus órganos a prosperar en una variedad de situaciones. Tu sistema cardiovascular requiere de unos vasos sanguíneos que muestren un funcionamiento óptimo. Cuando no hay suficientes vasos para cubrir la demanda de tu corazón, tu cerebro, tus piernas o tus órganos internos, las células se debilitan por falta de oxígeno, y a la larga morirán.

La cardiopatía isquémica se desarrolla por el estrechamiento de las arterias coronarias que llevan la sangre hacia tu músculo cardíaco. La isquemia ocurre cuando hay un abastecimiento inadecuado de sangre. A medida que, a lo largo de tu vida, crecen las placas cargadas de colesterol en las paredes de tus vasos sanguíneos, estas pueden ahogar una parte de tu circulación y provocar dolor de pecho, conocido como «angina». Algunas personas heredan afecciones, como la hipercolesterolemia familiar, por la que el cuerpo es incapaz de eliminar el colesterol dañino (lipoproteína de baja densidad) de la sangre. Si la padeces, tu riesgo de ataque cardíaco es cinco veces mayor que el de alguien con niveles normales de lípidos en la sangre. Como respuesta a los bloqueos, el corazón abre canales colaterales de sangre al mismo tiempo que, con arrojo, intenta generar vasos sanguíneos que mejoren su flujo y sus niveles de oxígeno.

Desafortunadamente, la angiogénesis muchas veces es insuficiente o se da a un ritmo demasiado lento para cubrir la demanda de sangre del corazón en apuros. La isquemia tarde o temprano empeora, y el músculo cardíaco se debilita y falla. Una repentina ruptura de la placa coronaria provoca ataques cardíacos porque cierra el vaso como una trampilla, e impide el flujo de sangre y mata el músculo cardíaco del otro lado del bloqueo. Si sobrevives al evento, tu corazón generará nuevos vasos sanguíneos para reparar el daño y crear un *bypass* que lleve el flujo lejos del bloqueo, limitando así la muerte celular, pero, como dijimos antes, si la respuesta angiogénica hubiese sido más efectiva antes de la crisis, quizá ese daño nunca hubiese tenido lugar.

Tu cerebro puede sufrir el mismo tipo de crisis. Cuando los vasos sanguíneos del cerebro se estrechan, las células cerebrales mueren por la falta de oxígeno. Esto puede suceder cuando se bloquean las arterias carótidas, los principales vasos sanguíneos que pasan de tu cuello al cerebro. El cerebro intenta formar canales de *bypass* naturales para organizar una respuesta angiogénica. Al darse esta forma inadecuada y sin *bypass*, el tejido cerebral muere lentamente. También puede llegar un coágulo al cerebro, provocando un infarto isquémico. Hay otras causas de infarto, como la de la hemorragia cerebral, pero en cada situación existe la necesidad de un mayor nivel de angiogénesis para evitar la discapacidad severa o la muerte.

El mismo estrechamiento que ocurre con la arteriosclerosis en el corazón y el cerebro puede darse también en las piernas. Se llama «enfermedad vascular periférica» y lleva a una circulación inadecuada en las extremidades inferiores. El flujo sanguíneo deficitario dificulta la realización de cualquier clase de ejercicio, incluso el caminar. La falta de oxígeno en el músculo provoca serios calambres. Si el bloqueo se agrava, el tejido de la pierna comienza a morir. La angiogénesis insuficiente evita que la pierna compense para revertir la situación bajo estas condiciones.

Las heridas crónicas no sanan y empiezan a formar úlceras en la piel, por lo general en las piernas y en los pies. La gente con diabetes es particularmente propensa a la formación de úlceras, porque el flujo sanguíneo en los nervios del pie es insuficiente; los nervios sufren isquemia y pueden llegar a morir. Muchas personas con diabetes no sienten nada en los pies. De tal manera, las pequeñas heridas ocasionadas en los dedos o la planta del pie, incluso por una piedra en el zapato, pueden abrir un agujero en el pie sin que la persona se dé cuenta. Dichas heridas tardan en sanar porque la diabetes interfiere con la angiogénesis de las lesiones. Las heridas que no sanan se infectan con facilidad y, de manera insidiosa, pueden desencadenar una gangrena.

Las heridas problemáticas aparecen incluso en personas que no tienen diabetes. Las úlceras venosas en la pierna son las heridas más comunes entre las personas mayores, porque las válvulas de sus venas no funcionan. Esto lleva a una reserva de sangre en la parte baja de la pierna, provocando una inflamación excesiva. La presión llega a estirar la piel de las pantorrillas hasta el punto de formar ampollas y estallar, lo cual da lugar a una herida superficial. La curación puede ser lentísima, debido a la angiogénesis insuficiente que se observa en este tipo de heridas.

De la misma manera, las úlceras por presión pueden observarse en cualquier persona que aplica una presión excesiva y constante a cualquier parte del cuerpo. La gente postrada en cama, que no puede moverse, desarrolla estas úlceras en las nalgas y cerca del coxis. La gente que ha sufrido alguna amputación ejerce un alto grado de presión sobre el muñón cuando usa una prótesis. La presión constante dificulta la angiogénesis y las lesiones pueden tardar en sanar, infectándose en repetidas ocasiones.

La disfunción eréctil es un serio problema para los hombres. Tiene muchas causas subyacentes, pero la insuficiencia de angiogénesis para llevar sangre al nervio pudiendo acabará definitivamente con el funcionamiento del pene. La disfunción eréctil es común en hombres con una diabetes mal tratada, o y el mismo tipo de angiogénesis dañada que se ve en el pie diabético también puede darse en el pene.

La alopecia o pérdida de cabello se puede deber a un crecimiento inadecuado de vasos sanguíneos. Los folículos pilosos necesitan nuevos vasos sanguíneos para cubrir sus necesidades nutricionales. Cuando esto se ve comprometido, el cabello no se reemplaza con la misma naturalidad con que se cae. La mala circulación en el cuero cabelludo compromete la capacidad de crecimiento normal del cabello y puede contribuir a la calvicie.

Alimentos que estimulan la angiogénesis

Hasta hace unos años nadie sabía que los alimentos pueden estimular la angiogénesis y mejorar el flujo sanguíneo. Sin embargo, las pruebas científicas hoy son claras con respecto a lo útil que puede ser la alimentación para incrementar la circulación. Esta es una lista de los alimentos proangiogénicos identificados en la actualidad.

Granos y semillas

La cebada es un grano antiguo utilizado comúnmente en la preparación de sopas, guisos y cerveza. Es alto en fibra dietética y está demostrado que reduce el colesterol en sangre. El bioactivo de la cebada es el beta-D-glucano, que activa la angiogénesis y desarrolla nuevos vasos sanguíneos en los órganos privados de oxígeno.[70] Investigadores del Instituto de Ciencias de la Vida y de la Escuela Superior Santa Anna, en Pisa, Italia, han estudiado los efectos de la cebada en las células de vasos sanguíneos que crecían en cultivos, o bien en los corazones de ratones que habían sufrido un ataque al corazón.[71] Desarrollaron una pasta enriquecida con beta-D-glucano y alimentaron a los ratones con ella. Los que fueron alimentados con la pasta de cebada duplicaron su porcentaje de supervivencia después de un ataque cardíaco, en comparación con los ratones que no la consumieron. Los científicos detectaron que el betaglucano de la cebada incrementa la angiogénesis en el corazón. El nuevo abastecimiento de sangre protegió al corazón y disminuyó la cantidad de daño provocado por el ataque cardíaco. Los investigadores también descubrieron que añadir betaglucano de la cebada al agua que tomaban los ratones podía igualmente proteger al corazón del daño.

Semillas como la linaza, las semillas de girasol, el sésamo, las pepitas de calabaza y la chía son alimentos densos en nutrientes que contienen bioactivos llamados «lignanos». Se ha demostrado que uno de ellos, el secoisolariciresinol diglucósido (SDG), estimula la angiogénesis en el corazón después de un ataque cardíaco. Investigadores del Laboratorio de Angiogénesis y Cardiología Molecular, del Centro Médico de la Universidad de Connecticut, alimentaron ratas de laboratorio con una dieta alta en colesterol y luego les indujeron un ataque cardíaco experimental.[72] Dividieron a las ratas en dos grupos, y a uno le dieron una dieta que contenía SDG. Después del ataque cardíaco, se analizó tanto la recuperación como la mortalidad de los animales. Los que comieron la semilla bioactiva duplicaron el factor de crecimiento angiogénico FCVE. Sus corazones tenían una cantidad un 33 por ciento mayor de vasos sanguíneos nuevos y su corazón bombeaba sangre con una eficiencia un 22 por ciento mayor, en comparación con los ratones que no se alimentaron con la semilla bioactiva. El tamaño del tejido dañado por el ataque cardíaco también era un 20 por ciento más pequeño en los animales que recibieron el tratamiento. Las semillas que contienen SDG cuentan con otro beneficio: son altas en fibra dietética, lo que puede disminuir el colesterol, así como alimentar el microbioma intestinal. Esto les añade más propiedades, de cara a la protección de tu corazón y tu salud.

Alimentos que contienen ácido ursólico

El ácido ursólico es un poderoso bioactivo conocido como «triterpeno», que se encuentra en el ginseng, el romero, la menta y la cáscara de la fruta, incluidas las manzanas. En el laboratorio, el ácido ursólico estimula la angiogénesis beneficiosa y puede desarrollar nuevas capilaridades y enriquecer el flujo sanguíneo en ratones con circulación deficitaria en las piernas.[73] Algo impresionante es que también inhibe la angiogénesis dañina que alimenta los cánceres.[74] Así pues, este bioactivo es uno de los factores especiales que pueden trabajar al mismo tiempo a ambos lados de la ecuación angiogénica y ayudarte a conseguir el equilibrio de este sistema de defensa. Distintas frutas secas, como las pasas sultana, las cerezas, los arándanos y las moras azules, contienen ácido ursólico porque se secan con la piel o la cáscara intactas.[75]

Alimentos ricos en quercetina

La quercetina es un bioactivo que estimula la angiogénesis ante la falta de oxígeno en los tejidos; sin embargo, no provoca el crecimiento del cáncer.[76] De hecho, la quercetina inhibe la inflamación y la angiogénesis tumoral en animales con linfoma y cáncer de mama, trabajando también a ambos lados de la ecuación angiogénica.[77] Este doble efecto puede proteger contra el cáncer y la cardiopatía. Entre los alimentos que contienen quercetina figuran los siguientes: alcaparras, cebolla, lechuga morada, guindillas verdes, arándanos, ciruelas negras y manzanas.

Unamos las piezas

Hay alimentos y bebidas específicos que activan tu sistema de defensa de la angiogénesis y te ayudan a mantener un estado de salud equilibrado. Comer los alimentos correctos puede repeler y eliminar el exceso de vasos sanguíneos para evitar afecciones como el cáncer, la endometriosis, la pérdida de visión, la artritis, la enfermedad de Alzheimer y la obesidad, ya que estas se relacionan con un crecimiento anormal de vasos sanguíneos en tu cuerpo. Los alimentos y bebidas que contienen una reserva abundante de sustancias antiangiogénicas naturales pueden estimular la capacidad natural de tu cuerpo de defenderse contra el crecimiento patológico de vasos sanguíneos y evitar que estas enfermedades ganen terreno. Por otra parte, los alimentos y las bebidas con factores naturales estimulantes de la angiogénesis pueden cooperar con la capacidad innata de tu cuerpo de mantener una circulación fuerte cuando esta sea necesaria, como en tu corazón, cerebro, piel, nervios y folículos pilosos. El crecimiento sano de vasos sanguíneos permite que tus órganos conserven su forma y su funcionamiento.

El método de la angiogénesis alimentaria es fácil de adoptar en la vida diaria. Todo lo que necesitas es saber cómo influyen los vasos sanguíneos en tu salud y luego poder identificar los alimentos, las bebidas y los ingredientes que ayudan a mantener sana tu circulación, no a que esta crezca fuera de control. Gracias a los descubrimientos que hemos visto, la creciente cantidad de alimentos útiles para controlar la angiogénesis te brinda muchas opciones entre las que escoger, y puedes combinarlas con tus preferencias alimentarias. Si eres una persona que se toma en serio su salud y solo quieres optimizar tus defensas, puedes tener en casa una reserva de estos alimentos con efecto angiogénico. Puedes buscarlos en establecimientos comerciales o en el menú de un restaurante. Y, lo más importante, si estás en medio de una batalla contra alguna enfermedad dependiente de la angiogénesis, sabes que la alimentación es una intervención sana que puedes prescribirte por tu propia cuenta.

ALIMENTOS CLAVE QUE AFECTAN A LA ANGIOGÉNESIS

Antiangiogénicos			
Aceite de oliva (AOVE)	Coliflor	Nueces de macadamia	Róbalo
Albaricoques	Cúrcuma	Nueces pecanas	Romanesco
Almejas de Manila	Fletán	Orégano	Romero
Almendras	Frambuesas	Ostras del Pacífico	Salmón
Anacardos	Frambuesas negras	Ostras orientales	Salmonete
Anchoas	Fresas	Pámpano	Sardinas
Arándanos	Granada	Pargo	Sidra
Atún	Hueva de pescado (salmón)	Pargo azul	Soja
Atún de aleta azul	Jamón ibérico de bellota	Pargo rojo	Té de jazmín
Atún patudo	Judías blancas	Pepino de mar	Té de manzanilla
Berberechos	Judías negras	Pez de San Pedro	Té negro
Botarga	Jurel de aleta amarilla	Pez espada	Té oolong
Brócoli rabe	Langosta espinosa	Piñones	Té sencha
Caballa	Lichis	Pistachos	Té tieguanyin
Calamar	Lisa gris	Pollo (carne oscura)	Té verde
Canela	Lubina negra	Prosciutto de Parma	Tinta de calamar
Castañas	Mandarinas	Queso camembert	Tomates cherry
Caviar (esturión)	Mango	Queso edam	Tomates de piel rojinegra

ALIMENTOS CLAVE QUE AFECTAN A LA ANGIOGÉNESIS (cont.)

Cerezas	Manzanas red delicious, Granny Smith, reineta	Queso emmental	Tomates mandarina
Cerveza	Melocotones	Queso gouda	Tomates San Marzano
Chocolate amargo	Merluza	Queso jarlsberg	Trucha alpina
Ciruelas	Moras	Queso munster	Trucha arcoíris
Col china	Moras azules	Queso stilton	Vino tinto
Col rizada	Nueces	Raíz de regaliz	
Estimulantes de la angiogénesis			
Arándanos	Chía	Manzanas	Semillas de girasol
Arándanos (secos)	Ciruelas negras	Menta	Sésamo
Cáscara de manzana	Ginseng	Moras azules (secas)	
Cebada	Guindilla	Pasas sultanas	
Cebollas	Lechuga morada	Pepitas	
Cerezas (secas)	Linaza	Romero	

CAPÍTULO 7

(Re)genera tu salud

Todos queremos seguir estando jóvenes y conservar nuestra vitalidad durante el mayor tiempo posible para poder disfrutar a fondo todo lo que la vida nos pueda ofrecer. Aun cuando tampoco te interese vivir hasta los cien años, quieres tener agilidad al moverte y mantener la lucidez. La ciencia nos dice que podemos contrarrestar los efectos del envejecimiento a través del consumo de los alimentos que estimulan nuestras células madre para que actúen como en nuestra juventud. El envejecimiento hace que las células madre disminuyan en número y potencia, y esto desacelera la capacidad de tu cuerpo de regenerarse. Elegir los alimentos correctos puede ayudarte a poner tus células madre en acción para desarrollar músculos, conservar tu vigor y detener los estragos del paso del tiempo.

Las células madre no solo te mantienen joven: también pueden regenerar los tejidos dañados por el envejecimiento. Recuerda el estudio de Homburg, Alemania, donde se demostró que los pacientes que sufrían de ataques cardíacos o infartos tenían menos probabilidad de supervivencia si poseían bajos niveles de células madre circulantes. Sabemos que una clase específica de célula madre, llamada «célula progenitora endotelial» (CPE), sustenta la creación de nuevos vasos sanguíneos angiogénicos, como vimos en el capítulo anterior, pero estas células madre también reparan y regeneran los vasos sanguíneos dañados por causa del envejecimiento y el colesterol alto, protegiendo la salud cardiovascular. Los cambios de estilo de vida, como dejar de fumar, hacer ejercicio o tomar medicamentos como estatinas, dirige una cantidad mayor de CPE al torrente sanguíneo para incrementar el efecto. Lo mismo sucede con ciertos alimentos y bebidas.

Si bien puede parecer extraño que comer chocolate baje el riesgo de enfermedad coronaria arterial, en realidad es un buen alimento para reclutar células madre. El cacao en polvo contiene bioactivos llamados «flavonoles». Hace mucho tiempo, los epidemiólogos establecieron una conexión entre el consumo de alimentos con flavonoles y la baja incidencia de muerte por enfermedad cardiovascular.[1]

En la Universidad de California-San Francisco, un grupo de investigadores explora si una bebida de chocolate, hecha con cacao, que contiene altos niveles de flavonoles, puede influir en las células madre y la salud de los vasos sanguíneos.[2] Reunieron a dieciséis pacientes con enfermedad coronaria arterial diagnosticada y los dividieron en dos grupos. Un grupo tomó chocolate caliente con un bajo contenido de flavonoles, solo nueve miligramos por porción. El otro grupo recibió un chocolate caliente con un alto contenido de flavonoles, 375 miligramos por porción (42 veces más), hecho con un polvo llamado CocoaPro. Ambos grupos bebieron el chocolate caliente dos veces al día durante treinta días.

Al final del estudio, los investigadores compararon los análisis de sangre antes y después del experimento. Sorprendentemente, los participantes que bebieron el chocolate con más flavonoles tenían el doble de células madre en su circulación que los del otro grupo. Los investigadores querían ver si el flujo sanguíneo mejoraba por el chocolate. Así pues, utilizaron una prueba llamada «dilatación mediada por flujo», en la cual un baumanómetro y un ultrasonido miden la velocidad a la que se dilatan los vasos sanguíneos para restaurar el flujo de sangre tras haberse constreñido. La alta dilatación indica un menor daño en la pared del vaso sanguíneo y una mejor salud en general. Los resultados del grupo con un chocolate alto en flavonoles eran el doble de mejores que al principio, lo cual demostraba un beneficio funcional del chocolate en la circulación. De hecho, el efecto beneficioso de los niveles de células madre que registraron los investigadores podía compararse con los de las estatinas, un medicamento común para reducir el colesterol, también conocido por mejorar los niveles de células madre.[3]

El chocolate es solo uno de los alimentos que han demostrado mejorar nuestra capacidad regenerativa. Las células madre de la médula ósea, la piel, el corazón y otros órganos pueden entrar en acción en función de lo que comamos, y de cómo lo comamos. Consumir alimentos regenerativos propicia un mejor estado de salud, de dentro hacia fuera, y sigue reconstruyendo tus órganos para que estén en las mejores condiciones posibles. Los alimentos que movilizan las células madre ayudan a contrarrestar y prevenir el daño a los órganos que inevitablemente tiene lugar con la edad. Las células madre también pueden ayudar a revertir el azote de la diabetes, las enfermedades cardiovasculares, los efectos del tabaco, el colesterol alto y la obesidad. Imagínate, por ejemplo, si los pacientes en recuperación de un ataque cardíaco o un infarto pudieran elegir su cena de un menú en el hospital o en su hogar, diseñado para activar las células madre, reparar su corazón y su cerebro y acelerar su recuperación. Imagina si hubieran empezado a tomar una dieta regenerativa desde niños o adultos jóvenes. Podrían haber evitado la enfermedad por completo.

Escucharás en las noticias lo emocionantes que son los logros de la ingeniería para desarrollar terapias regenerativas usando órganos impresos en 3D o células genéticamente modificadas que se pueden inyectar o implantar. Sin embargo, esto es lo que necesitas saber: la Madre Naturaleza se adelantó a estos avances con las bebidas y la comida que tienen la capacidad de poner en funcionamiento tus células madre. También existen algunos alimentos y hábitos alimentarios que deberías evitar o minimizar porque en realidad dañan tus células madre y debilitan tus defensas regenerativas. Así pues, hay un giro en la historia: si bien la mayoría de las células madre son útiles, algunos tipos especiales de células madre son dañinos y pueden formar cánceres. Estos tipos de células madre hay que destruirlos. Algunos alimentos también pueden ayudar en esa labor.

Las enfermedades importantes: afecciones para las que puede ayudar el incremento de células madre

Hay muchas afecciones para las que tu cuerpo necesita una cantidad algo mayor de células madre de cara a mejorar la salud. Entre ellas está cualquier enfermedad asociada al envejecimiento, como la de Parkinson y la de Alzheimer.[4] Muchas enfermedades cardiovasculares tienen una característica en común: el daño a la pared interior de los vasos sanguíneos que precisan de reparación y regeneración. En el fallo cardíaco, el corazón debilitado intenta atraer a las células madre para que estas regeneren el músculo cardíaco, pero suele ser demasiado tarde. En el cerebro, las células madre pueden regenerar las neuronas después de un infarto isquémico. También ayudan a regenerar nuevos vasos para restaurar el flujo sanguíneo en un tejido cerebral en apuros. Cuando los músculos, tendones y nervios de tus piernas comienzan a morir por efecto de la enfermedad vascular periférica, el cuerpo avisa a las células madre para intentar revertir el daño. Las heridas crónicas en pies, tobillos y la parte baja de las piernas requieren de células madre para regenerar el tejido sano y cerrar la lesión, además de para evitar una infección y la fatídica gangrena.

La diabetes es un dragón de muchas cabezas, una enfermedad en que el metabolismo se desboca y se dañan los órganos. Los altos niveles de glucosa que presentan los pacientes de diabetes dañan sus células madre y disminuyen su cantidad, por lo que reducen la capacidad del cuerpo de reparar los órganos. Esto puede llevar a muchas de las consecuencias destructivas de la diabetes: cardiomiopatía diabética (fallo cardíaco), nefropatía diabética (fallo renal), neuropatía diabética (muerte de nervios), úlceras diabéticas en los pies (heridas crónicas), retinopatía diabética (pérdida de visión). Un apunte más sobre los ojos: en la degeneración macular asociada a la edad, los oftalmólogos han demostrado los beneficios del suministro de células madre en pruebas clínicas tempranas con tratamientos regenerativos.[5]

En investigaciones de laboratorio se ha visto que la osteoporosis mejora después que se inyectaran células madre para reconstruir el hueso.[6] Las células madre pueden regenerar la piel después de una cirugía plástica y reconstructiva por un traumatismo, o después de una cirugía por cáncer. Pueden regenerar y volver a crear cartílago en la osteoartritis.[7] También desarrollan nuevos nervios después de una lesión en la médula espinal y de lesiones de nervios periféricos. Se está explorando el uso de células madre para el crecimiento de cabello en la alopecia o para restablecer el funcionamiento del pene en la disfunción eréctil.[8] Hay incluso pruebas contundentes de que las células madre pueden ser útiles en el tratamiento de algunas formas de autismo, enfermedad de Parkinson y lesiones cerebrales agudas.[9]

Los alimentos que estimulan las células madre

Hay una gran variedad de alimentos, entre ellos el cacao, que se estudian por sus efectos beneficiosos en las células madre. Al apoyar el sistema de defensa regenerativo del cuerpo, estos alimentos pueden influir en toda clase de acciones, desde la reparación de órganos dañados hasta la mitigación de los efectos de comer demasiada grasa.

Aceite de pescado
Como vimos en el capítulo 6, los ácidos grasos poliinsaturados de omega-3 (AGP) presentes en el pescado son beneficiosos para el corazón y el cerebro, pues reducen el daño causado por la inflamación vascular y la arteriosclerosis. Algunos de los niveles más elevados de AGP omega-3 marinos se encuentran en el pescado —por ejemplo en la merluza, el atún, el jurel de aleta amarilla— y en el marisco —como las almejas de Manila y los berberechos—. Una delicia procedente de Asia, el pepino de mar, también es alta en AGP omega-3.

Científicos de la Universidad de Montreal han descubierto que una dieta rica en aceite de pescado incrementa la producción del tipo de células madre progenitoras endoteliales que puede regenerar los músculos privados de oxígeno.[10] En el laboratorio, examinaron a ratones con miembros isquémicos en peligro de padecer un severo daño muscular por bajo flujo sanguíneo, similar a lo que les ocurre a los humanos con enfermedad vascular periférica grave. Se incorporó un 20 por ciento de aceite de pescado (alto en ácidos grasos omega-3) a la dieta de los ratones, o bien una dieta con aceite de maíz (ácidos grasos omega-6 proinflamatorios) durante veintiún días. Los resultados mostraron que los cuerpos de los ratones alimentados con aceite de pescado produjeron un 30 por ciento más de células progenitoras endoteliales que los de los ratones que ingirieron aceite de maíz, lo que se traducía en una mejor circulación y un menor daño muscular en las patas.

Los investigadores también probaron directamente los dos aceites en células madre aisladas. Expusieron unas células madre al aceite de pescado rico en omega-3 y otras al aceite de maíz, y observaron la capacidad de estas de migrar a lo largo de la superficie, una función necesaria para la regeneración. Las células madre expuestas al aceite de pescado pudieron migrar un 50 por ciento más que las células expuestas al aceite de maíz. El estudio sugiere que consumir aceite de pescado puede ayudar a tus células madre a mejorar su función circulatoria.

Tinta de calamar

La tinta de calamar, que suele provenir de la sepia, contiene bioactivos que no solo inhiben la angiogénesis, sino que protegen las células madre. Científicos de la Ocean University de China alimentaron con tinta a ratones que habían sufrido lesiones por radiación para examinar sus efectos en las células madre de la médula ósea.[11] La radiación había provocado la supresión de la médula ósea y dañado el interior de las células madre. Un grupo de ratones recibieron tinta diariamente durante cuarenta días. El otro grupo recibió una solución salina. Los resultados mostraron que los ratones que consumieron tinta tenían células madre significativamente mejor protegidas dentro de la médula ósea, por lo que pudieron regenerar más células sanguíneas, incluidas las células inmunológicas, en comparación con los ratones que no la consumieron. El estudio demuestra que la tinta de calamar puede proteger y aumentar la capacidad regenerativa de las células madre después de una lesión por radiación.

Trigo integral

Los alimentos preparados con cereales integrales son más saludables porque incluyen la capa exterior del grano, que contiene fibra, así como el centro, que contiene polifenoles bioactivos. El trigo común (*Triticum aestivum*) es un cereal antiguo domesticado, con al menos doce mil años de historia, y se utiliza para hacer pan y otros productos horneados. Los estudios epidemiológicos han demostrado que una dieta de cereales integrales se asocia con la reducción del riesgo de muchas enfermedades, entre ellas las enfermedades cardiovasculares y la diabetes.[12] Científicos de la Universidad de Pisa, en Italia, han demostrado que los extractos de trigo integral permiten que las células progenitoras endoteliales vivan y funcionen durante más tiempo.[13]

Judías verdes

Se ha demostrado que un componente de las judías verdes (en concreto, de la variedad *Phaseolus vulgaris*, la más común) protege las células progenitoras endoteliales contra el daño oxidativo de los radicales libres y mejora su supervivencia.[14] Puedes comer judías verdes frescas o secas, y se cultivan muchas variedades que se utilizan en gastronomía.

Aronia negra

La aronia negra es un fruto de color oscuro y del tamaño de una mora azul que crece en arbustos (*Aronia melanocarpa*) en Norteamérica y Europa. Su color indica que está lleno de polifenoles. Estas moras se utilizan tradicionalmente en Europa del Este para preparar mermeladas y zumos, pero se han vuelto más populares en todo el mundo por sus propiedades promotoras de la salud. Científicos de la Universidad de Varsovia, en Polonia, examinaron las células progenitoras endoteliales en la sangre de personas jóvenes y sanas y descubrieron que exponerlas a extractos de aronia puede proteger las células madre del estrés, además de mejorar su capacidad de migrar y participar en la regeneración de los vasos sanguíneos.[15]

Salvado de arroz

Los granos de arroz llegan del campo cubiertos con una capa dura, comestible y cargada de vitaminas, llamada «salvado». Este muchas veces se retira y desecha durante el proceso de refinación para convertir el arroz integral en arroz blanco, pero contiene muchos bioactivos promotores de la salud, entre ellos el betaglucano y el ácido ferúlico, un polifenol. El salvado de arroz también es una buena fuente de fibra dietética.

Investigadores de las universidades de Sevilla y de Lleida, en España, y de las universidades de Sarre y de Leipzig, en Alemania, han demostrado que el ácido ferúlico del salvado de arroz puede proteger y mejorar la actividad y la supervivencia de las células progenitoras endoteliales. Les dieron ácido ferúlico extraído del salvado de arroz a cinco voluntarios humanos sanos para que lo consumieran durante quince días. Los investigadores tomaron muestras de sangre de los voluntarios antes y después del estudio, aislaron sus células madre y las cultivaron en cajas de plástico. Después expusieron las células al agua oxigenada (peróxido de hidrógeno) que crea estrés oxidativo y las daña.

Las células madre tomadas antes de la exposición al extracto de salvado de arroz murieron durante el contacto con el agua oxigenada, por medio de un proceso llamado «apoptosis», una forma de suicidio celular, en un índice 4,7 veces más que el normal. Por su parte, las células madre tomadas después de la exposición al salvado de arroz estaban completamente protegidas contra el estrés bioquímico y sobrevivieron con normalidad.[16]

Consumir una dieta alta en grasas saturadas daña la pared de los vasos sanguíneos y lleva a la formación de placas que los estrechan y provocan enfermedades cardiovasculares. En el laboratorio, se ha demostrado que añadir salvado de arroz a la alimentación de ratones que consumen una dieta alta en grasa reduce la incidencia de la arteriosclerosis.[17] Al proteger del daño la pared de los vasos sanguíneos —labor de las células madre— la formación de placa arteriosclerótica se redujo 2,6 veces. Si tenemos en cuenta ambos estudios, estos sugieren que el salvado de arroz puede proteger las células madre implicadas en la reparación del daño a los vasos sanguíneos promovido por una dieta alta en grasa.

Una advertencia importante sobre el arroz integral: algunos campos donde se cultiva tienen altos niveles de arsénico. El arroz integral tiene una parte mayor de la cáscara expuesta, así que contiene un 80 por ciento más de arsénico que el arroz blanco. De acuerdo con un estudio de *Consumer Reports*, las variedades más seguras de arroz integral son de California, India y Pakistán, que tienen un tercio menos de arsénico que el arroz de otros lugares.[18]

Cúrcuma

La cúrcuma es una raíz de la familia del jengibre, ampliamente utilizada en la gastronomía del sureste de Asia. Puedes comerla fresca, pero es más habitual usarla seca y molida en un polvo naranja brillante que se utiliza como especia, así como en la medicina tradicional. El bioactivo principal en la cúrcuma es la curcumina, que tiene propiedades antiinflamatorias, antioxidantes, antiangiogénicas y prorregenerativas. Un estudio realizado por la Universidad de Suzhou de China analizó ratones con diabetes y mala circulación en las patas.[19] Como ocurre en casos de diabetes, los ratones tenían una falta significativa (solo la mitad) de células progenitoras endoteliales circulantes, en comparación con los ratones sanos. A los ratones diabéticos se les administró curcumina disuelta en aceite de oliva durante dos semanas. Después de recibida la dosis, las células progenitoras endoteliales se duplicaron en los ratones diabéticos, y recuperaron sus niveles normales en los ratones no diabéticos. Asimismo, después de consumir la cúrcuma, el flujo sanguíneo de las patas mejoró radicalmente, multiplicándose hasta por ocho. Si tenemos en cuenta que esta especie también añade sabor a muchos platos, las personas con diabetes sin duda deberían incorporar la cúrcuma a su dieta.

Los alimentos y las bebidas altos en resveratrol

El resveratrol es un conocido bioactivo que se encuentra en las uvas, el vino tinto y el zumo de uva. Además, el resveratrol también está presente en las moras azules, los arándanos, los cacahuetes y los pistachos. En la naturaleza, el resveratrol actúa como fungicida natural para luchar contra los hongos que destruyen las plantas. Así pues, este bioactivo es, antes que nada, parte del sistema de defensa de la salud de una planta.

Cuando los humanos consumimos resveratrol, se estimulan distintos tipos de células humanas y el bioactivo influye en su comportamiento. Por ejemplo, el resveratrol activa las células madre cardíacas que suelen estar dormidas en nuestro corazón, pero que son capaces de regenerar el tejido cardíaco en condiciones de estrés. Científicos de la Universidad de Suzhou, el Hospital del Pueblo Kunshan 3 y la Universidad de Medicina de Nanjing, en China, han estudiado el efecto del resveratrol en las células madre en los corazones de los ratones. Les dieron resveratrol todos los días a ratones normales y saludables durante una semana y descubrieron que, incluso en ausencia de enfermedad, este hacía aumentar la cantidad de células madre en el tejido cardíaco hasta 1,7 veces.

En el caso de ratones que habían sufrido un ataque cardíaco, los investigadores le inyectaron como terapia un millón de células madre cardíacas, para ver si podían rescatar el corazón. Los animales a los que se trató con resveratrol y con la inyección tuvieron un aumento de vasos sanguíneos en el corazón y vieron casi duplicado el índice de supervivencia de las células madre cardíacas.[20]

El reto que nos presenta el uso del resveratrol es que se encuentra presente solo en pequeñas cantidades en el vino tinto y la mayor parte de los demás alimentos, por lo que tendrías que consumir mucho vino para igualar las cantidades utilizadas en las investigaciones. Por eso, el caso del resveratrol puede ser una de las pocas excepciones donde sería mejor obtener el bioactivo a través de un suplemento concentrado y no del alimento mismo.

Los alimentos altos en zeaxantina

La zeaxantina es un bioactivo conocido como «carotenoide». Es un pigmento que les da al maíz y al azafrán su tonalidad amarilla-naranja, pero también es común en verduras de hoja verde como la col rizada, las hojas de mostaza, las espinacas, los berros, la berza, las acelgas y los brotes de helecho. La zeaxantina también se encuentra en concentraciones muy altas en las moras goji (esas moras secas, rojas, planas y elípticas que se usan en distintas recetas orientales, tés herbales, sopas y sofritos). Este bioactivo es muy importante para la salud ocular. Después de comer alimentos con zeaxantina, esta se acumula en la retina, la capa en la parte posterior del ojo donde se percibe la luz y se la transfiere al cerebro. Estudios clínicos han demostrado que consumir zeaxantina puede ayudar a proteger el ojo contra la degeneración macular asociada a la edad.[21]

Científicos de la Universidad Jinan, en Guangzhou, China, así como del Hospital del Pueblo Shenzhen 3, han examinado el efecto de la zeaxantina en las células madre. Extrajeron células madre de grasa humana por medio de liposucción y las expusieron a la zeaxantina. Esas células madre sobrevivieron mejor y mostraron menos señales de inflamación que las células madre sin zeaxantina.

Los científicos estudiaron entonces si la zeaxantina podía ayudar a las células madre a rescatar un órgano dañado por la enfermedad. Extrajeron dos millones de células madre mesenquimales de tejido adiposo humano y se las inyectaron a ratones con fallo hepático para regenerarles el hígado. Algunos de los ratones recibieron células madre que antes habían estado expuestas a la zeaxantina, mientras que el resto recibieron células madre sin tratar. Después de siete días, el tratamiento con células madre comunes disminuyó el daño hepático casi a la mitad. Sin embargo, entre los ratones que recibieron células madre tratadas con zeaxantina, en el mismo lapso estas redujeron el daño hepático en un increíble 75 por ciento.[22] Los resultados del estudio sugieren que comer alimentos con zeaxantina puede ayudar al desempeño de nuestras células madre para la regeneración de los órganos.

Los alimentos altos en ácido clorogénico

El ácido clorogénico es otro bioactivo poderoso que se encuentra en altas concentraciones en el café, el té negro, las moras azules, los melocotones, las ciruelas frescas y secas, las berenjenas y los brotes de bambú. Tiene efectos tanto antiinflamatorios como antiangiogénicos y disminuye la presión arterial.[23] Ahora podemos incluir entre estos efectos el beneficio de la protección de las células madre. Investigadores de la Universidad Nanchang, en China, han estudiado la influencia del ácido clorogénico en la supervivencia de las células madre mesenquimales implicadas en la curación y la regeneración de los órganos. Descubrieron que, al exponer las células madre al ácido clorogénico, estas se vuelven más resilientes contra el estrés, lo que duplica su índice de supervivencia y amplía su capacidad de contribuir al mantenimiento de los órganos sanos en el cuerpo.[24]

Frambuesas negras

Su color oscuro y su sabor amargo revelan un poderoso contenido de bioactivos: ácido elágico, elagitaninos, antocianinas y quercetina. De hecho, un suplemento alimentario obtenido de la frambuesa negra ha demostrado tener beneficios clínicos en pacientes con cáncer de colon y en prediabéticos.[25] El ácido elágico de las frambuesas negras activa las células madre.[26] Investigadores del Hospital Anam de la Universidad de Corea, en Seúl, han estudiado los efectos de las moras en 51 pacientes con síndrome metabólico.[27] Se trata de un cúmulo de afecciones que pone en peligro la salud, entre ellas la obesidad, la glucosa elevada, la hipertensión, los triglicéridos altos y el bajo nivel de HDL (colesterol bueno), que deja al paciente con un alto riesgo de desarrollar enfermedades cardiovasculares. Al principio del estudio tomaron muestras de sangre y midieron la cantidad de células madre. Los pacientes recibieron entonces polvo de frambuesa negra o un placebo, que pasaron a consumir durante tres meses.

Esto es lo que descubrieron: las personas que consumieron el polvo de frambuesa negra tuvieron una cantidad un 30 por ciento mayor de células progenitoras endoteliales circulantes, mientras que los niveles de células madre de los sujetos que tomaron un placebo en realidad se redujeron un 35 por ciento debido a su síndrome metabólico. Cuando los investigadores analizaron la dureza de los vasos sanguíneos en las personas que consumieron polvo de frambuesa negra, detectaron una reducción de esta a las doce semanas, indicio de una mejor salud en los vasos sanguíneos, así como de los efectos beneficiosos por la mayor presencia de células madre circulantes.

Apio chino

El apio chino es una verdura común en Asia, con tallos más delgados y un sabor más fuerte que el del apio occidental. Tal vez lo hayas comido como parte de un sofrito, ya que se utiliza habitualmente en los platos de restaurantes chinos auténticos. Las hojas, los tallos y las semillas del apio chino son comestibles y contienen muchos bioactivos promotores de la salud, entre ellos un trabalenguas: 3-n-butilftalida (NBP).[28] La NBP es importante; en 2002 fue aprobada por agencias reguladoras chinas como medicamento farmacéutico, para que los médicos pudieran usarlo como tratamiento neuroprotector en pacientes infartados.[29] La NBP también se encuentra en suplementos con extracto de semillas de apio. Mejora la circulación cerebral, disminuye la inflamación cerebral, contribuye al desarrollo de los nervios y limita el daño cerebral después de un infarto.[30]

Investigadores de la Universidad de Suzhou han estudiado cómo la NBP ayuda a pacientes a recuperarse de un infarto. Reclutaron a 170 personas que habían sufrido un infarto isquémico grave, es decir, un coágulo sanguíneo que había interrumpido el flujo sanguíneo y matado una parte de su cerebro.[31] En la prueba, algunos pacientes tomaron NBP oral y otros solo recibieron el tratamiento habitual. Los investigadores tomaron muestras de sangre siete, catorce y treinta días después del tratamiento. En todos los pacientes, la cantidad de células madre en el torrente sanguíneo se incrementó inmediatamente después del infarto —la respuesta esperada del sistema de defensa regenerativo— pero en los pacientes que solo recibieron el tratamiento habitual los niveles de células madre se redujeron después del séptimo día. En cambio, en los pacientes a los que se les administró NBP, las células madre circulantes se incrementaron de manera continua. Para el día 30, los pacientes tratados con NBP tenían niveles de células madre circulantes un 75 por ciento más altos que los pacientes con el tratamiento habitual. Las tomografías cerebrales mostraban que los pacientes con NBP también habían mejorado su flujo sanguíneo en la zona del infarto, lo que se explica por la cantidad mayor de células madre que se habían podido dirigir hacia la zona dañada del cerebro.

Aunque estos resultados se dieron con una forma de NBP como medicamento, no dejan de demostrar que un bioactivo presente en el apio chino tiene propiedades que activan las células madre y pueden ayudar a sanar y regenerar órganos después de un grave evento de salud, como un infarto.

Mangos

Los mangos son una fruta de hueso con una pulpa intensamente dulce, comestible y de color amarillo, que se come cruda, cocida, seca o encurtida. También puedes mezclarlos con otros ingredientes y suelen encontrarse en las cocinas del sureste de Asia y Latinoamérica. Aunque tienen muchos bioactivos carotenoides que le dan a la pulpa su color, los mangos contienen un bioactivo único llamado «mangiferina», que cuenta con propiedades antitumorales, antidiabéticas y prorregenerativas.[32] En animales de laboratorio, se ha demostrado que la mangiferina mejora el control de la glucosa al regenerar las células beta-islotes del páncreas, que producen la insulina.

Científicos de la Academia de Ciencias Médicas de Sichuan, el Hospital Estatal del Pueblo Sichuan, la Universidad de Sichuan y el Hospital del Pueblo Leshan, al suroeste de China, han descubierto que la mangiferina puede incrementar la secreción de insulina en ratones al elevar la cantidad de células beta-islotes en el páncreas hasta en un 67 por ciento, y al activar los genes de la regeneración y la producción de insulina.[33] Otros científicos han demostrado que la mangiferina puede estimular la regeneración ósea.[34] En estos estudios experimentales se inyectaba mangiferina, por lo que las dosis no se pueden traducir directamente al consumo de mango, pero los resultados demuestran el magnífico comportamiento del bioactivo.

Bebidas que estimulan las células madre

Vino tinto

El consumo moderado de vino tinto es beneficioso para la salud. Investigadores del Hospital General para Veteranos de Taipei, en Taiwan, han estudiado las células madre de 80 personas sanas, de treinta y tantos años, que tomaron vino tinto (media copa),[35] cerveza (una lata), vodka (un chupito) o agua todos los días durante tres semanas.[36] No les permitieron beber té, zumo de uva ni otras bebidas alcohólicas fuera de lo especificado en el período del estudio. Al iniciarse la investigación, todas las personas tenían niveles similares de presión arterial, células madre y otros marcadores físicos.

Después de tres semanas, los análisis de sangre mostraban que el vino tinto había provocado un aumento que duplicaba los niveles de células progenitoras endoteliales circulantes. No se observaron los mismos beneficios entre las personas que tomaron cerveza, vodka o agua. Cuando las células madre se expusieron al vino tinto o al resveratrol, estas mostraron una mayor capacidad de migrar, formar vasos sanguíneos y sobrevivir. Es más, los sujetos que bebieron vino tinto mejoraron en un 35 por ciento su capacidad de dilatación de los vasos sanguíneos, reflejo de su salud vascular. Entre quienes bebieron vino tinto también se detectó un incremento del 50 por ciento en los niveles sanguíneos de un marcador poderoso llamado «óxido nítrico», una de las señales más fundamentales que controlan la salud en el cuerpo. El óxido nítrico no solo ayuda dilatando los vasos sanguíneos, sino que estimula la angiogénesis para sanar y envía señales para activar más células madre.

En lo que respecta al vino tinto, una cantidad mayor no es necesariamente mejor. Los investigadores han informado de que los beneficios se ven con una o dos copas de vino al día, y que si se consume más el beneficio es menor. Es importante saber que los altos niveles de alcohol en realidad dañan las células madre y también interfieren con su capacidad para regenerar los órganos. Así pues, como sucede con la mayoría de las cosas en la alimentación, la clave es la moderación.

Investigadores del Instituto de Investigación Farmacológica Mario Negri, en Italia, analizaron trece estudios clínicos relacionados con el vino tinto y con sus efectos en las enfermedades cardiovasculares. Juntos, los estudios abarcaban a 209.418 personas. Su análisis concluyó que el consumo de vino tinto está asociado con un riesgo un 32 por ciento menor de arteriosclerosis.[37]

Cerveza

La cerveza se prepara con levadura, y los lúpulos de la producción contienen polifenoles bioactivos, como el xantohumol, que acaban formando parte de la bebida misma. Estos bioactivos pueden explicar la reducción en un 25 por ciento del riesgo de muerte por enfermedad cardiovascular asociada al consumo moderado de cerveza (una o dos al día).[38] En cambio, la ginebra o el vodka son bebidas alcohólicas destiladas y no contienen polifenoles. No es de extrañar que estas bebidas no estén asociadas con beneficios para la salud.

Un grupo de investigadores de la Universidad de Barcelona, en España, examinó el efecto de la cerveza en las células progenitoras endoteliales en 33 hombres entre los cincuenta y cinco y los setenta y cinco años, con diabetes y otros factores de riesgo cardiovascular, como la adicción al tabaco, la obesidad, el colesterol alto o una historia familiar de cardiopatía prematura.[39] A estos hombres les dieron a beber dos cervezas normales con alcohol, una cerveza sin alcohol o bien dos chupitos de ginebra, cada día durante dos semanas. Tomaron muestras de sangre al principio y al final del estudio para contar la cantidad de células madre circulantes. Los resultados mostraron que los que bebieron cerveza con alcohol tenían ocho veces más células endoteliales circulantes, mientras los que bebieron cerveza sin alcohol tenían cinco veces más. Beber ginebra no aumentó la cantidad de células madre. La cerveza también incrementó los niveles sanguíneos de una proteína que recluta células madre llamada «factor derivado del estroma« (SDF-1).

Los investigadores compararon entonces el efecto de la cerveza con el de la ginebra y descubrieron que entre los hombres que bebieron ginebra habían disminuido las células progenitoras endoteliales circulantes, y que también tenían menos proteína reclutadora de células madre en la sangre, comparados con quienes habían bebido cerveza. Claramente, beber cerveza es una opción preferible a beber licores fuertes, si lo que quieres es proteger tus células madre. Sin embargo, recuerda la misma advertencia sobre el vino: más no es mejor, debido a los efectos tóxicos del alcohol en las células madre.

Té verde

El té verde tiene muchos beneficios bien documentados. Ahora, además, entre ellos se encuentra el de activar el sistema regenerativo. Es una cuestión que se ha estudiado en personas que fuman. El humo del cigarrillo incinera químicamente las paredes de los vasos sanguíneos, lo que lleva a incrementar el riesgo de arteriosclerosis y enfermedades cardiovasculares. El humo del tabaco también es dañino para las células madre y reduce la cantidad circulante. La gente que fuma tiene un 60 por ciento menos de células madre en su torrente sanguíneo comparada con los no fumadores. Una razón más para no fumar.[40]

Investigadores del Hospital Universitario Nacional Chonnam, en Corea, y la Escuela de Posgrado de Medicina de la Universidad de Nagoya, en Japón, examinaron los efectos del té verde en las células madre de los fumadores.[41] Seleccionaron a veinte hombres jóvenes, al final de la veintena, que habían fumado durante seis años y les dieron a beber cuatro tazas de té verde al día durante dos semanas (un total de 56 tazas). Tomaron muestras de sangre al principio y al final del estudio para contar la cantidad de células progenitoras endoteliales circulantes. Los resultados mostraron que, en dos semanas, beber té verde incrementa en un 43 por ciento el número de células madre circulantes.

La salud de los vasos sanguíneos de los fumadores también mejoró con el té verde a lo largo del período de estudio. Su respuesta de dilatación vascular aumentó un 29 por ciento. En el laboratorio, los científicos han descubierto que el té verde y sus catequinas pueden estimular la regeneración cerebral, muscular, ósea y nerviosa, y pueden mejorar también la curación de heridas.[42] El té verde ofrece beneficios para el sistema regenerativo de todo el cuerpo, lo cual constituye una razón más para beberlo.

Té negro

Alguna vez se creyó que el té negro estaba desprovisto de beneficios para la salud, porque está fermentado y tiene menos polifenoles que el té verde; sin embargo, investigadores de la Universidad de L'Aquila, en Italia, han demostrado que el té negro, de hecho, puede contribuir a la movilización de las células madre.[43] Para estudiar el efecto, reunieron a diecinueve personas de cincuenta y tantos que acababan de recibir un diagnóstico de hipertensión leve a moderada, pero que todavía no habían recibido tratamiento con ningún fármaco. Los sujetos no tenían otras enfermedades y no se medicaban. Les dieron una taza de té negro o bien un placebo, dos veces al día durante una semana. Les dieron además la indicación de no añadir al té ni leche ni azúcar ni nada. Los investigadores contaron la cantidad de células endoteliales que circulaban en el torrente sanguíneo. Después de una semana, beber té negro aumentó en un 56 por ciento las células progenitoras endoteliales circulantes. La salud del sistema vascular también mejoró con dos tazas de té negro al día, como pudieron advertir por la mejor capacidad de los vasos sanguíneos para dilatarse. Con la idea de analizar si el té negro podía proteger la circulación contra los efectos de la grasa alimentaria, los investigadores pidieron a los sujetos que consumieran nata montada, alta en grasa, y luego bebieran el té. La ingesta de nata montada tuvo un efecto negativo sorprendentemente veloz en el flujo sanguíneo. La dilatación vascular en realidad disminuyó un 15 por ciento solo dos horas después de que los sujetos la hubieran comido. No obstante, el té negro protegió el flujo sanguíneo de quienes bebieron té contra este efecto y preservó su capacidad de vasodilatación.

Hábitos alimenticios que estimulan las células madre

Si bien nos hemos enfocado en las distintas pruebas que demuestran la influencia de alimentos y bebidas específicos en las células madre, los hábitos generales de alimentación pueden tener su propio efecto beneficioso en la capacidad regenerativa del cuerpo.

La dieta mediterránea

La dieta mediterránea no era originalmente una dieta formal, sino una amplia serie de hábitos alimentarios de la gente de los países mediterráneos. Ancel Keys y sus colegas de la Universidad de Minnesota fueron los primeros en recabar la información sobre este estilo de alimentación en Italia y Grecia y realizaron el famoso Estudio de los Siete Países a partir de 1958. El estudio examinó y comparó las relaciones entre la comida y la salud de doce mil hombres que vivían en Italia, Grecia, Yugoslavia, Países Bajos, Finlandia, Japón y Estados Unidos. Fue uno de los primeros estudios que mostraron la relación entre el consumo de grasas saturadas y la cardiopatía. La dieta de la región mediterránea se asoció durante mucho tiempo con resultados comparativamente mejores para la salud cardíaca. Ahora sabemos, gracias a diversos estudios epidemiológicos y clínicos, que la dieta mediterránea reduce el riesgo de desarrollar muchos tipos de padecimientos crónicos. La pieza clave de este patrón alimentario es que incluye frutas, verduras, cereales integrales, legumbres, frutos secos, aceite de oliva y pescado; la diversidad es una de sus características, y cada alimento contiene su propio tesoro de bioactivos que activan la defensa de la salud.

Entre los efectos beneficiosos de la dieta mediterránea se encuentran el de estimular las células madre para ayudar al cuerpo a regenerarse. Investigadores de la Universidad de Córdoba, en España, examinaron a veinte adultos mayores sanos (diez hombres y diez mujeres mayores de sesenta y cinco años) que consumieron una dieta mediterránea con aceite de oliva virgen extra, una dieta alta en ácidos grasos saturados (38 por ciento de grasa con mantequilla) o una dieta baja en grasa y alta en carbohidratos (frutos secos, bizcochos, mermelada y pan) durante cuatro semanas. Midieron la circulación de las células progenitoras endoteliales en la sangre al principio y al final del estudio. Los resultados mostraron que la gente que consumía la dieta mediterránea aumentaba la cantidad de células progenitoras endoteliales circulantes multiplicándola por cinco, en comparación con las dietas menos saludables, que contienen grasas saturadas o son altas en carbohidratos.[44]

Para analizar si las dietas afectan al flujo sanguíneo, los investigadores realizaron una prueba llamada «hiperemia reactiva isquémica», que utiliza un láser para medir cuánto se recuperan los vasos sanguíneos de un período de cuatro minutos de constricción con un baumanómetro estándar en el brazo. El baumanómetro se infla para cortar temporalmente el flujo sanguíneo. Lo bien o mal que vuelve a circular la sangre después de liberar la presión es reflejo del estado general de la salud circulatoria en el sujeto. En el estudio español, las personas que consumieron una dieta mediterránea o baja en grasa y alta en carbohidratos vieron un incremento de 1,5 veces en su capacidad de recuperación del flujo sanguíneo, en comparación con la dieta de grasa saturada, lo cual iba en correlación con los altos niveles de células progenitoras endoteliales que se percibieron. Dichas células protegen la pared de los vasos sanguíneos, promoviendo una mejor salud vascular. Esta investigación sobre el efecto de la dieta mediterránea en las células madre añade toda una nueva dimensión a la comprensión de sus beneficios para la salud.

Restricción calórica y ayuno

La restricción calórica no es una dieta de moda, sino una circunstancia experimentada a menudo a lo largo de la evolución humana. Sobre todo durante el período de actividad cazadora-recolectora, el de encontrar comida era un acontecimiento impredecible. Como resultado, nuestro metabolismo no solo evolucionó para tolerar la restricción calórica, sino que funciona perfectamente bajo estas condiciones. Se sabe que la restricción calórica, definida como la reducción del consumo de calorías de entre un 20 y un 40 por ciento, puede incrementar la longevidad y reducir el riesgo de enfermedades crónicas. Científicos del Instituto Tecnológico de Massachusetts han descubierto que la restricción calórica activa las células madre en el intestino, lo que ayuda a regenerarlo.[45] Otros estudios han demostrado que reducir las calorías en los ratones incrementa la producción de la proteína regenerativa SDF-1 y su receptor CXCR-4; juntos reclutan y atraen células madre de la médula ósea hacia el torrente sanguíneo.[46]

Lo que llevó las cosas a otro nivel fue el increíble descubrimiento al que llegó un estudio conjunto entre científicos de la facultad de Medicina de la Universidad Jiao Tong, de Shangai, y la Segunda Universidad Médica Militar de China. Estos científicos demostraron que ayunar puede estimular la regeneración cerebral. A diferencia de la restricción calórica, en el ayuno se restringen completamente los alimentos durante un período prolongado de tiempo. Los científicos analizaron ratones que habían sufrido un infarto grave. Hicieron ayunar a un grupo de ratones durante cuarenta y ocho horas y los compararon con ratones con acceso a una dieta normal sin restricciones. Después les retiraron las células progenitoras endoteliales a los ratones cuatro días después del infarto y descubrieron que las células madre del grupo que había ayunado tenían una mayor capacidad para regenerar tanto el cerebro como los vasos sanguíneos necesarios para que se diera el flujo sanguíneo favorable a la recuperación. Cuando inyectaron las células madre procedentes de los ratones que habían ayunado directamente en el torrente sanguíneo de ratones que habían sufrido un infarto, estas también mostraron un desempeño superior. Las células madre migraron justo hacia la zona del cerebro afectada por el infarto y crearon una respuesta angiogénica un 50 por ciento mejor de lo usual para restaurar el flujo sanguíneo. También se observó una reducción de un 32 por ciento del tamaño de la zona dañada en el cerebro. Los ratones que recibían tratamiento de células madre procedentes de los que habían ayunado mostraron una mejor recuperación neurológica, incluidos un mejor equilibrio y una mejor velocidad al caminar, en comparación con los que recibieron células madre de otros ratones que no habían ayunado.[47]

Hábitos alimentarios que perjudican a las células madre beneficiosas

Probablemente no te sorprenderá saber que los alimentos con reputación poco saludable también dañan tus células madre. Alejarte de ellos protegerá tu sistema de defensa regenerativo. Un grupo de células madre que muestre un óptimo funcionamiento no solo sirve para mantener en buena forma tus órganos, sino que ayuda a desacelerar el envejecimiento.

La dieta alta en grasa

Una dieta alta en grasas saturadas no sanas es muy dañina para las células madre.[48] El daño se extiende a todo el cuerpo, pero vale la pena comentar lo que esta le puede provocar a tu cerebro. Conlleva problemas con la neurogénesis, el proceso que regenera las neuronas en la región del hipocampo, responsable de la formación de nuevos recuerdos.[49] Evitar las dietas altas en grasas ayuda a conservar la salud cognitiva, que es importante a cualquier edad, ya estés en primaria o en un asilo.[50]

Las dietas altas en grasas también son perjudiciales para tu sistema circulatorio al dañar las células progenitoras endoteliales. Científicos de la facultad de Medicina de la Universidad Chang Gung, en Taiwan, han analizado el efecto de una dieta con altos niveles de grasas saturadas en la respuesta del cuerpo de los ratones a la isquemia.[51] En su estudio, los investigadores alimentaron con una dieta rica en grasas a ratones con colesterol alto y un índice elevado de glucosa (características que imitan un estado prediabético en los humanos). Se midió la cantidad de células madre en la sangre. En la dieta alta en grasas, los ratones mostraron unos niveles un 41 por ciento menores de células progenitoras endoteliales circulantes, comparados con los ratones que seguían una dieta normal. Más adelante, los ratones pasaron por un proceso que disminuyó el flujo de sangre de sus extremidades. La respuesta normal a esto habría sido una oleada de células madre de la médula ósea hacia la extremidad. Las células madre ayudan a regenerar la circulación y el tejido moribundo. Sin embargo, los investigadores descubrieron que el flujo sanguíneo disminuyó un 75 por ciento en los ratones que se habían alimentado con la dieta alta en grasa, además de que registraron un crecimiento un 55 por ciento menor de capilares en sus extremidades. La disminución de células madre, el flujo sanguíneo pobre y la disminución de la angiogénesis reflejan el efecto negativo que tiene la dieta rica en grasas en la regeneración.

Desafortunadamente, las dietas altas en grasas no afectan negativamente a las células madre adiposas, la mayor fuente de células grasas en el tejido adiposo. Científicos de la Universidad de la Columbia Británica han demostrado que los ratones que comían una gran cantidad de grasas saturadas mostraban un crecimiento un 42 por ciento mayor de células madre adiposas bajo la piel.[52] Para empeorar las cosas, un estudio de laboratorio realizado en el Instituto Tecnológico de Massachusetts demostró que una dieta alta en grasas puede influir de una manera peligrosa en las células madre intestinales normales: incrementando su tendencia a desarrollar tumores.[53] Seamos claros: estos estudios emplean en su dieta grasas saturadas, razón por la que puedes atribuir los problemas relacionados con las células madre a esas grasas saturadas «malas», no a las grasas poliinsaturadas «buenas».

Al evitar en tu dieta las grasas saturadas, puedes mejorar la capacidad regenerativa de tu sistema circulatorio, incrementar tus facultades cognitivas y ayudar a detener la generación de nuevas células adiposas o de células tumorales a partir de tus células madre.

Alimentos hiperglucémicos

Añade esto a la lista de acusaciones contra el azúcar: los altos niveles de azúcar incapacitan nuestro sistema de defensa regenerativo. La comida y las bebidas que elevan la glucosa bloquean la producción de células madre, disminuyendo la capacidad de tu cuerpo para reparar los órganos. Y aún es peor: se ha demostrado que un índice elevado de glucosa debilita y mata células madre con importantes atribuciones en todo el cuerpo, desde las células progenitoras endoteliales hasta las células progenitoras óseas, pasando por las células madre cardíacas.[54] Si necesitas unas células madre en óptimo nivel de forma, haz que tu dieta se incline por un bajo índice glucémico, es decir, minimiza o evita por completo los alimentos azucarados, procesados, que contengan poca o ninguna fibra y que provoquen un pico de glucosa, como las bebidas endulzadas y muchos alimentos empaquetados.[55]

Dieta alta en sodio

La sal potencia el sabor de la comida, pero un continuado consumo elevado de sal está vinculado a toda una avalancha de problemas de salud que van desde la presión arterial alta y las enfermedades cardiovasculares hasta la eliminación de la mucosa protectora de tu estómago y un mayor riesgo de padecer cáncer de estómago. Científicos de la Escuela de Medicina de Wisconsin han estudiado el efecto de la sal en las células madre al alimentar a ratas con diferentes dietas que contenían cantidades variables de sal. Un grupo recibió una dieta normal (0,4 por ciento de sal) y otro grupo se alimentó con una dieta alta en sal (4 por ciento de sal, es decir, diez veces más).[56] Los científicos recolectaron células madre de la médula ósea de las ratas de ambos grupos a lo largo de siete días en los que se les administró este tipo de alimentación. Después le inyectaron células madre de ratas con dietas normales y con dietas altas en sal a un nuevo grupo de ratas cuyas patas mostraban un flujo sanguíneo deficitario, para así poder medir su capacidad regenerativa.

El resultado demostró que las células madre de las ratas con una dieta normal de sal mejoraban la circulación de las receptoras en un 24 por ciento. Sin embargo, las células madre expuestas a una dieta alta en sal quedaron incapacitadas y a duras penas podían participar en la regeneración, con una mejora del flujo sanguíneo de solo el 6 por ciento. Las células madre expuestas a un alto contenido de sodio no sobrevivieron mucho tiempo, con un incremento de muerte celular del 50 por ciento después de que haber sido inyectadas como tratamiento, en comparación con las células madre expuestas a un consumo normal de sal. Los cardiólogos les indican a los pacientes con enfermedades cardiovasculares que eviten el consumo excesivo de sal en sus alimentos por los riesgos relacionados con la presión arterial alta, pero ahora esos pacientes cuentan con una razón de mucho más peso para seguir una dieta baja en sodio.

Enfermedades relevantes: el cáncer y sus peligrosas células madre

Los tumores cancerígenos contienen una población de células madre minúscula pero mortífera; se las conoce como células madre cancerígenas. Se descubrieron en 1994 y son peligrosas. Son mutaciones de las células madre normales, lo que significa que son capaces de regenerar tejido como hacen las células madre normales, solo que en su caso se trata de tejidos cancerosos. Las células madre cancerígenas también contribuyen al crecimiento de tumores extendidos a otros órganos.[57]

Alimentos que matan las células madre cancerígenas

La búsqueda de formas de matar las células madre cancerígenas ha sido uno de los santos griales en la investigación del cáncer. Si bien este es un objetivo de las empresas de biotecnología que están trabajando en la creación de tratamientos para la enfermedad, los científicos ya han descubierto los factores alimentarios que tienen la capacidad de matarlas, al menos en algunas formas de cáncer. Las células madre cancerígenas son responsables de generar muchos tipos de cáncer, así como de activar su recurrencia después del tratamiento.[58]

Té verde

El té verde tiene muchas funciones útiles, incluida la capacidad de matar las células cancerígenas. Científicos de la Universidad Médica de Nanjing y del Centro del Cáncer de la Universidad Sun Yat-Sen, en China, han estudiado en el laboratorio el efecto del polifenol hallado en el té verde, el galato de epigalocatequina-3 (EGCG), y han descubierto que puede reducir hasta en un 50 por ciento el crecimiento de las células madre cancerígenas en el colon. Además, el EGCG obligó a las células madre cancerígenas a matarse unas a otras por medio del proceso de apoptosis.[59] Otro estudio de la Universidad de Salford, en Inglaterra, ha demostrado que el té verde matcha, una forma pulverizada de la hoja del té, puede interrumpir la secuencia metabólica de las células madre del cáncer de mama, negándoles energía y provocando su muerte.[60] El efecto que tiene el EGCG del té verde en las células madre cancerígenas puede ayudar a explicar los efectos protectores del té contra distintos tipos de cáncer, entre ellos el de colon.

Patatas violeta

Originarias de Perú, las patatas violeta eran muy apreciadas por los antiguos incas por sus beneficios para la salud. Contienen el bioactivo de la antocianina, un pigmento azul-morado que también les da su tono a las bayas oscuras. Científicos de la Universidad de Pennsylvania han investigado el efecto de las patatas violeta en las células madre cancerígenas.[61] En el laboratorio, alimentaron cada día de la semana a ratones con alto riesgo de desarrollar cáncer de colon con el equivalente alimenticio de una patata violeta (de la variedad Majesty). Compararon los efectos de la patata con los de un medicamento antiinflamatorio llamado Sulindac, que suprime los pólipos del colon y el desarrollo de cáncer en esa zona.[62]

Después de una semana, examinaron el colon de los ratones. Los que comieron patatas violeta habían visto reducidos sus tumores en un 50 por ciento. Cuando los tejidos del colon se examinaron con más detalle bajo el microscopio, se detectó un incremento de un 40 por ciento en la muerte de las células madre cancerígenas, en comparación con el grupo de ratones que no comió patatas violeta. Descubrieron también que las células madre cancerígenas en los ratones que comieron patatas violeta carecían de sus factores clave de supervivencia. Cuando los científicos tomaron células madre cancerígenas de los ratones y las expusieron a un extracto de patata violeta, descubrieron que este provocaba una reducción de hasta veinte veces de la agresividad en el comportamiento de las células madre cancerígenas.

Los científicos prepararon la patata violeta de distintas formas, como por ejemplo cocida, picada y congelada; no obstante, los componentes bioactivos repelentes de las células madre cancerígenas parecían estables incluso bajo distintas condiciones y con diferentes técnicas de preparación. Más allá de su maravilloso color, gracias a sus efectos, las patatas violeta pueden tener propiedades anticancerígenas únicas, que no se observan en las patatas blancas tradicionales.

Nueces

Las nueces son un tipo de frutos secos muy común y se comen crudas, tostadas, garrapiñadas o incluso encurtidas. Son densas en nutrientes y contienen bioactivos, entre ellos el ácido gálico, el ácido clorogénico y el ácido elágico. Como ya he apuntado, el consumo de nueces se asocia con una reducción del riesgo de desarrollar cáncer de colon y también mejora la supervivencia de pacientes que lo padecen. Científicos de la Universidad de Mujeres Ewha, la Universidad Nacional de Seúl y la Universidad Sungkyunkwan de Corea del Sur han estudiado un extracto de nuez por su capacidad de matar células madre cancerígenas.[63] En el laboratorio desarrollaron células madre de cáncer de colon aisladas de un paciente y las expusieron a un extracto de nuez. Después de dos días de exposición, la cantidad de células madre cancerígenas tratadas con el extracto disminuyó en un 34 por ciento. A los seis días ya habían detectado una impresionante disminución en un 86 por ciento del crecimiento de células madre cancerígenas. El potente efecto de las nueces en las células madre cancerígenas podría explicar los resultados de un estudio de 826 pacientes con cáncer de colon etapa 3, que mostraron una probabilidad de muerte un 57 por ciento menor y una probabilidad de recurrencia en la enfermedad un 42 por ciento menor, asociadas al consumo de nueces.[64] Si tienes cáncer de colon, comer nueces podría salvarte la vida, literalmente.

Aceite de oliva virgen extra

El aceite de oliva virgen extra contiene una clase de bioactivos conocidos como «secoiridoides», los cuales representan hasta el 46 por ciento del total de polifenoles presentes en él. Estos compuestos químicos naturales se absorben en el intestino delgado y pueden detectarse en el plasma sanguíneo y en la orina, indicándose así su presencia y disponibilidad en el cuerpo.[65] Científicos españoles han demostrado en el laboratorio que los secoiridoides del aceite de oliva pueden reducir drásticamente el crecimiento de las células madre del cáncer de mama.[66] Cuando se les inyectaron células madre de cáncer de mama expuestas a los secoiridoides, un 20 por ciento de los roedores no desarrollaron tumores. En el 80 por ciento que sí, los tumores eran quince veces más pequeños y crecían a una velocidad mucho menor que las células de cáncer de mama sin tratar. El resultado coincide con la supresión de las células madre de cáncer de mama.

El poder de los secoiridoides del aceite de oliva en las células madre quedó demostrado a nivel genético: después de haber expuesto las células madre del cáncer de mama, los bioactivos modificaron la actividad de 160 genes que participan en el control de las células madre. Un gen redujo cuatro veces su actividad, mientras que la actividad de otro gen antagónico de las células madre cancerígenas se vio multiplicada por trece. El poder protector de la salud del aceite de oliva virgen extra ahora también abarca, pues, la eliminación de las células madre peligrosas.

Otros alimentos que atacan a las células madre cancerígenas

Podemos encontrar otros bioactivos relevantes en alimentos que suprimen las células madre cancerígenas. La genisteína se encuentra en la soja. La luteolina está presente en el apio, el orégano y el tomillo. Hay quercetina en las alcaparras, las manzanas y los pimientos. Los tres compuestos matan las células madre del cáncer de próstata.[67] La luteolina es particularmente potente y provoca una eliminación veinte veces mayor de la actividad de las células madre del cáncer de próstata. También se ha demostrado que el bioactivo del té verde, el EGCG, trabaja junto con el bioactivo quercetina para inhibir las células madre del cáncer de próstata.[68]

Algunos bioactivos tienen cometidos dobles. Pueden promover el sano funcionamiento en un sistema de defensa mientras combaten el efecto opuesto en el mismo sistema. Como vimos en el capítulo 6, el ácido clorogénico ayuda a mantener una circulación normal por medio de la angiogénesis en tejidos sanos, mientras que a la vez deja de alimentar a los tumores peligrosos cortando su abastecimiento de sangre. De la misma manera, el ácido clorogénico estimula el funcionamiento de las células madre normales para la regeneración de los órganos, al tiempo que limita el número de células madre cancerígenas. De hecho, científicos de la Universidad Nihon, en Japón, han descubierto que el ácido clorogénico bloquea los genes que apoyan las células madre de cáncer pulmonar y aumenta mil veces la actividad de los genes que matan las células cancerígenas.[69] Todavía no se comprende muy bien esta dualidad de los bioactivos. Entre los alimentos altos en ácido clorogénico se encuentran el café, las zanahorias y algunas frutas de hueso, como los albaricoques y las ciruelas.

Científicos de la Universidad Nacional de Seúl, en Corea, han descubierto que el resveratrol —el bioactivo presente en el vino tinto, las uvas, los piñones, los pistachos, el chocolate amargo y los arándanos—

puede interferir con el crecimiento de las células madre del cáncer de mama hasta en un 60 por ciento.[70] El ácido elágico es otro bioactivo que ataca a las células madre del cáncer de mama.[71] Algunos alimentos altos en ácido elágico son las castañas, las moras, las nueces y las granadas.

La dieta cetogénica

La dieta cetogénica es una dieta alta en grasa y muy baja en carbohidratos que imita el ayuno con el propósito de generar cetonas en el cuerpo. Las cetonas se crean a partir de la grasa acumulada en el cuerpo cuando no hay disponibles carbohidratos que permitan que el metabolismo produzca glucosa. Las células utilizan las cetonas como fuente de energía en lugar de la glucosa. Esta estrategia alimentaria, si bien es difícil de mantener, se ha utilizado durante décadas para controlar la epilepsia y se explora también para tratar el glioblastoma, un tumor cerebral mortal.[72]

Mientras que las células normales y sanas se pueden adaptar al uso de cetonas como fuente de energía, las células cancerígenas no pueden adaptarse de la misma manera porque necesitan glucosa para abastecer su alta demanda de energía. Cuando la glucosa es baja, los tumores no pueden crecer. Las cetonas también interfieren con la capacidad de las células cancerígenas de obtener energía, provocando que los tumores sean más propensos a responder al tratamiento cuando el paciente adopta una dieta cetogénica. En ratones de laboratorio con tumores cerebrales, la dieta cetogénica puede reducir los tumores hasta un 50 por ciento y alargar su supervivencia.

Para explorar el efecto de una dieta cetogénica en las células madre del glioblastoma, un grupo de investigadores de la Universidad de Florida, en Gainesville, tomó células madre cancerígenas de pacientes con glioblastoma cuyos tumores se habían retirado quirúrgicamente.[73]

Las células se desarrollaron en incubadoras con un nivel normal de glucosa, con baja glucosa o en condiciones cetogénicas. En las de baja glucosa, cesó la capacidad de crecimiento de las células madre del cáncer cerebral, en comparación con las condiciones normales de glucosa. Esto sustenta la idea de que conviene evitar un consumo mayor de azúcar, ya que esta puede estimular el crecimiento de las células madre cancerígenas en pacientes que padecen la enfermedad. Cuando se expusieron las células a los cuerpos cetónicos, además de una baja glucosa, se comprobó cómo se duplicaba la supresión de las células madre del glioblastoma.

Esta clase de tumor se utilizó para estudiar el efecto cetogénico, en parte por la importancia de las células madre cancerígenas en dicha enfermedad. Incluso si este tipo de cáncer se elimina con éxito o se trata a tiempo, las células madre del glioblastoma contribuyen a que este regrese con agresividad. Evitar los azúcares añadidos y seguir una dieta cetogénica son estrategias útiles para combatir los tumores cerebrales.

Unamos las piezas

Tus células madre siempre están trabajando pero, a medida que envejeces, se vuelven más lentas y necesitan ayuda. Comer alimentos que contribuyen a activarlas puede incrementar la capacidad intrínseca de tu cuerpo de proteger y conservar tus órganos. La alimentación regenerativa, que estimula las células madre desde el interior, implica toda una nueva manera de pensar, que conlleva elegir qué alimentos y bebidas consumirás cada día.

Ten en cuenta que los hábitos alimentarios de Asia y el Mediterráneo contienen ingredientes comunes que se ha demostrado que ayudan a las células madre. Y ten cuidado con los demás hábitos, como las dietas altas en grasas, altas en sodio o altas en azúcares, que pueden incapacitar las células, algo que no quieres que ocurra con frecuencia.

Si estás combatiendo una enfermedad crónica, activar tus células madre puede ser importante a la hora de superar el daño que esta inflige a tus tejidos. Si has tenido un ataque cardíaco o un infarto, tus células madre pueden ayudarte a salvar tu corazón o a reconstruir tu cerebro. En tales situaciones, alimentar tus células madre es una forma de luchar por tu salud, recuperar tu fuerza y mantener tu cuerpo en funcionamiento en la manera en que este lo requiere para poder vivir mucho tiempo.

Si quieres mejorar tu condición física, comer más alimentos regenerativos te ayudará a incrementar el flujo sanguíneo y a tener más energía y resistencia. Si eres deportista o estás entrenando para aumentar tu rendimiento físico de alguna manera, deberías reclutar el tipo de células madre que contribuyen al desarrollo de la musculatura. Si eres una persona de mediana edad y quieres que tu cuerpo permanezca joven, o si te han operado y quieres recuperarte rápido, o si te estás recuperando de una enfermedad y quieres recuperar tu salud rápidamente, una forma de lograrlo puede ser comer alimentos que aumenten la cantidad de células madre circulantes.

Finalmente, no todas las células madre son tus amigas. Las células madre cancerígenas son extremadamente peligrosas. Si tienes cáncer o alguna vez lo tuviste, tu preocupación número uno debe ser matar esas células madre cancerígenas. Aún no existe una medicina capaz de lograrlo, pero hay una variedad cada vez mayor de alimentos que se estudian, igual que ocurre con sus bioactivos, por su efecto supresor sobre ellas. Por fortuna, los alimentos que atacan a las células madre cancerígenas no dañan a las beneficiosas.

ALIMENTOS CLAVE QUE AFECTAN LA REGENERACIÓN

Alimentos que estimulan las células madre		Alimentos que eliminan las células cancerígenas	
Apio chino	Frambuesa negra	Aceite de oliva (AOVE)	Moras
Arándanos	Hojas de mostaza	Albaricoques	Nueces
Aronia negra	Judías verdes	Alcaparras	Orégano
Berenjena	Mango	Apio	Patatas violeta
Berros	Melocotones	Arándanos	Pimientos
Brotes de bambú	Moras azules	Cacahuetes	Pistachos
Brotes de helecho	Moras goji	Café	Soja
Cacahuetes	Pistachos	Castañas	Té verde
Café	Productos del mar altos en omega-3	Chocolate amargo	Tomillo
Cereales integrales	Rúcula	Ciruelas	Uvas
Cerveza	Salvado de arroz	Granadas	Vino tinto
Espinacas	Zumo de uva	Manzanas	Zanahorias

CAPÍTULO 8

Alimenta tu ecosistema interno

Cuando una futura madre dice en la cena que está comiendo por dos, es muy probable que esté pensando en tomar mejores decisiones alimentarias por el bebé que está creciendo en su vientre. Sin embargo, todos deberíamos tomar estas decisiones acertadas cuando nos sentamos a comer porque nunca comemos solo para uno, ni siquiera para dos, sino para 39 billones. Esta es la cantidad de bacterias que conforman el microbioma de nuestro cuerpo.[1]

Alimentar adecuadamente a nuestras bacterias intestinales desencadena un efecto dominó bioquímico que influye no solo en la digestión, sino en nuestra salud en general. Una comunidad bien atendida de bacterias intestinales afectará a tu capacidad de resistir enfermedades como el cáncer y la diabetes, influirá en tu habilidad de sanar heridas y le dirá a tu cerebro que libere compuestos químicos que te harán una persona más sociable. Apenas comenzamos a comprender cómo nuestro microbioma ayuda al cuerpo a resistir padecimientos que van desde la enfermedad intestinal inflamatoria, la depresión, la obesidad y las enfermedades cardiovasculares hasta el Parkinson y el Alzheimer.

Veamos un solo ejemplo de lo mucho que puede influir nuestro microbioma en la salud. Una bacteria intestinal llamada *Akkermansia muciniphila* supone entre un 1 y un 3 por ciento del total de bacterias presentes en el microbioma intestinal, pero esta pequeña población tiene un poderoso efecto. La *Akkermansia* puede ayudar a controlar el sistema inmunológico, mejorar el metabolismo de glucosa en el cuerpo, disminuir la inflamación intestinal y combatir la obesidad.[2] Llama particularmente la atención su efecto en el sistema inmunológico. Los pacientes con algunos tipos de cáncer reciben hoy tratamientos vanguardistas de inmunoterapia llamados «inhibidores del punto de control inmunitario», que constituyen una forma enteramente nueva de lidiar con el cáncer. A diferencia de la quimioterapia, que daña el sistema inmunológico, estos tratamientos encauzan específicamente el sistema inmunológico de la persona para eliminar el cáncer. Su forma de trabajar consiste en arrancar la capa bioquímica tras la que se esconden las células cancerígenas para no ser detectadas por el sistema inmunológico.

En 2015, un grupo de investigadores liderado por el doctor Laurence Zitvogel, del Instituto Gustav Roussy, en París, demostró que aplicar aunque sea una pequeñísima serie de cambios en el microbioma intestinal de los ratones puede afectar a su forma de responder al tratamiento de inmunoterapia. La misma conexión fue detectada en pacientes humanos de cáncer, identificando la *Akkermansia* como una de las bacterias clave en un intestino sano y presentes en el microbioma de personas que se beneficiaron de este tipo de tratamiento.[3] Si la bacteria está presente en el intestino de los pacientes, estos son más propensos a responder al tratamiento y pueden contar con su propio sistema inmunológico para luchar contra el cáncer. Si los pacientes no tienen la bacteria, su sistema inmunológico no responde al inhibidor de punto de control y el cáncer escapan la inmunidad para seguir creciendo. De los 39 billones de bacterias en el microbioma, la presencia de *Akkermansia* predice una mejor respuesta a la inmunoterapia del cáncer.

Esta es la cuestión: puedes utilizar tu dieta para incrementar la presencia de *Akkermansia* en tu intestino. Ciertos zumos de fruta influyen en el entorno intestinal para adecuarlo al crecimiento de la *Akkermansia*. El zumo de granada, por ejemplo, es alto en elagitaninos, un grupo específico de bioactivos que alrededor de un 70 por ciento de las personas pueden metabolizar en urolitina-A, otro bioactivo. La urolitina-A tiene actividad antioxidante, antiinflamatoria y anticancerígena. Se cree que la *Akkermansia* es responsable de este metabolismo. Quizá no sorprenda a nadie que se haya demostrado que los elagitaninos estimulan el crecimiento de la *Akkermansia*. Los arándanos también mejoran las condiciones intestinales que ayudan a la *Akkermansia* a florecer.

La información relativa al zumo de arándanos y de granada demuestra lo poderosa que es la influencia de la alimentación en nuestro microbioma, que tiene, a su vez, un efecto en nuestra respuesta inmunológica al tratamiento contra el cáncer que es realmente una cuestión de vida o muerte. Esta clase de investigaciones sobre las conexiones entre alimentos específicos, las bacterias buenas y malas en las que influyen, sus metabolitos y los resultados de salud asociados a ellos, está cambiando nuestra idea de la nutrición humana, y además son descubrimientos que afectan profundamente a lo que un médico o un nutricionista recomiendan que comas.

Te puedes beneficiar de inmediato de un microbioma más sano si consumes alimentos y sigues hábitos alimentarios que tengan influencia en tus 39 billones de bacterias residentes. Todo lo que ingieras y no sea enteramente absorbido por tu intestino delgado llega hasta el final de tu aparato digestivo. Ahí, las bacterias de tu microbioma esperan por su ración de comida. También ellas digieren y metabolizan las proteínas, carbohidratos, grasas, bioactivos o aditivos y compuestos químicos sintéticos de los alimentos. Los científicos han descubierto cómo puede ayudar la dieta a mantener un ecosistema sano para tus bacterias, o incluso ayudar a reconstruirlo. Un microbioma con muy pocas bacterias útiles puede enriquecerse con esas nuevas bacterias, y un sistema con demasiadas bacterias dañinas puede ver cómo estas últimas se reducen en número. De tal manera, el ajuste del microbioma puede restablecer el equilibrio óptimo, fundamentalmente al aumentar nuestras defensas y desatar la capacidad de nuestro microbioma para defender la salud. Por otra parte, algunos alimentos pueden reducir nuestras defensas al invertir negativamente nuestro equilibrio de bacterias, promoviendo la enfermedad. Antes de ver los alimentos que influyen en el microbioma, echemos un vistazo a las enfermedades vinculadas con su desequilibrio.

Enfermedades que importan: dónde se perturba el microbioma

La perturbación del microbioma, llamada «disbiosis», se revela hoy en día en afecciones serias que van de la obesidad y el síndrome metabólico a la diabetes tipo 2, entre otras. Estas enfermedades dañan las bacterias intestinales y presentan anomalías asociadas con hábitos alimentarios no saludables, además de otros factores ambientales y del uso de antibióticos. En afecciones inflamatorias del intestino, como la enfermedad de Crohn y la colitis ulcerosa, los investigadores están detectando bacterias proinflamatorias dominantes en el colon, las cuales eliminan la mucosa protectora del intestino, provocando que la pared intestinal pase a ser más vulnerable a la inflamación y las toxinas. Las alergias alimentarias se relacionan también con la disbiosis. Los niños con menos diversidad en su microbioma son más propensos a desarrollar alergias alimentarias a largo plazo.[4] El microbioma de niños alérgicos a ciertos alimentos es distinto del de sus hermanos que no padecen alergias alimentarias.[5]

El cáncer, especialmente en los órganos del tracto gastrointestinal (esófago, estómago, páncreas, vesícula, colon y recto), se asocia a desequilibrios del microbioma.[6] Cuando están ausentes las bacterias beneficiosas, la capacidad del sistema inmunológico para detectar y combatir las células cancerígenas queda desarmada. Los residentes bacterianos incorrectos interfieren con la capacidad del cuerpo de defenderse a sí mismo. Las bacterias influyen en nuestra manera de controlar el colesterol en la sangre. La disbiosis también se asocia con la arteriosclerosis y la enfermedad cardiovasular.[7] Cuando las bacterias de tu boca —el microbioma oral— pierden su equilibrio, esa pérdida puede resultar en hipertensión y cardiopatía.[8] Una sobreabundancia de ciertas bacterias puede propiciar que tu cuerpo produzca altos niveles de una sustancia tóxica llamada N-óxido de trimetilamina (OTMA) cuando consumes carne roja. El OTMA daña la pared de los vasos sanguíneos y facilita la formación de placa arteriosclerótica dañina, la cual, como sabemos, puede provocar un ataque cardíaco o un infarto.[9]

También se observan desequilibrios en el microbioma intestinal en personas con enfermedad de Parkinson y enfermedad de Alzheimer. Hay cada vez más pruebas de que, si en el intestino crecen ciertas bacterias dañinas, estas pueden producir neurotoxinas que inflamen el cerebro.[10] Se detecta un microbioma alterado en el trastorno depresivo grave, el trastorno bipolar y en la esquizofrenia.[11] La gente que sufre de asma y enfermedad pulmonar obstructiva crónica (EPOC) tiene distintos perfiles bacterianos en el esputo, en comparación con personas sin enfermedades pulmonares.[12]

La disbiosis intestinal también genera proteínas anómalas que provocan la producción de anticuerpos capaces de generar enfermedades autoinmunes.[13] Se observa una reducción de bacterias sanas en la esclerosis múltiple, la artritis reumatoide, la enfermedad celíaca y la enfermedad intestinal inflamatoria. Todas estas afecciones se asocian con anomalías en el microbioma. Es muy probable que muchas de las enfermedades más graves de nuestra era tengan relación con un microbioma alterado como denominador común y, de igual manera, una constelación correcta de bacterias beneficiosas es una característica obligada para una buena salud.

La buena noticia es que comer ciertos alimentos puede ayudar a moldear la población bacteriana de tu sistema de defensa del microbioma, incrementando la presencia de las bacterias buenas y disminuyendo la de las malas.

Los alimentos que contienen bacterias beneficiosas

Una manera de ayudar a tu microbioma es comer bacterias.[14] Muchos alimentos contienen bacterias saludables que están presentes en los alimentos fermentados y evitan que estos se echen a perder. No es tan asqueroso como parece. La conservación de alimentos con bacterias saludables comestibles data de las sociedades antiguas de Grecia, Roma, India y China. Incluso hoy, los cultivos vivos de bacterias son un elemento central en la preparación de muchos alimentos comunes. Consumir comida fermentada puede incrementar la diversidad de tu microbioma intestinal, lo que mejora tus defensas de salud. A continuación figuran algunos de los alimentos preparados con bacterias y sus beneficios para la salud.[15]

Chucrut

El chucrut es una guarnición ligeramente agria, ácida y deliciosa, que forma parte de muchos platos tradicionales y que a veces se utiliza como un condimento similar al relish. Es increíblemente rico en microbios, pues se prepara fermentando col blanca en rodajas finas con bacterias productoras de ácido láctico (*Lactobacilli*).[16] Una taza de chucrut puede contener hasta 5 billones de bacterias.[17] Este alimento se originó en China y, en sus rutas comerciales, los mercaderes lo llevaron al este y el oeste de Europa, donde se incorporó a la gastronomía eslava y germana. La col se sala, y al dejarla destapada se permite que los lactobacilos se asienten y se reproduzcan en la mezcla. Muchos tipos de bacterias distintas colonizan inicialmente el chucrut y contribuyen a su fermentación. A medida que, con el tiempo, el puré se va volviendo más agrio, el cambio en la acidez altera la composición de la población bacteriana hasta que esta se estabiliza en el punto de madurez del alimento.

Hay una gran cantidad de investigaciones en torno a la relación entre el chucrut y la salud.[18] Un grupo de científicos de la Universidad de Carolina del Norte definió los cambios en la población bacteriana del chucrut durante la fermentación. Descubrieron que, si bien al inicio hay muchas bacterias distintas presentes, la bacteria que finalmente domina es la *Lactobacillus plantarum*, asociada a una serie de acciones promotoras de la salud, como la estimulación de una respuesta antiinflamatoria por parte de las células madre intestinales.[19]

La fermentación bacteriana de la col blanca rallada también libera nuevos compuestos bioactivos.[20] Por ejemplo, la fermentación libera los glucosinolatos de la planta. Las enzimas bacterianas los descomponen después en fragmentos más pequeños llamados «isotiocianatos», unos compuestos que tienen propiedades antiangiogénicas y pueden matar las células cancerígenas directamente. Curiosamente, unos bromatólogos del Instituto de Recursos Naturales de Finlandia han descubierto que los niveles de isotiocianatos son más elevados en el chucrut que en la col blanca cruda.[21] Más allá de las bacterias probióticas y los bioactivos que genera, el chucrut es una buena fuente de fibra dietética, que alimenta el microbioma.

Kimchi

Cualquiera que haya disfrutado de la gastronomía coreana probablemente ha comido kimchi, un sabroso alimento picante de verduras fermentadas, como col, rábanos, cebolleta, guindilla, ajo y jengibre y un producto marino fermentado llamado jeotgal. El nombre «kimchi» proviene de la palabra coreana *gimchi*, que literalmente significa «verdura sumergida». La forma tradicional de prepararlo es cocer las verduras en una olla de cerámica y después enterrarlas para que fermenten. Existen más de 160 variedades de kimchi, servidas por lo general como guarnición para acompañar la comida. Puedes encontrar kimchi en cualquier restaurante coreano y en los estantes de las tiendas de productos orientales.

En esencia, el kimchi es un probiótico. Al igual que el yogur, lleva al intestino una gran cantidad de bacterias beneficiosas activas. Muchas de las bacterias que participan en la fermentación del kimchi son las mismas que se encuentran en un microbioma humano sano: *Bacteroidetes*, *Firmicutes* y *Lactobacillus*, entre otras.[22] Científicos del Instituto Mundial del Kimchi, en Corea, han descubierto incluso una nueva especie de bacteria, llamada *Lentibacillus kimchi*, que produce vitamina K_2 o menaquinona. Recordarás del capítulo 6 que la vitamina K_2 es un bioactivo antiangiogénico que se encuentra en la carne oscura del pollo y en el queso.[23] Otro producto bacteriano en el kimchi es el ácido propiónico, un ácido graso de cadena corta que disminuye el nivel de colesterol, reduce la inflamación, previene la acumulación de placa arteriosclerótica en las arterias y mejora la salud digestiva.[24] Se ha visto que los extractos de kimchi pueden matar células cancerígenas del colon, los huesos y el hígado, así como las de la leucemia.[25] La bacteria *Lactobacillus plantarum* que crece en el kimchi crea un producto bacteriano que protege contra el virus de la influenza A.[26]

Investigadores de la Universidad de Ajou, en Corea, han estudiado a 21 personas de mediana edad con prediabetes y síndrome metabólico, el término que se emplea para describir una tormenta perfecta de afecciones que dirigen a una persona hacia el territorio de las enfermedades cardiovasculares: obesidad abdominal, índice elevado de lípidos en la sangre, presión arterial alta y glucosa elevada. Cada participante tenía niveles de glucosa por debajo del estándar establecido para la diabetes, pero más altos de lo normal (niveles de glucosa en ayuno entre 100 y 125 mg/dl en un análisis de sangre). El propósito del estudio era determinar si el kimchi podía mejorar su estatus metabólico y ver si existían diferencias entre el kimchi fresco y el fermentado.[27]

Dividieron a los participantes en dos grupos. Durante ocho semanas uno de los grupos comió kimchi recién hecho y el otro kimchi fermentado. Todo el kimchi se preparó en la misma fábrica. El kimchi fresco tenía 15 millones de *Lactobacillus* por mililitro de material, mientras que el kimchi fermentado tenía 6,5 mil millones de bacterias por mililitro, o 443 veces más que el fresco. Durante el experimento, los investigadores midieron la grasa total, el porcentaje de grasa corporal y la presión sanguínea de los participantes, y realizaron análisis de sangre para revisar el estado de inflamación y determinar los niveles de glucosa. Después de ocho semanas, pidieron a los participantes que no comieran ningún alimento fermentado durante cuatro semanas, para «limpiar» su sistema.

En general, el kimchi fermentado, al contener más bacterias, tuvo un efecto mayor que el kimchi fresco. El consumo de kimchi fermentado disminuyó significativamente la masa de grasa corporal: hasta un 6 por ciento, comparado con el 3,9 por ciento del kimchi fresco, lo que significa que la pérdida de grasa fue 1,6 veces mayor. El grupo que comió kimchi fermentado también mostró una disminución del 2 por ciento del porcentaje de grasa corporal, mientras que no se registró un cambio significativo entre los integrantes del grupo que comió kimchi fresco. El grupo del kimch fermentado también experimentó una disminución significativa de la presión arterial.

Asimismo, los participantes realizaron una prueba oral de tolerancia a la glucosa para determinar la eficiencia con la que sus cuerpos la procesaban después de comer kimchi. Les dieron una bebida que contenía una cantidad de azúcar equivalente a cuarenta y dos ositos de goma. Los investigadores midieron sus niveles de glucosa en sangre antes de beberse el preparado y dos horas después. Los participantes que comieron kimchi fermentado mejoraron su prueba de tolerancia a la glucosa en un 33 por ciento, en comparación con su respuesta anterior al consumo de kimchi. La tolerancia de glucosa mejoró 3,5 veces entre el grupo que comió kimchi fermentado en comparación con el grupo que comió kimchi fresco. Así pues, el consumo de cualquier clase de kimchi tiene beneficios en relación con la grasa corporal, la presión arterial y la sensibilidad a la glucosa, pero el kimchi fermentado tiene muchos más beneficios que el fresco.

Otro estudio de la Universidad Dongguk, en Corea, examinó a 44 mujeres diagnosticadas con sobrepeso por su IMC mayor a 25.[28] Les dieron 1,2 trazas de kimchi fresco o fermentado al día durante ocho semanas, y se les tomaron lecturas relacionadas con la obesidad, los biomarcadores sanguíneos y el microbioma fecal. De forma parecida a la del estudio de la Universidad de Ajou, hubo una mejora significativa en el grupo que comió kimchi fermentado, incluida una reducción del 5 por ciento de la grasa corporal.

Una advertencia: el kimchi es muy alto en sal. Cómelo con cautela si padeces de hipertensión o estás en riesgo de desarrollar cáncer estomacal.

Pao cai (col fermentada china)

El pao cai (pronunciado «pao tsai») es un plato tradicional chino de verduras fermentadas que se suele servir en restaurantes chinos como entrante frío. Al igual que el kimchi, el pao cai se prepara encurtiendo verduras saludables: col, rábano, tallos de hojas de mostaza, zanahorias y jengibre. Muchas de las mismas bacterias que participan en la fermentación del pao cai se encuentran también en un microbioma humano sano,[29] incluidas las *Firmicutes* y *Lactobacillus*, las especies dominantes en la salmuera. Un estudio científico realizado por la Universidad Normal de Shaanxi, en China, descubrió hasta 30 especies bacterianas distintas, por lo que el pao cai es un alimento rico en probióticos.[30] La col blanca en el pao cai también es fuente de fibra dietética, y una sola taza aporta el 9 por ciento del consumo diario de fibra recomendado. En China, estas verduras encurtidas se comen muy a menudo como condimento del arroz.

Queso

En lo que respecta al microbioma, el queso es bueno para tu intestino. Se prepara con leche, un cuajo de enzimas y un cultivo inicial. El cultivo se compone de distintos tipos de bacterias, dependiendo del tipo de queso que se prepare. Las bacterias crean ácido láctico y, junto con las enzimas, cuajan la leche y separan el suero. Este cuajo después pasa por varias etapas para generar los sabores y texturas particulares de cada queso tradicional y comercial.

Todos los quesos tienen su propio microbioma, resultado de su cultivo inicial y variable en función de la región donde se prepara el queso y el entorno en que madura (piensa en los quesos que maduran en cuevas, por ejemplo). En el transcurso de varias semanas, meses o incluso años, mientras se añeja el queso, muchos organismos (desde bacterias hasta hongos y levaduras) se asientan y lo invaden, contribuyendo a su sabor y al establecimiento de su propio «microbioma». Cuando comemos queso, ingerimos las bacterias vivas y los productos generados por ellas, todos beneficiosos para nuestra salud.

El parmesano es un queso curado, tradicional y delicioso procedente de Parma, Italia, preparado en la forma de discos gigantes que se añejan uno o dos años antes de venderse para su consumo. Aunque durante los primeros meses de su preparación están presentes diversas bacterias, la acidez va cambiando a medida que madura el queso y, para cuando el queso está listo para su venta, muchas de las bacterias han desaparecido.[31] Entre las bacterias supervivientes se encuentran la *Lactobacillus casei* y la *Lactobacillus rhamnosus*, ambas con una actividad beneficiosa contra la gastroenteritis,[32] la diabetes,[33] el cáncer,[34] la obesidad[35] y la depresión posparto.[36] El queso parmesano es una fuente natural de bacterias probióticas.

El queso gouda, hecho con leche de vaca, es otra clase de queso estudiada por sus propiedades probióticas. Recordarás del capítulo 6 que el gouda contiene vitamina K_2 (menaquinona), que presenta actividad antiangiogénica. También tiene un microbioma diverso de más de veinte especies, incluidas las *Lactobacilli plantarum* y *Lactobacillus casei*, cuyas poblaciones cambian a medida que se añeja el queso. El gouda europeo está hecho con leche cruda, pero en Estados Unidos es un producto pasteurizado. Las investigaciones de la Universidad de Gante y del Instituto de Agricultura y Pesca de Bélgica han demostrado que el gouda hecho a partir de leche cruda tiene una diversidad mayor de bacterias —característica beneficiosa— que los quesos pasteurizados.[37] Si bien los quesos preparados con leche cruda se valoran mucho en sus países de origen, la Administración de Alimentos y Medicamentos de Estados Unidos indica que todos los productos lácteos deben estar pasteurizados en su forma final empaquetada.[38] Esta iniciativa federal para garantizar la seguridad alimentaria se llevó a cabo en 1949, después de que se hubiesen registrado brotes de enfermedades asociadas con el consumo de quesos de leche cruda, y en 1987 la FDA prohibió la venta de cualquier producto lácteo crudo. Aunque algunos quesos que se añejan durante más de sesenta días pueden quedar exentos de ella, esta regulación implica que los quesos disponibles en Estados Unidos no tendrán el mismo perfil completo del microbioma que se da en el mismo tipo de queso en Europa.

Recordarás, por el experimento que describí en el capítulo 3, que el camembert contribuye a un microbioma sano. También tiene un efecto prebiótico, que influye en los niveles de bacterias presentes en el intestino que no son parte del cultivo inicial en la preparación del queso. Un estudio clínico del Instituto Nacional de Investigación Agrónoma de Francia demostró que las personas que consumen queso camembert muestran cifras más elevadas de una bacteria intestinal llamada *Enterococcus faecium*, que no se encuentra en el queso, pero cuyo crecimiento natural es alimentado por el efecto prebiótico del queso.[39]

Así pues, vemos que el queso es un alimento que contiene su propio microbioma y que influye en el microbioma humano a través de sus efectos pre y probióticos. Las bacterias del queso sobreviven a las enzimas digestivas. Recorren el camino a través de todo el sistema digestivo y se encuentran en las heces de quienes comen queso. Aunque convenga tener siempre en cuenta las advertencias sobre la sal y el alto contenido de grasas saturadas, el queso influye en la salud por su capacidad de contribuir al microbioma humano.

Yogur

El yogur está hecho con leche que primero se calienta, después se enfría y luego se mezcla con bacterias para propiciar su fermentación. Es un alimento antiguo preparado desde hace al menos cinco mil años, y sus beneficios para la salud se describen en los textos de la Antigua Grecia. El yogur debió de formarse de manera natural cuando la leche se contaminó accidentalmente con bacterias, y alguien descubrió que el producto resultante era comestible. Sin embargo, la presencia real de una bacteria, *Lactobacillus*, no se conoció hasta que la descubrió, en Bulgaria, un estudiante de Medicina al analizar la microbiología del yogur local.[40] Más adelante, el premio Nobel Ilya Metchnikoff advirtió la longevidad de los campesinos búlgaros y la atribuyó a su consumo de yogur, para ellos un alimento básico. Hoy en día, el yogur en su forma pura (sin endulzantes añadidos) se considera un alimento saludable y puede que sus beneficios se deban a los probióticos.

Investigadores de la Universidad de Youngstown, en Ohio, han realizado un pequeño estudio con seis voluntarios sanos a los que ofrecieron, durante 42 días consecutivos, una taza de yogur: más o menos la cantidad que suele consumirse en Europa y Australia, donde es muy apreciado.[41] Se les entregó el yogur cada tres o cuatro días, a lo largo de las seis semanas que duró el estudio. Cada uno contenía aproximadamente mil millones de bacterias. Los científicos pidieron a los sujetos que entregaran muestras fecales cada siete días, lo que resultó en un total de siete muestras en el transcurso del estudio. Tras el consumo de yogur, los investigadores encontraron un incremento general de distintas especies de *Lactobacillus* promotoras de la salud. Los cambios bacterianos variaron mucho entre los sujetos (un estudio distinto incluso mostró que la respuesta del microbioma al yogur varía entre hombres y mujeres).[42] Ahora bien, el estudio de Youngstown sí detectó un incremento de *Lactobacillus reuteri*, *Lactobacillus casei* y *Lactobacillus rhamnosus*, bacterias que a menudo se incluyen en los preparados probióticos que hay en el mercado, lo que demuestra que comer yogur puede influir en el microbioma intestinal.

Una investigación mucho más extensa sobre el yogur se realizó en España como parte del estudio Predimed de la dieta mediterránea.[43] Los investigadores realizaron un seguimiento de 7.168 participantes. Examinaron tanto su consumo de yogur como su consumo de lignanos. Los lignanos son polifenoles vegetales metabolizados por las bacterias intestinales en los bioactivos enterodiol y enterolactona, que disminuyen el riesgo de cardiopatía.[44] Las fuentes de los lignanos en la dieta de los participantes eran sobre todo el aceite de oliva, los productos de trigo, los tomates, el vino tinto y los espárragos. Los investigadores de Predimed tenían interés en comprobar si el consumo de lignanos y yogur alimentaría las bacterias presentes en el intestino y provocaría un mayor beneficio para la salud.

Los resultados mostraron que las personas que más lignanos consumieron registraban unos niveles de glucosa más bajos, mientras que los participantes que consumieron niveles altos de lignanos y yogur registraban niveles más bajos de colesterol total en sangre, entre ellos niveles menores del dañino colesterol LDL. La bacteria *Lactobacillus* que se encuentra en el yogur puede potenciar la eliminación de colesterol en el cuerpo, por lo que los investigadores especulan sobre si los lignanos tienen un efecto prebiótico y alimentan las bacterias intestinales. Al mismo tiempo, el yogur tiene un efecto probiótico: abastece a las propias bacterias. El consumo de yogur complementado con una dieta vegetal rica en lignanos puede ofrecer beneficios protectores contra las enfermedades cardiovasculares y un mejor control de la glucosa.

Pan de masa madre

El pan es un alimento básico en el mundo y los arqueólogos han descubierto que los humanos primitivos lo horneaban ya desde hace catorce mil años, antes del advenimiento de la agricultura, por lo que es un alimento «paleo».[45] Preparado con solamente agua y harina y fermentado con levadura o bacterias, el pan puede hornearse, cocerse al vapor o freírse. El pan tradicional de masa madre se prepara con un cultivo inicial que contiene la bacteria *Lactobacillus*, que crea ácido láctico, lo que le aporta su clásico sabor ligeramente amargo. El cultivo inicial de la masa madre, junto con las bacterias originales, se pasa de generación en generación para una preparación de pan tradicional por medio de un proceso de «alimentación». Para hacerlo, se sacan pequeños trozos de la masa cargada de bacterias y se reservan para cada ocasión sucesiva en que se prepare el pan.

Un tipo de bacteria de la masa madre, la *Lactobacillus reuteri*, tiene efectos increíbles en la salud. Se ha demostrado que mejora la inmunidad y suprime el desarrollo tumoral.[46] La *L. reuteri* también reduce el aumento de peso y puede acelerar la curación de heridas. Las bacterias activan el eje intestino-cerebro y estimulan el cerebro para que este libere la hormona social oxitocina.[47]

Científicos de la Universidad de Alberta, en Canadá, en colaboración con colegas de la Universidad Huazhong de Agronomía y la Universidad Tecnológica de Hubei, en China, han estudiado la presencia de esta bacteria en la masa madre comercial. Descubrieron que una cepa de *L. reuteri* en el cultivo inicial de la masa que se viene pasando de un panadero al siguiente desde 1970 en realidad ha evolucionado para poder vivir y prosperar en la masa de pan.[48] Para dominar este nuevo territorio, algunas cepas de *L. reuteri* presentes en el cultivo inicial desarrollaron la capacidad de producir un antibiótico natural llamado «reutericiclina», que mata otras bacterias dañinas que crezcan alrededor. Si bien la bacteria misma no sobrevive a las altas temperaturas necesarias para el horneo, científicos del Instituto Tecnológico de Massachusetts han demostrado que los beneficios quizá no requieran que las bacterias estén vivas en el caso de la *L. reuteri*. En el laboratorio, los científicos erradicaron completamente la bacteria para que no sobreviviera ninguna *L. reuteri*, pero encontraron que las sustancias que provienen de las partículas de bacterias muertas pueden propiciar los mismos beneficios que las bacterias vivas. Esto es muy sorprendente, pues siempre se había supuesto que para que obtener los beneficios de las bacterias intestinales hacía falta que estas estuvieran vivas. Descubrimientos así nos demuestran cuánto nos falta por saber sobre al relación entre el microbioma y nuestra salud. Entonces, incluso cuando la *L. reuteri* presente en el pan de masa madre perece con las altas temperaturas del horno, los fragmentos bacterianos que permanecen en el producto terminado pueden ofrecer beneficios para la salud cuando este se consume.[49]

Los alimentos que tienen una influencia positiva en tu microbioma

Al comer alimentos probióticos como los que acabo de comentar, puedes introducir en tu cuerpo bacterias beneficiosas. Por otra parte, incluso los alimentos que no contienen cultivos vivos y activos pueden influir positivamente en tu microbioma, al crear una serie de condiciones que permiten que prosperen las bacterias beneficiosas. Las investigaciones especifican qué alimentos tienen este efecto, pero antes de abordar esa cuestión, es importante que conozcas los principios alimenticios generales que garantizarán el bienestar de tus bacterias beneficiosas.

Cuida tu microbioma

Los principios básicos para el cuidado de tu microbioma intestinal se resumen en tres reglas básicas: hay que comer fibra dietética de alimentos integrales; hay que comer menos proteína animal; y hay que comer más alimentos frescos e integrales, y menos alimentos procesados. Ahora te mostraré la información que ilustra la importancia de estas tres reglas en tu vida.

El primer principio: come mucha fibra dietética de alimentos integrales. La fibra dietética procede de alimentos vegetales enteros y es un alimento saludable para tu microbioma.[50] Desde los albores del *Homo sapiens*, hace trescientos mil años, la fibra ha sido una fuente principal de sustento humano. Nuestros antepasados recolectaban y comían alimentos ricos en fibra, como cereales, frutos secos, legumbres y frutas.[51] Rara vez se consumía proteína animal. Es más, la comida se tomaba del suelo y se arrancaba de entre la vegetación cargada de bacterias, de tal manera que el alimento de nuestros ancestros no solo contenía fibra, sino también microbios. Este patrón alimentario de fibra y bacterias moldeó la evolución de nuestro cuerpo de cara a su supervivencia. Nuestro cuerpo aún está diseñado para seguir ese patrón original de alimentación, más adecuado para tu microbioma y tu salud en general. Los alimentos altamente procesados de hoy son un desarrollo reciente, que solo surgió a mediados del siglo XX. Esto significa que el patrón alimentario moderno de la comida industrializada solo ha estado presente en el 0,02 por ciento de la existencia humana y, por tanto, le resulta relativamente poco conocido a nuestro cuerpo, sobre todo si pensamos en cómo este fue diseñado para funcionar nutricionalmente.

El segundo principio: come menos proteína animal. Comer carne le resulta pesado a tu microbioma. Después de la primera revolución agrícola ocurrida en torno al 10000 a.C., los seres humanos dejaron de cazar y recolectar, que eran procesos lentos, y pasaron a basarse en el cultivo, aumentando la disponibilidad de la comida. La gente seguía comiendo alimentos en su mayoría vegetales. El ganado de aquel entonces era un recurso alimenticio local. Sin embargo, en el siglo XVIII los avances en la agricultura mejoraron el manejo de cosechas y animales de granja, incrementando aún más la disponibilidad de alimentos. Hacia la segunda mitad del siglo XX, la agricultura invirtió el modelo de alimentación, de local a global. Los hábitos alimentarios humanos se centraron en un alto consumo de proteína animal y se enfocaron menos en los alimentos vegetales, lo que resultó en un consumo menor de la fibra dietética que necesita nuestro microbioma. Esa menor cantidad de fibra lleva a un ecosistema de bacterias beneficiosas que no llega a ser sano, y a una menor producción de ácidos grasos antiinflamatorios de cadena corta. Al mismo tiempo, el incremento de proteína animal modifica el comportamiento de las bacterias, de forma que estas generan más inflamación en el intestino.[52]

El tercer principio: come más alimentos enteros y frescos, y menos alimentos procesados. Junto con el consumo excesivo de carne, también la química moderna ha llegado a la industria alimentaria. Los alimentos altamente procesados contienen aditivos, conservantes y saborizantes artificiales. La industrialización ha abaratado la comida, aumentando su disponibilidad y su duración y, a través de la manipulación de sabores y la publicidad, la hace parecer más atractiva que los alimentos frescos tradicionales. Al mismo tiempo, las condiciones sanitarias, la regulación de la industria alimentaria y los esfuerzos de salud pública reducen la exposición humana a todas las bacterias de nuestro entorno. La pasteurización y la limpieza excesiva nos llevan a una menor exposición a bacterias promotoras de la enfermedad, pero también a las bacterias promotoras de la salud. Las prácticas alimentarias modernas industrializadas han cambiado nuestra relación con el microbioma, y con la salud.

Veamos algunas de las pruebas científicas que sustentan estas reglas generales. Investigadores de la Universidad de Florencia, en Italia, realizaron a finales de la década de 2000 un estudio profundamente revelador que ilustra la importancia de estos principios. En concreto, examinaron en detalle las dietas y el microbioma de niños pertenecientes a dos culturas muy contrastadas: la de un pueblo rural de Burkina Faso, en África occidental, y la de la ciudad de Florencia, en Italia.[53] La gente de Burkina Faso vive en una sociedad rural agraria. Comen generalmente una dieta baja en grasa, con cereales, legumbres y verduras. La carne es escasa. A diferencia de ellos, la gente que vive en Florencia come una dieta urbana, industrializada. La dieta rural de Burkina Faso incluye poca grasa y proteína animal, mientras que la dieta europea es alta en ambos.

Los investigadores recolectaron y analizaron muestras fecales de niños en ambas áreas por la mañana, después de su primera comida. No es de extrañar que la investigación mostrara que los niños de Burkina Faso comían 1,8 veces más fibra dietética que los florentinos. El análisis del microbioma fecal reveló que el 90 por ciento de las bacterias en ambos grupos de niños pertenecía a cuatro categorías principales, o filos, de bacterias: *Actinobacter*, *Bacteroides*, *Firmicutes* y *Proteobacteria*. En los niños africanos, el filo *Bacteroides*, que descompone los alimentos vegetales, era 2,5 veces más predominante que en los niños de Florencia.

Los investigadores examinaron la materia fecal para la producción de ácidos grasos de cadena corta (AGCC), los subproductos beneficiosos de la digestión bacteriana de fibra vegetal. Recordarás del capítulo 3 que las bacterias intestinales generan tres tipos de metabolitos útiles de los AGCC: acetato, butirato y propionato, los cuales protegen el intestino y la salud en general al reducir la inflamación, mejorar la inmunidad, inhibir la angiogénesis, ayudar a las células madre y aumentar la sensibilidad a la insulina. En correlación con su mayor nivel de consumo de fibra dietética, los niños de Burkina Faso tenían niveles hasta tres veces mayores de AGCC que los niños europeos. El análisis de materia fecal reveló que los niños de Burkina Faso tenían más diversidad de bacterias en sus heces que los europeos. Un microbioma diverso es una pieza fundamental de la salud, y una dieta vegetal baja en grasa se asocia con un microbioma más diverso y sano, capaz de producir niveles más altos de AGCC protectores.

Los alimentos modernos industriales que consumimos en casi todo el mundo desarrollado han alterado el microbioma humano inexorablemente hacia un perfil menos sano. Dada la influencia del microbioma en nuestro sistema inmunológico, la comunidad médica observa las alarmantes relaciones entre el microbioma y el aumento de afecciones como alergias alimentarias, obesidad, diabetes y otras enfermedades crónicas que comienzan en la niñez y nos asolan como plagas al llegar a adultos. Y recuerda, en el estudio que he explicado participa Italia, cuna de la dieta mediterránea y aún considerado entre los lugares más sanos del mundo moderno, en términos alimenticios. Así que ya podrás imaginarte el efecto de la dieta occidental menos saludable…

Ahora que comprendes la importancia que tiene para tu microbioma el consumo de una dieta rica en fibra, baja en proteína animal y basada principalmente en alimentos integrales sin procesar, veamos algunos de los alimentos específicos que pueden tener un efecto beneficioso en tu salud.

Los alimentos que benefician tu microbioma

Pan de centeno

Es un tipo de pan que beneficia al microbioma más allá de la acción de las bacterias mismas. Originario del norte y el centro de Europa, el pan de centeno (o pumpernickel) tradicional se prepara con un cultivo inicial de masa madre y harina de centeno integral. El centeno es un tipo de cereal que contiene fibra dietética, polifenoles y lignanos. Estos bioactivos son prebióticos que influyen en tu microbioma y en tu metabolismo.

Un equipo de investigadores internacionales de la Universidad Joseph Fourier, la Universidad de Grenoble y la Universidad de Auvernia, en Francia; de la Universidad de Parma, en Italia; y la Universidad de Almería, en España, examinó los efectos del consumo de centeno integral en el microbioma. En el laboratorio, alimentaron a ratas sanas con comida preparada con centeno integral o refinado durante doce semanas, y estudiaron los efectos en su microbioma.[54] Los resultados revelaron que los animales que consumían centeno integral mostraban unos niveles un 60 por ciento menores de *Desulfovibrionaceae*, una bacteria que genera una toxina llamada «ácido sulfhídrico», que perjudica la pared intestinal. Cuando el intestino se daña de esta manera, es más fácil que las partículas de la comida salgan del intestino, provocando una reacción inflamatoria, lo que puede generar una reacción alérgica o incluso autoinmune (es el fenómeno popularmente conocido como «intestino permeable»). El pan de centeno integral tiene un efecto prebiótico que puede reducir la población bacteriana generadora de esta toxina, lo que se traduce en un intestino y un cuerpo más sanos.

Kiwi

El kiwi en realidad es una baya grande originaria de China, donde solía recolectarse con fines médicos. Hoy en día se encuentra en supermercados de todo el mundo. El kiwi es un fruto del tamaño de un huevo y tiene una piel de color café y peluda que rodea una carne de color verde intenso, punteada con diminutas semillas negras. La fruta (antes llamada «grosella china») llegó a Nueva Zelanda en 1904, donde empezó a cultivarse. En 1959 se exportó por primera vez a Estados Unidos y se bautizó con el nombre de «kiwi», en referencia al ave peluda de color café que no vuela, icono nacional de Nueva Zelanda.

Investigadores de la Universidad Nacional de Singapur han realizado un estudio para examinar el efecto del kiwi en el microbioma intestinal.[55] Alimentaron a seis voluntarias con el equivalente a dos kiwis al día durante cuatro días (un total de ocho frutas) y observaron los cambios de su microbioma fecal. Las diferencias se percibieron rápidamente. Encontraron que la presencia de *Lactobacillus* se había visto incrementada un 35 por ciento en solo 24 horas de comer kiwi. Otra bacteria, *Bifidobacteria*, poco a poco fue aumentando hasta un 17 por ciento a lo largo de los cuatro días en casi todos los sujetos (un 83 por ciento de ellos). Ambas bacterias se consideran beneficiosas para las bacterias intestinales que producen los AGCC, los cuales disminuyen la inflamación. Los AGCC ayudan a mantener la integridad de la pared intestinal para prevenir que los alimentos digeridos se salgan del intestino, y además mejoran el metabolismo de la glucosa y los lípidos.[56] El consumo de kiwis tiene un efecto prebiótico que ayuda a las bacterias beneficiosas para el intestino y reduce la inflamación.

Brassica

La de las *brassica* es una familia de verduras con una sólida reputación como alimentos saludables. Entre ellas están el brócoli, la coliflor, la col china, la col blanca, la col rizada, el colinabo, los nabos y la rúcula. Como vimos en el capítulo 6, las plantas contienen bioactivos con beneficios antiangiogénicos. También modifican el microbioma al reducir la presencia de bacterias dañinas en el intestino.

Investigadores del Instituto de Investigación sobre Alimentos de Norwich, Reino Unido, han realizado un estudio clínico sobre este tipo de verduras (brócoli y coliflor) en diez adultos sanos en la treintena y examinaron los cambios en su microbioma a lo largo de dos semanas.[57] Los sujetos recibieron una taza de alimentos pertenecientes a la familia de las *brassica* al día (brócoli, coliflor, sopa de brócoli y boniato) o bien comieron una dieta con solo un 10 por ciento del contenido de *brassica* (una décima parte de taza) que se le administró al primer grupo. El análisis de sus heces al final del estudio reveló que las personas que comieron una dieta alta en *brassica* redujeron sus cifras de bacterias productoras de toxina hasta un 35 por ciento. El ácido sulfhídrico daña la pared intestinal y se encuentra en cantidades elevadas en las heces de pacientes con enfermedad intestinal inflamatoria.[58] Al igual que el pan de centeno, las verduras *brassica* pueden proteger contra el desarrollo de colitis y la inflamación intestinal, al reducir el número de bacterias dañinas que producen ácido sulfhídrico.

Brotes de bambú

Mucha gente sabe que el bambú es la comida de los pandas. Sin embargo, en Asia los brotes de bambú son un plato vegetariano muy común, extremadamente rico en fibra dietética y bioactivos. Se pueden encontrar cocidos, enlatados y secos en la gastronomía china, japonesa, coreana y de todo el sur de Asia. En los países occidentales, a veces encontramos bambú en lascas como complemento en los buffets de ensaladas.

Un estudio de la Academia de Ciencias de China observó que consumir brotes de bambú afecta al microbioma y a la obesidad.[59] En el laboratorio, los investigadores alimentaron a ratones con una dieta o bien baja en grasa o alta en grasa. Después añadieron a sus raciones fibra de bambú (el equivalente a que los humanos coman diariamente un tercio de taza de brotes de bambú) durante seis semanas y midieron el peso, la tolerancia a la glucosa, el tejido adiposo (grasa) y el microbioma. El bambú tuvo un efecto significativo.

En los ratones que comieron una dieta alta en grasa, añadir el bambú redujo el aumento de peso en un impresionante 47 por ciento. Con el bambú, el desarrollo de grasa se redujo entre un 30 y un 50 por ciento en el abdomen, la pelvis y bajo la piel. Cuando los investigadores observaron el microbioma, los intestinos de los ratones que comieron brotes de bambú mostraron una diversidad bacteriana un 45 por ciento mayor. Recuerda, una mayor diversidad bacteriana implica una mejor salud. Los cambios en el microbioma fueron sustanciales tras el consumo de bambú. Había tres veces más *Bacteroidetes*, una de las principales bacterias en el microbioma sano. Un hallazgo interesante: la alimentación con brotes de bambú provocó una disminución en la familia de bacterias a la que pertenece la *Akkermansia*. Aunque estos hallazgos se dieron en ratones, la *Akkermansia* también es importante en la respuesta al tratamiento contra el cáncer en pacientes que reciben inmunoterapia (en concreto, inhibidores del punto de control inmunitario, como atezolizumab, avelumab, durvalumab, nivolumab y pembrolizumab), por lo que sería conveniente que evitaras los brotes de bambú si te encuentras en esta situación.[60]

Un consejo importante para tu salud: los brotes de bambú frescos y crudos, cosechados del bosque, contienen pequeñas cantidades de una toxina relacionada con el cianuro. Casi toda esta toxina se elimina al hervirlos durante 10 o 15 minutos.[61] No vayas por la selva buscando bambú y te lo comas.

Chocolate amargo

Junto con sus beneficios antiangiogénicos y estimulantes de las células madre, el cacao que se utiliza para preparar el chocolate tiene efectos positivos en el microbioma intestinal. Un estudio realizado por investigadores de la Universidad de Luisiana mostró que la fibra del cacao alimenta las bacterias intestinales buenas, como las *Bifidobacterias* y los *Lactobacilli*. Las bacterias utilizan la fibra para generar acetato, propionato y butirato, que son los AGCC útiles, con propiedades antiinflamatorias que también mejoran la glucosa y el metabolismo de los lípidos.[62]

Recordarás del capítulo 3 que muchos factores de tu estilo de vida, más allá de la alimentación, afectan tu microbioma, incluido el estrés. Investigadores de la Organización de Países Bajos para la Investigación Científica Aplicada diseñaron un estudio para analizar si comer chocolate podía mitigar los efectos en el microbioma relacionados con el estrés.[63] Reunieron a treinta personas sanas de entre dieciocho y treinta y cinco años y establecieron primero sus niveles de estrés a partir de lo que estos respondieron en una encuesta. Sus resultados los dividieron en grupos de ansiedad alta y baja. Al inicio, los investigadores analizaron la sangre y la orina de ambos grupos en busca de marcadores de estrés. Más adelante, los participantes recibieron cuarenta gramos diarios —el equivalente a una barra de chocolate mediana— de un chocolate amargo comercial (Noir Intense, con un 74 por ciento de cacao) para que lo comieran durante dos semanas. Los investigadores observaron los marcadores de estrés en la sangre y la orina.

Entre los sujetos con altos niveles de ansiedad que comieron chocolate amargo durante dos semanas, los investigadores notaron que los niveles de cortisol y adrenalina, dos marcadores de estrés, disminuyeron en la orina, como también lo hicieron dos marcadores llamados «hipurato» y «p-cresol», ambos metabolitos de las bacterias intestinales. El chocolate redujo los niveles de estos biomarcadores en los sujetos con mucha ansiedad hasta alcanzar los niveles de quienes reportaban un nivel bajo de ansiedad.[64] El estudio demostró que, para las personas que padecen de estrés, comer chocolate amargo durante dos semanas puede influir en las bacterias beneficiosas y reducir los marcadores de estrés en el cuerpo.

Para estudiar las bacterias específicas afectadas por el consumo de chocolate, investigadores de la Universidad de Reading, en Reino Unido, reunieron a veintidós voluntarios en la treintena y les dieron una bebida que contenía un nivel alto o bajo de flavonoles de cacao durante cuatro semanas.[65] La bebida rica en flavonoles se preparó con un polvo de cacao enriquecido con flavonoles (CocoaVia). Los investigadores observaron muestras de sangre y heces antes y después de las cuatro semanas, y descubrieron que la bebida con un alto contenido en flavonoles de cacao mejoró de forma impresionante la ratio entre bacterias beneficiosas y dañinas. Hubo un incremento de *Lactobacillus* (17,5 veces) y *Bifidobacteria* (3,6 veces), así como una disminución de la dañina *Clostridium histolyticum* (2 veces), una bacteria bien conocida por su capacidad para provocar gangrena. Todos estos estudios ofrecen pruebas de que el cacao puede estimular tus bacterias beneficiosas al tiempo que mantiene a raya las malas, y que incluso ayuda a corregir desequilibrios en el microbioma provocados por el estrés crónico.

Nueces

Las nueces son una buena fuente de AGP omega-3 y de fibra dietética. El consumo de nueces reduce tu riesgo de padecer muchas afecciones, desde las enfermedades cardiovasculares hasta el cáncer. Junto con otros mecanismos, sus beneficios están vinculados al microbioma. Investigadores de la Universidad de Munich estudiaron a 135 personas sanas de más de cincuenta años y las dividieron en dos grupos: uno recibía una dieta enriquecida con nueces (unas veintiún mitades de nuez al día) y el otro una dieta sin nueces, durante ocho semanas.[66] Cuando compararon muestras fecales anteriores y posteriores al estudio, quienes habían comido nueces mostraron un incremento en la presencia de bacterias beneficiosas *Bifidobacteria* y *Firmicutes*, las cuales producen AGCC antiinflamatorios (butirato, propionato, acetato). Al mismo tiempo, el consumo de nueces redujo la cantidad de bacterias dañinas *Clostridium*. Otro estudio de la Universidad de Illinois, en Urbana-Champaign, corroboró estos cambios relacionados con las nueces. Las personas que comieron una cantidad similar al día durante tres semanas mostraron un incremento de entre un 60 y un 90 por ciento de la bacteria beneficiosa *Firmicutes*, productora de butirato.[67] Al comer nueces puedes propiciar cambios que optimicen el equilibrio entre las bacterias beneficiosas y dañinas de tu microbioma.

Legumbres

Son buenas para tus bacterias intestinales porque tienen un alto contenido en fibra. Un estudio de la Universidad de Guelph, en Ontario, y de la organización Agriculture and Agri-Food Canada analizó el efecto de dos clases de legumbres, las judías blancas y negras, en el microbioma intestinal.[68] En el laboratorio, alimentaron a ratones durante tres semanas con una dieta estándar o bien con una dieta que incluía judías negras o blancas cocidas. La cantidad diaria de judías que utilizaron era el equivalente a una dosis de 1,6 tazas de judías blancas o 1,2 tazas de negras. Terminado el estudio, compararon los dos grupos y descubrieron que los ratones que comieron judías vieron multiplicada por 71 la presencia de una bacteria beneficiosa llamada *Prevotella*, que produce AGCC antiinflamatorios (acetato, propionato, butirato). También se multiplicó por 2,3 la presencia de otra bacteria llamada *Ruminococcus*, que descompone las células vegetales por medio de otro proceso generador de AGCC.

Los investigadores también examinaron el efecto de las judías en la mucosa protectora del intestino, así como en la función de la barrera intestinal, ambas vinculadas a las bacterias intestinales. Más mucosa protege al intestino y una pared fuerte forma una barrera por la que no se pueden escabullir sustancias inflamatorias. Los que comieron judías tuvieron una disminución del 81 por ciento de bacterias dañinas que descomponen la mucosa protectora del intestino. Cuando los científicos examinaron el intestino de los que comieron judías descubrieron que sus células secretoras de mucosa en el bajo colon aumentaron un 60 por ciento en los que comieron judías blancas y un 120 por ciento en los que comieron judías negras. En el bajo colon, las células de mucosa se incrementaron un 57 por ciento con la comida de judías negras. Estos estudios demuestran que tanto las judías negras como las blancas pueden contribuir a mejorar las condiciones de salud del intestino. Los garbanzos, las lentejas y los chícharos también son parte de la familia de las leguminosas, y se esperaría que tuvieran beneficios similares.

Setas

Las setas crecen en suelos ricos, llenos de bacterias y, al igual que el queso, poseen su propio microbioma.[69] Contienen bioactivos, como el betaglucano, que son antiangiogénicos y activan el sistema inmunológico. Las setas también son excelentes fuentes de fibra dietética, que actúa como prebiótico.

Las setas incrementan la diversidad de nuestro microbioma, la cual es un indicador de un sistema de defensa fuerte. Científicos de la Universidad de Pennsylvania han estudiado este efecto al alimentar, durante seis semanas, a ratones sanos con una dieta preparada con una pequeña cantidad de champiñones (un 1 por ciento de su peso) o bien solo con una dieta normal para ratones. En el grupo que comió champiñones, cada ratón recibió a diario el equivalente a solo una quingentésima parte de un champiñón de tamaño medio. Los investigadores tomaron muestras de sangre, orina y materia fecal a lo largo del experimento.

Las pruebas de orina mostraron que los ratones que comieron champiñones pasaron a tener siete veces más ácido hipurato, un indicador de diversidad bacteriana y de salud.[70] El consumo de setas también incrementó la cantidad de bacterias protectoras (*Bacteroidetes* y el filo bacteriano Verrucomicrobia, que incluye a la codiciada *Akkermansia*), al tiempo que también redujo la cantidad de especies dañinas del filo *Firmicutes*. Al acabar las seis semanas, los investigadores expusieron a los ratones a una bacteria dañina, *Citrobacter rodentium*, que infecta el intestino. Entonces descubrieron que los ratones que habían comido champiñones mostraban una menor inflamación intestinal y un menor daño por la infección, lo cual confirmaba el efecto protector de comer setas.

Científicos del Instituto Tecnológico del Sur de China y del Instituto Treerly de Nutrición y Salud de las Mujeres, en China, han estudiado el efecto de las setas shiitake en el microbioma envejecido, alimentando durante cuatro semanas a ratones adultos y viejos con extractos de shiitake.[71] Los ratones viejos muestran menores niveles de *Firmicutes* y *Bacteroidetes*, pero el consumo de shiitake aumentó la cantidad de dichas bacterias hasta en un 115 por ciento. En humanos, un estudio interesante de personas centenarias mostró el mismo patrón en el microbioma intestinal.[72] Tanto en ratones como en personas, las setas shiitake podrían revertir los cambios en el microbioma que suelen acompañar a la edad avanzada.

Las setas de melena de león, valoradas por sus propiedades culinarias y medicinales, fueron objeto de un estudio llevado a cabo por científicos de la Universidad Jiangnan, en China, que analizaron sus efectos en el microbioma.[73] En el laboratorio, estos investigadores alimentaron a ratones con inflamación intestinal severa con el equivalente a una cucharada de setas. El resultado mostró que estas podían reducir los síntomas y las proteínas asociadas con la inflamación intestinal hasta en un 40 por ciento. Las setas incrementaron la presencia de la bacteria sana *Akkermansia*, al tiempo que redujeron la de la bacteria dañina *Desulfovibrio*, productora de toxinas sulfurosas.

Bebidas

Zumos de frutas: granada, arándano y uva Concord

Beber ciertos zumos de fruta tiene un efecto positivo en los niveles de *Akkermansia muciniphila*, asociada a la disminución de la inflamación intestinal y a la capacidad de combatir la obesidad, así como a respuestas antitumorales de algunos tipos de inmunoterapia contra el cáncer.[74]

Los beneficios del consumo de zumo de granada para el microbioma se vinculan a sus bioactivos, los elagitaninos. Como vimos en el capítulo 3, la granada los contiene en abundancia. La bacteria *Akkermansia* puede metabolizarlos en un metabolito llamado «urolitina-A», que se excreta a través de la orina.[75] Los estudios sugieren que alrededor del 70 por ciento de las personas pueden metabolizar los elagitaninos de esta manera. Investigadores de la Universidad de California-Los Ángeles estudiaron a veinte voluntarios sanos y les realizaron análisis de orina para identificar quiénes podían generar la urolitina-A. En esos pacientes, beber una taza de zumo de granada puro al día durante cuatro semanas mejoró la presencia de *Akkermansia* en un 71 por ciento.[76]

Los arándanos contienen proantocianinas que incrementan la capa mucosa del intestino, donde vive la *Akkermansia*. En un estudio con ratones, científicos de la Universidad Laval y de la Universidad de Quebec, en Montreal, analizaron el efecto de un extracto de arándanos equivalente al consumo por parte de humanos de una taza al día de zumo de arándanos. Alimentaron a ratones sanos con una dieta estándar o bien con una dieta con un alto contenido en grasa. Tras nueve semanas, el extracto de arándanos pudo incrementar los niveles de *Akkermansia* en un 30 por ciento, y también evitó que los animales engordaran.[77] Comer arándanos frescos o congelados enteros es la mejor forma de obtener sus beneficios, pues el zumo de arándanos comercial elimina algunos de los bioactivos que se encuentran en la piel y las semillas.[78]

Un granjero llamado Ephraim Bull desarrolló la uva Concord negra en Concord, Massachusetts, logrando que acabara por considerarse la uva «perfecta». Es la uva que se utiliza para preparar la clásica mermelada de este fruto. Científicos de la Universidad Rutgers y la Universidad de California-San Francisco estudiaron el efecto de un extracto de uva Concord en ratones alimentados durante trece semanas con una dieta rica en grasa.[79] Los ratones que consumieron cada día el extracto, equivalente a un tercio de taza de zumo de uva Concord, ganaron menos peso y generaron cinco veces más *Akkermansia* que los ratones que no lo bebieron. Los ratones alimentados con uvas Concord también registraron un aumento de peso un 21 por ciento menor con una dieta rica en grasa, comparados con los ratones que solo tomaron la dieta rica en grasa.

Los *smoothies* son una buena forma de beneficiarse de los bioactivos de la fruta en una bebida. Algunas frutas con hueso, como los melocotones, los albaricoques y los mangos, contienen ácido clorogénico, un bioactivo que también promueve el crecimiento de *Akkermansia*.[80] Las cerezas contienen antocianinas y promueven el crecimiento de *Akkermansia* en el colon. Científicos de la Universidad de Michigan alimentaron a ratones de laboratorio que habían desarrollado tumores de colon de manera natural con cerezas congeladas o secas, y descubrieron que las cerezas mezcladas con el resto de su dieta reducía la cantidad de tumores que habían desarrollado hasta en un 74 por ciento.[81]

Vino tinto

A los beneficios del vino tiento ahora se pueden sumar la mejora del microbioma intestinal y la reducción de la inflamación en el cuerpo.[82] Los polifenoles del vino no se absorben bien en el intestino delgado, lo que significa que siguen por el tracto digestivo hasta que llegan al colon, donde alimentan a las bacterias intestinales, las cuales los convierten en metabolitos bioactivos que pueden medirse en las heces. Investigadores del Instituto de Investigación en Ciencias de la Alimentación de la Universidad Autónoma de Madrid han estudiado el efecto de beber una copa grande de vino tinto (250 mililitros) en los polifenoles en las heces.[83] Encontraron que, tras cuatro semanas de consumo diario del equivalente a una copa grande de vino tinto, las bacterias creaban metabolitos a partir de los polifenoles del vino, en concreto ácido propiónico, ácido benzoico y ácido valérico, los cuales tienen propiedades antiinflamatorias beneficiosas.[84] Así pues, aun si no tienes un gran dominio de la enología, cuando bebas una copa o dos de vino tinto, el beneficio no tendrá que ver exclusivamente con la experiencia placentera para tu paladar, sino también con los metabolitos bacterianos que terminan en tu tracto digestivo.

En un estudio distinto también llevado a cabo en España, investigadores de la Universidad de Oviedo y del Instituto de Productos Lácteos de Asturias-Consejo Superior de Investigaciones Científicas han descubierto que beber solo dos tercios de copa de vino tinto al día se correlaciona con una reducción de los niveles de una toxina que daña el ADN, llamada «malondialdehído», que es un marcador del envejecimiento, del estrés oxidativo y del daño celular en el cuerpo. Los investigadores lo atribuyeron a cambios en el microbioma fecal observados en los sujetos.[85, 86]

Tés

Más allá de sus propiedades antioxidantes, antiinflamatorias y antiangiogénicas, los polifenoles presentes en el té y que promueven la salud ayudan a generar en el intestino un microbioma más favorable. Como hemos visto, el té verde tiene un papel protagonista en lo que respecta al cuidado del organismo, pero no es el único té que favorece a las defensas de salud.

Un estudio realizado por científicos de la Universidad de Ningbó y del Colegio Vocacional de Ciencia y Tecnología Wenzhou, en China, analizó el té verde, el té oolong y el té negro por sus efectos en las bacterias intestinales, y se demostró que los tres tenían efectos beneficiosos.[87] Los investigadores descubrieron que los bioactivos de los tres tipos de té pasaban a través del intestino delgado, donde no se absorbían completamente, y llegaban al colon, donde influían en el microbioma. Incubaron por separado los polifenoles del té verde, del té oolong y del té negro, tomando muestras fecales de voluntarios jóvenes y sanos, y analizaron el microbioma en el laboratorio. Los investigadores detectaron que los tés podían generar un incremento del 3 por ciento de las bacterias beneficiosas *Bifidobacterium* y *Lactobacillus*, así como una disminución del 4 por ciento de la bacteria dañina *Clostridia histolyticum*. El té oolong demostró tener el mejor efecto. Los investigadores también examinaron la concentración de AGCC antiinflamatorios en las heces pasadas 36 horas de la exposición al té. Cada té incrementó sustancialmente los tres AGCC: acetato, propionato y butirato. Increíblemente, los polifenoles del té negro mostraron un aumento general mayor, en comparación con el té verde o el oolong. Por lo tanto, más allá de sus beneficios en relación con las células madre, el té negro es especialmente bueno para el microbioma y reclama ahora su merecido lugar de excepción entre los tés saludables.

La saponina del té, un compuesto químico natural que tiene propiedades parecidas a las del jabón, es uno de los cientos de bioactivos presentes en dicha bebida. Científicos de la Universidad de Wollongong, en Australia, y de la Universidad de Medicina de Xuzhou, en China, han demostrado que las saponinas del té influyen en el microbioma.[88] Alimentaron a ratones con una dieta con un alto contenido en grasa, que perjudicó su microbioma intestinal y les provocó obesidad, inflamación cerebral y mala memoria. Sin embargo, cuando alimentaron a los ratones con saponinas de té, aun siguiendo la misma dieta rica en grasa, su intestino produjo un 40 por ciento menos de *Desulfovibrio*, la bacteria que genera el tóxico ácido sulfhídrico. Los ratones que tomaron las saponinas también engordaron menos, mostraron menos inflamación cerebral y demostraron tener mejor memoria que los ratones que solo consumieron la dieta rica en grasa.

En general, beber té verde, té negro y té oolong puede incrementar la cantidad de bacterias buenas, disminuir la de las malas y ayudar al microbioma a producir ácidos grasos de cadena corta, que son promotores de la salud.

Evita los endulzantes artificiales

Hasta ahora me he centrado principalmente en los alimentos que puedes añadir a tu dieta para potenciar activamente tu salud, no así en los alimentos cuyo consumo deberías evitar. Ahora bien, en lo referente al microbioma, quiero mencionar una sustancia que sería mejor evitar por completo: los endulzantes artificiales. Actualmente están aprobados para el consumo humano la sacarina, el aspartamo, la sucralosa, el acesulfamo y el neotamo. Hacen extraordinariamente bien el trabajo para el que fueron diseñados: saben muy, muy dulces.[89] La sacarina es entre 300 y 500 veces más dulce que el azúcar, el aspartamo 180 veces más y la sucralosa 600 veces más. Su ventaja es que satisfacen el gusto por lo dulce sin que haya calorías de por medio. Una de las maneras en que logran esto es teniendo una baja absorción en el intestino, pero esto significa que llegan directamente a las bacterias intestinales. La gran pregunta es cuánto afectan estos endulzantes al microbioma.

Científicos del Instituto Weizmann de Ciencia y la Universidad de Tel Aviv, en Israel, examinaron el efecto de tres de estos endulzantes —sacarina, sucralosa y aspartamo— en el microbioma intestinal.[90] Dieron a beber agua con endulzantes artificiales o azúcares naturales (glucosas y sacarosa) a ratones de laboratorio durante once semanas, y compararon sus bacterias intestinales con las de ratones que solo consumieron agua normal. Notaron que la sacarina tenía el efecto más prolongado en el microbioma, y que las las bacterias beneficiosas *Lactobacillus reuteri* se veían reducidas en un 120 por ciento. Recordarás que la *L. reuteri* es una bacteria intestinal importante que afecta a la inmunidad, se resiste al desarrollo de tumores en senos y colon e influye en el eje intestino-cerebro para producir la hormona social oxitocina.

Un atractivo de los endulzantes artificiales es que la mayoría de ellos no contiene ningún carbohidrato, por lo que muestran un bajísimo índice glucémico. No obstante, sorprendentemente, cuando los ratones bebieron endulzantes artificiales, azúcar natural o agua sin añadidos, los científicos analizaron su capacidad de metabolizar la glucosa y se dieron cuenta de que los ratones que bebían agua con endulzantes artificiales tenían menos tolerancia a la glucosa, comparados con los que bebían agua con azúcar o agua sin añadidos. Esto no tendría sentido si solo tuviéramos en cuenta la estructura química de los endulzantes, pero ya se ha investigado la posibilidad de su interacción con el microbioma. Al administrarse a ratones antibióticos de amplio espectro (ciprofloxacino, metronidazol o vancomicina) para eliminar sus bacterias intestinales, todos tuvieron respuestas similares al análisis de tolerancia a la glucosa, lo cual revelaba que la interacción de los endulzantes artificiales con el microbioma era responsable de la intolerancia a la glucosa.

El grupo israelí estudió también a 381 personas no diabéticas sanas en la cuarentena y descubrió que el consumo a largo plazo de endulzantes artificiales no calórico se correlacionaba con cambios en su microbioma intestinal.[91] Además, estos mostraron un mayor índice de cintura-cadera (una medida de la obesidad), niveles más elevados de glucosa en ayuno y niveles altos de hemoglobina A1c, marcador sanguíneo que refleja los altos niveles de glucosa a largo plazo. Cabe destacar que los investigadores notaron que parecía haber diferencias individuales en la forma en que las personas respondían a los endulzantes artificiales, lo que también puede ser producto de variaciones en su microbioma.

Otro estudio de laboratorio realizado por científicos de la Universidad Case Western Reserve, la Universidad de Ohio, los Institutos Nacionales de Salud y la Universidad de Aberdeen, en Escocia, demostró que un endulzante artificial podía provocar disbiosis. Analizaron ratones que eran propensos a desarrollar una inflamación intestinal parecida a la enfermedad de Crohn y los alimentaron durante seis semanas con sucralosa maltodextrina. Cuando examinaron sus bacterias intestinales transcurrido ese plazo, encontraron una sobrepoblación de *E. coli.*[92]

Estos estudios muestran cómo los alimentos sintéticos pueden interferir con el microbioma. En el caso de los endulzantes artificiales, las posibles consecuencias pueden influir en la manera en que las bacterias intestinales controlan el metabolismo de la glucosa y el aumento de peso. Esto es relevante porque, después de todo, la razón que hay detrás del uso de los endulzantes artificiales es precisamente evitar estos problemas.

Unamos las piezas

Todo lo que te metes en la boca —frutas, verduras, carbohidratos, carne, comida basura, refresco, endulzantes artificiales— alimenta tus células y se convierte después en alimento para tu microbioma intestinal. Tus bacterias pueden metabolizar los componentes alimentarios que el cuerpo humano no puede digerir y pueden generar bioactivos beneficiosos que protejan tu salud. Así pues, la próxima vez que hagas tus compras en el supermercado o veas un menú de restaurante, planifiques una comida, tomes un tentempié o saques una bebida del frigorífico, responde a esta pregunta: «¿Esto es bueno para mis bacterias?». Trata bien a tu microbioma y tus bacterias te devolverán el favor defendiendo tu salud.

La mejor manera de comer para ayudar a tus bacterias es incorporar a tu dieta más fibra dietética y menos proteína animal y grasa. Los alimentos vegetales son fuentes excelentes de fibra y de bioactivos que alimentan y estimulan el microbioma sano. Con ellos, tus bacterias intestinales crean metabolitos que reducen la inflamación, ayudan a regular la glucosa y el colesterol y mejoran el nivel de inmunidad. Los beneficios no solo te vendrán bien a ti, sino a tu descendencia.

Comer para ayudar a tu microbioma te permite ir más allá de las frutas, las verduras y los frutos secos. El consumo de alimentos fermentados de manera tradicional y de quesos que contienen bacterias útiles añade diversidad a las bacterias de tu intestino. Las bacterias beneficiosas también prosperan con el cacao, y consumirlo de cualquier manera reduce la cantidad de bacterias dañinas. Recuerda que ciertos zumos de fruta (granada, arándano, uva Concord) incrementan la presencia de la bacteria intestinal llamada *Akkermansia*, que puede optimizar tu sistema inmunológico para eliminar el cáncer. Las bacterias sanas agradecen de muchas formas tanto una copa de vino como una taza de té, ya sea negro, oolong o verde.

Si por alguna razón has tomado antibióticos, estos definitivamente alterarán tu microbioma. Sería mejor que tomaras medidas alimentarias para reconstruir el ecosistema de tu intestino. Los compuestos químicos artificiales se encuentran a menudo en alimentos procesados y pueden tener consecuencias negativas para tus bacterias, lo mismo que para tu salud, incluso en la de tu descendencia. Así que recuerda: cuando se trata de comer una dieta saludable, no es un trabajo que hagas solo para ti. Cuida también tu microbioma.

ALIMENTOS CLAVE QUE AFECTAN EL MICROBIOMA

Prebióticos		Probióticos
Aceite de oliva (AOVE)	Kiwi	Chucrut
Albaricoques	Lentejas	Kimchi
Brócoli	Mangos	Pan de masa madre
Brotes de bambú	Melocotones	Pao cai
Cereales integrales	Nabos	Queso camembert
Cereza	Nueces	Queso gouda
Champiñones	Pan de centeno	Queso parmesano
Chocolate amargo	Rúcula	Yogur
Col blanca	Setas de melena de león	
Col china	Setas shiitake	
Col rizada	Té negro	
Coliflor	Té oolong	
Colinabo	Té verde	
Espárragos	Tomates	
Garbanzos	Vino tinto	
Guisantes	Zumo de arándanos	
Judías blancas	Zumo de granada	
Judías negras	Zumo de uvas Concord	

CAPÍTULO 9

Dirige tu destino genético

a contaminación, las toxinas industriales, la radiación ultravioleta y el estrés emocional pueden causar daños en tu código genético. Cuando el ADN se daña, los genes no funcionan bien. Las consecuencias, como el envejecimiento y las arrugas, pueden ser visibles. Además, los efectos también pueden ser invisibles y terribles y provocar cáncer o dañar el cerebro, el corazón, los pulmones y otros órganos. Ahora bien, hay alimentos y bebidas que te pueden ayudar a proteger tu ADN contra los ataques ambientales y las mutaciones naturales.

Cuando leemos sobre alimentación y salud, «antioxidantes» es un término que aparece a menudo. Estos se preconizan como sustancias naturales presentes en los superalimentos y que pueden neutralizar los radicales libres y ofrecer una gran variedad de beneficios, desde el de combatir el cáncer hasta el de desacelerar el envejecimiento. La creencia popular es correcta. Los radicales libres son compuestos químicos altamente reactivos formados por oxígeno y nitrógeno, producto de las reacciones químicas naturales que se dan en el cuerpo. Nuestro cuerpo intenta reducir de manera natural el nivel de radicales libres echando mano de los antioxidantes que producen las células. Si los radicales libres se resisten a la acción de los antioxidantes naturales, pueden provocar una dolencia llamada «estrés oxidativo». Cuando los radicales libres se descontrolan, actúan como metralla química y pueden dañar nuestro ADN.

Muchos alimentos contienen compuestos químicos bioactivos con propiedades antioxidantes. A menudo a estos alimentos y sus antioxidantes se los valora mucho por su capacidad para neutralizar los radicales libres, disminuir el estrés celular y proteger el ADN. Por supuesto, también puedes toparte con publicidad de suplementos alimentarios y alimentos funcionales con propiedades antioxidantes allá por donde mires. La venta de productos antioxidantes se ha convertido en un gran negocio; la proyección de ventas para cuando llegue el año 2024 será de 278 mil millones de dólares.[1]

Sin embargo, veamos las pruebas científicas y clínicas de los alimentos que protegen nuestro ADN y cómo estos funcionan en realidad. En primer lugar, hay una vitamina famosa con propiedades antioxidantes: la vitamina C. La vitamina C es uno de los suplementos alimenticios que más se consumen y se encuentra de manera natural en muchos alimentos vegetales. Numerosos estudios de laboratorio han demostrado los efectos antioxidantes de la vitamina C, pero, como siempre, las pruebas científicas son las que mandan.[2]

Investigadores del Instituto de Educación Vocacional de Hong Kong (Shatin) realizaron un pequeño estudio clínico, pero muy revelador, para examinar los efectos del consumo de zumo de naranja en la protección del ADN.[3] Es bien conocido el alto contenido en vitamina C de las naranjas. Los investigadores reunieron a seis sujetos y tomaron muestras de sangre antes de que cada uno bebiera 1,75 tazas de zumo de naranja pasteurizado. Tomaron una segunda muestra de sangre dos horas después. En otra ocasión, los investigadores repitieron el experimento con los mismos sujetos, pero esta vez les dieron una bebida placebo hecha con agua, azúcar y un comprimido de vitamina C en lugar del zumo de naranja. Después de ambos estudios, los investigadores realizaron una prueba especial llamada «electroforesis» de una sola célula para analizar la capacidad de la sangre de proteger el ADN antes y después de las tomas. En la electroforesis, los glóbulos blancos o leucocitos quedan expuestos al peróxido de hidrógeno, el mismo compuesto químico utilizado para decolorar el cabello. Los radicales libres del peróxido provocan un daño generalizado y deshacen el ADN de los glóbulos blancos. Si beber zumo de naranja tuviera un efecto protector, se detectaría un menor daño en el ADN al exponerse las células al blanqueador.

Efectivamente, el estudio halló que beber zumo de naranja mejora la capacidad de la sangre para proteger el ADN. El daño en el ADN después de que los participantes bebieran zumo de naranja mostró una reducción del 19 por ciento, comparado con el daño registrado entre quienes bebieron el agua enriquecida con vitamina C. El efecto protector del ADN se vio tan solo dos horas después de tomar el zumo, y sugiere que los beneficios provienen de alguna otra fuente distinta de la propia vitamina C. Las naranjas contienen muchos bioactivos, incluidas la naringenina y la hesperidina, que también son antioxidantes. Esto sustentaría la idea prevalente de que los beneficios combinados de los antioxidantes que se obtienen al consumir alimentos enteros pueden ser más potentes que los que brinda un suplemento alimenticio. Y, en lo referente a las naranjas, en realidad sacas más provecho si consumes la fruta entera y no solo el zumo. Las naranjas contienen fibra dietética y, como vimos en el capítulo anterior, son buenas para tu microbioma. Si bien el zumo de naranja recién exprimido es una buena opción, ten cuidado con los zumos de fruta procesados. Muchos no son más que bebidas endulzadas que contienen muy poca fruta.

Consumir alimentos con antioxidantes solo conforma una parte de la tarea de proteger tu código genético. El problema es el siguiente: neutralizar los radicales libres con antioxidantes es como disparar misiles contra otros misiles que van llegando por el aire. Puede ser una empresa exitosa si hay pocos misiles, pero si lanzas una cantidad considerable de misiles al cielo, algunos causarán destrucción en tierra firme. La analogía es aplicable a la salud. Si en un cuerpo se detectan unos niveles de radicales libres que no pasan de bajos, los antioxidantes pueden disparar contra ellos fácilmente, pero si la carga es excesiva, como sucede en los casos de personas expuestas regularmente a toxinas ambientales o al humo del tabaco, o de personas con alguna afección inflamatoria crónica, los antioxidantes presentes en los alimentos (o los suplementos alimenticios) serán una protección útil, pero solo en parte.

La buena noticia es que los antioxidantes no son el único mecanismo para prevenir el daño genético. Los alimentos pueden ser precursores de las defensas de la salud vinculadas de manera natural con nuestro ADN. Algunos pueden acelerar la reparación del ADN dañado después de la lesión. Lo que comemos también puede activar o desactivar ciertos genes por medio de los llamados «cambios epigenéticos». Además, los alimentos que tienen una influencia epigenética positiva pueden liberar genes beneficiosos o apagar los dañinos para prevenir y combatir la enfermedad. La comida también influye en el ADN al proteger los telómeros. Recuerda que son herretes protectores que cubren las puntas de las cadenas de ADN. El cuidado de los telómeros desacelera el azote del envejecimiento que los desgasta. Puedes poner en marcha a estos guardianes del ADN consumiendo alimentos sabrosos y que te son familiares, que son fáciles de incluir en tu dieta cotidiana. Así pues, lo que comemos puede protegernos contra el daño genético y apoyar la capacidad natural de nuestro ADN para resistir la enfermedad. Antes de detallar los múltiples alimentos y bebidas que pueden proteger tu ADN, veamos qué enfermedades están relacionadas con el daño al ADN.

Enfermedades que dañan el ADN

Muchas enfermedades graves implican problemas relacionados con el ADN, entre ellas todos los tipos de cáncer. El más común quizá sea el cáncer de piel, provocado por la radiación solar (ultravioleta) que daña el ADN en toda el área expuesta (piensa en cuando te quemas en la playa). Es un proceso llamado «cancerización». Otros cánceres están vinculados a la exposición ocupacional, ambiental y alimentaria en función de la cual se daña repetidamente el ADN de órganos específicos; puede ser el caso del cáncer pulmonar, de vejiga, esofágico, estomacal y de colon, donde las agresiones del aire y de la alimentación pueden penetrar en tu ADN. Las lesiones precancerosas, como los pólipos en el colon, carcinoma in situ del seno, neoplasia intraepitelial cervical y queratosis actínica —un precursor del cáncer de piel— están llenas de células con ADN necesitado de reparación.

Las infecciones por virus y bacterias causantes de enfermedad pueden dar lugar a mutaciones en el ADN de las que surgen tumores, como en el caso del cáncer cervical, hepático (hepatocelular), de boca y de vías respiratorias superiores. Algunas personas tienen mutaciones heredadas por las que el cuerpo muestra mecanismos débiles de reparación del ADN. Para ellas, el cáncer es un desenlace muy probable. Algunas de las condiciones que pueden acarrear ese riesgo tienen nombres que parecen trabalenguas, como el síndrome Li-Fraumeni (ninguna relación con el autor de este libro), la ataxia telangiectasia y el síndrome de Lynch. Si padeces alguna de estas afecciones, tu ADN no te está cuidando como debería y necesita toda la ayuda que puedas darle. Los alimentos que defienden el ADN tienen un valor incalculable para gente con este tipo de dolencias.

El daño al ADN puede ser un efecto secundario de tratamientos tradicionales contra el cáncer, como la quimioterapia y la radiación. Si bien estos matan las células cancerígenas, los tratamientos indiscriminados en realidad también provocan un daño colateral al ADN de células normales y sanas. Esto puede llevar al desarrollo de cánceres secundarios en pacientes que fueron tratados con éxito y sobrevivieron a su primer cáncer. Los procedimientos médicos comunes de imagenología, desde los rayos X hasta tomografías informatizadas, resonancias y tomografías por emisión de positrones, desprenden una radiación lesiva para el ADN normal.

Las enfermedades autoinmunes causan daño al ADN, no solo en los órganos afectados por el sistema inmunológico hiperactivo, sino en cada glóbulo blanco que circula por el torrente sanguíneo. Es un problema que se ha visto en personas con lupus, artritis reumatoide, enfermedad celíaca y enfermedades intestinales inflamatorias, como enfermedad de Crohn y colitis ulcerosa, entre otras.[4]

Los cambios epigenéticos ocurren a lo largo de toda la vida de una persona y pueden ser dañinos o útiles. Los cambios en la forma de expresión del ADN pueden pasar de generación en generación. Se ha descubierto que dichas alteraciones tienen un papel en una inmensa variedad de enfermedades, entre ellas la esquizofrenia, el trastorno del espectro autista, la enfermedad de Alzheimer, la enfermedad de Parkinson, la depresión grave, la arteriosclerosis y las enfermedades autoinmunes.[5] Claramente hay una gran variedad de amenazas contra la salud para las que la protección del ADN sería de gran ayuda. Una dieta consciente con alimentos que contengan propiedades protectoras del ADN estimularía en estos casos tus defensas de salud.

Alimentos que influyen en la reparación del ADN

La mayoría de los libros de texto de nutrición describen la importancia de los macronutrientes, considerados los cimientos del ADN normal, entre ellos las vitaminas A, B, C, D y E presentes en espinacas, zanahorias, pimientos, lentejas, judías blancas, setas, huevos, aceite de hígado de bacalao, sardinas y caballa. Minerales como el magnesio —presente en las almendras, la avena, los plátanos o el tofu— o el zinc —contenido en las ostras, el cangrejo y la langosta— son necesarios para el mantenimiento de los mecanismos de reparación del ADN. Sin embargo, cada vez está más claro que los beneficios de los alimentos enteros son mayores que los de un solo componente, ya sea una vitamina, un mineral o incluso un bioactivo. Es una de las razones por las que presto tanta atención a la información procedente de estudios clínicos y de laboratorio de alimentos y bebidas enteros, así como de estudios epidemiológicos en poblaciones reales del mundo.

Zumos de bayas
Si bien el zumo de naranja es una bebida fundamental para tomar por la mañana, hay otras opciones igual de tentadoras que pueden ofrecer efectos protectores del ADN. Los zumos de mezclas de bayas se encuentran en todas partes, desde supermercados hasta establecimientos de zumos y batidos. Las moras rojas y de colores oscuros contienen muchos bioactivos, entre ellos la antocianina y otros polifenoles con efectos antioxidantes.

Un estudio de investigación realizado en la Universidad de Kaiserslautern, en Alemania, reclutó a dieciocho hombres voluntarios sanos[6] y les dio un zumo con una mezcla de bayas a partir de uva roja, mora, cereza agria, grosella negra y aronia. Los sujetos bebieron el zumo diariamente durante tres semanas, consumiendo un total diario de tres tazas, divididas en partes iguales a lo largo del día. Después de las primeras tres semanas, se les pidió que no comieran bayas durante las siguientes tres semanas. Los investigadores tomaron muestras de sangre tanto al principio como durante el estudio. Una electroforesis mostró que el consumo del zumo incrementó significativamente la protección del ADN: hasta en un 66 por ciento, detectado una semana después del inicio de las tomas, en comparación con los niveles iniciales registrados antes de comenzar. Cuando los participantes detuvieron el consumo, también desaparecieron los efectos protectores y el daño al ADN en sangre se incrementó paulatinamente hasta llegar al nivel original. Para ver si los efectos se debían a los bioactivos de las bayas, los investigadores eliminaron los polifenoles del zumo y repitieron el estudio. En esta ocasión, cuando los voluntarios consumieron la bebida, su sangre no mostró efectos protectores del ADN, confirmándose así que el efecto se debía a los bioactivos.

Kiwi

Las rodajas verdes del kiwi mejoran mucho el aspecto de tu desayuno, y además su sabor es exquisito, parecido al de las fresas. Como vimos en el capítulo 8, el kiwi tiene un efecto beneficioso en el microbioma. También contiene altos niveles de vitamina C, ácido clorogénico y ácido quínico, componentes todos con efectos antioxidantes.[7] Investigadores del Instituto de Investigación Rowett, en Escocia, han examinado la capacidad del kiwi de reducir el daño al ADN.[8] Reclutaron a catorce voluntarios sanos y les dieron uno, dos o tres kiwis al día. Los participantes comieron dosis distintas de la fruta durante tres períodos y se tomaron muestras de sangre para realizar una electroforesis al inicio y al final de cada período. Los resultados demostraron que comer kiwi, con independencia de la cantidad de piezas, puede reducir el daño al ADN aproximadamente en un 60 por ciento. Cuando los investigadores observaron más de cerca el ADN, descubrieron que comer tres piezas al día en realidad incrementaba la actividad «reparadora» del ADN en un 66 por ciento. Así pues, comer kiwi no solo neutraliza los radicales libres, sino que incrementa el nivel de reparación de cualquier ADN dañado.

Zanahorias

Es posible que quieras consumir zumo o sopa de zanahoria por razones que no tengan que ver con su buen sabor. Las zanahorias contienen muchos bioactivos llamados «carotenoides», pigmentos rojos y amarillos que están presentes en todo el mundo vegetal. Los carotenoides son como centrales energéticas de la actividad antioxidante.

Investigadores del Instituto Quadram de Biociencia, en Reino Unido, querían examinar qué efectos protectores del ADN tenía el consumo de zanahorias.[9] Reunieron a 64 hombres voluntarios y les dieron cada día el equivalente de 2-5 tazas de zanahorias (alrededor de cinco zanahorias medianas) durante tres semanas, como complemento a su dieta habitual. Las zanahorias eran congeladas, de la variedad Sainsbury, y luego se cocían durante diez minutos en agua hirviendo, se colaban y se picaban en trozos finos con un procesador de alimentos. Los investigadores tomaron muestras de sangre al principio del estudio, pasadas tres semanas y seis semanas después. A las tres semanas del inicio de las tomas, la sangre de los sujetos mostró un incremento en la actividad reparadora del ADN, pero no una disminución del índice de daño. Esto significa que las zanahorias no previenen el daño al ADN, pero sí lo reparan cuando este ya ha sucedido. Es interesante comentar que los suplementos alimenticios que contienen carotenoides disminuyen el daño al ADN, lo cual podemos relacionarlo con sus conocidos efectos antioxidantes. Es un gran ejemplo de cómo los alimentos enteros pueden mejorar tu salud de formas distintas a cómo lo hacen los suplementos.

Brócoli

Es cierto: comer brócoli te sienta bien y uno de sus beneficios es la protección al ADN.[10] Investigadores de la Universidad de Milán, en Italia, y de la Universidad de Copenhague, en Dinamarca, reclutaron a 27 estudiantes universitarios jóvenes, todos hombres, que fumaban más de diez cigarros al día.[11] El humo del tabaco contiene una nube de compuestos químicos, llamados «especies reactivas de oxígeno», y es dañino para el ADN. Así pues, los fumadores son un grupo de estudio perfecto para determinar si el brócoli puede ofrecer algún tipo de protección. A lo largo de diez días, los investigadores hirvieron el brócoli (de la variedad Marathon) durante quince minutos y le dieron a cada sujeto 1,3 tazas de la verdura cocida. Tomaron muestras de sangre al principio y al final del estudio, y por medio de una electroforesis analizaron su capacidad para reducir el daño al ADN. La intervención del brócoli llevó a una disminución del 23 por ciento del daño al ADN en la sangre de los fumadores. Después del período de consumo de brócoli, se repitieron los análisis de sangre y no sorprende en absoluto que la sangre de los fumadores mostrara un retroceso a los mismos niveles de daño registrados antes del consumo de brócoli.

Alimentos ricos en licopeno: tomate, sandía, guayaba, pomelo rosa

La próxima vez que estés en la playa, plantéate beber un chupito de zumo de tomate, sandía, pomelo rosa o guayaba antes de salir. Te protegerá del daño por la exposición al sol. El tono rojo-naranja de estas frutas proviene del licopeno, que, entre otros beneficios que he comentado en capítulos anteriores, protege el ADN de la radiación ionizante del sol.[12]

Científicos del Instituto Nacional de Salud Pública y del Instituto Nacional de Higiene, de Polonia, se propusieron estudiar los efectos del licopeno. Seleccionaron a mujeres sanas, no fumadoras, de treinta años y residentes en Varsovia, y tomaron muestras de glóbulos blancos. Después expusieron los glóbulos blancos a los rayos X, analizando los efectos dañinos de la radiación con la electroforesis. La radiación dañó el ADN y mató casi todas las células. Sin embargo, cuando expusieron las células al licopeno —bien una hora o inmediatamente antes de la exposición radiactiva—, el daño fue significativamente menor y sobrevivieron más células. Esto demuestra un efecto protector, en concreto con bajos niveles de licopeno. No obstante, cuando se añadió licopeno a las células después de exponerlas a la radiación no hubo un beneficio protector en absoluto, y además se incrementó el daño en gran medida.

Este hallazgo demuestra que el licopeno no puede reparar el ADN después de ocasionarse el daño radiactivo, pero sí puede tener un efecto protector antes de la exposición a la radiación. En vista de estos resultados, plantéate tomar un chupito de zumo de tomate o de sandía antes de ir al dentista si te van a sacar una radiografía, o antes de subirte a un avión, donde es inevitable recibir una dosis de radiación durante el vuelo.

El licopeno también es protector contra el daño al ADN provocado por infecciones. La bacteria *Helicobacter pylori* infecta el estómago y desata un caos celular, provocando gastritis, úlceras estomacales y cáncer de estómago. Más de cuatro mil millones de personas en el mundo están infectadas con *H. pylori*, por lo que esta constituye un problema de salud a nivel mundial.[13] La bacteria hace estragos al crear especies de oxígeno reactivo. En el estómago, estas generan estrés oxidativo y daño al ADN.

Un estudio científico de la Universidad Yonsei, en Corea, y de la Universidad Dental y Médica de Tokio, en Japón, mostró que el daño por *H. pylori* se produce rápidamente. La producción de radicales libres se inició solo quince minutos después de que se infectaran las células. Tras la exposición, su producción continuó durante al menos una hora, con una destrucción cada vez mayor del ADN de las células estomacales.[14] Sin embargo, cuando las células se trataron con licopeno una hora antes de la infección con *H. pylori*, la cantidad de especies de oxígeno reactivo dañinas se redujo más de un 60 por ciento. El licopeno redujo en casi un 40 por ciento el daño al ADN de las células, y se pudieron rescatar las células. Este beneficio protector del licopeno observado en las células estomacales es similar a su efecto registrado en los glóbulos blancos de las mujeres residentes en Varsovia.

Productos del mar

Además de sus beneficios antiangiogénicos, las grasas poliinsaturadas (AGP omega-3) de los pescados y mariscos pueden proteger tu ADN. Hay muchas fuentes marinas de AGP omega-3 y te sorprenderá saber que, si bien el salmón es una de ellas, este pescado no encabeza la lista. La próxima vez que estés en una pescadería o un restaurante, recuerda las fuentes principales de AGP omega-3 que viste antes, en el capítulo 6, por sus ventajas para reparar el ADN: merluza (pescado de carne blanca, de la familia del bacalao), pepino de mar (un manjar en Asia, relacionado con la estrella de mar), almejas de Manila y berberechos, atún (ten cuidado con los altos niveles de mercurio), jurel de aleta amarilla y la botarga (hueva seca de lisa gris, considerada un manjar en el Mediterráneo).

Los AGP omega-3 promotores de la salud tienen efectos antioxidantes que pueden contrarrestar la devastación del ADN provocada por los radicales libres.[15] Sin embargo, también pueden mejorar la reparación del ADN en las células, que pueden volverse cancerosas si no se las atiende.[16] Investigadores de la Escuela de Medicina de Harvard y del Instituto Nacional del Cáncer analizaron 1.125 casos de pacientes con cáncer colorrectal.[17] (Los pacientes habían sido parte de dos grandes estudios, llamados el Estudio de la Salud de las Enfermeras y el Estudio de Seguimiento de los Profesionales de la Salud.) Los investigadores observaron los especímenes de cáncer en busca de señales de inestabilidad en el ADN. Cuando el ADN de un cáncer es estable, las células son menos erráticas y, por ende, es más fácil predecir su comportamiento. Cuando este es inestable, todo se descontrola y puede volverse más peligroso. Los cánceres con ADN estable se llaman MSS (microsatélites estables), mientras que los cánceres con una alta inestabilidad en el ADN se llaman MSI-H (microsatélites inestables de alta frecuencia). Como mencioné en el capítulo 4, las células están programadas para poder reparar el ADN reemplazando sus partes dañadas.

Los investigadores descubrieron que un alto consumo de AGP omega-3 marino se asocia con un riesgo un 46 por ciento menor de padecer un cáncer de colon MSI-H más agresivo, en comparación con un consumo bajo de AGP omega-3. Una ingesta diaria elevada era el equivalente de la cantidad de grasa saludable que encontrarías en cien gramos de pescado, una porción del tamaño de una baraja de naipes. Esta información muestra que comer alimentos ricos en AGP omega-3 no solo reduce el daño al ADN por sus efectos antioxidantes, sino que ayuda a mejorar la capacidad del cuerpo de reparar el ADN.

Ostras del Pacífico

Si te gustan las ostras, te encantará este descubrimiento: las ostras protegen tu ADN. Entre las más de mil variedades distintas de moluscos bivalvos, las ostras del Pacífico, relativamente pequeñas y dulces, se cultivan y se consumen ampliamente en todo el mundo. No generan perlas, pero sí ofrecen beneficios antioxidantes. La carne de las ostras tiene altas cantidades del aminoácido taurina, que protege el ADN contra el daño de los radicales libres. También contiene el aminoácido cisteína y los péptidos bioactivos que crean un antioxidante poderoso llamado «glutatión».[18]

Si bien las ostras crudas son un manjar, también se comen cocidas, como parte de guisos, o se muelen para preparar salsas. Esta última opción es particularmente potente porque las ostras se hierven, creando un extracto que contiene bioactivos concentrados. La salsa clásica de ostras es espesa y oscura y se inventó en Guangdong, China, en el siglo XIX. En la gastronomía del Sureste Asiático y de China se utiliza comúnmente en sofritos para añadir un sabor umami a verduras *brassica*, como el brócoli y la col china.

Investigadores del Centro Nacional de Investigación Científica, en Francia, y del Centro Oncológico Fox Chase, en Filadelfia, han estudiado el efecto antioxidante del extracto de ostra en los humanos.[19] Registraron a siete hombres sanos y les dieron extracto de ostras del Pacífico preparado mediante la cocción de ostras frescas durante una hora a 80 °C y luego dejándolas secar para molerlas. El polvo se tomó en forma de cápsula, como suplemento, tres veces al día durante ocho días. Los investigadores tomaron muestras de sangre a lo largo del estudio, infligiendo daños al ADN y luego midiéndolos en la sangre para observar los efectos del extracto de ostra. Increíblemente, consumir el extracto llevó a una impresionante reducción del daño en un 90 por ciento. El extracto también elevó los niveles sanguíneos del glutatión protector en un 50 por ciento.

La próxima vez que disfrutes un plato de ostras, pregunta si son del Pacífico. Ahora ya puedes deleitarte empleando la salsa de ostras para dar más sabor a tus platos y brindar una mayor protección a tu ADN cada vez que prepares un guiso.

Los alimentos con efectos epigenéticos

Más allá de proteger o reparar el ADN, los alimentos pueden influir en su funcionamiento a través de un proceso llamado «cambio epigenético». Recuerda, las influencias epigenéticas son las que vienen del mundo exterior, como la dieta o el medioambiente, y liberan ADN que de otra manera seguiría en reposo y desprovisto de funciones, o bien bloquean el ADN que de otra forma estaría activo. Mientras que algunos cambios epigenéticos provocados por la exposición tóxica, por ejemplo, son dañinos para tu salud, se ha demostrado que ciertos alimentos pueden provocar cambios epigenéticos beneficiosos que inclinan la balanza hacia la salud.

Un pequeño resumen de los distintos cambios epigenéticos: la metilación es cuando un químico metilo se sienta sobre una cadena de ADN y silencia un gen, así que no puede funcionar para formar su proteína. La desmetilación permite que las proteínas antes bloqueadas sí se produzcan. Las modificaciones de histonas desenrollan o enrollan el ADN para que esté más o menos disponible, lo que puede ser beneficioso para la salud, dependiendo de los genes sobre los que se influye. Al comprender los efectos epigenéticos puedes elegir alimentos con la capacidad de desactivar un gen dañino o encender uno útil, así que se producen grandes cantidades de proteína beneficiosa. Cuando el ADN beneficioso se activa y el ADN dañino se silencia, estimulas tu salud.[20]

Soja

Más allá de sus efectos antiangiogénicos, que matan de hambre al cáncer, la soja puede suprimir el cáncer de mama al activar epigenéticamente el poder de un gen supresor de tumores.[21] El trabajo de los genes es prevenir el crecimiento tumoral. Cuando estos se bloquean, se facilita el crecimiento de las células del cáncer de mama, aun cuando haya otras defensas de salud que el cáncer deba superar para convertirse en dañino. Sin embargo, los efectos epigenéticos de la soja son particularmente importantes por la confusión que hay en torno a la relación entre la soja y el cáncer de mama.

Investigadores de las universidades de Missouri y de Iowa han estudiado el efecto del consumo de bioactivos de soja (isoflavonas) en mujeres, con el objetivo de activar estos genes supresores de los tumores.[22] Reclutaron a 34 mujeres sanas en una prueba clínica prospectiva, al azar, de doble ciego. Las mujeres recibieron una dosis bien alta o baja de bioactivos de soja que debían consumir dos veces al día durante diez días. La dosis baja era el equivalente a comer 1,2 tazas de edamame al día, mientras que la dosis alta era el equivalente a 4 tazas. Los niveles detectados en sangre de una isoflavona de soja, la genisteína, eran mayores cuando las mujeres consumían más soja.

Los investigadores buscaron específicamente un gen supresor tumoral llamado «receptor B2 del ácido retinoico» (RARB2). Los genes supresores de tumores sirven como guardianes del genoma para prevenir el desarrollo del cáncer. En el caso del RARB2, este gen protector a menudo se encuentra desactivado o neutralizado en el cáncer de mama. Recordarás que la metilación bloquea la función de una sección específica de ADN.[23] Los investigadores descubrieron que, incluso después del consumo de una dosis baja de isoflavonas, se encendía el gen supresor de tumores RARB2. Esto significa que comer soja provoca una mayor supresión tumoral y una mayor protección contra el crecimiento del cáncer. Los sujetos que consumieron isoflavonas de soja también mostraron niveles más elevados de un segundo gen supresor de tumores, la ciclina D2 (CCND2).[24]

Estos hallazgos tienen implicaciones prácticas para las mujeres que son portadoras de la mutación BRCA, ya que portar este gen se asocia con un mayor riesgo de desarrollar cáncer de mama, cáncer de ovarios y cáncer pancreático. Gracias a un conveniente análisis de ADN con saliva, cada vez más mujeres están informadas de su situación en relación con la mutación BRCA. Al ser un gen supresor tumoral, una mutación en él implica una menor protección contra el cáncer. Un estudio con pacientes con mutaciones BRCA mostró que estas también tenían otros supresores de tumores bloqueados, entre ellos el RARB2 y la CCND2.[25] La soja ayuda a activar estos genes contra el cáncer mediante el cambio epigenético, lo cual podría explicar, en parte, por qué la soja puede ayudar a contrarrestar el daño derivado de tener una mutación de BRCA. El consumo de soja puede desatar un cambio epigenético en tu ADN, con un efecto protector contra el cáncer de mama.

Verduras crucíferas

Ya has visto las valiosas propiedades del brócoli, pero toda la familia a la que pertenece, las verduras crucíferas, también provocan cambios epigenéticos beneficiosos en tu ADN. El brócoli, la col china, la col rizada y la col blanca contienen el bioactivo sulforafano. Científicos del Instituto de Investigación sobre Alimentos de Norwich, en Reino Unido, demostraron, por ejemplo, que exponer las células de cáncer de colon al sulforafano provoca un profundo cambio en la actividad de los genes en las células. Los sulforafanos propiciaron que 33 genes en un cáncer redujeran su actividad a la mitad.[26] Otros estudios han demostrado que los sulforafanos presentes en las verduras crucíferas generan un incremento epigenético similar al de la soja en la actividad de los genes supresores de tumores, los cuales activan la defensa que tenemos programada contra el cáncer.[27]

Café

Los granos de café contienen polifenoles que desencadenan algunas funciones beneficiosas para el ADN. Al igual que la soja, los polifenoles del café activan epigenéticamente el gen supresor de tumores RARB2. Científicos de la Universidad de Carolina del Sur han documentado estos efectos en el laboratorio, donde expusieron células humanas de cáncer de mama a dos bioactivos presentes en el café: el ácido clorogénico y el ácido cafeico.[28] Ambos polifenoles modificaron las células cancerígenas para liberar los supresores tumorales de su ADN, impidiendo así el crecimiento cancerígeno.

Té

Parecido al del café, el bioactivo más importante de los presentes en el té verde se llama «galato de epigalocatequina» (EGCG) y provoca cambios epigenéticos que amplían la influencia de los genes supresores tumorales, atenuando la capacidad de desarrollo del cáncer. Junto con sus efectos antiangiogénicos y microbiómicos, no es de extrañar que existan pruebas clínicas de los beneficios anticancerígenos del té.[29] El té verde también provoca que las células experimenten cambios epigenéticos que incrementan la producción de una enzima antioxidante natural llamada «glutatión-S-transferasa» (GSTP1), que protege aún más al ADN, neutralizando los radicales libres.[30]

Cúrcuma

Si alguna vez has comido en un restaurante indio, tailandés o indonesio, lo más probable es que hayas probado la cúrcuma, una especia comúnmente utilizada en la gastronomía del Sureste Asiático. También se utiliza en la mostaza, para darle su característico tono dorado. La cúrcuma es una planta tropical y sus raíces subterráneas se cosechan, se hierven, se secan en un horno y luego se muelen hasta formar un polvo que se emplea para preparar la especia de color naranja que lleva miles de años utilizándose en la gastronomía y la medicina ayurvédica. El bioactivo principal en la cúrcuma es la curcumina, que tiene muchos efectos epigenéticos beneficiosos que incrementan la actividad de los genes supresores tumorales, reconocidos por contrarrestar el crecimiento del cáncer de colon y la leucemia en nuestro cuerpo.[31]

Los efectos epigenéticos de la curcumina también protegen la salud de tus vasos sanguíneos.[32] Científicos de la Academia de Ciencias de China analizaron ratas de laboratorio con hipertensión para descubrir que comer curcumina reduce las lesiones en los vasos sanguíneos coronarios que alimentan al corazón, permitiendo que sus genes produzcan una proteína llamada «inhibidor tisular de metaloproteinasas» (TIMP). Esta proteína reduce la inflamación. Dado que la inflamación daña la pared de los vasos sanguíneos, resultando en su estrechamiento por la presencia de placas de colesterol, la acción epigenética de la curcumina protege el corazón de la inflamación que finalmente podría culminar en un ataque cardíaco motivado por el bloqueo de las arterias.

La curcumina también beneficia al cerebro. Científicos de la Universidad Nacional de Busán, en Corea, han demostrado que, al exponerse células cancerígenas cerebrales (glioma) a la curcumina, se produce un efecto epigenético que obliga a las células cancerígenas a suicidarse.[33] El mismo grupo coreano expuso células madre neurales sanas del cerebro a la curcumina para ver qué ocurría. En este caso, la curcumina estimuló las células madre para que desarrollaran neuronas normales y maduras, lo que significa que los poderes epigenéticos contenidos en una sola especia, la cúrcuma, pueden realizar una triple labor: proteger contra el cáncer, disminuir la inflamación de los vasos sanguíneos y ayudar a las neuronas a crecer.

Hierbas

Muchas de las hierbas que se utilizan en la gastronomía del Mediterráneo contienen un bioactivo, el ácido rosmarínico, llamado así por estar en el romero. Este ácido también se encuentra en la albahaca, la mejorana, la salvia, el tomillo y la menta. Científicos de la Universidad de Poznán, en Polonia, y descubrieron que el ácido rosmarínico previene el bloqueo de los genes supresores tumorales en las células humanas de cáncer de mama.[34]

Alimentos que protegen los telómeros

Los telómeros tienen un papel importante en la protección de tu ADN, pues escudan las puntas de tus cromosomas contra posibles daños. Los telómeros se acortan de manera natural con la edad, como si fueran una mecha que se va quemando, así que cualquier elemento que ayude a conservar su longitud ayudará a proteger tu ADN y a combatir el envejecimiento. Veamos los alimentos y las bebidas que se ha demostrado que contrarrestan el acortamiento de los telómeros.

Café

El café es una bebida que los humanos han disfrutado durante seiscientos años. Si eres como yo, forma parte de tu ritual cotidiano para comenzar el día por la mañana... sobre todo por la cafeína. Sin embargo, resulta que el café ofrece otros beneficios y bioactivos más allá de ese impulso matutino. De hecho, reduce tu riesgo de muerte.

En un enorme estudio con 521.330 hombres y mujeres, como parte de la Investigación Prospectiva Europea de Cáncer y Nutrición, el consumo de café con cafeína y descafeinado se asoció a la reducción de la mortalidad por cualquier causa, pues en concreto mostraba una mortalidad un 12 por ciento menor entre hombres y un 7 por ciento menor entre mujeres.[35] El mayor beneficio detectado fue el de la reducción del riesgo de muerte por una enfermedad relacionada con el sistema digestivo, lo que tiene sentido, ya que el intestino es el órgano que se expone a la mayor concentración de bioactivos del café.

La cafeína puede darte el impulso que necesitas, pero quizá no tenga un papel importante en la protección del ADN resultante del consumo de café. En estudios de laboratorio, la cafeína en realidad acorta los telómeros.[36] Sin embargo, beber café tiene el efecto opuesto. En la Encuesta Nacional de Examen de Salud y Nutrición (NHANES), los investigadores documentaron el consumo de café y cafeína en 5.826 adultos y demostraron que beber más café se asocia con la observación de telómeros más largos.[37] Por cada taza de café que los sujetos consumían al día, sus telómeros eran unos 33,8 pares de base más largos. Esto significa que beber una taza de café al día desacelera, efectivamente, el envejecimiento. El café contiene muchos más bioactivos que la cafeína, y probablemente los múltiples bioactivos trabajan juntos para ofrecer un efecto protector de los telómeros. (Recuerda que el café tiene, además, beneficios para la defensa angio-génica.)

Un tercer gran estudio, el Estudio de la Salud de las Enfermeras, ha servido para sustentar los hallazgos sobre los beneficios del café para la salud. Los investigadores examinaron el consumo de café de 4.780 mujeres mediante un cuestionario de frecuencia, para después pasar a medir sus telómeros a partir de muestras de sangre.[38] En comparación con las que no bebían café, las mujeres que tomaban tres o más tazas de café al día tenían telómeros más largos.

Anteriormente el café se consideraba un riesgo para el desarrollo de cardiopatías, ya que la cafeína puede acelerar el ritmo cardíaco. Teórica-mente, esto tiene sentido pero, de hecho, se observó lo contrario al reali-zarse estudios en poblaciones cuyos habitantes tomaban café. Investigado-res de la Universidad de York, en Reino Unido, realizaron un metaanálisis de estudios con 3.271 personas, examinando el consumo de café y el índi-ce de mortalidad tras un ataque cardíaco. (Un metaanálisis permite a los investigadores examinar múltiples estudios y utilizar sus métodos estadís-ticos para combinar los resultados y sintetizar todos los hallazgos, revelán-dose así una verdad común a partir del conjunto de datos disponibles.) Cuando lo aplicaron al café, el análisis concluyó que las personas que be-bían poco café (una o dos tazas al día) tenían un riesgo un 21 por ciento menor de morir de un ataque cardíaco, mientras que las personas que be-bían mucho café (dos o más tazas al día) tenían una probabilidad de muer-te un 31 por ciento menor. Los múltiples bioactivos en el café probable-mente actúan sobre el corazón, promoviendo esa reducción del riesgo que se detecta. El beneficio neto del café para la salud, basado en todos los datos científicos recabados, es un buen ejemplo de por qué es importante observar (y consumir) el alimento entero y no apresurarse a extraer con-clusiones a partir de un solo componente, que en el caso del café sería la cafeína.

Té

Dadas las propiedades acumulativas del té, una pregunta evidente sería la de si beber té es beneficioso para los telómeros. Investigadores de la Universidad de Hong Kong, en China, han estudiado a un grupo de 976 hombres y 1.030 mujeres de sesenta y cinco años o más.[39] El promedio de edad de los participantes era de setenta y dos años, un dato importante en el estudio de los telómeros, ya que estos se acortan con la edad. Cada persona participante en el estudio informó de en qué cantidades y con qué frecuencia consumía alimentos de trece categorías habituales en China, incluido el té. Los investigadores tomaron muestras de sangre y midieron la longitud telomérica en los glóbulos blancos. Los resultados fueron impactantes: beber té se asocia con una mayor longitud telomérica, pero solo en los hombres mayores, no en las mujeres. Cuando se analizó la cantidad de té que bebían los hombres, quienes tomaban tres o más tazas al día tenían telómeros más largos, en comparación con quienes bebían menos de un tercio de taza. La diferencia en la longitud telomérica equivalía, según las estimaciones, a cinco años más de vida entre quienes bebían mucho o poco té. Ningún otro grupo de alimentos se asoció con un alargamiento telomérico en esta población de adultos mayores. En el estudio no se preguntaba específicamente qué clase de té se consumía, pero el té verde y el oolong son los que más se toman en China.

¿Por qué las mujeres no disfrutan de los mismos beneficios teloméricos del té? El único hallazgo estadísticamente significativo de este estudio fue un efecto negativo entre las mujeres (pero no entre los hombres) que asocia el uso de aceite para cocinar con la presencia de telómeros más cortos. Los investigadores notaron que las mujeres que en la cultura china se encargan de casi toda la cocina, pueden pasar mucho tiempo ante el wok, respirando el humo del aceite caliente a temperaturas extremadamente altas, lo que generaría subproductos químicos dañinos para los telómeros, eliminando potencialmente cualquier beneficio protector del té.

Frutos secos y semillas

Los frutos secos son tentempiés habituales hoy en día y todas las pruebas científicas señalan sus beneficios para la salud. Son una buena fuente de fibra dietética (para el microbioma) y contienen bioactivos potentes como él ácido gálico y el ácido elágico. Al menos dos grandes estudios han demostrado que comer frutos secos y semillas se asocia con una reducción de la mortalidad.[40] El Estudio de la Salud de los Médicos contó con la participación de 22.742 médicos y demostró una relación entre comer cinco o más porciones de frutos secos a la semana y una reducción del 26 por ciento del riesgo de mortalidad, comparada con personas que rara vez comen frutos secos o no los consumen en absoluto. El estudio Predimed demostró un beneficio todavía mayor. Llevado a cabo en España, evaluó a 7.447 personas sanas, pero con riesgo de enfermedades cardiovasculares; quienes comían tres porciones de frutos secos a la semana mostraban un riesgo un 39 por ciento menor de mortalidad, en comparación con las personas que no comían frutos secos ni semillas.

Dadas estas asociaciones entre el consumo de frutos secos y la mortalidad, investigadores de la Universidad Brigham Young, en Utah, han estudiado si el consumo de frutos secos influye en la longitud telomérica. Los investigadores encuestaron a 5.582 hombres y mujeres entre los veinte y los ochenta y cuatro años. Estos participantes eran parte del programa de la Encuesta Nacional de Examen de Salud y Nutrición (NHANES), liderada por el Centro Nacional para las Estadísticas de Salud de Estados Unidos, y se les preguntó cuántos frutos secos y semillas comían y con qué frecuencia.[41] En el estudio, en la categoría de «frutos secos y semillas» entraban almendras, mantequilla y pasta de almendra, nueces de Brasil, anacardos y mantequilla de anacardos, castañas, linaza, avellanas, nueces de macadamia, cacahuetes y mantequilla de cacahuete, nueces pecanas, piñones, pistachos, pepitas, sésamo y tahini, semillas de girasol y nueces normales. Los investigadores examinaron la sangre de los participantes para determinar la longitud de los telómeros y buscar correlaciones alimentarias.

Su análisis mostró que cuantos más frutos secos y semillas se consumían, más largos eran los telómeros. Por cada diez gramos de frutos secos y semillas que se consumían al día y a lo largo de un año, los telómeros eran 8,5 unidades más grandes. Diez gramos es más o menos una cucharada de frutos secos, equivalente a nueve anacardos; siete nueces; seis almendras; cuatro cucharaditas de linaza, pepitas o semillas de girasol, o dos cucharaditas de sésamo. Resulta sencillo consumir estas cantidades a lo largo de un día de varias formas: solas, horneadas en barritas o troceadas en una ensalada.

¿Qué ventajas ofrecen en relación con el envejecimiento? Por lo general, los telómeros se encogen 15,4 pares de base al año. Dado que los hallazgos del NHANES demostraron que comer frutos secos o semillas incrementa la longitud telomérica unas 8,5 unidades por cada diez gramos consumidos, los investigadores calcularon que, por cada medio puñado de frutos secos o semillas que se consuma al día, habrá una desaceleración de aproximadamente 1,5 años en el envejecimiento celular.

Dieta mediterránea

Más allá de sus maravillosos sabores y sus ingredientes frescos, así como de todos los beneficios que influyen en la angiogénesis, las células madre y el microbioma, la dieta mediterránea se asocia con un envejecimiento sano y una mejor longitud telomérica. En un estudio, investigadores de Harvard examinaron a 4.676 mujeres sanas de mediana edad que formaban parte del Estudio de la Salud de las Enfermeras, con el objetivo de investigar la asociación entre los patrones alimentarios y los telómeros.[42] Las mujeres rellenaron un cuestionario sobre su frecuencia alimentaria y los investigadores analizaron la información para detectar cuánto se asemejaban sus alimentos a la dieta mediterránea. El sistema de calificación que utilizaron en el análisis estaba basado en un consumo mayor de verduras (excluidas las patatas), frutas, frutos secos, cereales integrales, legumbres, pescados y grasas monoinsaturadas; un consumo de alcohol moderado, y un consumo bajo de carnes rojas y procesadas. Los investigadores tomaron muestras de sangre y midieron la longitud de los telómeros en los glóbulos blancos de los participantes. En las mujeres que seguían patrones alimentarios más similares a la dieta mediterránea se observaron telómeros significativamente más largos. En cambio, las mujeres que comían una dieta típicamente occidental, alta en grasas saturadas y carne, presentaban el efecto contrario. De hecho, las mujeres que seguían la dieta menos parecida a la mediterránea tenían telómeros más cortos que la media.

La dieta mediterránea se compone de alimentos y bebidas conocidos por un alto contenido en antioxidantes, por reparar el ADN y mostrar propiedades antiinflamatorias, lo que desacelera el acortamiento de los telómeros.[43] Lo importante del estudio, sin embargo, es el hallazgo de que ningún alimento individual documentado en las dietas se revelaba por sí solo como una poción mágica para incrementar la longitud telomérica. El factor más importante era el hábito alimentario en general.

Dietas asiáticas ricas en verduras

Como hábito alimentario, no hay duda de que una dieta vegetal es más beneficiosa para tu salud que una dieta pesada de proteínas animales. Además de la dieta mediterránea, la dieta asiática es otro hábito saludable que suele ser rico en alimentos vegetales. El primer estudio que analizó y recabó información detallada sobre esta dieta fue el Proyecto China-Cornell-Oxford, descrito con elegancia por el pionero en nutrición y salud T. Colin Campbell en su libro simbólico *El estudio de China*. Este estudio detalló los vínculos entre la nutrición, la cardiopatía, el cáncer y la diabetes en Asia, y es ampliamente considerado uno de los estudios más completos sobre nutrición que se hayan realizado.

Más recientemente, un grupo de científicos investigó la conexión entre la dieta asiática y la longitud telomérica. Investigadores de la Universidad de Sichuan, del Hospital Universitario Número 4 de China Occidental, de la Universidad Sun Yat-sen y del Hospital del Pueblo de la Prefectura Autónoma Tibetana de Ganzi, en China, han estudiado a 553 adultos (272 mujeres y 281 hombres) del suroeste de China, de entre veinticinco y sesenta y cinco años de edad.[44] Los participantes contestaron a una encuesta alimentaria que preguntaba por los alimentos específicos que estos habían comido a lo largo del último año. Los resultados revelaron cuatro patrones alimentarios reales entre los sujetos: 1) una dieta rica en verduras que consistía principalmente en fruta, verduras, cereales integrales, frutos secos, huevos, lácteos y té; 2) una dieta «macho» (término de los investigadores), alta en proteína animal y alcohol; 3) una dieta tradicional que incluía arroz, carne roja y verduras encurtidas, y 4) una dieta de alta densidad energética, rica en bebidas endulzadas con azúcar, harina de trigo y alimentos fritos. Los investigadores tomaron muestras de sangre, midieron la longitud telomérica de los glóbulos blancos y correlacionaron los cuatro hábitos alimentarios con el tamaño de los telómeros.

Solo la dieta rica en verduras se asociaba con la presencia de telómeros más largos y, curiosamente, únicamente entre las mujeres. Este estudio no encontró una correlación entre ninguno de los cuatro hábitos alimentarios y la longitud telomérica de los hombres. No se comprende la razón de las diferencias sexuales en la longitud telomérica y la dieta, lo cual nos recuerda que no hay una dieta universal para todos y que hacen falta más investigaciones en este campo antes de poder concretar recomendaciones alimentarias para el alargamiento de los telómeros.

Cambio general de dieta y estilo de vida

En un estudio importante, llamado Modulación de la Expresión Genética con Intervención de Nutrición y Estilo de Vida (GEMINAL) y liderado por Dean Ornish —del Instituto de Investigación Médica Preventiva, en Sausalito— y por Elizabeth Blackburn —de la Universidad de California-San Francisco y ganadora del Premio Nobel—, se adoptó un enfoque holístico y global con relación a la dieta y al estilo de vida. Los investigadores estudiaron a veinticuatro hombres diagnosticados con cáncer de próstata de bajo riesgo que se ofrecieron como voluntarios para seguir una dieta detallada y una intervención de estilo de vida durante tres meses.[45] La intervención incluía un retiro de tres días, seguido de asesorías semanales sobre estilo de vida, una consulta telefónica semanal con una enfermera, yoga seis días a la semana, ejercicio (caminar treinta minutos al día, seis días a la semana) y una sesión semanal de una hora con un grupo de apoyo. El programa alimentario de la intervención era parecido a la dieta mediterránea, y los sujetos también recibieron suplementos de AGP omega-3 (aceite de pescado), vitaminas C y E y selenio.

Los investigadores tomaron muestras de sangre al principio y al final de la intervención de tres meses, y analizaron los glóbulos blancos para comprobar la actividad de la telomerasa, una enzima que contribuye al alargamiento de los telómeros. El resultado mostró un increíble aumento del 30 por ciento en la actividad de la telomerasa después de la intervención de alimentación y estilo de vida. Una mayor actividad de la telomerasa aumenta la longevidad de una célula y su capacidad para funcionar con normalidad.[46] Cuanto más elevado sea el nivel de telomerasa, más largos serán los telómeros, lo que redunda en beneficios para la salud.

Cinco años después, los investigadores de GEMINAL llevaron a cabo un seguimiento de diez de aquellos participantes y compararon sus células sanguíneas y sus telómeros con los de veinticinco hombres con cáncer de próstata leve que habían optado por no seguir las pautas de la intervención.[47] Los investigadores descubrieron que los telómeros eran significativamente más largos en el grupo que siguió las indicaciones de la intervención, en comparación con sus niveles originales. En el grupo que no siguió la intervención, la longitud telomérica se había reducido. Seguir aquel programa había resultado beneficioso. Los que participaron en el grupo de intervención y siguieron más firmemente la dieta y el estilo de vida indicado tenían telómeros más largos que los que no habían seguido aquellas pautas.

Alimentos que dañan nuestros mecanismos de defensa del ADN
Algunos alimentos no son muy buenos para tu ADN e incluso pueden dañarlo. Si bien este libro se centra en lo que conviene incluir en la dieta, creo que es importante informarte sobre qué alimentos y hábitos alimentarios pueden dañar el ADN.

ALIMENTOS GRASOS

La próxima vez que tomes una tira crujiente de bacon o cortes ese hermoso costillar de ternera marmóreo, piensa en tu ADN. Los alimentos grasos pueden propiciar cambios en tu salud mediante efectos epigenéticos. Un grupo de investigadores estudió el efecto epigenético de las grasas saturadas en voluntarios humanos reunidos en el Hospital Universitario de Uppsala, en Suecia.[48] Reclutaron a 31 hombres y mujeres sanos, entre los dieciocho y los veintisiete años, con peso normal, y les dieron magdalenas de alto contenido calórico durante siete semanas. Había dos clases de magdalenas: unas hechas con grandes (excesivas) cantidades de grasas saturadas (aceite de palma refinado) y otros con grasas poliinsaturadas (aceite de girasol). El objetivo del estudio era comparar el aumento de peso provocado por comer cantidades excesivas de cada uno de los tipos de grasas. La cantidad de magdalenas que cada participante debía comer estaba calculada para provocar que aumentaran su peso un 3 por ciento.

Los investigadores descubrieron que las grasas saturadas y poliinsaturadas tenían efectos distintos. Los participantes que comieron grasas saturadas vieron incrementada su grasa visceral, además de la grasa en el hígado. Sus niveles de triglicéridos en sangre subieron un 14 por ciento. Por su parte, quienes comieron las magdalenas de grasas insaturadas subieron su masa corporal magra[49] y vieron disminuidos sus triglicéridos en sangre en un 8 por ciento.

Los investigadores estaban particularmente interesados en los cambios epigenéticos que acompañaban a estos efectos asociados con la grasa, así que tomaron una biopsia de la grasa abdominal de los participantes al principio y al final del estudio para analizar los cambios genómicos de las células adiposas. Los genes en ambos grupos mostraron cambios epigenéticos. De hecho, se silenciaron 1.442 genes a través de la metilación por el consumo de grasa. Comer magdalenas hechas con grasas saturadas llegó a alterar 28 proteínas que producen las células adiposas, mientras que las magdalenas de AGP no alteraron significativamente la expresión genética. Si bien las consecuencias exactas de los genes metilados individuales todavía no se conocen en detalle, el estudio demuestra con claridad que comer alimentos grasos en exceso no solo engorda, sino que modifica el funcionamiento del ADN.

En el laboratorio, las dietas altas en grasas han demostrado que provocan cambios epigenéticos indeseables que acaban con la capacidad del hígado de regenerarse. Ya que este órgano es clave para desintoxicar la sangre, esto puede llevar a una acumulación de toxinas y contribuir a un estado proinflamatorio en todo el cuerpo.[50]

CARNE PROCESADA

Todo el mundo sabe que la carne procesada no forma parte de una dieta sana, pero aún más contundente es comprobar cómo varios estudios a gran escala han demostrado que el consumo de carne procesada también encoge tus telómeros. El Estudio Multiétnico de Arteriosclerosis (MESA, por sus siglas en inglés) es un estudio de seis mil hombres y mujeres, representantes de distintas etnias de seis comunidades de Estados Unidos (Baltimore; Chicago; Forsyth County, Carolina del Norte; la ciudad de Nueva York; Los Ángeles; y Saint Paul, Minnesota).[51] Dentro de este grupo, los investigadores estudiaron a 840 sujetos blancos, hispanos y afrodescendientes que, con respecto al año anterior, registraron su consumo diario y su frecuencia de alimentación con arreglo a doce categorías alimentarias distintas: cereales integrales, cereales refinados, fruta, verduras, productos del mar no fritos, frutos secos y semillas, lácteos, carne roja, carne procesada (jamón, salchichas, carnes frías, vísceras y codillos de cerdo) alimentos fritos (patatas, pescado y pollo), refrescos (no light) y café. Los investigadores tomaron muestras de sangre, midieron la longitud telomérica de los glóbulos blancos y correlacionaron la longitud telomérica con las dietas descritas por los participantes.

Los hallazgos del MESA fueron reveladores. Solo un alimento se asoció con la presencia de telómeros más cortos: la carne procesada. De hecho, por cada porción adicional de carne procesada que consumían al día, los telómeros encogían unas 0,07 unidades. Ya que el envejecimiento normal acorta los telómeros al ritmo de unas 15,4 unidades al año, esto quiere decir que 220 porciones de carne procesada, o comer carnes frías cinco días a la semana, supone acelerar tu envejecimiento un año por cada año que mantienes ese tipo de alimentación.

El Estudio Familiar del Corazón Fuerte, una importante investigación financiada por el Instituto Nacional del Corazón, los Pulmones y la Sangre, también halló una relación entre las carnes procesadas y la presencia de telómeros más cortos. El estudio exploraba los factores genéticos y de otra índole que contribuyen a las enfermedades cardiovasculares en trece tribus de nativos americanos. Los investigadores pidieron a 2.864 nativos americanos que informaran sobre su consumo de carne procesada y no procesada del año anterior, tomaron muestras de sangre y midieron la longitud telomérica. En consonancia con la tendencia del estudio MESA, el análisis mostró que cada porción de carne procesada se asociaba con un acortamiento de los telómeros en 0,021 unidades.[52] La razón de que comer carne procesada provoque el acortamiento de los telómeros todavía no está clara. El procesamiento de carne puede generar compuestos químicos llamados «productos finales de glicación avanzada» (AGE, por sus siglas en inglés), conocidos por provocar inflamación, lo que a su vez ocasiona estrés oxidativo en las células y daña el ADN. También puede haber otros compuestos químicos presentes en la carne que influyen en los telómeros.

Una sorpresa surgida del Estudio Familiar del Corazón Fuerte fue el hallazgo de que comer carne roja no procesada una o dos veces al día en realidad se asociaba con la presencia de telómeros más largos. Una posible explicación de este resultado inesperado es que ciertos bioactivos de la carne roja, como la vitamina B, el hierro hemo y la carnosina, pueden disminuir el acortamiento telomérico.[53] Aun así, comer carne roja tiene múltiples desventajas. Más allá de las grasas saturadas no sanas, que se asocian con un incremento del riesgo de cáncer y de las enfermedades cardiovasculares, la carne roja también contiene L-carnitina, que tus bacterias intestinales metabolizan para generar un químico dañino llamado «óxido de trimetilamina-N» (OTMA), implicado en el desarrollo de la obesidad, la diabetes, los cánceres gastrointestinales y la cardiopatía.[54] Un estudio llevado a cabo con ratones por científicos de la Clínica Cleveland, en Ohio, mostró que la L-carnitina alimentaria acelera el desarrollo de arteriosclerosis, que obstruye los vasos sanguíneos.[55]

El método de cocción de las carnes rojas, como el de asar a la parrilla, también puede generar compuestos químicos carcinógenos, como los aminos heterocíclicos, que se encuentran en la parte quemada de las carnes cocinadas en asador. Los trozos crujientes tal vez sean deliciosos, pero pueden ser mortales. Así pues, en lo que respecta a la carne, considera estos riesgos y aléjate de las partes quemadas.

BEBIDAS ENDULZADAS CON AZÚCAR

El refresco y las bebidas gasificadas a menudo se consideran productos de la industria moderna pero, de hecho, el agua saborizada con hierbas naturales y frutas data de la Antigüedad. El proceso por el que se carbonatan las bebidas para que aparezcan burbujas se inventó en 1767, cuando un químico llamado Joseph Priestley infusionó agua con dióxido de carbono, sentando las bases de las actuales bebidas carbonatadas. La incorporación de grandes cantidades de azúcar y zumos de fruta para endulzar los refrescos se extendió en el siglo XX. Como vimos en el capítulo 8, los endulzantes artificiales pueden alterar el microbioma, pero ¿cuáles son los efectos de las bebidas endulzadas con azúcar en el ADN? Como apunté en el capítulo 4, las investigaciones sugieren que los niños pequeños que consumen refrescos tienen telómeros más cortos, pero hay otros trabajos en esa misma línea.

Investigadores de la Universidad de California-San Francisco, de la Universidad de California-Berkeley y de la Universidad de Stanford han estudiado el efecto del azúcar en el ADN de 5.309 adultos cuyas estadísticas de salud formaban parte de la Encuesta Nacional de Examen de Salud y Nutrición (NHANES), organizada por el Centro Nacional de Estadísticas de Salud. La información recabada a lo largo del tiempo sobre alimentos e indicadores de salud incluye la cantidad consumida de refrescos azucarados, bebidas azucaradas no carbonatadas (zumo de fruta, bebidas isotónicas y energizantes), refrescos de dieta y zumos de fruta completamente naturales.[56] Además de la información alimentaria, los participantes aportaron muestras de sangre para que pudiera medirse su longitud telomérica.

El estudio NHANES, publicado en 2014, demostró que el consumo diario medio de bebidas azucaradas en Estados Unidos era de quinientos mililitros (el equivalente a una lata y media de refresco). Los investigadores analizaron entonces la información disponible y descubrieron que cada lata de refresco consumido al día acortaba los telómeros en 0,01 unidades, acelerando los efectos del envejecimiento. En las personas que bebían una botella de seiscientos mililitros al día, cada año el acortamiento de los telómeros era equivalente al de 4,6 años de un envejecimiento más acelerado. Los investigadores notaron que este grado de acortamiento telomérico acelerado era similar al que provocaba fumar cigarrillos, también de 4,6 años.

La buena noticia es que el acortamiento de telómeros parece ser reversible. El beneficio positivo de la actividad física moderada llevó a un aumento casi equivalente en la longitud telomérica (4,4 años), en una escala similar a la pérdida de longitud telomérica por efecto de los refrescos y las bebidas endulzadas hallada por el estudio NHANES.[57] Este es un ejemplo de cómo todo lo que hacemos tiene un efecto añadido (o neto). Tomar una mayor cantidad de buenas decisiones te hará tener telómeros más largos, mientras que las malas decisiones acortarán los beneficios obtenidos.

Otro estudio realizado por investigadores de la Universidad de California-San Francisco y la Universidad de California-Berkeley examinó los efectos de beber refrescos en 65 mujeres embarazadas de entre dieciocho y cuarenta y cinco años. Los investigadores pidieron a las mujeres que informaran sobre su consumo de bebidas y luego tomaron muestras de sangre para medir los telómeros al inicio del estudio, a los tres meses del nacimiento del bebé y a los nueve meses del mismo. Los resultados demostraron que, cuando las mujeres redujeron su consumo de bebidas azucaradas, sus telómeros se alargaron.[58]

Unamos las piezas

Dejarte llevar por una vida de excesos implica muchos peligros para tu ADN. No puedes evitar todo el daño ocasionado porque envejecer conlleva inevitablemente pagar un precio, pero puedes tomar a conciencia tus decisiones alimentarias y lograr que estas funcionen como contramedidas para proteger, reparar y redirigir tu ADN hacia la defensa de tu salud. Hay decisiones cotidianas sencillas que puedes tomar en relación con la comida. Los alimentos con bioactivos antioxidantes pueden neutralizar los compuestos químicos oxidativos y nocivos presentes en el torrente sanguíneo, pero recuerda que eso solo protege el ADN del daño. Algunos alimentos pueden ayudar a repararlo activando la maquinaria celular que se encarga de enmendar los problemas.

Los alimentos con efectos epigenéticos pueden influir en el ADN a tu favor, liberando genes que protegen tu salud, como por ejemplo los supresores tumorales que previenen el crecimiento de células cancerígenas. Poner a trabajar tu ADN podría, literalmente, salvarte la vida.

Finalmente, los alimentos que protegen y aumentan la longitud de los telómeros pueden proteger tu ADN y ayudarte a combatir los efectos del envejecimiento. Aunque los telómeros se acortan en el transcurso de la vida y exponen el ADN al daño, la comida y los hábitos alimentarios pueden desacelerar ese acortamiento y, en algunos casos, incluso alargar los telómeros. Tu ADN no es solo el esquema de tu código genético: es una autopista de información que, si quieres proteger tu salud, debes proteger, reparar y a veces redirigir para que este pueda combatir los ataques del entorno y el desgaste de la edad.

ALIMENTOS CLAVE QUE AFECTAN AL ADN

Antioxidación	Incrementa la reparación del ADN	Influencias epigenéticas	Alargamiento de telómeros
Almejas de Manila	Almejas de Manila	Albahaca	Almendras
Atún	Atún	Brócoli	Anacardos
Berberechos	Berberechos	Café	Avellanas
Botarga	Botarga	Col blanca	Cacahuetes
Brócoli	Jurel	Col china	Café
Guayabas	Jurel de aleta amarilla	Col rizada	Castañas
Jurel	Kiwi	Cúrcuma	Linaza
Jurel de aleta amarilla	Pepino de mar	Mejorana	Mantequilla de almendras
Kiwi	Zanahorias	Menta	Mantequilla de cacahuetes
Naranjas		Romero	Mantequilla de anacardos
Ostras del Pacífico		Salvia	Nueces
Papaya		Soja	Nueces de Brasil
Pomelo rosa		Té verde	Nueces de macadamia
Pepino de mar		Tomillo	Nueces pecanas
Salsa de ostras			Pepitas
Sandía			Piñones
Tomate			Pistachos
Zumo de bayas			Semillas de girasol
Zumo de naranja			Sésamo
			Tahini
			Té verde

CAPÍTULO 10

Activa tu centro de control inmunológico

No parece que haya abuelas que no compartan su sabiduría respecto a qué alimentos ayudan a combatir la enfermedad. Cuando se trata de la inmunidad, algunas tradiciones alimentarias se están analizando en la actualidad a través de la lente de la defensa de la salud. La inmunología moderna está revelando qué alimentos afectan la inmunidad e informándonos sobre cómo funcionan.

Por ejemplo, el caldo de pollo, uno de los remedios caseros más antiguos que se conocen. Ahora sabemos que el caldo preparado con carne y huesos de pollo sí contiene bioactivos naturales que en el laboratorio pueden modificar la reacción inflamatoria de nuestro sistema inmunológico. Una menor inflamación en el cuerpo se traduce en menos sufrimiento ocasionado por los síntomas del resfriado y la gripe.[1] O piensa también en la panacea «Alimenta un resfriado, pero mata de hambre a la fiebre». En realidad, los ciclos de ayuno pueden ayudar al cuerpo a liberarse de células inmunológicas gastadas y viejas cuyo mejor momento ya ha quedado atrás, y provocar que se generen nuevas a partir de células madre, listas para luchar contra una infección.[2]

Los nuevos descubrimientos revelan que hay alimentos específicos que pueden contribuir a la puesta a punto de tu sistema inmunológico, mantenerlo en las mejores condiciones y ayudarte a evitar enfermedades. Comprender el efecto de la dieta en el sistema inmunológico es sencillo: lo que comemos y bebemos puede encender o apagar las dos ramas de la inmunidad —el sistema inmunológico innato y el adquirido— para defender nuestra salud. En este capítulo identificaremos las pruebas que demuestran la acción beneficiosa de una serie de alimentos específicos a la hora de estimular la capacidad de tu cuerpo de resistir las enfermedades mediante el trabajo del sistema inmunológico.

Primero veamos algunos de los padecimientos más graves en los que el sistema inmunológico tiene un papel importante en el momento en que enfermas. Esto te ayudará a replantearte las distintas situaciones en las que puedes utilizar la alimentación a tu favor.

Las enfermedades relacionadas con la inmunidad

El sistema inmunológico está tan inextricablemente relacionado con la salud que todas las enfermedades también lo están de una u otra manera. Dos grandes principios conectan la inmunidad con la salud. Primero se encuentran las condiciones en las que el sistema inmunológico se debilita y no puede evitar que los invasores se asienten. En segundo lugar se encuentran las condiciones en las que el sistema inmunológico está tan acelerado que su exacerbación provoca inflamación y la destrucción accidental de tus propios tejidos sanos.

Enfermedades de inmunidad débil

Repasemos primero las enfermedades que resultan de un debilitamiento de la inmunidad. Un sistema inmunológico desgastado puede abrir la puerta a infecciones mortales, pero este es solo uno de los peligros. El cáncer también puede echar raíces por la incapacidad de un sistema inmunológico de reconocer las células cancerígenas. Puedes afrontar esta debilidad recurriendo a tratamientos contra el cáncer llamados inmunoterapias; son nuevos medicamentos que ayudan al sistema inmunológico a localizar y destruir las células cancerígenas. Estos medicamentos han llevado al descubrimiento de un tratamiento para el melanoma maligno, cánceres de pulmón, riñón, vejiga, cabeza, cuello y cérvix y algunos cánceres de la sangre, como el linfoma de célula-B grande y la leucemia linfoblástica aguda.

Estos tratamientos aprobados por la FDA pueden ayudar al sistema inmunológico de tu cuerpo a encontrar y destruir el cáncer; sin embargo, un sistema inmunológico intacto y óptimo también podría ubicarlo de manera natural. Algunos cánceres, como el mieloma múltiple y la leucemia, son enfermedades de las células inmunológicas que acaban con la capacidad de estas de defender la salud.

Lo paradójico es que los tratamientos tradicionales contra el cáncer, basados en una dosis alta de quimioterapia y radiación, en realidad debilitan el sistema inmunológico. Destruyen las células que muestran un crecimiento rápido, lo cual es una forma efectiva de combatir el cáncer, pero durante el tratamiento también caen en ese fuego las células inmunológicas y otras células sanas, dificultando la propia capacidad del cuerpo para defenderse del cáncer.

Las infecciones de ciertos virus también pueden destruir la capacidad del cuerpo de organizar una respuesta inmunológica adecuada. Como describí en el capítulo 5, el síndrome de inmunodeficiencia adquirida (sida) es el clásico ejemplo de una inmunidad dañada, resultado de una infección por el virus de inmunodeficiencia humana (VIH). Por su parte, el virus del papiloma humano (VPH) merma la capacidad del sistema inmunológico para detectar y destruir las células infectadas, lo que después incrementa el riesgo de cáncer cervical, cáncer de pene y cáncer en la boca y las vías respiratorias superiores.[3] Una vacuna contra el VPH entrena al sistema inmunológico para destruir el virus que provoca el cáncer. La hepatitis B y la hepatitis C son otras infecciones que comprometen la capacidad del cuerpo de preparar un ataque a partir de su propio sistema inmunológico para eliminar las células infectadas.[4] Estos tipos de hepatitis también pueden derivar en cáncer de hígado.

Algunas enfermedades en realidad incapacitan al sistema inmunológico. Aunque las diabetes tipo 1 y tipo 2 son enfermedades diferentes, ambas vuelven más vulnerables a las personas ante una infección. La obesidad también provoca que las personas sean más susceptibles a infecciones y debilita la respuesta inmunológica, creando un estado crónico de inflamación leve en el cuerpo.⁵ En estas condiciones sería beneficioso consumir alimentos que incrementen la inmunidad.

Antes de continuar, debo hacer una advertencia importante: no todas las deficiencias inmunológicas se pueden tratar a través de la alimentación. Para que los alimentos tengan un efecto, necesitas partir de un sistema inmunológico intacto, que tenga completas todas sus partes. En los casos de algunas enfermedades hereditarias, las células inmunológicas son defectuosas y no pueden funcionar adecuadamente, así que los factores alimentarios probablemente no ayuden. Algunas de estas afecciones con defectos inmunológicos mortales tienen nombres que parecen trabalenguas, como ataxia telangiectasia, síndrome de Chédiak-Higashi y trastorno de inmunodeficiencia combinada grave.

Enfermedades de inmunidad hiperactiva

La otra cara de la inmunidad debilitada es la de un sistema inmunológico hiperactivo. El resultado son enfermedades autoinmunes, en las que el sistema inmunológico se activa en el lugar equivocado y en el momento equivocado, provocando inflamación crónica y daño a los órganos. Un clásico ejemplo de una enfermedad autoinmune es la diabetes tipo 1, en la que el cuerpo crea los llamados autoanticuerpos contra las células beta-islotes productoras de insulina en el páncreas. Cuando se destruyen estas células, la insulina no se genera adecuadamente y el cuerpo no puede procesar bien la glucosa. En la artritis reumatoide, los anticuerpos destruyen las articulaciones y provocan una severa discapacidad con un dolor atroz.

El lupus eritematoso, comúnmente llamado «lupus», también es una combinación de enfermedades autoinmunes en las que los anticuerpos lanzan ataques terribles sobre distintos órganos, entre ellos el corazón, los pulmones, los riñones, la piel, las articulaciones, el cerebro y la médula espinal.

La esclerodermia es una enfermedad insidiosa en la que se reemplazan los órganos con tejido duro cicatrizado después de que que estos hayan sido atacados por el sistema inmunológico.

Aunque la causa exacta de la esclerosis múltiple (EM) sigue siendo incierta, el daño en esta afección ocurre a partir del momento en que los anticuerpos destruyen la capa aislante de las células nerviosas en la médula espinal y el cerebro, llevando a una destrucción progresiva que termina siendo fatal.

La glándula tiroides también puede ser un blanco autoinmune. En la tiroiditis de Hashimoto, los anticuerpos atacan la tiroides, incapacitando su facultad de generar la hormona tiroidea. En la enfermedad de Graves también participan anticuerpos que agreden a la tiroides, pero con un matiz, pues el cuerpo produce anticuerpos que imitan a la hormona de señalización para la producción de la hormona tiroidea. El efecto es que la tiroides libera una cantidad enorme y a la vez inadecuada de la hormona tiroidea, con toda una horda de efectos secundarios.[6] La gente con enfermedad celíaca sufre por la acción de los anticuerpos estimulados por el gluten que consumen, lo que provoca una dolorosa inflamación intestinal y la destrucción de las células de la pared del intestino delgado.[7]

Los niveles de inmunidad hiperactiva provocan inflamación crónica. Los asmáticos tienen un sistema inmunológico al que le encanta reaccionar, lo que provoca inflamación severa en los pulmones cuando se exponen a diversos factores ambientales. La piel y las articulaciones se inflaman por efecto de la psoriasis. En afecciones como la enfermedad intestinal inflamatoria (enfermedad de Crohn y colitis ulcerosa) se desarrolla una inflamación generalizada en el intestino, que provoca que este sangre, se hinche y duela. En el caso de la colitis ulcerosa, la inflamación constante puede dar pie al desarrollo de cáncer de colon.

Los alimentos que estimulan el sistema inmunológico

Antes de repasar los alimentos que ayudan a las defensas inmunológicas, veamos los alimentos que estimulan la función inmunológica. Pueden ser importantes para ti si tienes una afección que se beneficie de una mayor actividad del sistema inmunológico. Nota importante: en internet se dicen muchas cosas sobre alimentos que supuestamente incrementan la inmunidad, pero muchas de esas afirmaciones no se sustentan en pruebas científicas. En este capítulo describiré las investigaciones que se han llevado a cabo con humanos sobre alimentos específicos y explicaré cuáles han demostrado tener un beneficio inmunológico.

Setas

El champiñón, una de las setas comestibles más comunes, se come crudo en ensaladas o cocido junto con una gran variedad de ingredientes en las distintas gastronomías del mundo. Son una buena fuente de bioactivos, entre ellos el betaglucano, una fibra dietética que incrementa la inmunidad. Investigadores de la Universidad del Oeste de Sidney, en Australia, han estudiado a veinte voluntarios sanos, a quienes asignaron una dieta normal o una dieta normal más champiñones aparte.[8] Los participantes de este último grupo comieron cien gramos de champiñones blanqueados al día, casi el equivalente a 1,3 tazas a la semana. Para determinar si los champiñones afectaban la función inmunológica, los investigadores midieron los niveles de dos anticuerpos (IgA y IgG) en la saliva de los sujetos. Se produjeron más anticuerpos en la saliva después de la activación inmunológica. Los investigadores descubrieron un incremento constante en los niveles de IgA en los participantes, con un 55 por ciento de incremento después de una semana consumiendo champiñones, y un aumento continuo del 58 por ciento con respecto a los niveles base hasta dos semanas después de dejar de tomar champiñones. Su consumo activó el intestino, lo cual estimuló la producción de anticuerpos en el sistema inmunológico; estos circularon hacia las membranas mucosas, desde donde fueron segregados en la saliva.

Una gran cantidad de estudios en laboratorios han empleado extractos de otras setas culinarias, como shiitake, maitake, enoki, rebozuelo y setas, y ha demostrado que también pueden activar las defensas inmunológicas.[9] Además de su valor culinario, algunos tipos de setas comestibles más usados tienen beneficios para la inmunidad.

Ajo envejecido

El ajo es reconocido como ingrediente y como remedio natural. Los antiguos griegos lo utilizaban para fortalecer a sus atletas y soldados, y como componente de tónicos curativos. El ajo fresco tiene un olor fuerte y penetrante, valorado en la gastronomía, pero cuando madura se vuelve casi inodoro. El ajo envejecido está disponible como suplemento alimenticio y conserva sus potentes bioactivos, como la apigenina, que puede influir en el sistema inmunológico.

Investigadores de la Universidad de Florida, en Gainesville, han estudiado los efectos del ajo envejecido en el sistema inmunológico de 120 hombres y mujeres sanos, a mediados de su veintena y principios de la treintena, durante la temporada de resfriados y gripe.[10] Cada grupo recibió o bien un extracto de ajo envejecido o un placebo durante noventa días. Se tomaron muestras de sangre para analizar la respuesta inmunológica. Los sujetos recibieron la indicación de completar un informe diario sobre sus posibles enfermedades, registrando cualquier síntoma como secreción nasal, congestión, dolor de garganta, tos, fiebre o molestias en el cuerpo, y tomar nota de si la afección los obligaba a no ir a clase o al trabajo.

Al final del estudio, el grupo que consumió extracto de ajo envejecido registró una cantidad significativamente mayor de células T inmunológicas y células citolíticas (NK) circulantes que el grupo del placebo. Fue impresionante comprobar que las células T generadas a partir del extracto de ajo envejecido estaban sobrecargadas y se podían reproducir ocho veces más rápido que las de quienes tomaron un placebo. Las células NK también se estimularon con el ajo. Había una cantidad de células activas un 30 por ciento mayor que en las personas que habían tomado el placebo.

Los informes de enfermedad mostraron que las personas que tomaron el extracto de ajo tuvieron un 20 por ciento menos de síntomas de resfriado y gripe, se alejaron un 60 por ciento menos de sus actividades cotidianas y faltaron un 58 por ciento menos al trabajo. El estudio mostró una buena correlación entre el ajo envejecido, el incremento en la actividad de las células inmunológicas y la menor presencia de enfermedades.

Otro estudio realizado por la Universidad de Medicina de la Prefectura de Kioto, en Japón, reunió a pacientes con cáncer inoperable.[11] Al administrarles ajo envejecido durante seis meses, aumentó la actividad de sus células NK circulantes. Esto abre la puerta a la investigación sobre si el ajo envejecido puede ayudar a aumentar la respuesta inmunológica contra el cáncer en pacientes que siguen tratamientos de inmunoterapia. Los estudios ofrecen pruebas clínicas de que el ajo envejecido puede fortalecer nuestra defensa inmunológica contra las infecciones cotidianas y, potencialmente, contra el cáncer.

Germen de brócoli

Se trata de hilos vegetales de tres o cuatro días que tienen un sabor suave, como a nuez: están deliciosos si se comen en ensalada. Recuerda que el brócoli contiene sulforafanos, bioactivos potentes, los cuales activan el sistema inmunológico. Asombrosamente, el germen de brócoli contiene hasta cien veces más sulforafano que el brócoli maduro común.[12] Si lo masticas muy bien, percibirás el sabor a brócoli. La masticación es importante porque descompone las paredes celulares para liberar una enzima llamada «mirosinasa», que es necesaria porque convierte el sulforafano, inactivo de manera natural en la planta, en su forma activa. Activarlo puede influir en las células de tu cuerpo.

Investigadores de la Universidad de Carolina del Norte, en Chapel Hill; de la Universidad de Stanford y de la Universidad del Hospital Infantil de Basilea, en Suiza, han estudiado el efecto que tiene el consumo de germen de brócoli en el sistema inmunológico, realizando una prueba clínica que implicaba la vacuna de la gripe.[13] Querían saber si el germen podía ayudar a estimular la respuesta del cuerpo tras recibir esta la vacuna. Los científicos incluyeron a veintinueve voluntarios sanos, de en torno a los treinta años, y les dieron dos tazas de germen de brócoli licuado o un placebo para que lo tomaran durante cuatro días. Los voluntarios recibieron una vacuna de gripe en aspersor nasal al segundo día de tomar el licuado. La vacuna llevaba un virus de la gripe vivo, pero debilitado, hacia la membrana mucosa de la nariz.

El resultado mostró que los voluntarios que bebieron germen de brócoli tenían veintidós veces más células T NK en sangre, comparados con los que tomaron el placebo. Las células NK también mostraban una mayor capacidad para matar el virus, y la prueba de ello fue que los voluntarios que bebieron germen de brócoli también tuvieron menos restos del virus de la gripe en las células de la nariz, lo cual demostraba que el cuerpo había eliminado a los invasores con mayor efectividad. El consumo de germen de brócoli puede estimular tus defensas inmunológicas contra el virus de la gripe.

Aceite de oliva virgen extra

Es un componente vital en la dieta mediterránea, y los bioactivos que contiene, como hidroxitirosol, oleocantal y ácido oleico, pueden estimular tu sistema inmunológico. Investigadores de la Universidad Tufts, la Universidad de Massachusetts y el Instituto de Ciencia y Tecnología de Alimentos y Nutrición, en España, diseñaron un estudio clínico para comprobar si el hecho de reemplazar con aceite de oliva virgen extra el aceite comúnmente empleado (mantequilla y aceite de maíz) en la típica dieta de Estados Unidos podía mejorar la respuesta inmunológica de las personas. Los investigadores seleccionaron a 41 obesos o con sobrepeso del área de Boston, todos mayores de sesenta y cinco años.[14] Los sujetos comieron una dieta habitual: alta en grasas saturadas y refinadas, y cereales procesados bajos en fibra dietética. Les dieron a todos una botella de aceite y un producto untable. Un grupo recibió aceite de oliva virgen extra español en su forma líquida y untable.[15] El otro grupo recibió una mezcla de aceite de maíz y de soja y un producto untable de mantequilla. Durante tres meses, los participantes comieron la dieta típica de Estados Unidos, pero usando solamente el aceite y el untable asignados. Ambos grupos consumieron un promedio de tres cucharadas de aceite al día. Los análisis de sangre revelaron que las células T inmunológicas en el grupo del aceite de oliva incrementaron su capacidad de activación y aumentaron en cantidad un 53 por ciento. En el grupo que comió aceite de maíz y mantequilla, el mismo tipo de células inmunológicas no registró cambios.

El aceite de oliva también ayuda al cuerpo a reaccionar ante los alérgenos. El bioactivo hidroxitirosol, que se encuentra en el aceite de oliva virgen extra, ayuda a las células inmunológicas a producir interleucina-10, que reduce la inflamación.[16] La combinación de estos efectos demuestra que sustituir los aceites de cocina por aceite de oliva virgen extra en una dieta típica de Estados Unidos puede aportar beneficios antiinflamatorios y estimulantes de la inmunidad.

Cabe mencionar que no todos los aceites de oliva contienen la misma cantidad de hidroxitirosol. Un estudio del Instituto de la Grasa, en España, comparó los polifenoles de cuatro variedades de aceite de oliva virgen extra españolas, hecha cada una con aceitunas de un solo tipo (arbequina, hojiblanca, manzanilla, picual).[17] Los niveles de hidroxitirosol más altos eran los del aceite extraído de las aceitunas picual.

Ácido elágico

Muchos alimentos de sobra conocidos contienen ácido elágico, un potente bioactivo con propiedades que movilizan las defensas de la salud. Las castañas, las moras, las frambuesas negras, las nueces y las granadas tienen los niveles más elevados. Como mencioné en el capítulo 6, el ácido elágico tiene efectos antiangiogénicos que pueden matar de hambre los tumores y evitar que estos crezcan, pero además, en lo que respecta a la inmunidad, el ácido elágico puede ayudar a las células inmunológicas mejorando su capacidad para detectar y destruir células cancerígenas.

Científicos de la Universidad de Roma Tor Vergata, en Italia, han demostrado este efecto inmunológico en el cáncer de vejiga.[18] En el laboratorio, el ácido elágico ralentizó el crecimiento de células cancerígenas en la vejiga, impidiéndoles crear proteínas y estimular los vasos sanguíneos de los tumores. Esperaban detectar esta reacción porque se basaban en el efecto angiopreventivo del ácido elágico. Lo que descubrieron tuvo además una serie de implicaciones sorprendentes. El ácido elágico también redujo la producción de la proteína PD-L1 hasta en un 60 por ciento. La PD-L1 ayuda a ocultar las células cancerígenas para que estas escapen a la detección de las células inmunológicas del cuerpo, invisibilizando el cáncer. Cuando un cáncer no tiene capacidad de crear tanta PD-L1, el sistema inmunológico ubica con más facilidad las células cancerígenas y reúne a las tropas inmunológicas necesarias para destruirlo.

Al inyectarse ácido elágico a la vejiga cancerosa de unos ratones, el crecimiento tumoral se inhibió hasta en un 61 por ciento. Estos resultados sugieren que el ácido elágico tiene la capacidad de inhibir el cáncer ayudando a dos de los sistemas de defensa del cuerpo: la angiogénesis y la inmunidad. El ácido elágico es el primer bioactivo alimentario que ha mostrado tener la capacidad de atacar la proteína PD-L1, así como su camuflaje. Esta es la meta de las inmunoterapias que ayudan al sistema inmunológico a deshacerse del cáncer. Si bien los estudios elágicos fueron llevados a cabo en el laboratorio, sugieren que algunos alimentos tienen propiedades inmunoterapéuticas que pueden complementar el tratamiento contra el cáncer, o asistir potencialmente al cuerpo en su propia capacidad de vigilar y prevenirlo.

Zumos de frutas que estimulan la inmunidad

Zumo de arándanos

Durante años se ha recomendado beber zumo de arándanos para prevenir infecciones en la vejiga. Investigadores de la Universidad de Medicina de Sapporo, en Japón, ha demostrado este beneficio en un estudio clínico con mujeres que padecían infecciones del tracto urinario (ITU). Durante 24 semanas, las mujeres bebieron una taza y media de zumo de arándanos todas las noches antes de dormir. En las mujeres mayores de cincuenta años, su consumo redujo la recurrencia de infección hasta en un 40 por ciento, comparado con las mujeres que tomaron una bebida placebo.[19]

La explicación más conocida para este efecto es la de que el zumo de arándanos cambia la acidez de la orina, impidiendo que las bacterias vayan ganando terreno en las infecciones. Sin embargo, resulta que hay mucho más en esta historia. Investigadores de la Universidad de Florida, en Gaines-ville, diseñaron un estudio para investigar cómo influye el consumo de zumo de arándanos en el sistema inmunológico.[20] Reclutaron a 45 voluntarios sanos y les dieron zumo de arándanos o una bebida placebo con exactamente el mismo aspecto que el zumo de arándanos, con las mismas calorías, pero que no contenía sus bioactivos.[21] El estudio se realizó durante la temporada de gripe, entre marzo y mayo. Cada sujeto bebió a diario una botella de cuatrocientos mililitros (casi dos tazas) de su bebida asignada durante diez semanas. Como en el estudio del ajo envejecido, todos llevaron un registro diario de los síntomas de resfriado y gripe durante el estudio.

Los análisis de sangre mostraron que el consumo del zumo de arándanos real tenía un efecto beneficioso en las células T gamma-delta, un tipo especial de célula T inmunológica que se encuentra en la pared intestinal y otras membranas mucosas del cuerpo, incluido el tracto urinario. Las células T gamma-delta son las primeras en responder ante la presencia de bacterias y virus que quieran invadir dichas membranas. En comparación con las células de los sujetos que tomaron el placebo, las células T gamma-delta presentes en la sangre de quienes bebieron el zumo de arándanos eran tres veces más potentes en su capacidad de división y expansión, lo que incrementa la defensa inmunológica.

Las células inmunológicas de los sujetos que bebieron zumo de arándanos también produjeron un incremento espectacular del 148 por ciento en la respuesta inmunológica contra la infección. El grupo del placebo en realidad produjo un 25 por ciento menos de esta señal inmológica, por lo que fueron más susceptibles a la infección.

Al correlacionar todos estos cambios con los informes diarios de la enfermedad, el grupo que consumió zumo de arándanos tuvo un 16 por ciento menos síntomas de resfriado y gripe. Claramente, los beneficios de beber zumo de arándanos son mucho más que una leyenda urbana. Los arándanos activan el sistema inmunológico no solo en la vejiga, sino en todo el cuerpo.

Zumo de uva Concord

Además de las propiedades protectoras del ADN que repasamos en el capítulo anterior, el zumo de uva Concord tienen beneficios que estimulan la inmunidad. El zumo de esta uva oscura contiene bioactivos como las antocianinas, las procianidinas y el ácido hidroxicinámico, que influyen en las células T. Otros bioactivos de la uva en el zumo, como la vitamina C y la melatonina, también activan el sistema inmunológico.[22]

Los mismos grupos de la Universidad de Florida, en Gainesville, que estudiaron el zumo de arándanos realizaron un estudio clínico al azar, controlado con un placebo, del zumo de uva Concord y sus efectos en el sistema inmunológico.[23] 78 hombres y mujeres sanos, de entre cincuenta y setenta y cinco años, recibieron trescientos cincuenta mililitros (1,5 tazas) de puro zumo de uva Concord, o bien una bebida placebo parecida, que debían tomar a diario durante nueve semanas. Los análisis de sangre mostraron que quienes tomaron el zumo de uva Concord registraron un 27 por ciento más de células T gamma-delta protectoras que antes de comenzar el estudio. No hubo cambios en las cifras de células T del grupo placebo.

Una consideración importante de salud con respecto a cualquier bebida, incluso las endulzadas naturalmente, como en el caso del zumo de uva Concord, es la del efecto que pueden tener en tus niveles de glucosa. Los zumos de fruta pueden contener grandes cantidades de azúcar, lo que eleva tus niveles de insulina y estresa tu metabolismo. Los diabéticos y otras personas que necesiten controlar sus niveles de glucosa deberán tener cuidado al añadir zumos de fruta a su dieta, y consultarlo con su médico. Los pacientes de cáncer también deben cuidarse de las bebidas altas en azúcares, por la evidencia creciente de que el azúcar alimenta las células cancerígenas y las ayuda a desarrollarse.

Moras azules

Las moras azules han demostrado tener una influencia impresionante en el sistema inmunológico por sus bioactivos. Investigadores de la Universidad de Luisiana han estudiado los efectos inmunológicos de las moras azules con una prueba clínica al azar, controlada con placebo, en 27 de en torno a los sesenta años con síndrome metabólico.[24] Esta afección es la antesala de las enfermedades cardiovasculares. Los participantes bebieron un licuado de moras azules o un licuado placebo dos veces al día, con el desayuno y la cena, durante seis semanas. Los licuados de moras azules eran de trescientos mililitros (1,5 tazas) y estaban hechos con polvo de moras azules congeladas y secas, yogur o leche. La cantidad de polvo de mora azul en cada licuado era el equivalente a dos tazas de moras azules frescas.[25] El placebo se preparó con los mismos ingredientes, pero sin las moras azules.

Los análisis de sangre realizados antes y después del estudio mostraron que las personas que bebieron el licuado de moras azules tenían en sangre una cantidad un 88 por ciento mayor de las células inmunológicas llamadas «dendríticas mieloides». Estas ayudan a iniciar la respuesta inmunológica contra las infecciones. Los sujetos que bebieron el licuado placebo no registraron ningún cambio en sus células dendríticas mieloides ni en ninguna otra célula inmunológica.

Al finalizar el estudio, los marcadores inflamatorios de las personas que habían bebido los licuados de moras azules también disminuyeron, sugiriendo que las moras calman la inflamación excesiva incluso mientras estimulan la función inmunológica.

Investigadores de la Universidad de los Apalaches, en Carolina del Norte; de la Universidad de Montana, y de la Universidad Vanderbilt, en Tennessee, colaboraron en un estudio que pretendía definir el efecto de las moras azules en el cuerpo después del ejercicio intenso.[26] Se sabe que los entrenamientos intensos pueden disparar un incremento breve de células inmunológicas, que se apaga inmediatamente después del entrenamiento. Los investigadores reclutaron a 25 voluntarios de treinta y pocos años con una buena condición física, y evaluaron su consumo base de oxígeno, su ritmo cardíaco y su respiración. La mitad del grupo recibió bolsas preempaquetadas de moras azules (el equivalente a 1,7 tazas por ración) para comerlas a diario durante seis semanas. Se aplicaron programas alimentarios estrictos para que todos tuvieran una dieta base similar. La otra mitad del grupo debía seguir la dieta, pero sin las moras. Al terminar las seis semanas de consumo de moras, los participantes corrieron en una cinta de correr durante dos horas y media. En primer lugar, los investigadores tomaron muestras de sangre antes de que los participantes empezaran a correr. Después, una hora antes de hacer ejercicio, quienes estaban comiendo moras consumieron una ración de moras azules mayor que la habitual (375 gramos, o 2,7 tazas de moras azules frescas). Inmediatamente después de que los participantes terminaran de correr, los investigadores tomaron otra muestra de sangre. Una hora después tomaron una muestra final para observar la progresión en sus células inmunológicas y el efecto de consumir las moras azules. Las muestras de sangre se analizaron buscando distintas células inmunológicas, incluidas células T, células B y células citolíticas naturales (NK).

Los resultados fueron reveladores. Los participantes que comieron moras azules registraron casi el doble de células NK antes de hacer ejercicio, comparados con quienes no comieron moras. Normalmente, se esperaría que la cantidad de células NK disminuyera rápidamente después de un entrenamiento intenso, pero en el grupo que consumió moras azules las células NK siguieron registrando una cantidad elevada al menos una hora después de concluido el ejercicio.

La capacidad de las moras azules de incrementar las cifras de células NK es significativa. Las células NK resultan críticas para la respuesta inmunológica que elimina las células infectadas por virus o las células tumorales, y pueden ayudar al sistema inmunológico a desarrollar recuerdos contra los invasores extraños. Estos estudios son particularmente interesantes, porque revelan la dosis de moras azules necesaria para obtener este efecto inmunológico: en este caso, de 1,7 tazas de moras al día.

Guindilla

Las guindillas, o chiles, pertenecen al género *Capsicum*, del cual proviene el nombre del formidable bioactivo responsable del picor, la capsaicina. Los brillantes colores rojos, amarillos y verdes de las guindillas también revelan la presencia de bioactivos como la zeaxantina, la luteína y los betacarotenos, y cada uno tiene su propia actividad biológica. La capsaicina activa el sistema inmunológico, y se ha demostrado que incrementa las cifras de glóbulos blancos circulantes y también las de células B productoras de anticuerpos.[27]

Un grupo de científicos de la Universidad de Connecticut han estudiado el efecto de la capsaicina en la respuesta inmunológica específica del cáncer.[28] En el laboratorio, ratones con fibrosarcomas, una clase de tumor agresivo, recibieron inyecciones de capsaicina. Los tumores dejaron de crecer o, en algunos casos, se encogieron por completo y desaparecieron. Cuando los científicos examinaron los residuos de cáncer bajo el microscopio, vieron que los tumores tratados con capsaicina tenían 42 veces más células agonizantes que los tumores sin capsaicina. Se dieron cuenta de que la respuesta se correlacionaba con la muerte inmunológica del cáncer.

Los científicos estudiaron cómo la capsaicina colabora con el sistema inmunológico de los ratones en casos en los que el cáncer de colon está creciendo. Descubrieron que la capsaicina activa las células dendríticas inmunológicas, que en realidad tienen receptores específicos para la capsaicina.[29] De forma parecida a como una llave en concreto abre un candado, la capsaicina activa las células inmunológicas. Una vez más, cuando trataron a los ratones con capsaicina, el crecimiento tumoral se redujo drásticamente. La capsaicina estimuló el sistema inmunológico de los ratones para producir linfocitos T citotóxicos capaces de matar las células cancerígenas.

Si bien en estos experimentos se suministró la capsaicina en la forma de una inyección directa al tumor, no dejan de demostrar que el bioactivo de las guindillas tiene la capacidad de movilizar y armar al sistema inmunológico contra las células cancerígenas. Para apreciar la potencia de la capsaicina en estos experimentos con ratones, los científicos utilizaron solo doscientos microgramos de capsaicina en cada tratamiento, el equivalente de una quinta parte de una guindilla habanera.

Ostras del Pacífico

Como expliqué en el capítulo 9, las ostras del Pacífico tienen propiedades que protegen el ADN. Este tipo de ostra, una de las más cultivadas a nivel mundial, es cremoso, con un sabor salado que la convierte en una opción muy popular entre los sibaritas del marisco. Si bien las ostras son conocidas por sus propiedades transformadoras como afrodisíaco, su efecto estimulante de la inmunidad debería tenerse más en cuenta. Esta actividad surge a partir de las proteínas que contiene.

Científicos de la Universidad Shandong, en China, compraron ostras del Pacífico de una pescadería local y extrajeron los péptidos estimulantes de la inmunidad.[30] Durante catorce días, alimentaron con este extracto de ostra a ratones con células cancerígenas de sarcoma, para comparar el efecto entre el extracto, un medicamento de quimioterapia —la ciclofosfamida— y la ausencia total de tratamiento. Los resultados mostraron que los ratones que comieron extracto de ostra registraron una increíble reducción del 48 por ciento en el crecimiento tumoral, comparados con los ratones sin tratamiento. Aunque los ratones tratados con quimioterapia experimentaron la mayor reducción tumoral, la quimioterapia también dañó el bazo y el timo. Dado que ambos son órganos inmunológicos, este efecto es un golpe indeseable contra el sistema de defensa inmunológico. Por el contrario, los órganos inmunológicos de los ratones que consumieron el extracto de ostras incrementaron su tamaño, lo que sugiere que el extracto desplegó sus efectos anticancerígenos, mejorando la función inmunológica. Los ratones que recibieron el extracto también vieron incrementadas sus células anticancerígenas NK hasta duplicarlas, en comparación con los ratones sin tratamiento, y en un 38 por ciento más que en el caso de los ratones tratados con quimioterapia.

Lo fascinante de esto es que las ostras contienen múltiples estimulantes de la inmunidad, incluso más allá de sus péptidos. Un grupo de científicos de la Universidad de Ciencia y Tecnología de Taiwan demostró que en las ostras del Pacífico se encuentra presente un polisacárido estimulante de la inmunidad. Un extracto de estos polisacáridos puede estimular las células T y las NK.[31] Cuando alimentaron a ratones de laboratorio con melanoma en crecimiento con polisacáridos de ostra, el crecimiento tumoral se redujo en un impresionante 86 por ciento, en comparación con los ratones sin tratamiento.[32]

Las ostras también tienen beneficios antiinflamatorios, como revelaron científicos de la Universidad Nacional de Taiwan. Estos prepararon una solución pochando ostras durante cuatro horas y después mezclando su carne con alcohol para extraerle los bioactivos, incluidos proteínas y betaglucanos.[33] Los científicos alimentaron con el extracto a ratones con inflamación intestinal por una alergia severa a la ovoalbúmina, la proteína en las claras de huevo. Esta alergia provoca diarrea severa y un daño inflamatorio grave en el intestino. No obstante, cuando los ratones alérgicos recibieron el extracto de ostra, su reacción a la ovoalbúmina fue considerablemente más leve. Su diarrea mejoró en un 30 por ciento y registraron una inflamación un 37 por ciento menor. Bajo el microscopio, las células intestinales se veían casi normales a pesar de la exposición al alérgeno.

Una nota para los amantes del marisco: la ostra incluye hoy en día en su currículum la activación de la defensa inmunológica, una respuesta antiinflamatoria y la protección del ADN. Estos beneficios deberían trascender su reputación como afrodisíaco.

Regaliz

La raíz, no la golosina, se utiliza tradicionalmente como saborizante y en la medicina herbal, para tratar malestares estomacales y respiratorios. También se ha descubierto que estimula la inmunidad. Entre muchos bioactivos, el regaliz contiene isoliquiritigenina, glabridina y ácido 18-beta-glicirretínico, un endulzante natural que es cincuenta veces más dulce que el azúcar y no eleva los niveles de glucosa. De hecho, el ácido glicirretínico en realidad los reduce al crear células más sensibles a los efectos de la insulina.

Científicos de la Universidad de Montana han estudiado el regaliz y observado que la glicirricina puede mejorar las defensas inmunológicas contra las infecciones virales.[34] Alimentaron con glicirricina a ratones infectados con rotavirus, un patógeno altamente contagioso que invade el intestino y provoca diarrea. En humanos, el rotavirus provoca en todo el mundo más del 30 por ciento de las muertes de niños por diarrea infecciosa.[35]

Los resultados demostraron que alimentar a ratones con glicirricina aceleraba la capacidad de su cuerpo de deshacerse del virus hasta en un 50 por ciento. Esto se logró incrementando la actividad de los genes presentes en los intestinos y que reclutan a las células T inmunológicas para combatir infecciones. También aumentó la cantidad de células T guardianas de la pared intestinal y los nodos linfáticos. Curiosamente, las células B en los intestinos también vieron incrementadas sus cifras. Recordarás del capítulo 5 que las células B producen anticuerpos para combatir las infecciones y memorizan las características de las bacterias y los virus para responder a futuras infecciones.

Una advertencia sobre el ácido glicirrecínico: en niveles altos puede interferir con la regulación de sodio en el cuerpo. Esto significa que el consumo elevado de regaliz puede llevar a la retención de sodio y a una presión arterial alta.[36] También puede alterar los niveles de potasio en la sangre, afectando al corazón, y puede interactuar con ciertos medicamentos.[37] Teniendo en cuenta los potenciales efectos secundarios, conviene andarse con mucho cuidado al tomar suplementos de regaliz. Consúmelo con moderación y vigila tu presión sanguínea.

El regaliz también contiene polisacáridos bioactivos, los cuales promueven la producción de una proteína de señalización llamada «interleucina-7», que le indica al cuerpo que genere más células T inmunológicas. Esto puede promover en el cuerpo una respuesta anticancerígena. Científicos de la Universidad Tianjin de Medicina Tradicional China, en China, hirvieron raíz seca de regaliz y crearon un extracto con los polisacáridos. Analizaron sus efectos antitumorales al alimentar con él a ratones con cáncer de colon dos veces al día, durante dos semanas.[38] Los ratones con tumores normalmente pierden peso, al igual que los humanos que padecen cáncer. Sorprendentemente, los ratones que recibieron el extracto de regaliz engordaron y, al mismo tiempo, sus tumores vieron reducido su tamaño en un 20 por ciento. Los órganos inmunológicos de los ratones —el vaso y el timo— incrementaron su tamaño y peso y mostraron un aumento de la actividad inmunológica.

Los análisis de sangre revelaron que los ratones que consumieron regaliz pasaron a tener más células T auxiliares y células T citotóxicas. Durante el estudio, estos ratones conservaron una actividad, un comportamiento y una apariencia normales. En cambio, los ratones que no recibieron regaliz se demacraron, como les ocurre a los pacientes con cáncer, y su pelo perdió brillo.

Cuando los científicos compararon los efectos antitumorales del regaliz con el tratamiento de quimioterapia en los ratones, descubrieron que alimentarlos con extracto de regaliz podía alcanzar hasta el 61 por ciento del efecto antitumoral de la quimioterapia, pero sin los efectos secundarios. Esta clase de investigación arroja una luz científica sobre los beneficios asociados con remedios tradicionales, como la raíz de regaliz, un apoyo para la salud inmunológica.

Los alimentos que reducen la inflamación y la autoinmunidad

A veces, calmar un sistema inmunológico hiperactivo puede ser tan importante como estimularlo. Las enfermedades autoinmunes son padecimientos supuestamente intratables a los que los médicos responden con altas dosis de esteroides para suprimir la inmunidad. Sin embargo, el problema de los esteroides es que tienen efectos secundarios no buscados, como el debilitamiento de los huesos, el adelgazamiento de la piel, la formación de cataratas y la interferencia con la curación de heridas y psicosis. Los esteroides, aunque muchas veces son efectivos, son como mucho una solución imperfecta. Comer alimentos para domar el sistema inmunológico es un paso importante para las personas que padecen una enfermedad autoinmune. Un enfoque alimentario puede ayudar a proteger los órganos de la destrucción del fuego amigo de tu propio sistema inmunológico, así como de los medicamentos utilizados para tratar las enfermedades autoinmunes.

Algunos alimentos pueden aliviar los efectos negativos de las enfermedades autoinmunes reduciendo la inflamación. Muchos bioactivos son capaces de lograrlo al calmar las células inmunológicas inflamatorias. Otros alimentos tienen un efecto prebiótico y alimentan las bacterias intestinales sanas, las cuales, como vimos en el capítulo 8, pueden ayudar al microbioma a producir sus propios metabolitos antiinflamatorios, como el butirato. Estos metabolitos pueden desacelerar las células inmunológicas hiperactivas. Cuando se apaga la inflamación, es más fácil recuperar el equilibrio normal inmunitario del cuerpo para regresar a un estado de homeostasis. Una solución alimentaria efectiva puede incluso permitir que los pacientes autoinmunes puedan ahorrarse el uso de medicamentos.

Cualquiera que haya experimentado en carne propia o cuidado a alguien con los dolorosos y debilitantes síntomas de afecciones como artritis reumatoide, lupus, esclerodermia, esclerosis múltiple o enfermedades intestinales inflamatorias, podrá dar fe de la importancia de aliviar los síntomas. Y una vez que pase lo peor, la meta de prevenir futuros ataques es una preocupación seria para la persona aquejada de una enfermedad autoinmune, así como para su médico. Permanecer en remisión mejora en gran medida la calidad de vida, y adoptar una estrategia alimentaria que permita lograrlo es todo un triunfo.

Una forma de evitar los futuros ataques es alejarte de los hábitos alimentarios conocidos por provocar inflamación.[39] En un estudio realizado con 67.581 mujeres, un grupo de investigadores del Instituto Gustav Roussy, en Francia, demostró que seguir una dieta alta en proteína de carne o pescado es proinflamatoria y se asocia con un mayor riesgo de enfermedad intestinal inflamatoria (EII).[40] Un consumo elevado de azúcar y refrescos en personas que también comen pocas verduras está asociado con un gran riesgo de colitis ulcerosa, otra enfermedad intestinal inflamatoria.[41] Sabiéndose que algunos hábitos alimentarios propician la inflamación, es importante evitarlos si pretendes aplacar la actividad de tu sistema inmunológico.

En la siguiente sección compartiré pruebas que demuestran que algunos alimentos y hábitos alimentarios pueden ayudar a calmar un sistema inmunológico hiperactivo, además de ayudarte a equilibrar la inmunidad, como parte de una estrategia defensiva de la salud.

Alimentos que contienen vitamina C para el lupus

El lupus no es una enfermedad, sino una colección de enfermedades autoinmunes severas en la que los autoanticuerpos atacan a las articulaciones, los riñones, el corazón, los pulmones, la piel y otros órganos. Alrededor de cinco millones de personas en el mundo padecen lupus. Los tratamientos se apoyan en medicamentos con un potencial incremental para inhibir el sistema inmunológico, pero muchas veces incluyen el riesgo de graves efectos secundarios.

Los alimentos que contienen vitamina C pueden ayudar a apagar la respuesta autoinmune del cuerpo. Investigadores del Instituto Miyagi de Investigación sobre el Cáncer, en Japón, dirigieron un estudio sobre la dieta y el lupus a lo largo de cuatro años. Siguieron a 196 mujeres con lupus inactivo o leve, tratadas en 21 hospitales en la prefectura de Miyagi, al noreste de Japón. Su media de edad era de cuarenta años. Se analizó el daño a los órganos y la actividad actual de la enfermedad, y se les pidió que llenaran un cuestionario de alimentación.

Al estudiar todos los hábitos alimentarios, los investigadores descubrieron que consumir la mayor cantidad de alimentos con altos niveles de vitamina C estaba asociado con un riesgo un 74 por ciento menor de lupus activo, en comparación con las mujeres que tenían un bajo consumo de vitamina C.[42] La cantidad de vitamina C que mostró el mayor beneficio fue de 154 miligramos al día, el equivalente a una naranja y media, 1,5 tazas de fresas en rodajas, ocho tazas de tomates cherry crudos (que se pueden reducir para preparar una buena salsa) o dos tazas de brócoli crudo. Otra buena fuente de vitamina C son los zumos de fruta, como el camu-camu (una fruta brasileña), la acerola (cereza del oeste de India), la guayaba y el pomelo. El estudio Miyagi fue el primero en demostrar una relación entre la vitamina C alimentaria (en niveles fácilmente asequibles) y la actividad del lupus.

La vitamina C afecta al sistema inmunológico de muchas maneras, entre ellas un incremento en la producción de células Treg inmunológicas en el cuerpo.[43] Recordarás del capítulo 5 que las células Treg tienen un trabajo que resulta único: apagan la respuesta inmunológica para restaurar el equilibrio inmunitario del cuerpo.[44] En el caso de una enfermedad autoinmune como el lupus, elevar los niveles de Treg puede ser útil en la prevención de ataques, manteniendo el sistema inmunológico en calma, lo que puede explicar el efecto beneficioso de la vitamina C.

Té verde

De nuevo, el té verde aparece como estimulante saludable, en este caso en relación con las enfermedades autoinmunes. El principal bioactivo con que ya te has familiarizado, el galato de epigalocatequina-3 (EGCG), apaga la actividad del sistema inmunológico reduciendo la cantidad de células T proinflamatorias. Al mismo tiempo, el EGCG incrementa la producción de células Treg, las cuales devuelven la actividad del sistema inmunológico a sus niveles normales.[45] No olvides que el EGCG también es antiangiogénico y protege el ADN, lo cual es prueba de que la Madre Naturaleza puede concentrar múltiples beneficios en un único bioactivo.

Científicos del Centro Jean Mayer USDA de Investigación sobre Nutrición Humana y Envejecimiento, de la Universidad de Tufts, han estudiado los efectos del EGCG en ratones que habían desarrollado una enfermedad cerebral autoinmune similar a la esclerosis múltiple humana (EM). En los ratones, esto se llama «encefalitis autoinmune experimental». Lo que sucede en el cerebro de los ratones es que sus nervios pierden su aislante, como se ve en la EM humana. El resultado es la pérdida de nervios, la inflamación del cerebro y la formación de cicatrices. Cuando les dieron EGCG oralmente a los ratones, sin embargo, sus síntomas pasaron a ser mucho menos severos. Las células inmunológicas generaron menos proteínas inflamatorias después de que los ratones consumieron EGCG. Cuando examinaron su cerebro, se observaba una menor inflamación general y se redujo el daño nervioso.[46] Así pues, el té verde puede inclinar la balanza de un sistema inmunológico hiperactivo hacia un estado más equilibrado y reducir la destrucción inmunológica del cerebro.[47]

Investigadores de la Universidad de Shizuoka, de la Universidad de Medicina de Kansai, del Instituto Nacional de Ciencias de la Longevidad y de la Universidad de Tokio colaboraron para investigar sobre los beneficios del té verde en una enfermedad autoinmune distinta: el lupus.[48] Utilizaron un modelo distinto con los roedores: los animales desarrollaban espontáneamente autoanticuerpos similares a los que se detectan en el lupus, pero su efecto incluía un severo daño renal, una complicación temida por los pacientes de lupus. Los científicos mezclaron el té verde en polvo en la dieta de un grupo de ratones durante tres meses. Un segundo grupo consumió una dieta normal.[49] Los análisis de sangre mostraron que los roedores que recibieron el extracto de té verde tenían niveles significativamente más bajos de autoanticuerpos, en comparación con los que se alimentaron con normalidad. De hecho, los ratones que consumieron té verde tenían depósitos inmunitarios de la enfermedad un 80 por ciento menores que los de los animales que siguieron la dieta normal. Cuando los científicos examinaron los riñones, los que consumieron té verde presentaban cuatro veces menos daño provocado por su enfermedad autoinmune, en comparación con el otro grupo. Dado su daño renal menor, los ratones que consumieron el extracto de té verde sobrevivieron el doble de tiempo que los que siguieron una alimentación distinta.

Científicos del Centro Médico de la Defensa Nacional de Taiwan han descubierto un efecto protector similar.[50] Cuando les dieron EGCG a ratones propensos al lupus durante cinco meses, se observó mucho menos daño renal. Lo que descubrieron, además, fue que el té verde incrementa las células Treg, las cuales controlan la reacción inmunológica y reducen los efectos de la enfermedad.[51]

Este beneficio se ha visto en estudios humanos. Investigadores de la Universidad Ahvaz Jundishapur de Ciencias Médicas, en Irán, realizaron una prueba clínica de doble ciego, al azar, controlada con placebo, en 78 mujeres de entre los quince y los cincuenta y cinco años y aquejadas de lupus.[52] Durante tres meses, un grupo recibió extracto de té verde en una cápsula que debían tomar a diario y que contenía una cantidad de EGCG equivalente a 4,7 tazas. El otro grupo recibió un placebo. Los investigadores observaron la actividad del lupus con pruebas médicas y análisis de laboratorio de rutina. Las participantes entregaron muestras de sangre y orina y llenaron cuestionarios relativos a su alimentación y estilo de vida.

Al terminar los tres meses, los investigadores descubrieron que las mujeres que estaban tomando el extracto de té verde habían experimentado el doble de reducción de la actividad del lupus. En cambio, las participantes que recibieron el placebo no registraron ningún cambio significativo en su enfermedad. Los niveles de anticuerpos anti-ADN en la sangre, un marcador del lupus, eran bajos en el grupo de té verde. Cuando se analizaron los cuestionarios de calidad de vida, quienes recibieron el extracto de té verde mostraban una mejora del 30 por ciento en su funcionamiento físico y su salud general, en comparación con las mujeres que consumieron el placebo.

En conjunto, estos estudios trazan un retrato convincente del poder del té verde a la hora de calmar un sistema inmunológico hiperactivo, así como para prevenir los síntomas del lupus y el daño a los órganos que esta afección provoca.

Hábitos alimentarios que calman las enfermedades autoinmunes

Dieta vegana viva y cruda

Las dietas crudas implican el consumo de alimentos en su estado natural no procesado, es decir, que no se cocina ni se calienta más allá de los 40 °C. Aunque algunas culturas aborígenes comen alimentos crudos, el concepto moderno de la alimentación cruda se originó como parte del movimiento *Lebensreform* (de vuelta a la naturaleza) de finales del siglo XIX y principios del XX, que surgió en Alemania y se rebeló contra los «peligros» de la civilización. Aunque, técnicamente, una dieta cruda puede ser omnívora, la versión habitual de una dieta cruda en la cultura de la salud es la vegetariana o vegana. Los defensores de la dieta cruda insisten en que los alimentos sin cocinar contienen más nutrientes naturales, más antioxidantes y menos toxinas que los cocidos. Los críticos señalan que una dieta cruda implica un mayor riesgo de enfermedades relacionadas con la alimentación y quizá no propicie un equilibrio nutricional adecuado para tu cuerpo, además de que algunos beneficios de las dietas crudas se basan en falacias sobre los daños del proceso de cocción. Estudios genéticos han demostrado, de hecho, que el cuerpo humano ha evolucionado para poder comer una dieta cocida.[53]

Algunas dietas crudas recibieron después el nombre de dietas vivas porque refuerzan el consumo de alimentos germinados, los cuales se cree que contienen enzimas beneficiosas derivadas de la germinación. Las dietas vivas pueden incluir alimentos fermentados con altos niveles de bacterias beneficiosas, como la *Lactobacillus*. Se cree que, juntas, las dietas crudas, vivas y veganas tienen el potencial de reducir la inflamación y llevar a un estado menos amenazante de la inmunidad. Una dieta viva, cruda y vegetal puede, pues, ayudar a calmar las enfermedades autoinmunes, como la artritis reumatoide.

Investigadores del Hospital Central de la Universidad de Turku, en Finlandia, han estudiado el efecto de una dieta cruda y viva en 43 personas, la mayoría mujeres entre los cuarenta y los sesenta años, con artritis reumatoide activa y crónica.[54] Todos los pacientes tenían articulaciones inflamadas y marcadores inflamatorios elevados en la sangre. Los investigadores dividieron a los pacientes al azar en dos grupos y les dieron una dieta vegana viva sin cocinar, o bien les permitieron seguir su dieta omnívora normal durante un mes. La dieta de intervención incluía ingredientes vegetales remojados, germinados, fermentados, licuados o deshidratados. Los ingredientes incluían mantequilla de almendra, manzanas, aguacates, plátanos, remolacha, moras azules, zanahorias, anacardos, coliflor, alimentos fermentados (pepinillos, chucrut, avena), higos, ajo, mijo, col morada, algas, sésamo, germen (mungo, lentejas, trigo), fresas, semillas de girasol, salsa tamari, trigo germinado y calabacín. Todos los productos de origen animal quedaron excluidos. Los investigadores realizaron entrevistas y análisis de orina para asegurarse de que siguieran la dieta. Analizaron las muestras de sangre y heces y calificaron las mejoras en los síntomas como «altas» o «bajas».

Los resultados mostraron que el 28 por ciento de las pacientes que seguían la dieta vegana estaban en el grupo de mejora alta, mientras que ninguno de los pacientes que consumieron la dieta omnívora de control recibió una puntuación alta. La estructura del microbioma fecal cambió significativamente en el grupo de la dieta viva, no así en el grupo omnívoro. Estos hallazgos sugieren que una dieta viva puede mejorar los síntomas de la artritis reumatoide al provocar en el microbioma cambios que reducen la inflamación.

Dieta alta en verduras y baja en proteína

Una dieta que calme la inmunología puede ayudar a pacientes con esclerosis múltiple (EM) para que eviten una agudización de los síntomas o una recaída de la enfermedad. Durante doce meses, investigadores de la Fundación Don Carlo Gnochi, en Italia, realizaron pruebas con una dieta vegetal como intervención para la EM.[55] Reclutaron a veinte voluntarios que tenían un historial de recaída y remisión de EM, una secuencia frustrante de rebotes de la enfermedad. Los participantes se eligieron por los hábitos alimentarios que indicaron haber llevado durante doce meses, y en función de ello se repartieron entre dos grupos distintivos. Un grupo había consumido una dieta alta en verduras, pero baja en proteína. Su dieta consistía principalmente en frutas y verduras frescas, legumbres, frutos secos, cereales integrales y aceite de oliva virgen extra. Tenían un consumo bajo de pescado, aves, huevos y productos lácteos; comían poca azúcar o sal y no consumían alcohol, carne roja ni grasa animal de ninguna clase. El otro grupo dijo seguir una dieta típica occidental, con un consumo habitual de carne roja, carnes procesadas, granos refinados, alimentos endulzados y grasas saturadas. Durante el estudio, un nutricionista profesional se entrevistó con cada participante cada cuatro meses para asegurarse de que seguía con la misma dieta.

Al inicio y al final del estudio se realizó una revisión de los síntomas de EM de los participantes. Sus resultados mostraron que los que comían una dieta alta en verduras y baja en proteína tenían tres veces menos recaídas de EM y aseguraron tener una menor discapacidad, comparados con las personas que consumieron la dieta occidental. De hecho, quienes siguieron la dieta occidental dijeron haber observado un incremento de la discapacidad después de doce meses. Los análisis de sangre demostraron que los participantes que comían la dieta vegana tenían menos células T inmunológicas en la sangre y niveles menores de unas células llamadas «monocitos», las cuales se asocian con la inflamación. Esto se correlacionaba con la protección contra las recaídas y los síntomas de EM.

Los investigadores tomaron muestras de heces, pues buscaban un vínculo entre la dieta de los participantes, su microbioma y las respuestas inmunológicas. Lo encontraron: los participantes de la dieta vegetal mostraban niveles un 35 por ciento más elevados de una bacteria intestinal llamada *Lachnospiraceae*, que produce los ácidos grasos de cadena corta antiinflamatorios que vimos en el capítulo 8. Esta bacteria también ayuda a madurar a las células Treg, las cuales calman la respuesta inmunológica en la EM, lo que puede suprimir la enfermedad.[56] Aunque en este estudio solo participó un pequeño muestreo de pacientes, las diferencias observadas en el nivel de mejoría entre los dos hábitos alimentarios y la actividad de las células T son muy prometedoras, y quizá lleve a las personas afectadas por EM a modificar sus hábitos alimentarios y a adoptar uno de tipo vegetal.

Dieta del protocolo autoinmune

Otro patrón alimentario, conocido como «dieta del protocolo autoinmune», toma el modelo de la dieta paleo y se ha explorado como estrategia para aliviar la EII. Las personas que la padecen tienen síntomas gastrointestinales severos, como dolor abdominal, inflamación, diarrea, sangrado rectal, pérdida de apetito y una pérdida involuntaria de peso. Si bien algunos medicamentos sofisticados, llamados «tratamientos biológicos», pueden ser útiles, estos no siempre son capaces de llevar la enfermedad hasta un estado de remisión, y además tienen efectos secundarios.

Veamos primero la dieta paleolítica. La dieta paleo es un protocolo de eliminación basado en la idea de que los alimentos que consumían los humanos durante la era paleolítica no provocaban inflamación en el cuerpo, comparados con los alimentos modernos procesados. Aunque, a decir verdad, hay escasas pruebas de lo que la gente de verdad comía durante el Paleolítico, la dieta paleo se ha evaluado en estudios pequeños para determinar su efecto en la inflamación intestinal, y se especula que los efectos antiinflamatorios son útiles para un sistema inmunológico hiperactivo.

Un grupo de investigadores liderado por el Instituto de Investigación Scripps, en California, se dio a la tarea de determinar si una versión más estricta de la dieta paleo, conocida como «dieta del protocolo autoinmune», podía beneficiar a los pacientes de EII. El protocolo elimina todos los alimentos que se consideran irritantes para el intestino y que provocan «permeabilidad» intestinal. De acuerdo con los principios que hay detrás del protocolo autoinmune, entre estos alimentos se incluyen todos los cereales, los frutos secos, las semillas, los productos lácteos, las verduras de la familia de las solanáceas (tomates, patatas y pimientos), todos los aceites vegetales y todos los endulzantes. (Recuerda, he comentado muchos de estos alimentos a lo largo del libro y te he mostrado las sólidas pruebas de sus beneficios para la salud a través de varios sistemas de defensa.) El protocolo autoinmune sí permite el consumo de casi todas las verduras, pescados y mariscos ricos en AGP omega-3, proteína animal (incluido el hígado), aceite de oliva virgen extra, alimentos fermentados y algunas frutas. Al inicio del protocolo hay una fase de eliminación en la que se omiten todos los alimentos «ofensivos». Después viene un mes de seguimiento estricto de la dieta hasta que todos los síntomas de la EII desaparecen y mejora la sensación de bienestar general. Más adelante, los alimentos eliminados se reintroducen lentamente, uno a uno, para reconstituir la diversidad en la dieta, hasta que los síntomas de EII comienzan de nuevo. Entonces se omiten los alimentos ofensivos, y pasas a mantener tu dieta solo con los alimentos tolerados.

En el estudio clínico de Scripps, quince de los pacientes con enfermedad intestinal inflamatoria activa (ya fuera enfermedad de Crohn o colitis ulcerosa) siguieron un protocolo de dieta autoinmune de once semanas.[57] Aunque fue un estudio pequeño, seguir el protocolo autoinmune llevó a una mejoría muy clara en el grado de severidad de la EII. Para los participantes con enfermedad de Crohn, el protocolo propició un 51 por ciento de mejora en su calificación dentro del índice Harvey-Bradshaw, que se utiliza para medir la severidad de la enfermedad. En los participantes con colitis ulcerosa, el protocolo redujo significativamente el sangrado rectal después de seis semanas y su calificación parcial Mayo, un sistema para medir la gravedad de la enfermedad, mejoró en un 83 por ciento. En la semana seis, el 73 por ciento de los pacientes había experimentado una remisión, siguiendo así las once semanas que duró el estudio.

Los investigadores también hallaron pruebas de una reducción de la inflamación intestinal en personas que siguieron el protocolo autoinmune. Una proteína llamada «calprotectina», que refleja la inflamación, se redujo en un 76 por ciento en el transcurso del estudio.[58] Mediante la inspección visual del intestino con una endoscopia, los investigadores detectaron mejoras en la pared intestinal de los pacientes al final de la semana once del estudio.

Un factor importante que debes tener en mente al evaluar los resultados del estudio Scripps es que la dieta no fue la única intervención de cara a combatir la enfermedad. La mitad de los pacientes también tomaron medicamentos para EII, incluidos tratamientos biológicos, como infliximab, adalimumab y vedolizumab. Hace falta llevar a cabo más estudios para analizar la dieta por sí sola, pero el protocolo autoinmune parece ser útil en combinación con tratamientos médicos, aunque no los sustituya. El estudio Scripps tampoco examinó los beneficios de reintroducir alimentos a la dieta, que es importante en situaciones reales, en las que es mejor seguir una dieta más variada. Dado que el protocolo autoinmune es una dieta de eliminación, no es fácil que la gente se adhiera a ella durante un largo período de tiempo. Si bien no creo que las dietas de eliminación a largo plazo sean ideales para llevar una alimentación sana, definitivamente es útil identificar qué alimentos provocan síntomas y poder evitarlos. Solo esto puede dar alivio a los pacientes de una EII activa.

Unamos las piezas

Comer para ayudar a tu sistema inmunológico y que este pueda defender la salud es como escuchar música a través de auriculares. Es fácil si controlas el volumen; algunas veces necesitas subirlo y otras veces necesitas bajarlo a niveles más tolerables. A menudo has de estimular el sistema inmunológico para protegerte contra las infecciones, como durante la temporada de gripe. Asimismo, en situaciones estresantes también necesitamos fortalecer nuestra inmunidad. Una defensa inmunológica fuerte puede protegerte contra una miríada de enfermedades que provienen del exterior del cuerpo, como las infecciones, pero también puede defenderte de enfermedades que se desarrollan internamente, como el cáncer o los padecimientos autoinmunes. Y si tienes cáncer, definitivamente deberás hacer todo lo posible para proteger tu sistema inmunológico y darles a tus defensas inmunológicas la mejor oportunidad de encontrar y destruir las células cancerígenas. Esto es particularmente preocupante si recibes una dosis alta de quimioterapia o radiación, ya que ambas maltratan las defensas inmunológicas. Una dieta que estimule la inmunidad durante tu tratamiento contra el cáncer puede ayudar a que este sea todavía más exitoso.

La moraleja de todo esto es: protege tu sistema inmunológico con todo lo que tienes. Si se te aplica una de las nuevas inmunoterapias contra el cáncer, las cuales se basan en la contingencia de que tu sistema inmunológico elimine las células cancerígenas, es vital que este último esté en su mejor forma. No es algo que tu médico pueda hacer por ti, pero tú puedes comer bien en casa.

Recuerda también que tu microbioma intestinal se comunica con tu sistema inmunológico a través de la capa gelatinosa de los intestinos llamada «tejido linfoide asociado con el intestino» (GALT). Cuando tus bacterias intestinales están sanas, ayudan a tu sistema inmunológico a mantenerte sano. Así pues, todos los alimentos descritos en el capítulo 8 que ayudan a mantener la salud de tu microbioma también ayudan a aumentar tus defensas inmunológicas. Por eso, es importante no aislar las defensas de la salud dedicando atención a una sola, pues trabajan en conjunto. Los cinco sistemas de defensa que he detallado en este libro interactúan unos con otros para colaborar en el apoyo a tu salud.

Por otra parte, las enfermedades autoinmunes son afecciones serias en las que tu sistema inmunológico actúa de forma demasiado agresiva y puede provocarles a tus órganos un daño grave o hasta mortal. Ciertos alimentos y hábitos alimentarios pueden calmar el sistema inmunológico, reducir los síntomas y prevenir los ataques autoinmunes. Estas enfermedades nos enseñan que, cuando hablamos de inmunidad, el objetivo es permanecer en la zona de Ricitos de Oro, donde el sistema no esté demasiado activo ni demasiado inactivo, sino lo justo. En cuanto a las enfermedades autoinmunes, quizá necesites ir ajustando un poco tu dieta en todo momento para calmar la inflamación.

Como has podido ver, la sabiduría antigua sobre la alimentación para fortalecer tu inmunidad ya forma parte de la era científica. Si aprovechas la información de este libro, te será más fácil que nunca llevar a la práctica cotidiana el conocimiento de los alimentos que influyen en la inmunidad.

ALIMENTOS CLAVE QUE AFECTAN AL SISTEMA INMUNOLÓGICO

Estimulan		Calman
Aceite de oliva (AOVE)	Nueces	Acerola (vitamina C)
Ajo envejecido	Ostras del Pacífico	Brócoli (vitamina C)
Castañas	Raíz de regaliz	Camu-camu (vitamina C)
Champiñones	Setas	Fresas (vitamina C)
Frambuesas negras	Seta enoki	Guayabas (vitamina C)
Germen de brócoli	Seta maitake	Naranjas (vitamina C)
Granadas	Setas rebozuelo	Pomelo (vitamina C)
Guindilla	Setas shiitake	Té verde
Moras	Zumo de arándanos	Tomates cherry (vitamina C)
Moras azules	Zumo de uva Concord	

PLANIFICA, ELIGE Y ACTÚA

Pon tu comida a trabajar

No importa lo bien que estés ahora, sino lo bien que estarás mañana.

ATUL GAWANDE

Es momento de mejorar la forma en que abordas la comida y tus decisiones alimentarias. Todos los días, en múltiples ocasiones, tomas decisiones importantes que pueden inclinar la balanza a tu favor para que vivas más tiempo y mejor sin ninguna de las temidas enfermedades crónicas. En la tercera parte te mostraré cómo poner en práctica tus nuevos conocimientos sobre las defensas de la salud y los muchos alimentos que influyen en ellas.

He creado el esquema de 5 × 5 × 5 para que sea facilísimo incorporar alimentos con la capacidad de ofrecer beneficios a tu vida diaria. Mi enfoque no es una dieta que sirva para todos; no se trata de un plan para perder peso. Es una fórmula sencilla que te ayudará a tomar decisiones sanas conscientemente y con constancia, con independencia de a qué te dediques o dónde vivas.

Lo mejor de todo es que el método que estás a punto de aprender no se basa en la eliminación, la restricción ni la privación, sino en los alimentos que te gustan más y en tus preferencias personales. Qué maravilla sería si los alimentos que son sanos para ti también fueran tus favoritos. Esto es justamente lo que es posible, a partir de las investigaciones que he venido exponiendo en estas páginas.

En los siguientes capítulos aprenderás cómo replantear tu cocina, descubrirás algunos alimentos excepcionales, pondrás en práctica el marco 5 × 5 × 5 y dispondrás de algunas recetas sencillas y deliciosas para comenzar una nueva vida más saludable. Finalmente, te dejaré echar un vistazo muy especial al movimiento vanguardista de «la medicina en forma de comida»: dosis alimentarias que se ha demostrado que evitan enfermedades. Puedes comer para vivir mejor y sin enfermedades, y te voy a mostrar cómo hacerlo.

CAPÍTULO 11

El marco 5 × 5 × 5:
comer para sanar

Has llegado hasta aquí. Primero aprendiste sobre los sistemas de defensa de la salud que ayudan a tu cuerpo a resistir las enfermedades y más adelante sobre los alimentos y las bebidas que estimulan dichas defensas. Ahora estás listo para entrar en acción, sanar tu cuerpo y armarlo contra las enfermedades. En este capítulo aplicarás todos tus nuevos conocimientos. Estoy a punto de darte un plan alimentario para toda la vida, basado en el fortalecimiento de los cinco sistemas de defensa que hemos ido repasando: la angiogénesis, la regeneración, el microbioma, la protección del ADN y la inmunidad.

No se trata de un plan para perder peso, tampoco es una dieta para complementar el ejercicio ni un plan para tener más claridad mental. No es un plan dividido en comidas o en días y que te diga cómo vivir tu vida. Es algo mucho mejor. Es un plan que te da libertad porque no te voy a decir lo que tienes que comer (o no comer) en todo momento. En cambio, te ofreceré una forma relajada de incorporar a tu estilo de vida alimentos que incrementan tus defensas para que te veas mejor, te sientas mejor y vivas más tiempo.

Lo llamo el marco 5 × 5 × 5. En pocas palabras, es una forma de comer para vivir mejor. Te ayudará a utilizar tu propia capacidad para sanar y salvar tu propia vida. El marco 5 × 5 × 5 es una estrategia que he desarrollado para reforzar los cinco sistemas de defensa de la salud incorporando a tu alimentación actual cinco alimentos saludables que ya consumes y hasta cinco veces al día, en cada oportunidad que tengas para comer: desayuno, comida, cena y un par de momentos más en los que comas un tentempié o un postre.

Ya que el marco 5 × 5 × 5 no es prescriptivo, este se adapta al plan alimentario que estés siguiendo ahora, ya sea paleo, Whole30, Ornish, bajo en carbohidratos, vegetariano, sin gluten, sin alérgenos o cetogénico, y es muy sencillo de adoptar si no estás siguiendo ningún plan. El marco 5 × 5 × 5 no excluye a nadie porque es un concepto muy amplio que fácilmente puedes integrar a otros protocolos. Cualquiera puede hacerlo.

El marco también es personal y único, ya que tú lo creas basándote en tus preferencias, en lo que disfrutas. Y si te gustan los programas estrictos, o tienes afición por las dietas que cuentan calorías y detallan planes semanales, el marco 5 × 5 × 5 también te servirá.

El método es flexible y su implementación requiere muy poco esfuerzo, por lo que es muy fácil mantenerlo. No es restrictivo. Se trata de añadir alimentos beneficiosos a tu dieta, no de excluir los demás. En lugar de omitir alimentos, el plan te invita a añadir las opciones alimentarias que ya eliges. Funciona si preparas varias comidas a la vez y divides las porciones por adelantado, pero también funciona si preparas tus comidas cada día o si te encanta comer restos.

Todo en el marco 5 × 5 × 5 está sustentado en los hallazgos científicos que acabamos de repasar en este libro y es atractivo para toda clase de gente porque te ofrece muchas opciones. Esto hace que funcione muy bien con principiantes, entusiastas de la salud, nutricionistas y asesores de salud y bienestar.

El marco 5 × 5 × 5 no es un programa arduo de siete, diez o treinta días de esfuerzos y sacrificios, sino que es un plan diseñado para que sea fácil continuar con él y puedas integrarlo a tu vida cotidiana a largo plazo. Es fluido y flexible, y tiene en cuenta que cada día es distinto, cada persona es única y las circunstancias van cambiando todo el tiempo.

Voy a enseñarte cómo adaptar el marco para que puedas comer saludablemente en distintos ambientes y diversas situaciones. Para la mayoría de la gente no es realista estar obligada a comer en todo momento según un mismo plan alimentario. Mi filosofía es que la alimentación debe adaptarse a los alimentos que puedas encontrar, a las circunstancias sociales en que te encuentres y a tu presupuesto. El marco 5 × 5 × 5 funciona porque no se trata de alcanzar la perfección, sino de tus decisiones. Las decisiones diarias sí que importan, ¡sobre todo porque suman!

Cómo utilizar el marco 5 × 5 × 5

- Primero, utiliza mis listas de alimentos de la página 307 e identifica allí tus alimentos favoritos entre los más de doscientos elementos que benefician al menos a uno de los cinco sistemas de salud. Esto te ayudará a crear tu lista de alimentos personalizada.
- Después, elige los cinco alimentos que vas a comer todos los días. Asegúrate de que cada uno refuerce al menos uno de los sistemas de defensa y de cubrir todos los sistemas con tu selección.
- Finalmente, consume diariamente los cinco alimentos como parte de una de las cinco comidas o tentempiés, o en todas, o en otras «ocasiones» en las que comas. La mayoría de las personas tiene cinco encuentros con la comida todos los días (desayuno, comida, tentempié, cena, postre), y tal vez te parezca más fácil incorporar tus alimentos elegidos a estos cinco momentos. Sin embargo, también puedes comerlos todos juntos en grupo. Puedes comer con tanta frecuencia, o con tan poca, como tú desees, dependiendo de tus preferencias personales. Solo asegúrate de comer esos cinco alimentos cada día.

Más adelante, en el capítulo 14, te daré una guía de comidas de muestra para ayudarte a aplicar el marco diario y compartiré contigo algunas recetas deliciosas y fáciles de preparar que te mostrarán cómo incorporar con facilidad ingredientes promotores de la salud a lo largo de toda tu semana. También te daré detalles más específicos sobre cómo alimentarte de esta manera. Primero, no obstante, déjame explicarte algunos de los principios clave que he utilizado para crear este marco.

La vida no siempre es perfecta

Tomar decisiones positivas con los alimentos fortalece las defensas de tu salud, pero cada cierto tiempo te verás en una situación en la que las buenas decisiones no sean tan fáciles de tomar, o ni siquiera tengan cabida. Por eso, tomar buenas decisiones con regularidad ayudará a equilibrar los efectos de las que no sean tan saludables y no puedas evitar tomar de forma ocasional. Esta también es la razón por la que es tan importante saber cuál es tu riesgo de salud en general, lo que podrás determinar con el análisis de riesgos del apéndice B, y que te permitirá tener una mejor comprensión del nivel de urgencia o el grado de flexibilidad de los que partes. Si estás en la zona verde, puedes permitirte un poco más de libertad, pero si estás en la zona amarilla o roja, y te encuentras de pronto en una situación en la que no puedes tomar una decisión saludable, es conveniente que pases a tomar el control de tus decisiones lo más pronto posible, dentro del marco 5 × 5 × 5.

En mi vida cotidiana, cuando sé que me veré en situaciones en las que mis decisiones alimentarias estarán limitadas a elementos menos saludables, acumulo opciones mejores justo antes, o más tarde ese mismo día, o al día siguiente. Cuantos más alimentos saludables consumas, menos espacio quedará en tu estómago —y en tu vida— para los alimentos que no son saludables. Debes permitir que lo bueno desplace a lo malo.

Come lo que te gusta

El marco 5 × 5 × 5 te da la libertad de elegir qué comer y cuándo comerlo. Lo fundamental es que elijas tus alimentos favoritos de entre una lista de alimentos reconocidos por su capacidad de estímulo de tus sistemas de defensa, y que pasarán a formar parte de tu marco de salud personalizado. Tú eliges. Cada persona opta por comer los alimentos que le gustan. Mi intención era crear un marco que no fuera prescriptivo, que ni te dijera lo que debes comer ni lo que debes eliminar de tu dieta.

La gente que sigue planes muy restrictivos tiende a desviarse del camino y a retomar sus viejos hábitos (muchas veces no saludables) cuando deja de tomar demasiados alimentos que le encantan. Si eres como yo, también te aburrirás comiendo lo mismo una y otra vez. El marco 5 × 5 × 5 está diseñado para evitar este problema, al incluir tus alimentos favoritos, y además con él puedes variar en tus comidas. Es más fácil continuar con un hábito sano cuando comes lo que te gusta.

Personaliza tu alimentación

Mi filosofía es que no hay un plan de salud que pueda servir y sea adecuado para todos. Los médicos saben que, en el futuro, nuestra labor con los pacientes será cada vez más personalizada. Estamos pasando de una visión muy reglamentada a la adopción de recomendaciones únicas para cada individuo, basándonos en las necesidades específicas de su cuerpo (y sus células y su genética), así como en sus deseos. El objetivo será combinar los mejores tratamientos con modificaciones en el estilo de vida, basándonos en la estructura y la situación individual de cada paciente.

Sin embargo, no hace falta que esperes al futuro para beneficiarte de un enfoque saludable personalizado. Puedes crearte tus propias soluciones utilizando el marco 5 × 5 × 5 para seguir una dieta personalizada cada día, teniendo en cuenta lo que te gusta y lo que no, tus alergias y sensibilidades alimentarias, tus riesgos de salud, preocupaciones, circunstancias, tu presupuesto y todo lo que sea importante para ti. Si manejas alguna razón médica para no comer determinados alimentos, también es personal en ese sentido. Elige los alimentos saludables que disfrutes y evita los que no.

Hazla sostenible

Un plan es sensato si puedes seguirlo y está adaptado a ti. Intentar encajar en un plan diseñado para otra persona es como querer ponerte un par de zapatos que te quedan pequeños. No te sentirás bien y no podrás mantenerlo durante mucho tiempo. En lo que respecta a la longevidad y la prevención de enfermedades, la diversidad alimentaria es positiva. La salud como recompensa no proviene de un solo elemento del menú. Es la mezcla de todos los alimentos que van entrando en tu cuerpo a lo largo del tiempo y finalmente inclinan la balanza a tu favor, en contra de la enfermedad. El marco 5 × 5 × 5 es sostenible porque es personal, está basado en tus gustos y se adapta a las circunstancias de la vida, para que puedas ceñirte a él.

Adáptate

Las circunstancias cambian con el tiempo, día a día, y hasta en cuestión de horas. Cuando estás en la oficina, por ejemplo, tu acceso a los alimentos es distinto del que tienes cuando estás en casa durante el fin de semana. Las opciones que tienes en un restaurante difieren enormemente de lo que hay disponible en tu propia cocina. Cuando alguien te invita a su casa, la comida que amablemente han decidido preparar quizá no sea lo que por lo general eliges comer por tu cuenta. Si estás en la carretera o de vacaciones, tu destino puede ofrecer opciones alimentarias completamente distintas de las que tienes en casa. Tu marco 5 × 5 × 5 está diseñado para ser flexible y adaptarse a cualquier situación a medida que la vida cambie.

Como sucede con muchas áreas de la vida, ser capaz de adaptarse y persistir es clave para tener éxito. Me gusta pensar en la alimentación para vencer las enfermedades como si fueran artes marciales mixtas (MMA). En las MMA, dos luchadores entran en una jaula para competir en asaltos de cinco minutos. No se ciñen a un solo estilo de lucha, como el boxeo.

En cambio, pueden usar múltiples estilos (aikido, boxeo, judo, jiujitsu, kung-fu, lucha) al enfrentarse a su oponente. La meta de sumar puntos y ganar está por encima de la rígida adscripción a un estilo o filosofía en particular. El maestro de las artes marciales Bruce Lee, considerado uno de los pioneros de MMA, una vez explicó que la efectividad de su estilo de lucha era no tener un estilo. Incorporaba técnicas de varias artes marciales a su práctica para ser fluido y adaptarse. Lee incluso empleó técnicas de esgrima para vencer a sus oponentes.

Esta clase de flexibilidad es igual de importante para la salud a largo plazo cuando hablamos de la alimentación. Me refiero a lo siguiente: primero, necesitas tener una conciencia situacional agudizada (cómo afectan tus emociones, hambre y estrés a tus decisiones alimentarias), una serie de convicciones correctas apoyadas en hallazgos científicos y en la voluntad de actuar. Después has de utilizar todas las herramientas a tu disposición. No todo mundo puede encontrar siempre alimentos orgánicos, sin OGM, de granjas sostenibles y locales o de animales de libre pastoreo. La gente tiene prisa, vive su vida muchas veces a un paso apresurado, y hay ocasiones en que no dispone de tiempo o tiene un acceso limitado a los alimentos que de otra manera elegiría comer en una situación más cercana a la ideal.

El marco 5 × 5 × 5 funciona en estas circunstancias. Al abordar la selección de tus alimentos con fluidez, el marco 5 × 5 × 5 te permite mantener una dieta saludable usando los alimentos, las bebidas y los ingredientes saludables que tengas a mano para activar tus sistemas de defensa contra las enfermedades. Sé consciente de las opciones saludables que tengas en tu entorno, adelántate a las situaciones en las que puedas encontrar alguna dificultad para tener acceso a comida de calidad y saludable y trata de improvisar con lo que tengas a tu disposición. Una vez que hayas ejercitado esta flexibilidad, comer para combatir la enfermedad se volverá un reflejo cotidiano, natural y relajado.

Pon en acción el marco 5 × 5 × 5

Este marco reúne toda la información que aprendiste en el libro y la incorpora a un plan de acción sencillo que mejorará tu salud, mantendrá satisfechas tus papilas gustativas y te protegerá contra las enfermedades.

Así funciona. Cada uno de los «5» implica una acción que puedes tomar a favor de tu salud:

5 sistemas de defensa
5 alimentos defensores de la salud cada día
5 oportunidades de comerlos al día

Definamos cada uno de ellos.

El primer 5 del 5 × 5 × 5: los sistemas de defensa de la salud

En tu cuerpo hay cinco sistemas de defensa: la angiogénesis, la regeneración, el microbioma, la protección del ADN y la inmunidad, los cuales conservan tu estado de salud en un perfecto equilibrio. Cuando tiene lugar una ligera alteración en tu salud, los sistemas se ajustan para hacerse cargo del problema y seguir funcionando entre bambalinas sin que te des cuenta. Es el estado de salud que debes conservar toda tu vida.

Si haces algo cada día por cada uno de esos sistemas, fortalecerás tu resistencia contra las enfermedades y desarrollarás el hábito de tener todos los flancos cubiertos el resto de tu vida. Para apoyar y fortalecer los cinco sistemas de defensa, utilizarás el segundo 5.

El segundo 5 del 5 × 5 × 5: los alimentos que protegen la salud

Este número hace referencia a tu selección de al menos cinco alimentos favoritos que puedas incluir en tu dieta todos los días. No necesitas permiso para comer lo que te gusta, porque te voy a ayudar a crear tu propia lista de alimentos preferidos a partir de una base de datos de alimentos y bebidas con una relación demostrada científicamente con uno o varios de los sistemas de defensa. Algunos de los alimentos que te encantan influyen en un sistema, mientras que otros influyen en más de uno; incluso hay alimentos que estimulan los cinco sistemas al mismo tiempo. (Compartiré la lista contigo en el capítulo 13.)

Lo sorprendente es que al elegir los cinco alimentos para influir todos los días en cada uno de los sistemas de defensa, añades treinta y cinco alimentos promotores de la salud a la semana o… ¡1.820 opciones saludables al año! Estos depósitos que vas realizando en el banco de la salud contribuyen mucho a contrarrestar las decisiones alimentarias menos saludables que todos tomamos de vez en cuando. Hagamos las cuentas: digamos que tomas al año un total de cien malas decisiones (alimentos fritos, carne roja a la parrilla, etc.). Si sigues el marco de 5 × 5 × 5, el 95 por ciento de tus decisiones alimentarias serán saludables. Una vez más, permite que lo bueno pese más que lo malo.

Dejemos bien claro que estos no serán los únicos cinco alimentos que comerás al día, sino los cinco alimentos que escoges para añadirlos deliberadamente a los demás alimentos que consumas ese día. Asimismo, probablemente no serán los mismos todos los días. Puedes repetir de un día al siguiente si lo deseas, pero la idea es que comas al menos cinco de ellos cada día. Por supuesto, esto no limita tus decisiones saludables. Puedes incluir cuantos ingredientes saludables quieras. Cuantas más comidas saludables vayas acumulando, mejor te encontrarás y más saldo tendrás en tu banco de la salud.

El tercer 5 del 5 × 5 × 5: oportunidades para comer los alimentos que protegen la salud

El último 5 hace referencia a las ocasiones en que comes: comidas y tentempiés. El hecho es que la mayoría de nosotros tiene cinco momentos al día para comer: desayuno, comida, cena y quizá un tentempié y un postre. Eso implica que dispones de cinco oportunidades al día para comer los alimentos saludables que tú elijas. La maravillosa noticia es que las cinco ocasiones solo son opciones. Puedes elegir comer tus cinco opciones en una sola comida o bien repartirlas en tus distintas comidas. Esto te permite tener la flexibilidad suficiente para adaptar tu alimentación saludable a un cambio de circunstancias, incluidos momentos en los que vayas con prisa o tengas que saltarte alguna comida.

Hago hincapié en las cinco comidas para subrayar la idea de abundancia. Con esto no estoy recomendando que te saltes una comida o comas más de cinco veces. Puedes seguir aplicando el marco 5 × 5 × 5 aun optando por hacer más o menos comidas al día. También puedes aplicarlo si prefieres ir picando más veces al día. A la mayoría de las personas les parece más fácil incorporar sus cinco alimentos si los consumen coincidiendo con sus cinco comidas, pero tú puedes hacerlo como mejor te funcione.

Una vez que comiences, te darás cuenta de lo fácil que es, ya que es flexible, lo puedes personalizar, es realista y transformará tus hábitos. Lo más importante de todo es que está basado en tus preferencias. Así pues, empecemos.

PASO 1: crea tu lista de alimentos favoritos

Para poner en práctica el marco 5 × 5 × 5 debes crear primero tu lista personalizada de alimentos (LPA) a partir de los alimentos de los que disfrutas actualmente. Crearás tu propia lista siguiendo la lista maestra con todos los alimentos. Ya has leído acerca de todos ellos a lo largo de este libro. Ahora, coge un bolígrafo, revisa la lista y marca el recuadro de cada alimento o bebida de los que te gusten. Hazlo con honestidad. Tómate el tiempo necesario, porque tal vez algunos no los identifiques de inmediato. Búscalos en internet si no estás familiarizado con ellos. ¿Los reconoces? ¿Ya los has comido alguna vez? Incluso si no eres muy aficionado a la comida saludable, con el marco 5 × 5 × 5 pronto te convertirás en un experto a la hora de elegir alimentos que apoyen tus defensas. Si hay en la lista algún alimento que directamente no te guste, al que seas alérgico o no puedas consumirlo por cualquier otra razón, ignóralo (no marques el recuadro).

Lista de alimentos favoritos

Frutas

Acerola

Albaricoques

Arándanos

Arándanos (secos)

Aronia negra

Camu-camu

Caqui

Cerezas

Cerezas (secas)

Ciruelas

Ciruelas negras

Frambuesas

Frambuesas negras

Framb. negras (secas)

Fresas

Granadas

Guayabas

Kiwi

Lichis

Mandarinas

Mangos

Manzanas (Granny Smith)

Manzanas (red delicious)

Manzanas (reineta)

Melocotones

Melón amargo

Moras azules

Moras azules (secas)

Moras goji

Naranjas

Papaya

Pasas sultana

Pomelo

Pomelo rosa

Sandía

Uvas

Zarzamoras

Zarzamoras (secas)

Verduras

Acelgas

Achicoria

Achicoria puntarelle

Achicoria radicchio

Ajo envejecido

Alcaparras

Apio

Apio chino

Berenjena

Berros

Brócoli

Brócoli rabe

Brotes de bambú

Brotes de helecho

Cebollas

Chucrut

Col berza

Col blanca

Col china

Col rizada

Coliflor

Colinabo

Endibia belga

Endibia frisé

Escarola

Espárragos

Espinacas

Flor de calabaza

Germen de brócoli

Guindilla

Hojas de mostaza

Judías verdes

Kimchi

Lechuga morada

Nabos

Pao cai

Patatas violeta

Romanesco

Rúcula

Tardivo di Treviso	Tomates de piel oscura	Wasabi
Tomates	Tomates mandarina	Zanahorias
Tomates cherry	Tomates San Marzano	

Legumbres/setas

Champiñones	Setas	Setas porcini
Judías blancas	Setas de melena	Setas rebozuelo
Judías negras	de león	Setas shiitake
Garbanzos	Setas enoki	Soja
Guisantes	Setas maitake	Trufas
Lentejas	Setas morilla	

Frutos secos, semillas, cereales integrales, pan

Almendras	Mantequilla	Pan de masa madre
Anacardos	de anacardos	Pepitas
Avellanas	Mantequilla	Piñones
Cacahuetes	de cacahuete	Pistachos
Castañas	Nueces	Salvado de arroz
Cebada	Nueces de Brasil	Semillas de girasol
Cereales integrales	Nueces de	Sésamo
Chía	macadamia	Tahini
Linaza	Nueces pecanas	
Mantequilla de almendra	Pan de centeno	

Pescados y mariscos

Almejas de Manila	Caballa	Lisa gris
Anchoas	Caviar (esturión)	Lubina negra
Atún	Fletán	Merluza
Atún de aleta azul	Huevas de pescado	Navajas
Atún patudo	(salmón)	Ostras del Pacífico
Berberechos	Jurel de aleta amarilla	Ostras orientales
Botarga	Langosta espinosa	Pámpano

Pargo	Pez espada	Sardina
Pargo azul	Róbalo del	Tinta de calamar
Pargo rojo	Mediterráneo	Trucha alpina
Pepino de mar	Salmón	Trucha arcoíris
Pez de San Pedro	Salmonete	
(John Dory)	Salsa de ostras	

Carne

Pollo (carne oscura)

Lácteos

Queso camembert	Queso gouda	Queso stilton
Queso cheddar	Queso jarlsberg	Yogur
Queso edam	Queso munster	
Queso emmental	Queso parmesano	

Hierbas y especias

Albahaca	Mejorana	Salvia
Azafrán	Menta	Tomillo
Canela	Orégano	
Cúrcuma	Raíz de regaliz	
Ginseng	Romero	

Aceites

Aceite de oliva (AOVE)

Dulces

Chocolate amargo

Bebidas

Café	Sidra sin colar	Té de manzanilla
Cerveza	Té de jazmín	Té negro

Té oolong	Cabernet Franc,	Zumo de mezcla
Té verde	Petit Verdot)	de bayas
Té verde sencha	Zumo de arándanos	Zumo de naranja
Vino tinto (Cabernet,	Zumo de granada	Zumo de uva Concord

Ahora repasa el trabajo que has hecho. Felicidades, acabas de seleccionar los alimentos de la lista maestra de los que disfrutarás. Cada uno ha demostrado activar al menos uno de tus sistemas de defensa. Ahora, incorporemos esta información al siguiente paso.

PASO 2: regístralo

Ahora que ya has identificado tus alimentos favoritos, es momento de señalar la manera en que tus preferencias ayudan a cada defensa. Ve al apéndice A y saca una copia de la hoja de trabajo 5 × 5 × 5. Son varias páginas con listas de alimentos bajo el encabezado de sus distintos sistemas de defensa: angiogénesis, regeneración, microbioma, protección del ADN, inmunidad. Toma la lista del paso 1 y copia las entradas que señalaste en la hoja de trabajo y en el sistema de defensa que estas activan. No importa si algunos de los alimentos que señalaste aparecen varias veces en la hoja de trabajo; esto se debe a que algunos alimentos afectan a diversos sistemas de defensa. Marca tus alimentos preferidos cada vez que estos aparezcan en la hoja de trabajo.

Una vez que hayas transferido tus alimentos favoritos a la hoja de trabajo, coge tu teléfono y saca una foto de cada página. Es un registro de tu lista personalizada de alimentos (LPA) 5 × 5 × 5, y así podrás llevarla contigo allá donde vayas.

Ahora que tienes tu LPA en tu teléfono, te será fácil consultarla para elegir alimentos en el supermercado, en un restaurante o incluso en una cena con amigos. Al principio quizá tengas que consultarla varias veces, pero una vez que te hayas familiarizado con tus preferencias, identificar tus alimentos saludables favoritos empezará a ser un hábito. Las fotos también son una buena lista de la compra para cuando estés decidiendo qué comprar.

PASO 3: elige cinco al día

Ahora ya lo tienes todo listo para iniciar el marco 5 × 5 × 5 al completo. Para cada día de la semana consultarás tu LPA y elegirás cinco alimentos diferentes, uno de cada categoría de defensa. Está bien si algunos alimentos influyen sobre más de un sistema de defensa. Estos cinco alimentos son los que te asignarás para comer cada día. De esta manera, reforzarás diariamente todos los sistemas de salud.

Más allá de estos cinco alimentos, los que comas el resto del día son de libre elección (por favor, elige opciones saludables y siéntete con libertad para elegir de entre las listas de este libro). Anota los cinco alimentos que has elegido para cada día. Para facilitar esta parte, puedes apuntarlas en la aplicación de notas de tu teléfono, o escribirlas en un papel o en tu diario. Si están en tu teléfono, las tendrás contigo a lo largo de todo el día. Si planificas tus comidas o compras para toda la semana, empieza a preparar tus listas el domingo y señala todos los alimentos que quieras añadir a tus comidas a lo largo de la semana.

Muchos alimentos influyen sobre más de un sistema de defensa. Esto es bueno. Por ejemplo, las setas estimulan la inmunidad y el microbioma. Las naranjas son antiangiogénicas, ayudan a reparar el ADN y calman tu sistema inmunológico. La regla es la siguiente: si eliges un alimento que haga más de una cosa, contará como uno de tus cinco alimentos. Aún necesitas elegir cuatro más que afecten a alguno de los sistemas de defensa. Si uno de tus alimentos influye en todos los sistemas, sigues teniendo que añadir otros cuatro para que sean cinco alimentos.

Esto es fácil de seguir y no requiere que transformes completamente tu alimentación para el resto de tu vida. Es una forma práctica de añadir alimentos promotores de la salud a tu estilo de vida. Tal vez después de aplicar el marco 5 × 5 × 5 te sientas tan bien que quieras añadir más alimentos todos los días. Por favor, hazlo. También quiero retarte a elegir nuevos alimentos que no sabes si te gustan o no. Tan solo marca el recuadro y toma una nueva foto. Tu lista LPA debe crecer e ir cambiando con el tiempo. A la larga te darás cuenta de que tienes múltiples opciones saludables en cada comida, porque ya tendrás conocimiento de qué alimentos fortalecen tu salud. Tus amigos, familiares y colegas te preguntarán por qué has elegido los alimentos de tu plato y podrás decirles algo que no sepan. Comer para vivir mejor se volverá algo instintivo y divertido.

Si te interesa elegir alimentos en función de su capacidad de combatir una enfermedad en concreto, más adelante te mostraré cómo pensar en estas opciones, en este capítulo y en el 15. Para tener una referencia rápida sobre qué alimentos influyen en cada sistema de defensa, consulta el apéndice A. En la primera parte del libro encontrarás tablas que muestran qué sistemas de defensa influyen en determinadas enfermedades.

PASO 4: come los cinco

Ya estás listo para la ejecución. Ve a por los cinco alimentos que has escogido y cómelos en los momentos elegidos. La flexibilidad es importante, porque tu agenda y la calma necesaria para poder comer ciertos alimentos pueden variar de un día para otro y de una situación a otra. Todo depende enteramente de ti. La clave es activar los cinco sistemas de defensa todos los días. Ese es el marco 5 × 5 × 5. Con el tiempo tomarás tantas decisiones buenas de manera natural que casi todos los alimentos que comas cualquier día acabarán protegiendo tu salud.

PASO 5: guía tu vida

A menudo me preguntan si este marco es compatible con ser paleo, pesce-tariano, cetogénico, vegetariano, vegano, con llevar una dieta sin gluten o sin lácteos, o con cualquier otra restricción. La respuesta es sí. Si estás si-guiendo una filosofía alimentaria en concreto, aún puedes aplicarlo, pues en la lista personalizada hay muchas opciones alimentarias. Solo necesitas haberte familiarizado con los alimentos que tu dieta te impide comer y descartarlos de tu lista de preferencias.

Otra pregunta habitual es qué pasa si me salto un día. No importa, en el marco 5 × 5 × 5 se trata de hacer lo que puedas y pensar a largo plazo; recuerda, la meta es tener una buena salud y un menor riesgo de enferme-dades en el transcurso de tu vida. Desviarte unos cuantos días del marco no destrozará tu salud para siempre. Y no hay necesidad de «hacer trampa», porque en el marco 5 × 5 × 5 tú eliges los alimentos desde el principio.

Los arquetipos del marco 5 × 5 × 5

La mayoría de nosotros vivimos una vida que encaja en unos cuantos esce-narios comunes, los cuales presentan ciertos retos de cara al mantenimien-to de una alimentación coherente y saludable. Así pues, he creado una serie de arquetipos que te mostrarán cómo usar el marco 5 × 5 × 5 para orientar tu vida. Comprueba si alguno de estos arquetipos describe tu vida (tal vez te identifiques con varios, lo cual también está bien). Solo son ejemplos, todos somos distintos, pero te daré consejos que les han servido a otros (y a mí) para seguir un camino firme hacia la alimentación saluda-ble. Las recomendaciones están diseñadas para resultar valiosas en gene-ral. Incluso si no te identificas con la situación en cuestión, ¡sácales par-tido de todas formas!

El «progenitor ocupado»

Si tienes hijos, sabes exactamente a qué me refiero. Tal vez tengas hijos de varias edades o un niño pequeño. Sientes que tus hijos, tu pareja, tu jefe, tu familia política y los amigos a los que no tienes tiempo de ver tiran de ti en todas direcciones. Sientes que es difícil hacer muy bien las cosas en cualquier área de la vida porque estás metido en demasiadas cosas. Si tienes niños pequeños o un hijo enfermo, tal vez duermas poco o a rachas. Es posible que tengas que llevar y traer a tu hijo de la escuela, de la guardería o de alguna actividad extraescolar. Es difícil encontrar tiempo para cuidarte en esta etapa de la vida, pero en realidad querrías mantener una dieta saludable como prioridad. Si no tienes el combustible adecuado, tu salud lo va a acusar. Tus hijos te necesitan como modelo de comportamiento y merecen un padre y una madre sanos. Lo mismo sucede con tu pareja. Planificar tus comidas puede ayudarte a tener un mejor estado de salud en este momento tan atareado de tu vida.

El marco 5 × 5 × 5 puede ayudarte de la siguiente manera cuando te haga falta planificar con antelación:

- Reserva algo de tiempo el domingo para revisar tu lista personalizada de alimentos. Piensa en la semana que tienes por delante. Elige los cinco alimentos que quieres comer cada día.
- Si tienes pareja, pídele que señale su propia lista por separado para que podáis comparar o combinar listas en el momento de comprar, planificar y cocinar.
- Prevé cocinar grandes cantidades con los alimentos que has elegido para defender tu salud y así tendrás preparadas comidas para toda la semana; puedes usar sobras de la cena de un día como comida de otro. De esta manera, consumirás tus cinco alimentos durante la cena y la comida con un mínimo gasto de energía mental invertido en pensar qué comer cada día. Con que cocines y prepares un día, puedes cubrir el consumo de tus cinco alimentos diarios para toda la semana. Aquí van algunas ideas para cocinar en grandes cantidades:

Prepara una olla de sopa o guiso que puedas servir en la cena y la comida del día siguiente.

Asa verduras y añádelas a varias comidas en el transcurso de la semana.

Cuece grandes cantidades de cereales, como quinoa y arroz integral, para consumirlos a lo largo de la semana.

- Mientras tanto, ten a mano algunos tentempiés saludables, como frutos secos y fruta.
- Usa el servicio de entrega a domicilio de tu supermercado para que te traigan productos frescos y otros ingredientes hasta tu puerta y así ahorrarás tiempo.
- Revisa tu LPA cada vez que pidas comida por internet.

El «viajero frecuente»

Eres un profesional ocupado. Tal vez estás expandiendo tu negocio o tu empleo te obliga a viajar a menudo. Sientes que siempre vas a la carrera, viajando de un lugar a otro. Seamos sinceros, cada vez que tienes que comer por el camino, ya sea en un aeropuerto, un vuelo, un autobús, un coche o un hotel, la comida no suele ser demasiado sana. De hecho, muchas veces es terrible. Es cansado ir a un restaurante cada vez que te toca comer. Y como estás de viaje todo el tiempo, es difícil tomar decisiones saludables con cierta constancia.

Encontrarás situaciones en las que tendrás que usar la técnica de las artes marciales mixtas y adaptarte a las circunstancias recurriendo a lo que tengas a tu disposición. Si te toca comer en un aeropuerto o durante un vuelo, lo primero que debes hacer es abrir tu carpeta de fotos del móvil y revisar si en ese limitado menú hay algo de tu lista, y si es así, pídelo. Recuerda, cada comida o tentempié es una oportunidad de incrementar tus defensas. Haz lo mismo si estás en un hotel y tienes que pedir que te traigan comida a la habitación o te toca comer en el restaurante.

Siempre que sea necesario, puedes utilizar el marco 5 × 5 × 5 de la siguiente manera:

- Cuando te prepares para viajar, revisa tu lista personalizada de alimentos y elige los que creas que probablemente encuentres en tu destino. Esto te permitirá adaptarte mentalmente a tus opciones cuando llegues.

- Elige alimentos no perecederos de tu LPA que puedas incorporar fácilmente a tu equipaje y llevar contigo antes de salir. Por ejemplo, mezcla de frutos secos, barritas caseras y chocolate. Cuando comas en un restaurante, tan pronto como abras el menú haz una referencia cruzada entre lo que ofrecen y tu LPA, y pide los ingredientes que coincidan con tus selecciones diarias. Si no ves nada que cubra tus necesidades, haz un pedido especial a la cocina para que los ingredientes puedan encajar con los de tu marco 5 × 5 × 5.

- A veces encontrarás muy buenas opciones de tu LPA en los entrantes, pero no en los platos principales. En ese caso, pide dos entrantes que contengan ingredientes saludables en lugar de un plato menos saludable.

- Si te vas a quedar en un hotel durante algunos días y te sientes ambicioso, reserva una habitación con frigorífico. Puedes ir a un mercado cercano y llenarlo con elementos de tu lista.

- Compra té y café en una tienda local, o viaja con tus propias bolsitas de té; son prácticas para llevar de viaje. (Mi favorito es una mezcla de té para la angiogénesis desarrollado por la Fundación de la Angiogénesis y Harney & Sons.)

La «estrella de rock en ciernes»

Todos los adultos jóvenes son estrellas de rock. Este es el arquetipo: estás en la veintena, viviendo con compañeros de piso o tal vez por tu cuenta. Trabajas mucho y también te diviertes mucho. Disfrutas de tu libertad y tu independencia. Verte bien y sentirte bien es importante para ti, así que vas al gimnasio, corres una media maratón y tal vez tengas un entrenador personal. Estar en forma es lo tuyo, pero lo de comer saludablemente tiende a ser cuestión de rachas. Seamos honestos: cuando sales por la noche es posible que a veces se te vaya la mano y eso definitivamente no es lo que mejor te sienta. Sin embargo, eres joven y tu cuerpo lo resiste, así que te recuperas fácilmente de ese exceso de indulgencia. Después de leer este libro ya sabes que el daño infligido a tu cuerpo hoy tendrá un precio más adelante en la vida. Tus defensas de salud hacen su magia ahora, pero el coste a largo plazo puede provocar que sufras seriamente en la siguiente fase de tu vida, una década o dos después. No quieres que esto te pase, pero tampoco quieres estar preocupándote por el futuro todo el rato.

Puedes divertirte y comer bien utilizando el marco 5 × 5 × 5:

- Cada mañana, revisa tu LPA y señala los cinco alimentos que vas a comer ese día. Asegúrate de que encontrar esos alimentos y señalarlos se vuelva parte de tu reto personal diario. Si consumes la mayoría de ellos temprano, tendrás más espacio para desviarte un poco del camino a lo largo del día y explorar cosas nuevas que tal vez puedas encontrarte cuando estés con tus amigos.
- Descárgate una aplicación que te permita registrar tus metas diarias. Dado que seguramente eres una persona que disfruta de lograr el cien por cien en todo lo que hace, serás capaz de comer al menos esos cinco alimentos cada día.
- Si haces ejercicio, come la mayoría de tus cinco alimentos antes o después de entrenar, para convertirlos en parte de tu rutina de ejercicio.
- Si bebes café o té todos los días, solo piensa: acabas de consumir uno de tus cinco alimentos, así que ahora solo tienes que elegir cuatro más para comer a lo largo del día.
- Motívate haciendo de esto una especie de competición. Encuentra a un amigo o a un compañero de trabajo que quiera aceptar un reto amistoso y ve quién puede cumplir durante más tiempo con el cien por cien del marco 5 × 5 × 5 sin romper la racha.
- Proponte cocinar. Aprende a preparar comida. Tener algunos utensilios básicos, los cuales comentaré en el siguiente capítulo, te facili-

tará la tarea de cocinar de forma saludable. Cocinar a menudo te da más control y flexibilidad para seguir el marco 5 × 5 × 5 que comer fuera a diario.

El «sabio de la mediana edad»

Es otro arquetipo clásico. Después de labrarte una carrera y formar un hogar, finalmente has llegado a un punto en el que puedes (la mayor parte del tiempo) gobernar tu vida. Se te da bien planificar y tienes experiencia en mantener los equilibrios entre tu familia, tu trabajo, tu vida social y tus intereses personales. Tienes el control de tus decisiones y los recursos están a tu disposición. Ya te conoces y vives con comodidad tanto lo que te gusta como lo que no te gusta.

En lo que respecta a la comida, sabes lo que vas a comer y, definitivamente, lo que no vas a probar. Eres una persona de hábitos, por elección. Aun considerándote más joven de lo que eres por edad, la realidad es que tus amigos se empiezan a ver viejos y a padecer enfermedades en las que ni siquiera pensaban hace diez años. Es posible que hayas perdido a algún amigo o miembro de tu familia por una enfermedad crónica. Te guste o no, tu propia mortalidad se va incorporando poco a poco a tus pensamientos.

Incluso si tienes cierta sabiduría y eres de costumbres arraigadas, puedes utilizar el marco 5 × 5 × 5 de la siguiente manera:

» Emplea tu autoconocimiento y tu experiencia para marcar los recuadros de tus alimentos preferidos en la lista. Identifica otros que definitivamente te encanten y señálalos con un círculo.

» Planifica desde el fin de semana y escoge por adelantado los alimentos que quieres comer cada día. Enfócate muy bien y piensa exactamente cómo vas a conseguir comer con arreglo a tu marco de 5 × 5 × 5, y asegúrate de centrarte en los alimentos que más disfrutas.

» Si sales a comer, piensa dónde vas a ir para encontrar alimentos dentro de tu LPA. Tal vez sepas ya qué restaurantes pueden tener los ingredientes más saludables de tu lista. Comprueba cuántos alimentos de tu LPA puedes consumir en una sola comida.

- Si no se te da muy bien la cocina, preparar alimentos saludables se puede convertir en tu nuevo pasatiempo. Consulta videos de cocina en internet o apúntate a alguna clase para mejorar tus habilidades en la cocina. Al preparar tu propia comida, no solo puedes brindarte el regalo de la salud a ti, sino también a tus amigos y familiares. (Te daré muchos consejos útiles y trucos de cocina en el siguiente capítulo; no te los pierdas.)

Una persona que se enfrenta a una enfermedad grave

Si estás luchando contra una enfermedad, probablemente experimentes una sensación de urgencia al leer este libro. Quieres vencer a la enfermedad y restablecer tu salud, o la de alguien a quien quieres. Aun cuando la situación tal vez parezca abrumadora, es posible que familiares, amigos y médicos estén haciendo todo lo posible por ayudarte. Quizá no tengas energía para planificar o cocinar. Si la enfermedad la padeces tú, a lo mejor ahora ni siquiera tienes ganas de comer. Sin embargo, ten en mente que la comida es un arma que puede activar los sistemas de defensa naturales del cuerpo. Cuando los activas adecuadamente, tus sistemas de defensa saben cómo hacer que tu cuerpo recupere la estabilidad de su salud.

He aquí una forma práctica de utilizar el marco 5 × 5 × 5 en tu situación:

- Comenta siempre cualquier cambio en tu dieta con tu médico.
- Pide ayuda a tu familia, a tus amigos o a un grupo de apoyo para que te ayuden a revisar la lista de alimentos. Permite que te lean la lista. Diles tú qué recuadros señalar. Si ya te conocen y saben qué alimentos te gustan, deja que lo hagan por ti y luego revisa la lista para asegurarte de que todo esté correcto. Pídeles que saquen una foto con su teléfono para que tengan una referencia cuando te traigan cosas de comer.

- Pide a quien te ayude a comprar comida y a planificar menús y cocinar que guarde también tu LPA y haga un plan semanal.
- Es posible que no estés comiendo mucho, así que intenta incorporar los cinco alimentos a una sola comida, o a dos.
- Si estás en el hospital, pregúntale al nutricionista al cargo si puede echarte una mano para que consumas los elementos de tu lista. Muy pocas personas disfrutan de la comida estándar de un hospital, así que pregúntale al nutricionista si te pueden preparar una especial. Si precisas de asistencia para cubrir tus necesidades, pide ayuda al defensor de derechos humanos del hospital.
- No importa a qué enfermedad te estés enfrentando, debes prestar mucha atención a lo que comes, pues tu dieta puede ayudar a fortalecer las defensas de salud de tu cuerpo, y los alimentos adecuados pueden trabajar en colaboración con tus medicamentos.

Recomendaciones para incorporar el marco 5 × 5 × 5

Para ayudarte a integrar este marco en tu vida, ten en cuenta los siguientes cinco consejos que comparto, que me resultaron muy útiles a la hora de abordar mi propia alimentación.

Salte del club del plato limpio

A pesar de cómo hemos sido educados, el resultado de comer todo lo que hay en el plato, sin importar la cantidad, no es sano. Todos hemos experimentado la terrible sensación de comer hasta saciarnos y después sentir la presión de tener que terminarnos lo que otra persona nos sirvió en el plato. La de tener que dejar el plato limpio es una idea que surgió en 1917, durante la Primera Guerra Mundial, cuando había escasez de comida, algo que acabó contribuyendo a que se comiera en exceso y a la obesidad.[1]

Consume raciones moderadas en cada comida. Come hasta que ya no tengas hambre. Los japoneses tienen un principio llamado *hara hachi bun me*, que significa «come hasta que ocho partes [de diez] estén llenas» o «abdomen lleno en un 80 por ciento». Es una idea sensata, porque tu cuerpo ya ha recibido alimento suficiente antes de saciarte. El primer bocado sabe muy bien. Cuando empezamos a sentir que estamos llenos, tal vez notemos que los alimentos ya no parecen tan apetecibles como ese primer bocado, pero quizá seguimos comiendo por hábito o porque nos condicionaron a dejar el plato limpio para «no desperdiciar».

Desde este momento yo te doy permiso para dejar comida en el plato. Come despacio y permite que los alimentos que han llegado a tu estómago provoquen la liberación de las hormonas de saciedad que le indican a tu cerebro cuándo apagar el apetito. Pueden pasar hasta veinte minutos antes de que esto suceda. Si engulles tu comida, todo lo que había en el plato ya estará en tu cuerpo antes de que aparezca esa respuesta natural de saciedad. El resultado: comerás en exceso.

Cuando los alimentos empiecen a perder su atractivo, detente y plantéate si quieres seguir comiendo. Es bueno que prestes atención a tu cuerpo mientras comes, así que deja tu teléfono o tu ordenador y apaga la televisión a la hora de comer. No pongas demasiada comida en tu plato. Y levántate de la mesa antes de sentir que te van a tener que sacar en volandas.

Sáltate algunas comidas a la semana

La mayoría de los estudios sobre alimentación y longevidad muestran que restringir el consumo de calorías incrementa el tiempo de vida. Una restricción del 15 por ciento de calorías a lo largo de dos años no solo desacelera el envejecimiento metabólico, sino que puede conducir a una pérdida de unos nueve kilos, según un estudio.[2] Más allá de los beneficios contra el envejecimiento y por la pérdida de peso, la restricción calórica es beneficiosa porque activa tus cinco sistemas de defensa de la salud. Las dietas de moda, como la 16:8, la 5:2, la *Eat-Stop-Eat* y la dieta del guerrero, restringen las calorías, pero hay maneras más sencillas de hacerlo.

Esta es una: no desayunes o no comas algunos días a la semana. Es posible que ya lo hagas si tienes una vida ocupada y atareada. Esto reducirá en un 15 por ciento tus comidas. Si decides saltarte una comida, sin embargo, asegúrate de que ese día no dejas de consumir los cinco alimentos. Es fácil hacerlo si los incorporas en una sola comida o tentempié. No obstante, en lo referente al ayuno, ten en cuenta que todavía no se conocen los efectos a largo plazo de un ayuno excesivo ni de la cetogénesis en personas sanas. Como sucede con todo en materia de alimentación, las medidas extremas suelen llevar a ganancias a corto plazo, pero pueden tener consecuencias para tu salud a largo plazo. Sé razonable cuando decidas saltarte una comida.

Sé consciente de lo que comes

Cada vez que tengas ante ti una comida, consúmela de manera consciente: tómate un momento y piensa en lo que vas a comer. Piensa por qué: tu intención es ayudar a tu cuerpo a estar más sano, no solo a llenarte de sustento o de calorías. Los alimentos contienen bioactivos. Ten la intención de que estos trabajen en pro de tu salud. Escucha a tu cuerpo. Antes de la era de los alimentos empaquetados y procesados, de la comida rápida y de la entrega a domicilio, la gente comía lo que le resultaba instintivo y natural. Si lo dejas actuar por sí mismo, el cuerpo está diseñado para mantener el equilibrio, y le dirá a tu cerebro lo que necesita. Ahora sabemos que esa señal también puede proceder de tu microbioma. Haz por comer con la intención de cuidar tus bacterias intestinales.

Come con personas que te agraden

Comer no es solo cuestión de supervivencia; es un acto de cultura, de tradición y de placer. Las personas que viven hasta los cien años en las llamadas Zonas Azules —Okinawa (Japón), Cerdeña (Italia), Icaria (Grecia), Nicoya (Costa Rica), Loma Linda (California)— comen de una forma muy distinta, y a veces sorprendente, que les brinda salud y longevidad. Ahora bien, lo que sí tienen en común es la comunidad y los fuertes lazos sociales. Es más fácil disfrutar de tus alimentos en compañía de amigos y familia.

En la medida de lo posible, evita comer por tu cuenta. Los humanos somos una especie social, y comer por diversión suele implicar a otras personas. Incluso los cazadores-recolectores comían en compañía de sus redes sociales de confianza para compartir la preciada comida que habían obtenido. En muchas culturas, comer en grupo permite que en la cocina se preparen más platos, y así la diversidad de alimentos queda a disposición de todos. Comer juntos suele implicar preparar la comida en equipo. Cocinar te lleva a apreciar los alimentos que has preparado y te permite conectar mejor con los ingredientes que introduces en tu cuerpo.

Prueba nuevos ingredientes

Experimentar cosas nuevas es parte de este autodesarrollo. Ese es uno de los atractivos de ver programas de cocina en televisión, o de consultar guías de viaje y menús de restaurantes. A medida que vayas dominando el marco 5 × 5 × 5, te darás cuenta de que hay muchos alimentos que refuerzan las defensas de salud y nunca te habías planteado probar. Unos te gustan y otros quizá no, pero seguramente habrá otros que todavía no hayas probado. Te recomiendo que actualices tu LPA cada seis meses por un par de razones. En primer lugar, a medida que las investigaciones siguen revelando nuevos alimentos que demuestran ser capaces de combatir las enfermedades, tú puedes ir incorporándolos a tu vida. En segundo lugar, te invito a probar alimentos que no hayas probado todavía porque el descubrimiento también es parte de nuestro disfrute de la vida, sobre todo si está relacionado con la buena comida. En el capítulo 14 te daré algunas recetas y un ejemplo de plan de alimentación para que puedas empezar con buen pie. Antes que nada, vayamos a la cocina.

CAPÍTULO 12

Replantéate tu cocina

Ahora que sabes cómo crear tu marco 5 × 5 × 5 personalizado, lo que necesitas son las herramientas para lograrlo... empezando por tu cocina. Tal vez seas de esas personas con una vida ocupada que casi siempre cenan fuera, pero ese no es el mejor camino hacia la salud. Tener las herramientas necesarias para preparar en casa una comida o un tentempié saludables facilita la alimentación de tu salud.

La información contenida en este capítulo te ayudará a obtener el mayor beneficio de los alimentos que quieras consumir. Para vencer a las enfermedades necesitas elegir los alimentos correctos, guardarlos adecuadamente y prepararlos de una manera que resulte útil para ese beneficio que se busca. Esto es importante no solo por el sabor y la seguridad de los alimentos. El proceso de cocción correcto puede ayudar a retener o incluso a aumentar las propiedades promotoras de la salud de tus ingredientes. Cuando comes fuera no tienes control sobre los ingredientes ni sobre su preparación. Cuando cocinas en casa, tú decides.

Has de tener las herramientas adecuadas para preparar las comidas y cocinarlas, y también has de tener ingredientes necesarios en tu despensa. A lo largo de este capítulo te ayudaré a replantearte tu propia cocina y te diré exactamente qué necesitas tener a mano.

La cocina siempre ha sido el centro de mi casa. Cuando era niño, llegaba de la escuela y mi madre siempre estaba cocinando algo delicioso en el fuego. El recuerdo del aroma de las comidas de mi niñez todavía me provoca una sensación de bienestar. Siempre me interesé en lo que se partía, se picaba, se revolvía, se asaba, se freía o se cocía, así que mi madre me enseñó muchas cosas de ingredientes y de métodos de cocción. Con el tiempo aprendí a cocinar mis platos favoritos siguiendo sus recetas.

Las cocinas de hoy son distintas de las de nuestros abuelos. Los utensilios y herramientas básicas de una cocina solían ser ubicuos, muchas veces regalos de boda para ayudar a la pareja a comenzar su vida, o utensilios que se heredaban de una generación a la siguiente. Hoy en día, aunque algunas personas, inspiradas por programas de televisión o anuncios publicitarios, tienen muchos aparatos que empantanan la cocina, hay otras cocinas que ni siquiera tienen lo fundamental. No necesitas muchos aparatos complejos para preparar comidas deliciosas y saludables, pero sí hay una serie de herramientas básicas que deberías tener.

Veamos algunas de las cosas que deben estar presentes en una cocina saludable, ya sea en los armarios o en la despensa. También compartiré contigo las mejores técnicas que todo cocinero doméstico debe conocer para cocinar con facilidad y de manera saludable.

Herramientas

Toda cocina debe estar equipada con algunos utensilios indispensables para preparar y cocinar alimentos de manera saludable. Algunas personas prefieren una cocina minimalista y vacía, pero hay elementos básicos que necesitas tener para preparar comidas saludables en casa.

- *Cuchillos (cuchillo de chef de veinte centímetros, cuchillo para pelar)*: los cuchillos de acero inoxidable o de cerámica son mejores y duran más. Y también, son fáciles de limpiar.
- *Pinzas de metal*: te ayudan a sacar ingredientes calientes de una olla o sartén mientras cocinas.
- *Escurridor de metal*: para colar pasta, lavar verduras y fruta.
- *Sartenes de calidad (una sartén grande y otra pequeña con capa de cerámica, de acero inoxidable o de hierro)*: las sartenes no deben contener

plástico, para que puedas pasarlas del fuego al horno y limpiarlas fácilmente.

- *Olla profunda con tapa*: para preparar caldos y sopas.
- *Olla holandesa o cacerola de hierro con tapa*: para preparar guisos en el horno.
- *Moldes de cerámica o vidrio para hornear*: para asar verduras, pescados y aves.
- *Bandejas para hornear*: es mejor el acero inoxidable, pero los productos de aluminio se calientan más uniformemente, lo que da un mejor resultado (si utilizas bandejas de aluminio, hornea sobre una hoja de papel de horno).
- *Vaporera de bambú*: fácil de limpiar y ligera, cocina los alimentos rápidamente sin necesidad de usar aceite.
- *Wok*: consigue uno de hierro o de acero al carbono; nunca compres uno antiadherente. Busca alguno que tenga las asas de metal (no de plástico).
- *Arrocera*: te ayuda a preparar arroz fácilmente y sin esfuerzo. Solo has de añadir agua y presionar un botón y te avisará automáticamente cuando esté listo. No hay necesidad de estar pendiente del fuego para obtener una cocción perfecta, ni tienes que preocuparte por que se te queme o se pegue en el fondo de la olla.
- *Molinillo de alimentos*: se usa para moler y cernir alimentos y así eliminar semillas, piel y trozos grandes. Hazte con uno de acero inoxidable con varias cuchillas.
- *Horno eléctrico*: una alternativa para calentar rápidamente la comida sin usar el microondas.
- *Tabla para picar*: consigue una de madera; es lo mejor para tus cuchillos y la superficie más natural para cortar y picar alimentos.
- *Pelador de verduras*
- *Abrelatas*
- *Batidor de mano*: solo de metal.
- *Rallador fino*: para rallar queso, frutos secos y cáscaras.

- *Molinillo de pimienta*
- *Cucharas de madera*
- *Cucharón de acero inoxidable*
- *Licuadora:* para preparar licuados y sopas.
- *Taza medidora de líquidos,* de vidrio
- *Tazas medidoras de sólidos, de acero inoxidable*
- *Cucharas medidoras de metal*
- *Molinillo de café:* hazte con dos, uno para el café y otro para las especias.
- *Prensa francesa para el café:* permite que los bioactivos del café se queden en el agua, no en el filtro de papel.
- *Hervidor automático:* facilita preparar té, solo con apretar un botón.
- *Sacacorchos*
- *Tarros y contenedores de alimentos:* siempre de vidrio, nunca de plástico.

Los electrodomésticos que «conviene tener» te permitirán abordar de un modo más sofisticado la preparación y conservación de los alimentos saludables. En ningún caso son indispensables, pero pueden ser grandes complementos para tus herramientas.

- *Batidora de mano:* uno de los apliques te permite moler alimentos en un contenedor (es fabulosa para preparar sopas).
- *Exprimidor de zumos:* es una forma sencilla de preparar toda clase de zumos.
- *Mortero:* perfecto para moler ajo y preparar pesto.
- *Cepillo de setas:* limpia las setas sin tener que lavarlas, eliminando la tierra de los suelos donde se hayan cultivado o el compost (muchas veces paja y estiércol de caballo o gallina) si son de granja.
- *Plancha:* una superficie de metal que puedas colocar encima del fuego o de otra fuente de calor. Provee una superficie uniforme y evita que la grasa gotee hacia el carbón o el fuego, lo que puede provocar que se eleve humo tóxico. Debe ser de hierro y la puedes usar en un asador o en los fuegos.

- *Olla exprés*: para conservar los nutrientes y cocinar más rápido.
- *Olla de cocción lenta*: una olla de cerámica eléctrica que te permite dejar un guiso desatendido durante el día y tenerlo listo cuando llegues a casa.

Deja espacio para lo nuevo

Cuando ayudo a equipar una cocina, lo primero que hago es deshacerme de lo viejo para dejar espacio a lo nuevo y a lo que es útil para la salud. Si te fijas bien, probablemente tengas cosas que ya no necesitas, no sirven o que sería mejor que no tuvieras. Si tienes algún elemento de la siguiente lista, deshazte de él:

- *Sartenes antiadherentes de teflón*: evita el teflón, pues es muy fácil que se caliente en exceso en los fuegos. Cuando la capa exterior se sobrecalienta y llega a altas temperaturas, libera vapores tóxicos que pueden provocar una enfermedad llamada «gripe de teflón», que mata las aves expuestas a ella. En los humanos, la afección se llama «fiebre por valores de polímeros» y puede dañar seriamente tus pulmones.[1]
- *Contenedores de plástico*: el plástico se descompone con el tiempo y contamina la comida. Guarda las sobras, las sopas y los guisos en contenedores de vidrio, no de plástico.
- *Utensilios de plástico*: espátulas, cucharas, escurridores, coladores, tazas medidoras, etc.
- *Vasos de poliestireno y de plástico*: ambos contienen compuestos químicos que pueden filtrarse hacia los líquidos calientes. Usa tazas de cerámica para tus bebidas calientes. Cuando sea posible, lleva tu propia taza si vas a comprar café en una cafetería.

Tu despensa

En la Edad Media, la despensa era un cuarto donde se guardaban el pan y otros alimentos. En la época moderna, la despensa muchas veces es un armario o una estantería de la cocina donde se guardan alimentos secos, frascos y alimentos empaquetados que no requieren refrigeración. Si tu despensa está bien abastecida con los ingredientes correctos, estarás listo para crear platos saludables en cualquier momento y te podrás centrar en comprar únicamente los elementos frescos en el mercado. No obstante, la despensa muchas veces se convierte en un cúmulo de alimentos olvidados, que nunca has utilizado y ya solo ocupan espacio, así que te sugiero revisar y limpiar tu despensa con regularidad.

¿Hay alimentos que te regalaron y no piensas consumir nunca? ¿Alimentos viejos, empaquetados, que compraste para una receta en especial y nunca volviste a usar? ¿Alimentos que compraste estando de vacaciones y llevan años ahí guardados? Si la respuesta a cualquiera de estas preguntas es un «probablemente», es momento de tirarlos. Revisa tu despensa ahora y, a partir de ahora, cada seis meses. Saca todo lo que esté caducado y tira (o dona) todo lo que no tengas intención de comerte. Al purgar tu despensa con regularidad, evitarás que se acumulen los alimentos caducos y hacerlo te servirá como recordatorio de los alimentos útiles para tu salud que ya tienes y puedes utilizar para cocinar.

A continuación comento algunos elementos básicos que debes tener en tu despensa. Al final del capítulo encontrarás información sobre la caducidad de estos productos.

Aceites y vinagres

- *Aceite de oliva virgen extra*: compra aceite de oliva de extracción en frío hecho con alguna de las siguientes variedades de aceituna, las cuales tienen los niveles más altos de polifenoles: koroneiki (Grecia), moraiolo (Italia) o picual (España). Guárdalo en un frasco o una botella oscura para protegerlo de la luz, ya que esta puede hacer que se eche a perder o degradar los bioactivos.

- *Vinagres*: el vinagre balsámico añejado en realidad proviene de Módena o de Reggio Emilia, en Italia, y es caro pero vale la pena. Si tu supermercado local no lo tiene, puedes comprarlo por internet. Además de su magnífico sabor, contiene el bioactivo melanodina, que previene el daño al ADN.[2] El vinagre de manzana también es un buen elemento para tener a mano, ya que reduce los niveles de colesterol en sangre.[3] Guárdalo en un lugar frío y donde no le dé la luz. Algunos vinagres balsámicos se añejan cien años, así que probablemente durarán mucho en tu despensa.

Alimentos secos

- *Especias*: albahaca, cardamomo, canela, clavo, hierbas de Provenza, nuez moscada, orégano, pimentón, romero, tomillo, cúrcuma, vainas de vainilla. Guárdalas en contenedores de vidrio herméticos.
- *Pimienta negra*: contiene piperina, que incrementa la absorción de otros bioactivos en la comida, como la curcumina de la cúrcuma.[4] Compra pimienta entera y muélela en el acto a medida que la necesites.
- *Legumbres*: variedades secas (judías rojas, judías negras, garbanzos, habas, judías flageolet, judías Great Northern, judías blancas riñón, lentejas, judías blancas, judías pintas). Las legumbres empiezan a perder su humedad natural al año o a los dos años. Sus vitaminas se irán degradando poco a poco y caducan a los cinco años.[5]
- *Arroz*: integral (los de California, India o Pakistán se consideran más seguros por tener menos presencia de arsénico; evita los de Arkansas, Luisiana o Texas)[6] o haiga (medio molido, y que aún conserva el beneficioso salvado). Por la presencia natural de aceites en el arroz integral, este solo dura entre seis y ocho meses en la despensa.
- *Harina*: de trigo integral, sin gluten, de arrurruz, de coco y de amaranto. Guárdala en contenedores herméticos.

- *Pasta/tallarines*: de trigo integral, tallarines con tinta de calamar y de trigo soba (el trigo sarraceno incrementa la inmunidad).[7]
- *Café*: compra granos tostados y muélelos siempre que sea necesario. Guárdalos en un contenedor hermético y protégelos de la luz y el calor, ya que estos pueden degradar su sabor y sus bioactivos. Sigue abierta la discusión de si congelarlos es mejor para conservar el sabor, pero se desconocen los efectos que pueda tener la congelación de los granos de café en los bioactivos.[8]
- *Té*: verde, oolong, negro y manzanilla, en sobres, bolsitas individuales o con la hoja suelta. Guárdalos en contenedores oscuros.
- *Frutos secos*: almendras, anacardos, nueces de macadamia, nueces pecanas, piñones y nueces. Por su alto contenido de aceite, la mayoría no se pueden guardar durante mucho tiempo. Puedes congelarlos para que duren más, pero te recomiendo solo comprar los que vayas a comer en el transcurso de unas cuantas semanas.
- *Fruta seca*: puedes mezclar albaricoques, moras azules, cerezas, arándanos, mango, papaya y pasas con tus frutos secos para obtener un gran tentempié. Muchas veces se utilizan sulfitos como conservantes y estos pueden provocar reacciones alérgicas, pero la mayoría de las marcas orgánicas no los contienen.
- *Setas secas*: las setas morilla, porcini, shiitake y rebozuelo se pueden remojar y reconstituir en agua caliente y añaden un sabor intenso a cualquier plato durante la cocción. Guárdalas en un contenedor hermético.
- *Productos del mar enlatados*: las anchoas, las sardinas, el jurel, el atún, las almejas y los chipirones en su tinta son manjares españoles y portugueses. Las latas pueden durar varios años, pero tíralas si gotean o están muy golpeadas.
- *Cereales integrales*: cebada, trigo sarraceno, cuscús, farro, avena y quinoa. Guárdalos en contenedores herméticos.
- *Semillas*: chía, pepitas de calabaza, sésamo y semillas de girasol. Son ricas en aceites naturales y se ponen rancias rápidamente a temperatura ambiente, así que no se conservan muy bien. Compra pequeñas cantidades.

- *Alcaparras*: entre las mejores se encuentran las alcaparras sicilianas de la isla de Pantelaria, conservadas en sal. Refrigéralas después de abrirlas.

Salsas y pastas

- *Sriracha*: una conocida salsa picante, preparada con guindillas, vinagre y ajo, utilizada para dipear; toma su nombre de Si Racha, un pueblo costero al este de Tailandia. Es necesario refrigerarla después de abierta.
- *Pasta de guindillas*: una pasta picante hecha con guindillas, que se utiliza para cocinar y sazonar.
- *Tomates enlatados*: los tomates San Marzano son los mejores por su alto contenido en licopeno.
- *Pasta de tomate*: se vende en lata o en frasco. Las mejores versiones son de tomates San Marzano, y el producto concentrado tiene un sabor más intenso. Una vez abierto, debes guardarlo en el frigorífico y usarlo antes de que pasen tres meses.
- *Pasta de anchoas*: una pasta preparada con anchoas, sal y aceite de oliva, para dar sabor. Puede durar años cerrada, pero requiere de refrigeración una vez abierta.
- *Pasta de miso*: hecha con soja fermentada y salada, arroz y cebada, y empaquetada con sabor umami. Refrigérala después de abrirla.
- *Salsa de ostras*: una salsa umami originaria de Asia. Refrigérala después de abrirla.
- *Salsa de soja*: un producto fermentado que se conserva mejor en un lugar frío y oscuro. Es mejor guardarla en el frigorífico una vez abierta.

Endulzantes naturales

- *Miel de abeja*: la miel de manuka, de Nueva Zelanda, estimula el sistema inmunológico y combina bien con té y limón para calmar las molestias de garganta.[9]

» *Sirope de arce*: el ambarino grado A contiene más de veinte bioactivos polifenoles.[10]

» *Azúcar de arce*: un endulzante natural hecho con sirope de arce. Se ha descubierto que contiene treinta bioactivos polifenoles, algunos de los cuales presentan propiedades antioxidantes y antiinflamatorias.[11]

Un comentario sobre el agua embotellada

Muchas personas tienen agua embotellada en su despensa para hidratarse fácilmente, pero te recomiendo que evites consumir con regularidad agua de botellas de plástico. Los estudios han demostrado que incluso sin el plástico BPA, las partículas de plástico, llamadas «microplásticos», permanecerán en el agua que bebas. Un estudio encontró hasta 2.400 fragmentos de microplástico en 250 mililitros de agua embotellada.[12] Como alternativa, guarda una jarra de vidrio con agua fría en el frigorífico. Puedes añadir bioactivos útiles si incluyes rodajas de algún cítrico, frutos con hueso (como melocotones), bayas, apio o pepino, para así crear una bebida refrescante con un ligero toque de sabor.

Las mejores técnicas de cocción

Una alimentación saludable comienza por los ingredientes frescos, de alta calidad. Sin embargo, una vez que los tengas, te hará falta saber cómo cocinarlos. Se puede recurrir a muchas técnicas para preparar alimentos saludables, pero algunas son más fáciles que otras para preparar la comida casera. Entre toda la plétora de programas de cocina en televisión, probablemente hayas visto casi todos los métodos culinarios que se utilizan en los restaurantes, pero centrémonos en los que puedes emplear en casa.

Las siguientes técnicas básicas pueden incorporarse con facilidad a tu repertorio. Te permitirán preparar tus alimentos favoritos de formas diversas, para que tus comidas sean interesantes, novedosas y atractivas. Quizá estés familiarizado con algunas de ellas, pero ya que estamos haciendo un plan y enumerando las herramientas y los ingredientes, vale la pena mencionar la mejor forma de preparar tus comidas. Ten en cuenta que ninguna de estas técnicas implica una fritura profunda ni calentar en microondas.

- *Cocer al vapor*: un método de cocción muy sano que utiliza el vapor para calentar y cocer la comida en un recipiente de metal o de madera. Una vaporera de bambú puede meterse en un wok de hierro con agua hirviendo. Puedes hacerte tu propia versión de este método envolviendo la comida en papel pergamino con algo de líquido y hierbas, y meterlas al horno. Se conoce como «cocción papillote». El líquido alojado en el interior creará el vapor dentro de la envoltura, que sella los jugos de la cocción.

- *Blanquear*: una técnica que consiste en sumergir verduras en agua hirviendo durante poco tiempo (la duración depende de la cantidad y el tipo de verdura), pasarlas a agua fría para detener la cocción y luego colarlas. Es una técnica excelente para preparar verduras para sofritos, quitarles la piel y eliminar un poco de su sabor amargo.

- *Sofreír*: una técnica de cocción rápida para alimentos cortados en rodajas en una pequeña cantidad de aceite caliente (no permitas que humee) en un wok, removiéndolo todo constantemente. Esto sella el exterior de los ingredientes para que se conserven los nutrientes y el sabor mientras se cuecen rápidamente y por completo. Ten cuidado de no usar demasiado aceite ni de calentarlo más de la cuenta (hasta que humee). Si usas aceite de oliva para sofreír, que sea un aceite de oliva ligero, no virgen extra, pues este último se quemará y dejará un sabor desagradable en los alimentos.

- *Saltear*: una técnica en la que se pone al fuego una sartén caliente con un poco de aceite para cocinar alimentos, por lo general en rodajas o picados, hasta que estén listos.

- *Pochar*: colocar suavemente alimentos delicados, como el pescado, en agua cercana a la ebullición (entre 80 y 90 °C) para que se cuezan lentamente a una temperatura baja, mientras sueltan su sabor y sus bioactivos en el líquido, que puedes utilizar para preparar una salsa o un caldo.

- *Hervir a fuego lento*: una forma suave de cocer los alimentos en líquidos hirviéndolos primero y luego bajando el fuego para que se cuezan justo bajo el nivel de hervor. Hervir tomates a fuego lento para preparar una salsa transformará sus licopenos en una versión química más beneficiosa y lista para absorberse.

- *Estofar*: la comida se sella en una sartén de fondo grueso, luego se añade líquido (generalmente caldo) y otros ingredientes a la sartén, y se tapa muy bien. Se deja cocer al vapor hasta que esté lista y todos los sabores se hayan integrado. El jugo tiene mucho sabor y puede usarse como salsa.

- *Cocción lenta*: inspirada en la forma tradicional de guisar en el horno, esta técnica cocina los alimentos hirviéndolos en líquido a baja temperatura durante horas, normalmente con un aparato eléctrico que permite dejar el guiso desatendido. La cocción lenta es conveniente para quien no está en casa o pasa la mayor parte del tiempo ocupado, pero de todas maneras quiere preparar platos sustanciosos.

- *Cocción a presión*: un método de cocción rápida que utiliza el vapor para generar altas temperaturas en el interior de un contenedor hermético para reducir el tiempo de cocción. Es particularmente útil para cocinar a grandes altitudes, en las que el punto de ebullición del agua baja y es difícil cocer pasta uniformemente, pues el agua no llega a estar lo suficientemente caliente antes de que se empiece a evaporar. Ten cuidado: las ollas a presión tienen instrucciones de seguridad para evitar que el vapor atrapado provoque una explosión o quemaduras graves.

- *A la plancha*: es la forma de cocinar verduras, pescados o carne sobre una superficie de metal o de piedra plana y extremadamente caliente, sobre la llama pero no en contacto con ella. La plancha sella el exterior y mantiene los nutrientes y los sabores en el interior, de forma parecida a como lo hace el sofrito del wok, solo que en una superficie plana.

- *A la parrilla*: todo el mundo conoce esta técnica primitiva de cocción en la que se coloca la comida (por lo general en rejillas o espetones) por encima de una llama o de brasas encendidas. En Latinoamérica, asar a la parrilla con la fuente de calor por encima de los alimentos se llama «rostizar», y suele hacerse dentro de un horno. Lo que tal vez no sepas es que asar carnes a la parrilla (pero no verduras) produce hidrocarburos aromáticos policíclicos (HAP), carcinógenos que se forman cuando el aceite de la carne cae sobre la llama y esta humea. El humo que se eleva deposita los carcinógenos sobre la carne cocinada. Asar a altas temperaturas también convierte los aminoácidos y las proteínas[13] de la carne en aminos heterocíclicos tóxicos (AHT). Se ha demostrado que al marinarse las proteínas animales con antelación en aceite de oliva, cúrcuma, soja y frutos se reduce la formación de carcinógenos durante la cocción.[14] Si cocinas verduras a la parrilla, que sea a fuego medio. Asegúrate de limpiar la parrilla muy bien para no recoger los hidrocarburos aromáticos policíclicos cancerígenos en los trozos carbonizados de la última carne que cocinaste. Asar verduras sobre una parrilla limpia no crea carcinógenos, mientras estas no se quemen. Recuerda, la comida quemada sabe mal y su consumo no es seguro.
- *Asar*: cocinar envolviendo los alimentos (como verduras o carne) con un calor seco y difuso en un horno. Los mejores resultados con carnes y verduras asadas se obtienen usando temperaturas muy bajas (120 -150 °C) y revisando su cocción con un termómetro. Para añadir sabor y mantener la comida lo más hidratada posible, puedes usar una marinada, bañar la comida con frecuencia o añadir un poco de aceite de oliva.
- *Hornear*: usar calor seco en un horno para cocinar un alimento, por lo general a partir de masa o pasta.
- *Marinar*: un paso previo que consiste en cubrir, remojar o sumergir un alimento en un líquido sazonado antes de cocerlo, ya sea asado,

salteado, sofrito o incluso al vapor. Este proceso puede ayudar a suavizar carnes duras y ofrece un poco de protección contra la formación de carcinógenos cuando se cocinan en un asador. En los casos de pescados y verduras, este paso se emplea como una forma de añadir especias, hierbas y aceites que estimulan las defensas de la salud.

- *Encurtir*: una técnica antigua en la que se sumergen verduras para fermentarlas en salmuera o vinagre y alargar su vida útil. El proceso modifica la textura y el sabor, lo que resulta en una versión única del alimento mismo. El uso controlado de sal, vinagre y bacterias naturales contribuye al procedimiento. Encurtir las verduras permite que estas se conserven y se puedan comer durante los meses de invierno. Como viste en el capítulo 8, muchos alimentos fermentados, como el kimchi, el chucrut y el pao cai son verduras encurtidas ricas en bacterias beneficiosas, por lo que los alimentos aportan probióticos.

Otras técnicas promotoras de la salud

He aquí otros consejos promotores de la salud de cara a la preparación y la cocción de tus alimentos:

- *Cuando cocines verduras, utiliza todas las partes comestibles.* En el caso del brócoli, no uses solo los floretes, sino también los tallos. Haz igual con las setas. Aunque tradicionalmente se cocina la parte de arriba y se tiran los tallos, ¡tú cómetelos! En el caso del brócoli y de las setas, los tallos contienen niveles más altos de bioactivos para las defensas que la parte de arriba (floretes y píleos). De la misma manera, compra zanahorias frescas completas, incluidas las hojas, y cocínalas, ya que tienen propiedades antiangiogénicas. Y cuando cocines tomates, no les quites la piel, pues contiene altas dosis de licopeno.

- *Evita la fritura profunda y nunca reutilices un aceite con el que ya hayas cocinado.* Cada vez que calientas un aceite, este se descompone. Al recalentarlo, su estructura química se desestabiliza más y el aceite comienza a ponerse rancio y a descomponerse en productos oxidativos que dañan tu ADN.
- *Si usas aceite, que sea de oliva virgen extra.* Sin embargo, no lo calientes más de la cuenta (el de oliva ni cualquier otro) e impide que humee, pues eso puede generar vapores tóxicos y convertirlo en dañinas grasas trans. Si estás salteando o sofriendo, usa solo sartenes de hierro, de acero inoxidable o de cerámica antiadherente.
- *Recalienta la comida gradualmente en el horno al fuego, no en el microondas.* Evita usar el horno de microondas con alimentos almidonados, ya que el calor transforma el almidón en un polímero dañino (productos finales de glicación avanzada) que puede acumularse en tu cuerpo y dañar tus órganos.[15] Si llevas comida al trabajo, que sea en contenedores de vidrio o de metal, no de plástico. Lleva la comida caliente en un termo para evitar recalentarlo en el microondas si en tu lugar de trabajo no hay un horno eléctrico ni fogones.

Conserva los alimentos en el frigorífico

Una de las primeras cosas que haces cuando llegas del mercado con productos frescos es guardarlos. Esta es una lista de frutas y verduras que deberían guardarse en el frigorífico —a menos que las vayas a comer de inmediato—, donde se indica también el tiempo que permanecen frescas. Revisar y limpiar tu frigorífico es importante para poder llevar una dieta saludable. Saber cuánto duran las cosas te ayuda a planificar tus compras y saber qué cantidades comprar cada vez.

Alimentos que deberías guardar en el frigorífico

Alimento	*Caducidad*
Acelgas	3 días
Achicoria radicchio	4 días
Apio	2 semanas
Arándanos	4 semanas
Brócoli (incluido el brócoli rabe)	1 semana
Calabacines	5 días
Cerezas	3 días en un tazón abierto
Col blanca	1-2 semanas
Col china	3 días
Col rizada	3 días
Endibias	5 días
Espinacas	3 días
Frambuesas	3 días en una sola cama, sobre una toalla de papel
Fresas	3 días
Frutas de hueso (albaricoque, ciruelas, mandarinas, melocotones)	5 días
Granada (entera)	3 semanas
Guindillas (frescas)	2 semanas
Guisantes (frescos)	4 días en sus vainas
Jengibre (fresco)	3 semanas
Judías verdes	1 semana
Kiwi	4 días
Lechuga	5 días
Limones	3 semanas
Mango	4 días
Manzanas	3 semanas

Moras	2-3 días en una sola cama sobre una toalla de papel
Moras azules	1 semana
Naranjas	2 semanas
Sandía	1 semana entera, 2 días picada abierta
Setas	1 semana sin amontonarlas, sobre una servilleta de papel
Uvas	3 días
Zanahorias	2 semanas

Cómo conservar el pescado y el marisco

Comer pescado con regularidad es importante para tu salud. Si comes pescado y marisco a menudo, ya tendrás cierta familiaridad con la logística de su compra y su cocción. Si no tienes experiencia con el pescado, quiero ofrecerte una idea general de lo fácil que es. Comparar los pescados frescos de una pescadería es algo sencillo para la gente que vive en la costa. Los pescadores salen a faenar de noche y por la mañana venden su producto fresco a los comerciantes. Sin embargo, para la mayor parte de la gente del interior, el pescado de los supermercados llega de la costa y se exhibe en cajas de hielo. Independientemente de donde compres el pescado, lo mejor es llevártelo a casa, lavarlo con agua fría, secarlo y comerlo ese mismo día o al día siguiente. Guárdalo en el frigorífico hasta que lo vayas a cocinar. El pescado que se congeló al instante y se selló al vacío en el mismo barco de pesca es una buena alternativa al pescado fresco. De hecho, puede ser incluso de mejor calidad, ya que se congeló minutos después de haber sido pescado. Si compras pescado congelado, guárdalo en el congelador, en su envoltorio, hasta que vayas a cocinarlo.

El marisco vivo, como las almejas y las ostras, hay que refrigerarlo de inmediato, tan pronto como llegues a casa. Pásalo a un tazón sin agua (el agua fresca lo mataría) y cúbrelo con una toalla húmeda para que conserve su humedad (nunca lo selles en una bolsa de plástico, pues morirá). Guarda el tazón en el frigorífico. De esta manera, las almejas duran vivas hasta una semana, mientras que los mejillones duran solo tres días. La langosta y el cangrejo frescos, o el calamar congelado en algún momento se echan a perder con mucha facilidad, por lo que debes comerlos el mismo día que los compres.

Qué conservar sobre la encimera de tu cocina o dentro de la despensa

Alimento	*Caducidad*
Aceite de oliva virgen extra	2 años
Ajo	2 meses
Alcaparras (selladas)	1 año
Arroz	6-8 meses
Azúcar de arce	4 años
Café (granos enteros)	9 meses
Café (molido)	3-5 meses
Cebollas	2 meses
Cereales integrales	6 meses
Chalota	1 mes
Especias secas	1-3 años
Fruta seca	6-12 meses
Frutos secos	6-9 meses
Harina	6 meses
Legumbres (secas)	1-2 años
Miel de abeja	2 años
Pasta de anchoas	Varios años, <1 año en refrigeración una vez abierta
Pasta de guindillas	1+ años
Pasta de miso	1+ años, <1 año en refrigeración una vez abierta

Pasta de tomate	1+ años, 3 meses en refrigeración una vez abierta
Pasta/tallarines	1-2 años
Patatas violeta	3 semanas
Pimienta negra	1-3 años
Piñones	2 meses
Pomelo	1 semana
Productos del mar enlatados	3+ años
Salsa de ostras	1 año, 6 meses una vez abierta
Salsa de soja	Indefinido, 2-3 años una vez abierta
Salsa Sriracha	1+ años
Semillas	2-3 meses
Setas secas	1+ años
Sirope de arce	4 años
Tés negros	2 años
Tés verdes	1 año
Tomates (frescos)	3-4 días
Tomates enlatados	1 año
Vinagre	5-10+ años

Tu cocina ya está renovada, tienes todas tus herramientas y pronto manejarás las técnicas de cocción como un experto. Ahora veamos de nuevo los alimentos. A lo largo de la segunda parte leíste sobre las pruebas que avalan el beneficio para la salud de muchos alimentos y bebidas. En el capítulo 11 hiciste tu selección a partir de las listas de alimentos basadas en esas pruebas para dar forma a tu lista personalizada de alimentos y escogiste los que quieres comer para proteger tu salud. A continuación, veamos cómo elegimos los alimentos que vamos a cocinar y a comer. Te mostraré por qué algunos son realmente excepcionales y te hablaré sobre otros que quizá no hayas probado pero valdría la pena explorar si te apetece experimentar un poco.

CAPÍTULO 13

Alimentos excepcionales

Ahora querría hablarte de otro grupo de alimentos, los que me parecen excepcionales. Cada cual tiene su definición personal de lo que es excepcional y tu idea quizá esté marcada por lo que ves en los medios. La televisión muestra a chefs viajando a tierras extrañas y comiendo alimentos «raros». Los concursos de cocina presentan ingredientes secretos poco habituales. Los gurús del bienestar en internet hablan de los últimos alimentos de moda procedentes de la selva. Las empresas de comida, los expertos en bienestar y las cadenas de restaurantes te acosan con ingredientes publicitados como superalimentos. El atractivo de lo excepcional es comprensible, pero para decir cuáles son los alimentos más sobresalientes deberíamos basarnos solo en la ciencia y en las pruebas, no en los mensajes comerciales. El objetivo es elegir lo esencial y no lo superficial.

En este capítulo te hablaré de algunos alimentos que considero excepcionales por sus virtudes culinarias y de salud. Piensa en ello como en un resumen de la lista de reproducción de *Comer para sanar*. Búscalos y pruébalos. No solo son fáciles de incorporar a tu marco 5 × 5 × 5, sino que abrirán tu mente y tu paladar a nuevos y emocionantes sabores.

Presento mi colección de alimentos excepcionales dividida en cuatro categorías. La primera es «Hallazgos por todo el mundo», que incluye alimentos poco conocidos que quizá no hayas visto y mucho menos, probado. Estos manjares de ciertas culturas culinarias te pueden sorprender y encantar si los pruebas preparados por un experto.

Después siguen «Los increíbles», los alimentos con beneficios sorprendentes o incluso impactantes. Muchos de estos alimentos no suelen estar asociados con la salud, pero la ciencia ahora dice lo contrario. Los beneficios realmente harán que se te caiga la mandíbula y aprenderás unos datos curiosos que puedes usar para sorprender a tus amigos y colegas la próxima vez que hagas una reunión.

De ahí vamos a las «Victorias absolutas». Son los alimentos que mencioné en este libro, los cuales no solo influyen en uno, sino en «los cinco» sistemas de defensa de la salud. Comerlos es el equivalente de batear un jonrón para tu salud.

Finalmente, te daré algunos consejos sobre cómo encontrar las mejores versiones de los alimentos que ya son buenos para ti, lo que yo llamo «Destacados». Esta sección te lleva por un paseo virtual del mercado y te dice cómo compran los expertos para obtener lo mejor de lo mejor.

Hallazgos por todo el mundo

Por todos los rincones del mundo, los paladares cada vez se vuelven más sofisticados a medida que las culturas se entremezclan y se introducen nuevos alimentos a través de las respectivas fronteras. El resultado es que en los supermercados de América del Norte, Europa y Asia puedes encontrar hoy en día muchos alimentos que antes se consideraban exóticos, como la salsa de pescado, la burrata o el arroz negro. También puedes encontrar alimentos interesantes en tus vacaciones o tus viajes de trabajo, quizá por casualidad o porque un amigo, un colega o un lugareño te animó a expandir tus horizontes y probar algo nuevo.

Aunque no seamos famosos, los videos de internet, los programas de televisión, los nuevos restaurantes y hasta los *food trucks* nos dan acceso a sabores que hace una generación casi nadie habría llegado a conocer. Estos alimentos te ofrecen la oportunidad de vivir una aventura culinaria. Estos son algunos de los alimentos de distintas tradiciones culinarias del mundo que son excepcionales por las pruebas científicas que demuestran sus beneficios de salud, no solo por su delicioso sabor:

Flor de calabaza. Durante los meses de verano puedes encontrar la flor de calabaza en algunos mercados. La flor entera es comestible y tiene un sabor ligeramente dulce. Se utiliza en ensaladas y sopas, se añade a pastas o se rellena y se hornea. La flor contiene un bioactivo natural, llamado «espinasterol», que protege el ADN contra las mutaciones, ayuda a la inmunidad y mata las células cancerígenas de los senos y los ovarios.[1]

Caqui. Una fruta dulce, parecida a un tomate, el caqui es originario de China, pero se ha popularizado en el Mediterráneo y en Turquía, y ahora se puede encontrar en muchas partes del mundo. Es el fruto nacional de Japón. Hay distintas variedades: una de ellas se llama hachiya y es suave y dulce cuando está madura. Puedes comerla como unas natillas, con cuchara. Se ha demostrado que los extractos de caqui matan las células cancerígenas del colon y la próstata.[2]

Wasabi fresco. La parte comestible de un pariente japonés del rábano, el wasabi real, es un rizoma que crece bajo tierra y se cosecha a mano en primavera o a principios del otoño. El tallo se ralla fino para crear la pasta de wasabi, un condimento delicado y aromático que potencia el sabor del sushi. Se ha demostrado que el extracto de wasabi mata las células cancerígenas de la mama, el hígado y el colon.[3] (Nota: la pasta verde que se sirve con el sushi en los restaurantes no es wasabi real, sino una imitación preparada con polvo de rábano y colorante verde.)

Melón amargo. De piel fina, con forma de pepino y de apariencia espinosa, el melón amargo es un tipo de calabacín utilizado en las gastronomías de China, India, Indonesia y el Caribe, y también como remedio herbal. Su sabor único y amargo disminuye drásticamente cuando se cuece y de alguna manera incrementa los sabores de los demás ingredientes del plato. Lo amargo a menudo es lo mejor, porque contiene beneficios para la salud, y se ha demostrado que los bioactivos de este melón, responsables de su sabor, matan las células cancerígenas del colon y los senos, disminuyen el colesterol y mejoran los niveles de glucosa en personas diabéticas.[4] No es una verdura que puedas cocinar en casa sin experiencia alguna. Es mejor que tu primer encuentro con el melón amargo se dé en un restaurante o en casa de un amigo que sepa cómo prepararlo.

Brotes de helecho. En algunas partes del mundo, durante unas cuantas semanas a principios de primavera se pueden encontrar en el mercado estos tentáculos comestibles con forma de espiral. Como otros alimentos vivos, están llenos de bioactivos que activan tus sistemas de defensa, entre ellos tus células madre y tu microbioma.[5] Puedes saltearlos con un poco de aceite de oliva virgen extra o comerlos crudos, servidos en rodajas en una ensalada. Solo asegúrate de quitarles bien la tierra antes de usarlos.

Trufas. Son otro manjar del bosque. Si quieres regalarte algo realmente especial, intenta rallar un poco de trufa fresca para añadirla a la pasta, el arroz, las verduras, el pescado o el pollo. Este manjar, parecido a una bola de golf mal formada (del que toma su nombre la versión de chocolate), es un hongo subterráneo que encuentran los cerdos y los perros en Francia, Italia y España durante los meses de otoño e invierno. Las trufas liberan un aroma inconfundible, resultado de compuestos químicos naturales parecidos a las feromonas humanas. También contienen un estimulante inmunológico llamado «anandamida», que realiza un trabajo doble como neurotransmisor. Es un hecho notable que la anandamida active los mismos centros de recompensa del cerebro que estimula el cannabis, los cuales provocan una sensación de euforia.[6] Otros bioactivos presentes en las trufas protegen el ADN y mejoran el funcionamiento muscular y el metabolismo de la energía.[7] Las trufas, uno de los alimentos más caros del planeta, son un manjar único en el que vale la pena hacer el gasto cuando tengas la oportunidad.

Ahora enumeraré unos cuantos hallazgos procedentes del mundo marino, que alegrarán a tus papilas gustativas y tus sistemas de defensa de la salud:

Botarga. Es la hueva seca y salada de un pescado llamado «lisa gris», que se encuentra en el Mediterráneo. La versión clásica de Cerdeña se llama *bottarga di muggine* y se encuentra en las tiendas de productos italianos. Es un verdadero manjar que se puede comer rallado como un queso sobre pasta o arroz, y añade un sabor a marisco a cualquier plato. Como la mayoría de las huevas de pescado, la botarga es una fuente de AGP omega-3. Y tiene un beneficio añadido: en el laboratorio, se ha demostrado que los extractos matan células cancerígenas del colon.[8]

Tinta de calamar. La mayoría de los cefalópodos (calamar, sepia, pulpo) rocían una tinta negra para escapar de sus depredadores. Los pescadores suelen recolectar el saco de tinta del cuerpo de estas criaturas, ya que este manjar de gran sabor se utiliza para preparar arroz y pasta en la gastronomía costera del Mediterráneo. Hay algunos platos famosos que se preparan con tinta, como el arroz negro de España, el *risotto al nero di seppia* de Venecia y el espagueti negro, conocido como *pasta al nero*.[9] Las investigaciones que se han hecho en laboratorio sobre las propiedades de la tinta muestran que puede tener efectos antioxidantes, antiangiogénicos, protectores de las células madre y estimulantes de la inmunidad.[10] La tinta de calamar incluso puede proteger el microbioma intestinal contra los efectos secundarios de la quimioterapia.[11]

Navajas. Si te gusta el marisco, te encantarán las navajas. Estos inusuales moluscos se llaman así porque recuerdan a la forma de las antiguas navajas de afeitar de los barberos. Miden entre quince y veinticinco centímetros de largo y se venden vivas en los mercados del mundo para que no tengas más que hervirlas o cocinarlas a la plancha con un poco de aceite de oliva, ajo y vino blanco. No necesitas quitarles la concha porque, al cocerlas, la concha se abre completamente, soltando su jugo y el cuerpo de la almeja, que es fácil de extraer. La carne de la navaja es dulce y suculenta. En el laboratorio, los extractos de la carne se obtienen remojándola en agua caliente, y han demostrado incrementar la producción de anticuerpos para las células inmunológicas, y también son capaces de matar directamente las células cancerígenas del hígado y los senos.[12]

Los increíbles

Las investigaciones sobre alimentos y salud algunas veces te llevan a descubrimientos increíbles. Algunos estudios incluso revelan cómo ciertos alimentos que antes se despreciaban por completo por no ser saludables, o que se consideraban placeres culpables, pueden tener beneficios para la salud y merecen un segundo vistazo. Lo bonito de la ciencia es que nos permite abrir nuestra mente a las pruebas que se nos presentan, dándonos a veces una nueva perspectiva sobre los alimentos. Los siguientes alimentos no son recomendaciones, pero sí hechos simplemente sorprendentes extraídos de las investigaciones:

Cerveza. El exceso de cualquier bebida alcohólica es dañino para tus defensas de salud, y la cerveza contiene un montón de calorías que probablemente no necesites.[13] No obstante, contiene bioactivos que flotan en el líquido durante su fermentación. Uno de ellos, el xantohumol, tiene efectos anticancerígenos, es antiangiogénico y puede retrasar el crecimiento de las células adiposas (así es).[14] Un estudio epidemiológico con 107.998 personas demostró que beber cerveza está asociado a un menor riesgo de cáncer de riñón.[15] La parte no alcohólica de la cerveza también estimula las células madre que son buenas para el corazón, como vimos en el capítulo 7.[16]

Queso. El queso contiene grasas saturadas y puede ser alto en sodio, y ambas cosas en sí mismas ya constituyen amenazas para la salud, pero estudios llevados a cabo con decenas de miles de personas en Suecia han demostrado que comer pequeñas cantidades de queso (hasta seis porciones al día) se relaciona con un riesgo menor de ataque cardíaco.[17] Un estudio importante realizado en Alemania y que analizó a 24.340 personas descubrió que comer a diario el equivalente a dos porciones de queso curado, como el gouda, jarlsberg, emmental o edam, se asocia con un riesgo menor de cáncer pulmonar y de cáncer de próstata.[18] Tal y como mencioné en el capítulo 6, estos beneficios están relacionados con la vitamina K_2, que se encuentra en los quesos duros. Otros quesos, como el parmesano, el cheddar y el camembert, alimentan las bacterias intestinales sanas de nuestro microbioma.

Chocolate. Como el dulce que es, el chocolate es una golosina que contiene grasas saturadas y azúcar procesada, dos ingredientes no saludables. Sin embargo, el chocolate amargo contiene grandes cantidades de sólidos de cacao, su principal ingrediente, que ofrece una gran cantidad de beneficios. Un porcentaje mayor de cacao, y una proporción menor de azúcar y lácteos, hacen del chocolate amargo una golosina más sana. Se ha demostrado que su consumo reduce el riesgo de cardiopatía y diabetes, protege tu ADN y mejora el microbioma intestinal.[19] Como vimos en el capítulo 7, beber chocolate caliente hecho con grandes concentraciones de cacao puede aumentar la cantidad de células madre y mejorar el flujo sanguíneo. Es más, puede cambiar las células de tu sistema inmunológico de un estado proinflamatorio a uno antiinflamatorio.[20]

Prosciutto y jamón serrano. Definitivamente, las carnes procesadas no son opciones saludables. Si bien la fuerza de voluntad y la autodisciplina son virtudes, algunas personas simplemente no pueden dejar de comer bacon. Si necesitas comer jamón para gozar de la vida, recuerda la información del capítulo 6: el jamón ibérico de bellota está hecho con cerdos alimentados solo con bellotas, y el prosciutto de Parma italiano está hecho con cerdos alimentados con queso parmesano (beneficioso para las bacterias intestinales) y castañas. Tanto las bellotas como las castañas contienen AGP omega-3. Por tu salud, deberías minimizar tu consumo de cualquier carne, en especial las procesadas (no hay estudios realizados con humanos que demuestren el beneficio de comer ninguna carne procesada), pero es sorprendente que estos dos jamones ofrezcan algo de grasa saludable.

Comida picante. Hubo un tiempo en que la comida picante se consideraba un problema para la salud por los posibles problemas de acidez, pero las investigaciones nos han llevado a replantearnos la cuestión de la generación de calor y las propiedades promotoras de la salud que se encuentran en la capsaicina de las guindillas, tanto frescas como secas. Un gran estudio realizado en China, donde regiones enteras consumen una gastronomía ardiente, demostró que comer alimentos con guindillas al menos una vez al día se asocia con una reducción del riesgo de muerte por cualquier causa, ya sea cáncer, cardiopatía, infarto, diabetes, infecciones o enfermedad respiratoria.[21] A tus bacterias intestinales también les gusta el picante. Las investigaciones muestran que un microbioma alimentado con guindillas puede mantener a raya la inflamación y la obesidad.[22]

Patata violeta. Estas distintivas patatas de piel oscura e interior azulado se encuentran hoy en los mercados modernos y los menús de ciertos restaurantes. La forma más saludable de comerlas probablemente sea al horno o hervidas, o en rodajas como parte de una ensalada. Sin embargo, los científicos han descubierto en el laboratorio que la patata violeta es antiangiogénica y puede matar las células madre cancerígenas. Los efectos anticancerígenos se conservan aunque la patata se hierva, se hornee o se fría.[23]

Frutos secos. Los frutos secos (almendras, anacardos, nueces de macadamia, nueces pecanas, piñones, pistachos y nueces) por sí mismos no son increíbles, pero sabemos que comerlos es saludable. Además, lo que pueden hacer para cambiar tu destino en relación con el cáncer sí que es increíble. Un importante estudio europeo demostró que consumir una ración y media de nueces (veintidós mitades de nueces) al día se relaciona con una reducción del 31 por ciento del riesgo de desarrollar cáncer de colon.[24] Lo más sorprendente es que el estudio conjunto de trece centros reconocidos en el tratamiento contra el cáncer, incluidas la Universidad de Harvard, la Universidad de Duke, la Universidad de California-San Francisco y la Universidad de Chicago, demostró que comer solo dos raciones de nueces a la semana se asocia con una increíble reducción del 53 por ciento del riesgo de muerte en pacientes con cáncer de colon en etapa 3, a quienes trataban convencionalmente con quimioterapia.[25]

Victorias absolutas

A lo largo de este libro has visto cómo más de doscientos alimentos pueden activar uno o más de tus sistemas de defensa de la salud. Si eres de esas personas que se fijan mucho, habrás notado que algunos alimentos aparecen más de una vez en distintos capítulos, porque influyen en más de un sistema de defensa. Los he incluido en una única lista de alimentos estrella, capaces de ayudar a los cinco sistemas de defensa a la vez. Como un jugador de béisbol que batea un *home run* con todas las bases llenas, estos alimentos cubren todas las bases para una victoria absoluta.

Muchas veces me preguntan: si solo pudieras recomendar un alimento, ¿cuál sería? No hay soluciones únicas cuando se trata de comida, pero si me viera forzado a elegir (y lo hago todos los días), sería alguno de esta lista:

VICTORIAS ABSOLUTAS

Frutas		Verduras	Bebidas
Albaricoques	Mandarinas	Berenjena	Café
Cerezas	Mangos	Brotes de bambú	Manzanilla
Ciruelas	Melocotones	Brotes de helecho	Té negro
Kiwis	Moras azules	Col rizada	Té verde
Lichis		Zanahorias	

Frutos secos/ semillas	Productos del mar	Aceites	Dulces
Linaza	Tinta de calamar	Aceite de oliva (AOVE)	Chocolate amargo
Nueces			
Pepitas de calabaza			
Semillas de girasol			
Sésamo			

Ten en cuenta que hay muchos otros ingredientes y alimentos promotores de tus defensas que puedes comer junto con estos grandes éxitos, así que no te recomiendo que te centres demasiado en ellos. Intenta combinar distintos alimentos para que haya diversidad y así poder conservar el interés en tu dieta. Las grandes victorias, sin embargo, son los mejores alimentos que puedes incluir habitualmente en tu LPA cuando planifiques tu semana. Si quieres centrarte en combatir una enfermedad en particular y te interesa un recordatorio sobre en qué enfermedades inciden estos alimentos, ve la tabla en la página 400 del capítulo 15, o relee los capítulos 6 al 10 para ver qué sistemas de defensa se conectan con enfermedades específicas.

Ten en cuenta que la tabla de arriba solo menciona los alimentos que he repasado en la segunda parte del libro. A medida que avance la ciencia, otras investigaciones irán ampliando esta lista, así que te invito a registrarte en mi página web (<www.drwilliamli.com>) para recibir las últimas novedades en lo referente a investigaciones y nuevos alimentos que puedas incluir en esta lista.

Destacados

Comprar en una tienda o mercado puede parecer una actividad repetitiva y es fácil estancarse en una rutina. Aun cuando los pasillos y los mostradores están repletos de opciones, de alguna manera siempre compras lo mismo. Si esto se parece a tu experiencia, tal vez consideres que comprar comida es aburrido. Sabes que debe haber otras opciones mejores, pero no tienes claro cuáles elegir. La LPA que creaste te ofrece muchas opciones deliciosas y llenas de color, pero voy a darte un paseo virtual por las tiendas y el mercado para mostrarte los alimentos destacados que yo busco cuando compro. Tener un poco de información y centrarte en las mejores opciones que te puedes llevar a casa abrirá tus horizontes. Mi filosofía es que, cuando hablamos de comida, lo magnífico es siempre mejor que algo solamente bueno.

Frutas y verduras frescas. Busca siempre alimentos de temporada, porque estos representan la mejor calidad en el mercado. Todo lo que encuentres en los pasillos de frutas y verduras es vegetal, y hay tantas opciones que siempre puedes encontrar algo distinto para probar. Entre las verduras, si te has aburrido de la col rizada, prueba las múltiples variedades de achicoria. Esta es una gran categoría de hojas verdes saludables, incluidas las endibias belgas, la escarola, la endibia frisé, la achicoria puntarelle, la achicoria radicchio y el tardivo di Treviso. Todas estas variedades tienen bioactivos con propiedades anticancerígenas que pueden interesarte a la hora de cambiar tu experiencia culinaria.[26] Hay muchos videos en YouTube que muestran cómo consumir achicorias: por ejemplo, salteadas, hervidas y preparadas con otras técnicas en recetas deliciosas.

Los tomates son una gran fuente de bioactivos que reconstituyen las defensas, pero hay unos que son mejores que otros. Para obtener altos niveles de licopenos, busca tomates San Marzano, tomates cherry, tomates de piel oscura y tomates mandarina.[27] Si buscas otra gran opción con licopenos, plantéate comprar sandía y la papaya. Algunas papayas incluso tienen niveles más elevados de licopeno que los tomates.[28]

Cuando se trata de elegir frutas, la variedad de manzanas disponibles durante el otoño puede ser abrumadora. Las que tienen los niveles más elevados de polifenoles promotores de la salud son la Granny Smith, la red delicious y la reineta. Yo busco estas específicamente porque son manzanas deliciosas y buenas para la salud.

En la sección de setas, busca piezas frescas, con tallo, en cajas de madera. Evita las que se venden en rodajas, pues sus bioactivos se descomponen más rápidamente que si están en piezas completas. Las setas rebozuelo, morilla, porcini, maitake y shiitake (frescas o secas) son mis favoritas por su sabor, pero no olvides que el champiñón común también es una opción saludable.

Pescado y marisco. Todo el mundo sabe que el salmón es saludable, pero si quieres más variedad o simplemente no te gusta su sabor, prueba otros productos altos en AGP omega-3. He consultado múltiples bases de datos internacionales en busca de los mayores niveles de AGP omega-3 en los pescados y mariscos, y algunas de mis opciones preferidas con niveles elevados son: almejas de Manila, jurel de aleta amarilla (no el atún), róbalo, atún de aleta azul y berberechos. Asimismo, no olvides los beneficios de las ostras si las puedes conseguir frescas, por sus propiedades protectoras del ADN y estimulantes de la inmunidad.

Cuando estés en la sección de marisco del mercado, ten en cuenta que algunos de los pescados más populares, como el atún y el pez espada, pueden contener grandes cantidades de mercurio. Si te fascina comer sushi y atún, sería bueno que analizaras tus niveles de mercurio. Las mujeres embarazadas, en general, deberían tener cuidado al comer sushi por esta misma razón.

No desprecies el pescado enlatado, que tiende a ser un pescado más pequeño, libre de mercurio y cargado con omega-3. El pescado enlatado de mejor calidad es el que viene de España, Portugal y Francia, que suele exportarse y está disponible en muchas tiendas de todo el mundo. Por lo general, se encuentra en los pasillos de los alimentos enlatados. Los pescados enlatados más comunes, con los mejores niveles de omega-3, son el salmón, la caballa, el atún, las sardinas y las anchoas.

PESCADOS Y MARISCOS ALTOS EN GRASAS SALUDABLES

Nivel alto de AGP omega-3 (>0,5 g/100 g de producto)		
Almejas orientales	Jurel de aleta amarilla	Pepino de mar
Anchoas	Langosta espinosa	Pez de San Pedro
Atún de aleta azul	Lisa gris	Róbalo del Mediterráneo
Atún patudo	Lubina negra	Salmón
Berberechos	Merluza	Salmonete
Botarga	Ostras del Pacífico	Sardina
Caballa	Pámpano	Trucha alpina

PESCADOS Y MARISCOS ALTOS EN GRASAS SALUDABLES (cont.)

Caviar (esturión)	Pargo	Trucha arcoíris
Fletán	Pargo azul	
Hueva de pescado (salmón)	Pargo rojo	

Aceite de oliva. Ya sabes que el aceite de oliva virgen extra es mejor para cocinar a bajas temperaturas, o como complemento o aderezo para una ensalada. Sin embargo, cuando la mayoría de las personas compran aceite de oliva suelen elegir la marca más común. Sin embargo, no todos los aceites de oliva tienen los mismos niveles de bioactivos. Yo busco los aceites que sean solamente de una variedad alta en polifenoles, ya sea koroneiki, picual o moraiolo. La próxima vez que estés frente a docenas de tipos de aceite de oliva, elige una botella y lee la etiqueta con atención para consultar con qué aceitunas está hecho.

* * *

Los alimentos sobre los que acabo de hablar son algunos de los que considero excepcionales y que vale la pena conocer. No son solo un sustento para tu salud, sino un gran estímulo para tus papilas gustativas. Pueden convertir tu alimentación en una aventura. Cuando pruebes algo nuevo y descubras que te encanta su sabor, añádelo a la LPA para que pase a formar parte de tu repertorio personal de alimentos. Siéntete libre, por supuesto, de ir más allá de los alimentos presentes en este capítulo y explora otros que no conozcas y puedan hacerte feliz.

Ahora ya dispones del conocimiento de tus sistemas de defensa de la salud. Ya has dado forma a una lista con tus alimentos preferidos para estimular esas defensas. Ya sabes cuál es el repertorio de técnicas y de ingredientes que debe haber en tu cocina. Has repasado algunos alimentos sorprendentes y excepcionales. Ahora es momento de unir las piezas ¡y empezar a comer! En el siguiente capítulo compartiré contigo recetas preparadas con estos deliciosos alimentos y un plan de comidas a modo de ejemplo. Mi objetivo es inspirarte con algunas opciones, para que puedas abordar esta forma de alimentación sencilla y flexible, como muestra de la satisfacción y el gusto culinario que debes tener el resto de tu vida.

CAPÍTULO 14

Ejemplo de plan de alimentación y recetas

La libertad de elegir es algo maravilloso, pero puede volverse abrumador cuando estás haciendo algo nuevo. Lo «novedoso» no tiene por qué ser «intimidante» ni «confuso». Es útil tener una guía o un modelo que puedas seguir mientras te familiarizas y te sientes cómodo creando tu propia versión del marco 5 × 5 × 5 para alimentar tu salud. Este capítulo ofrece esa guía y la inspiración necesaria para que practiques esta forma de alimentación en tu vida cotidiana.

Reuní algunas recetas deliciosas que incluyen muchos de los alimentos promotores de la salud y con mejor sabor, que yo mismo disfruto, para que puedas utilizarlas al principio y preparar algunos platos que te ayuden a recuperar tu salud en la cocina.

Guía de comidas del marco 5 × 5 × 5

No pretendo que sigas esta guía como si fuera una ley. Su propósito es mostrarte algunas versiones de cómo funciona el marco 5 × 5 × 5 en la vida real. Verás cómo crear opciones diferentes de alimentación y podrás empezar a practicar utilizándola como modelo.

Solo podrás comer para alimentar tu salud si dispones de un plan que puedas seguir. Tu plan debe tener en cuenta las realidades de tu día a día, razón por la que las dietas rígidas son tan difíciles de seguir. Por este motivo, diseñé a propósito el marco 5 × 5 × 5 para permitir que, pese a nuestras mejores intenciones, algunos días y semanas no se den de acuerdo con el plan. Cada día es como mínimo algo diferente del anterior. Surgen imprevistos, la agenda se detiene o algo cambia.

Recuerda, incluso si practicas con el plan de muestra y pruebas las recetas, la única indicación importante del marco 5 × 5 × 5 es que comas al menos cinco alimentos defensores de la salud al día, para así asegurarte de que tus opciones lleguen a cada uno de los cinco sistemas de defensa por lo menos una vez. Eso es todo. Más allá de esta regla, puedes adaptar el marco a cualquier situación y practicar este método de la forma que quieras. Por supuesto, deberías reducir el consumo de alimentos que no te sientan bien, pero siempre pondré el énfasis en que te centres en lo bueno para reemplazar a lo malo. Es una buena filosofía para la vida.

Cómo leer la guía de comidas

- Cada columna representa un día hipotético de la semana.
- Al inicio de cada columna hay una lista de los cinco alimentos seleccionados para ese día y su propiedad asociada: A = angiogénesis, R = regeneración, M = microbioma, I = inmunidad, P = protección del ADN.
- Cuando lo leas detenidamente, notarás que algunos días tienen los cinco alimentos repartidos entre las cinco comidas, mientras que otros días los concentran en dos o tres comidas. Esto es para mostrarte cómo en cualquier momento puedes adaptar este marco con flexibilidad, allá donde estés, pase lo que pase.

El resto del capítulo contiene 24 recetas con alimentos para estimular tus sistemas de salud. Quiero mostrarte que es posible usar y combinar los ingredientes de formas increíblemente deliciosas. He probado todas las recetas y se pueden preparar en media hora o menos (algunas recetas necesitan más tiempo de cocción, pero sin supervisión).

Al igual que los alimentos de este libro, las recetas toman técnicas y sabores de distintas culturas y tradiciones culinarias: la mediterránea y la asiática son influencias fuertes porque ambas regiones favorecen el uso de alimentos enteros, vegetales, frescos, preparados con métodos sencillos de cocción, usando aceites saludables bajos en grasas saturadas. Reconocerás opciones de la segunda parte, como las de los tallos de brócoli, el chocolate amargo, las castañas, los tomates cocidos, las nueces y los muslos de pollo, entre otras. Todas las recetas se pueden preparar fácilmente con las herramientas que describí en el capítulo 12. Son la clase de recetas que me gusta preparar y que comparto con mis amigos y mi familia.

Dicho lo cual, quiero que te tomes la guía de comidas y las recetas como un mero punto de partida, no un destino. El principio fundamental del marco 5 × 5 × 5 es que se adapta fácilmente a tu vida real y te invita a explorar. Aunque en el libro haya repasado más de doscientos alimentos, hay muchos más que promueven una buena salud. Si ves un ingrediente que te intriga en una tienda o un mercado, pruébalo. Si no lo menciono aquí, te sugiero que investigues para saber si afecta a algún sistema de defensa y qué beneficios tiene.

Así puedes buscar como un experto: accede a PubMed en internet. Es un motor de búsqueda magnífico, vinculado con una inmensa base de datos de la Biblioteca Nacional de Medicina de Estados Unidos, de los Institutos Nacionales de Salud (<https://www.ncgi.nlm.nih.gov/pubmed>). PubMed tiene acceso a más de 28 millones de estudios científicos. Es gratis y público y puedes buscar entre sus tesoros secretos de información. PubMed contiene resúmenes de casi todas las publicaciones, comentando la premisa básica del estudio, sus métodos y conclusiones, para que te hagas una idea de los beneficios que puede tener un alimento.

Utilízalo de esta manera: introduce el nombre del alimento que quieres investigar en la barra del buscador junto a cualquier otro término relacionado con los sistemas de defensa, como «angiogénesis», «regeneración», «células madre», «microbioma», «ADN» o «inmunológico». PubMed buscará entre sus 28 millones de artículos y te dirá qué estudios contienen esas palabras.

DOMINGO	LUNES	MARTES
Cinco alimentos diarios	**Cinco alimentos diarios**	**Cinco alimentos diarios**
• Mandarinas (A) • Chocolate amargo (R) • Tallos de brócoli (M) • Salmón (P) • Tomates (I)	• Muslos de pollo (A) • Té verde (R) • Pan de masa madre (M) • Nueces (P) • Naranjas (I)	• Alcaparras (A) • Trigo integral (R) • Zumo de granada (M) • Tomates (P) • Chocolate amargo (I)
Desayuno	**Desayuno**	**Desayuno**
Yogur con mandarina		Barrita de chocolate amargo Zumo de granada
Comida	**Comida**	**Comida**
Sopa de tallos de brócoli con orégano		
Tentempié	**Tentempié**	**Tentempié**
Salsa de tomate casera + pan de masa madre tostado	Naranja + frutos secos Té verde	
Cena	**Cena**	**Cena**
Salmón al horno	Curry de pollo + pan de masa madre	Salsa de tomate fresco con pasta de trigo integral y alcaparras
Postre	**Postre**	**Postre**
Mousse de chocolate saludable		

MIÉRCOLES	JUEVES	VIERNES	SÁBADO
Cinco alimentos diarios	**Cinco alimentos diarios**	**Cinco alimentos diarios**	**Cinco alimentos diarios**
Fletán (A) Soja (R) Queso Gouda (M) Té oolong (P) Chocolate amargo (I)	• Tofu (A) • Apio chino (R) • Setas shiitake (M) • Mangos (P) • Guindilla (I)	• Nueces (A) • Patatas violeta (R) • Pan de masa madre (M) • Tomate (P) • Col rizada (I)	• Pollo (A) • Ostras (R) • Yogur (M) • Kiwi (P) • Café (I)
Desayuno	**Desayuno**	**Desayuno**	**Desayuno**
Té oolong			Yogur con kiwi Café
Comida	**Comida**	**Comida**	**Comida**
Ensalada con queso Gouda		Guiso de verduras de verano (contiene col rizada y tomate) Pan de masa madre	Medio plato de ostras del Pacífico
Tentempié	**Tentempié**	**Tentempié**	**Tentempié**
Barrita de chocolate amargo (sobras)			
Cena	**Cena**	**Cena**	**Cena**
Fletán hervido con jengibre, salsa de soja, aceite de sésamo cebollitas de Cambray	Sofrito de tofu, setas shiitake, guindilla y apio chino	Pesto de nueces y ñoquis de patata violeta	Pollo con menta y salsa de pescado
Postre	**Postre**	**Postre**	**Postre**
	Mango		

Yo también te ayudaré a estar al día con la lista creciente de alimentos que haya analizado, porque iré añadiéndolos a una lista de alimentos que se actualiza regularmente en: <www.drwilliamli.com/checklist>.

También puedes incrementar la cantidad de recetas que te ofrezco aquí buscando en internet los ingredientes de tu lista personalizada de alimentos y probando otras recetas. Solo tienes que acceder a tu buscador favorito, escribir el nombre del alimento y la palabra «receta», y tendrás muchas opciones. Conviene discriminar. Elige las recetas que incluyan ingredientes y métodos de cocción saludables. Estas son las recetas que comparto para ayudarte al principio.

Índice de recetas

Recetas

Barrita de chocolate amargo

Una barrita que estimule tu microbioma y tus células madre es una buena forma de comenzar el día, sobre todo si está hecha con chocolate amargo.

Para 12 porciones

Tiempo de cocción: 15-20 minutos

Tiempo de preparación: 15 minutos, más otras 2-3 horas para que se enfríe

Ingredientes

½ taza de anacardos troceadas (evitar si padeces alergia)

2 tazas de hojuelas de avena o de avena instantánea

¼ de cucharadita de sal de mar

¼ de taza de albaricoques secos orgánicos, picados

¼ de taza de mango seco orgánico, picado

¼ de taza de arándanos secos orgánicos

¼ de taza de moras azules secas orgánicas

½ taza de chips de chocolate amargo pequeñas (cacao al 70 por ciento o más) o chocolate amargo picado

½ taza de dátiles enteros (6-7 grandes aproximadamente), sin hueso y picados finos

¼ de taza de sirope de arce

½ cucharadita de extracto de vainilla

Preparación

Precalienta el horno a 180 °C. En un tazón grande, revuelve las anacardos, la avena y la sal. Añade los albaricoques, el mango, los arándanos, las moras azules y el chocolate, y mézclalo bien. En el tazón de un procesador de alimentos, añade los dátiles, el sirope de arce y la vainilla, y muélelos hasta obtener un puré de textura suave. Si la mezcla es muy espesa o tiene trozos, añade agua caliente, a cucharadas sueltas, hasta conseguir la consistencia suave de una salsa de manzana. Vierte el puré de dátil y arce sobre la mezcla de avena y fruta y revuelve para cubrir muy bien todos los ingredientes. Debe quedar pegajoso.

Vierte la mezcla en una bandeja para hornear de 20-22 centímetros, cubierta con papel de horno, y presiona la mezcla con tus dedos o una espátula. Es importante presionar con firmeza antes de hornear. Coloca la bandeja en la rejilla de en medio del horno y hornéala 15-20 minutos, hasta que los bordes se empiecen a dorar. Saca la bandeja y espera hasta que se enfríe por completo sobre una rejilla. Luego guárdala en el frigorífico para que se endurezca durante 2-3 horas aproximadamente, o toda la noche, antes de cortar las barritas individuales. Guárdalas en un contenedor tapado en el frigorífico.

Chocolate caliente con jengibre y naranja

Beber chocolate amargo caliente puede incrementar la capacidad de regeneración de tu cuerpo al estimular la circulación de células madre en tu sangre. Lo más importante es que sea amargo. Esta receta me la preparó mi buena amiga y extraordinaria chocolatera Katrina Markoff, con quien he colaborado para crear chocolates que tuvieran combinaciones únicas de ingredientes saludables.

Para 4 raciones de 180 mililitros

Tiempo de cocción: 5 minutos

Tiempo de preparación: 5 minutos

Ingredientes

3 tazas de leche de almendra, coco, avena o vaca

$1/2$ taza de chocolate amargo al 72 por ciento

$1/4$ de taza de cacao en polvo

$1/4$ de cucharadita de jengibre seco o $1/2$ cucharadita de jengibre fresco
    rallado

1 tira de cáscara de naranja de 10 centímetros

1 cucharada de azúcar de coco (opcional)

Crema de coco batida (opcional; ver receta más abajo)

Preparación

Añade la leche, el chocolate, el cacao, el jengibre, la cáscara de naranja y el azúcar a una olla profunda y pequeña. Caliéntala a fuego medio y revuelve hasta que se disuelva y se haya derretido todo el chocolate. Saca la cáscara de naranja y estará listo para servir. Decóralo con crema de coco batida si lo deseas.

Crema de coco batida

1 lata de 400 mililitros de leche o crema de coco

2 cucharadas de sirope de agave

$1/2$ cucharadita de extracto de vainilla

1 pizca de sal de mar

Enfría la leche de coco en el frigorífico toda la noche, asegurándote de no mover o inclinar la lata para que se separe bien la crema del líquido. Al día siguiente, enfría un tazón grande 10 minutos antes de batir. Saca la leche de coco del frigorífico sin moverla o inclinarla, y quita la tapa. Quita de encima la crema espesa y guarda el líquido para batidos o para preparar chocolate caliente como se indica arriba. Pasa la crema espesa al tazón frío. Bátela durante 45 segundos con una batidora eléctrica, hasta que se acreme. Añade el sirope de agave, la vainilla y la sal, y mezcla hasta que esté cremoso, 1 minuto más. Prueba y ajusta el dulzor si es necesario.

Úsala inmediatamente o refrigérala. Tomará una consistencia cada vez más firme en el frigorífico a medida que se enfría. Dura hasta 1 semana.

Ensalada caliente con zanahoria

Una ensalada caliente con aroma de comino, preparada con zanahorias y setas shiitake antiangiogénicas, con el sabor dulce de los tomates cherry.

Para 4 raciones
Tiempo de cocción: 15 minutos
Tiempo de preparación: 15 minutos

Ingredientes

1 manojo de hojas de zanahoria picadas en trozos de 3-5 centímetros (desecha los tallos duros)

2 cucharadas de aceite de oliva virgen extra, más el necesario para decorar

½ cebolla mediana, picada

2 dientes de ajo, picados finos

1 taza de setas shiitake, píleo y tallo, en rodajas finas

½ cucharadita de sal de mar, más la necesaria para decorar

½ cucharadita de hojuelas de guindilla de árbol (opcional)

½ cucharadita de comino molido

1 taza de tomates cherry, cortados por la mitad

Ralladura de 1 limón

Pimienta negra recién molida, al gusto

Preparación

Coloca las hojas de zanahoria en un plato grande o un tazón grande para servir, y resérvalo. Calienta el aceite de oliva en una sartén pequeña sobre un fuego medio-alto. Añade la cebolla y el ajo, y cocínalos 2-3 minutos aproximadamente, hasta que se transparenten, suelten su aroma y se doren un poco. Añade las setas shiitake y cocínalas unos 3-5 minutos más, hasta que estén blandas. Añade la sal de mar, las hojuelas de guindilla de árbol y el comino. Incorpora los tomates y saltéalos hasta que estén blandos. Vierte la mezcla de verduras cocidas sobre las hojas de zanahoria y revuelve para ablandarlas con el calor. Sazona con sal, pimienta, ralladura de limón y un chorrito de aceite de oliva virgen extra. Sirve en el momento.

Vinagreta tradicional de limón

Puedes preparar ensaladas con combinaciones interesantes de hojas verdes, hierbas y verduras picadas. Más allá de lo que elijas, el aderezo adecuado puede marcar la diferencia entre una ensalada buena y una maravillosa. Puedes añadir con facilidad a cualquier ensalada varios ingredientes saludables de la lista personalizada de alimentos.

Para 4-6 raciones
Tiempo de cocción: 0 minutos
Tiempo de preparación: 5 minutos

Ingredientes

1 diente de ajo pequeño, picado fino
1 anchoa en salazón, enjuagada
Zumo de 1/2 limón
1 cucharadita de mostaza de Dijon
1/4 de taza de aceite de oliva virgen extra

Pimienta negra recién molida, al gusto

Sal de mar, al gusto

Preparación

Con la ayuda de un mortero (o un tazón pequeño y la parte posterior de una cuchara), machaca el ajo y la anchoa hasta formar una pasta. Añade el zumo de limón y la mostaza, y revuelve. Vierte el aceite de oliva y bate para incorporar los ingredientes. Muele un poco de pimienta negra al gusto. Añade una pizca de sal. Si te llevas comida al trabajo, puedes guardar el aderezo en un contenedor y verterlo encima de tu ensalada en el momento.

Setas asadas

Esta es una manera perfecta de disfrutar de una combinación de setas para estimular tu inmunidad. Suponen un gran beneficio para tu microbioma y te pueden ayudar con las defensas angiogénicas.

Para 4 raciones

Tiempo de cocción: 30 minutos

Tiempo de preparación: 10 minutos

Ingredientes

900 gramos de setas (champiñones, shiitake, cremini, rebozuelo, morilla, maitake y porcini), píleos y tallos, limpios y cortados en rodajas finas en diagonal

¼ de taza de aceite de oliva virgen extra

4 dientes de ajo, picados finos

Pimienta negra recién molida, al gusto

6-8 ramitas de tomillo o romero

Sal de mar, al gusto

1 ramita de perejil, picada fina

Preparación

Precalienta el horno a 230 °C. En un tazón grande, revuelve las setas, el aceite de oliva, el ajo y la pimienta negra. En una bandeja para hornear cubierta con papel de horno, o en un molde para horno con rejilla, extiende uniformemente la mezcla de setas, esparce el tomillo por encima y hornéalas 25-30 minutos, hasta que estén doradas. Permite que se enfríen un poco, sazona con sal, esparce perejil para decorar y sírvelas calientes.

Nota: No debes lavar ni remojar los champiñones en agua. Para limpiarlos, pásales con cuidado una toalla de papel o un trapo limpio de cocina húmedos. No añadas sal hasta que estén cocidos.

Berenjena asada

La berenjena contiene ácido clorogénico, que activa tu sistema regenerativo y otras defensas de la salud. En esta receta primero la asas y luego le añades un aderezo preparado con otros ingredientes que también alimentan tu salud, pues aportan bioactivos y un sabor inigualable que impregnará la carne de la berenjena. Es un plato realmente suculento y saludable.

Para 4-6 raciones
Tiempo de cocción: 5-6 minutos
Tiempo de preparación: 20 minutos, mínimo 30 minutos de reposo

Ingredientes
4 berenjenas pequeñas o 2 medianas
2 cucharaditas de orégano fresco, picado, o 1 cucharadita de orégano seco
Hojas de 1 manojo grande de menta, picadas (puedes usar perejil si lo
   prefieres)
3-4 dientes de ajo, picados finos
Sal, al gusto

Hojuelas de guindilla de árbol, al gusto (opcional)

¼ de taza de aceite de oliva virgen extra

Vinagre balsámico de buena calidad, al gusto

6-8 hojas de albahaca

Aceitunas picadas, al gusto (opcional)

Alcaparras, al gusto (opcional)

Preparación

Calienta una plancha o una parrilla sobre el fuego. Lava y seca las berenjenas. Corta y desecha los extremos. Corta las berenjenas, a lo largo, en rodajas de medio centímetro.

Asa las rodajas de berenjena unos 2-3 minutos por cada lado. Cuando estén listas, colócalas en una sola capa que cubra el fondo de una cacerola grande. Esparce un poco de orégano, menta, ajo, sal y hojuelas de guindilla de árbol. Rocíalas con aceite de oliva por encima. Termina con un ligero chorrito de vinagre balsámico. Repite la operación hasta sumar tres capas de berenjena y condimentos.

Tapa la cacerola con film autoadherible y déjala reposar a temperatura ambiente o en el frigorífico durante por lo menos 30 minutos para permitir que los sabores penetren en la berenjena. Esta receta también se puede preparar con antelación y refrigerar durante una noche, o la puedes conservar refrigerada, en un contenedor hermético, unos 7-10 días.

Para servir: coloca las rodajas de berenjena en un plato y decora con hojas de albahaca enteras o cortadas en juliana. Decora con aceitunas y alcaparras.

Esta receta es un fabuloso entrante o guarnición, y puedes servirla como ensalada sobre una cama de rúcula. También puedes cortar la berenjena en pequeños pedazos y servirla sobre rebanadas de pan tostado, como tapas.

Sopa de tallos de brócoli y orégano

Esta es una gran opción para incorporar a tu dieta los tallos y los floretes antiangiogénicos del brócoli. En esta receta añado germen de brócoli para darle un impulso extra al sistema inmunológico.

Para 6-8 raciones
Tiempo de cocción: 20 minutos
Tiempo de preparación: 10 minutos

Ingredientes
1 cabeza de brócoli
2 cucharadas de aceite de oliva virgen extra
1 cebolla amarilla mediana, pelada y picada
4 dientes de ajo, picados finos
2 cucharaditas de orégano seco
5 tazas de caldo de verduras
2 tazas de espinacas, enjuagadas
1 taza de hojas de perejil, enjuagadas
Ralladura de ½ limón
Sal kosher, al gusto
Pimienta negra recién molida, al gusto
Germen de brócoli (como guarnición, opcional)

Preparación
Corta los floretes del tallo y resérvalos. Pela la corteza del tallo de brócoli y pícalo en dados de 2 centímetros. Deja los floretes y el tallo separados.

Calienta el aceite de oliva en una olla grande sobre un fuego medio-alto. Añade la cebolla y el ajo, y cocínalos durante 5 minutos aproximadamente, hasta que se transparenten y suelten su aroma.

Añade el tallo de brócoli picado y el orégano y saltéalo 3-5 minutos antes de incorporar el caldo. Espera a que suelte el primer hervor y baja la llama a fuego medio. Déjalo 10 minutos, hasta que el brócoli esté blando, y resérvalo.

En una olla mediana, hierve 4 tazas de agua. Blanquea los floretes de brócoli 2-3 minutos antes de pasarlos rápidamente a un tazón con agua helada. Repite el procedimiento con las espinacas y el perejil y sécalos con una servilleta de papel o un trapo de cocina limpio.

Vierte la mezcla de brócoli y caldo a una licuadora, y comienza a molerlos a velocidad media-alta. Lentamente, añade el brócoli colado, las espinacas y el perejil, y licúalo a velocidad alta hasta obtener una consistencia suave y de un color verde brillante. Sazona con sal y pimienta al gusto, y decora con ralladura de limón y germen de brócoli.

Sopa de castañas

Se trata de una forma deliciosa de consumir el ácido elágico de las castañas. Esta sopa es una delicia reconfortante para tomar en otoño. Puedes servirla con setas salteadas y pan de masa madre crujiente.

Para 4 raciones
Tiempo de cocción: 30 minutos
Tiempo de preparación: 10 minutos

Ingredientes
2 cucharadas de aceite de oliva virgen extra, más el necesario para decorar
1 chalota grande, picada
2 tallos de apio con las hojas, picados
1 zanahoria mediana, picada
1 diente de ajo, picado
Hojas de 2 manojos de tomillo
3 hojas de laurel frescas o secas enteras, para desecharlas después
Sal de mar, al gusto

Pimienta negra, al gusto

1 ½ tazas de castañas cocidas

4 tazas de caldo de verduras

Preparación

Calienta el aceite de oliva virgen extra en una olla profunda mediana sobre un fuego medio-alto. Añade la chalota, el apio, la zanahoria, el ajo, el tomillo, el laurel, la sal y la pimienta, y saltéalos entre 5-7 minutos, hasta que suelten su aroma. Incorpora las castañas y revuelve bien. Vierte el caldo de verduras, espera a que suelte el primer hervor y baja la llama a fuego medio para que hierva durante 20 minutos. Saca las hojas de laurel. Con una batidora de inmersión, muele la sopa hasta obtener una consistencia suave y cremosa. Sazona con sal y pimienta al gusto. Decora dos tazones de sopa con un chorrito de aceite de oliva virgen extra de buena calidad.

Sopa de setas

Puedes preparar esta sopa caliente y reconfortante con una gran variedad de setas que estimulen tu inmunidad y generen un sabor umami. Sé creativo y consigue distintas setas para experimentar con la receta a tu gusto.

Para 4 raciones

Tiempo de cocción: 30 minutos

Tiempo de preparación: 10 minutos

Ingredientes

2 cucharadas de aceite de oliva virgen extra

1 chalota grande, picada

4 dientes de ajo, picados finos

450 gramos de setas (champiñones, shiitake, rebozuelo, cremini y setas), picadas

Hojas de 3-4 tallos de tomillo

Sal de mar, al gusto

4 tazas de caldo de verduras

Pimienta negra, al gusto

¼ de taza de perejil, picado

Preparación

En una olla profunda mediana, calienta el aceite de oliva sobre un fuego medio-alto y saltea la chalota y el ajo durante 4-5 minutos aproximadamente, hasta que suelten su aroma. Añade las setas y las hojas de tomillo, y sazona con una pizca de sal de mar. Saltéalos 4-5 minutos aproximadamente, hasta que se doren. Reserva unos cuantos trozos bonitos de setas para decorar la sopa al servir. Añade el caldo y déjalo hervir otros 15-20 minutos. Con una batidora de inmersión o en una licuadora convencional, muele la sopa hasta obtener una consistencia suave. Sazona con sal y pimienta al gusto. Decora con los trozos de seta reservados y perejil picado.

Sopa de calabaza

Una sopa clásica en otoño, dondequiera que haya calabazas (preferentemente de la variedad llamada «potimarrón»).

Para 4 raciones

Tiempo de cocción: 45 minutos

Tiempo de preparación: 10 minutos

Ingredientes

2-3 calabazas pequeñas, o 2½ tazas de puré de calabaza orgánico (2 latas de 450 mililitros)

2-3 cucharadas de aceite de oliva virgen extra

Sal de mar, al gusto

2 dientes de ajo, picados

1 cebolla blanca mediana, picada

1/4 de cucharadita de pimienta negra

1/2 cucharadita de cardamomo

1/2 cucharadita de canela

1/2 cucharadita de cúrcuma

1/4 de cucharadita de nuez moscada

2 tazas de caldo de verduras

1 taza de leche de coco

Pepitas de calabaza, al gusto

Preparación

Cubre una bandeja para hornear con papel de horno y precalienta el horno a 180 °C. Prepara las calabazas cortándolas por la mitad y sacando todas las semillas y las venas. Rocía aceite de oliva virgen extra en cada una, sazónalas con sal de mar y acomódalas boca abajo sobre la bandeja forrada. Hornéalas 30-45 minutos hasta que puedas insertar fácilmente un cuchillo en la carne. Espera a que se enfríen para manipularlas y pela la cáscara. Reserva.

Calienta el aceite de oliva en una olla mediana sobre un fuego medio-alto. Saltea el ajo y la cebolla, sazona con pimienta y 1/4 de cucharadita de sal, y cocínalos unos 2-3 minutos, hasta que suelten su aroma. Incorpora el cardamomo, la canela, la cúrcuma y la nuez moscada, y revuelve bien. Añade la carne de las calabazas y revuelve para cubrir con el aceite. Añade el caldo y la leche de coco, y espera a que burbujee. Con una batidora de inmersión, muele la sopa hasta obtener una consistencia suave y cremosa. Sazona con sal de mar al gusto. Decora con las pepitas de calabaza.

Sopa de patata violeta asada

La sopa de patata nunca fue tan deliciosa. El color natural de la patata violeta mata las células madre cancerígenas y es antiangiogénico. Puedes decorar esta sopa con una cucharada de yogur para ayudar a tu microbioma.

Para 4 raciones
Tiempo de cocción: 45 minutos
Tiempo de preparación: 10 minutos

Ingredientes

450 gramos de patatas violeta (4-6 medianas), peladas y picadas en dados de 2 centímetros

3 cucharadas de aceite de oliva virgen extra, separadas

Sal de mar, al gusto

Pimienta negra recién molida

½ cebolla morada pequeña o 1 chalota grande, picadas

2 dientes de ajo, picados finos

1 tallo de apio con hojas, picado

2 ramitas de romero pequeñas enteras, para desecharlas después

4-6 tazas de caldo de verduras

Perejil o eneldo, picado fino

Yogur (para decorar, opcional)

Preparación

Calienta el horno a 200 °C. Coloca las patatas en una bandeja para hornear grande, ya sea antiadherente o cubierta con papel pergamino o papel de aluminio antiadherente. Rocía 1 cucharada de aceite de oliva virgen extra por encima y sazona con sal y pimienta. Asa las patatas durante unos 25-30 minutos, hasta que comiencen a caramelizarse y estén blandas.

En una olla profunda mediana, calienta las otras 2 cucharadas de aceite de oliva sobre un fuego medio-alto. Añade la cebolla y saltéala 1-2 minutos. Añade el ajo, el apio y el romero, sazona con sal y pimienta y saltéalos unos 4-5 minutos, hasta que suelten su aroma y se ablanden. Incorpora las patatas asadas y caldo suficiente como para cubrirlas generosamente. Espera a que suelte el hervor, baja la llama a fuego bajo y deja que hierva 8-10 minutos, hasta que las patatas estén blandas. Saca las ramas de romero y deséchalas. Con la ayuda de una batidora de inmersión, muele la sopa hasta obtener una consistencia suave y cremosa. Sazona con sal de mar al gusto. Decora con perejil o eneldo picado y pimienta negra recién molida. Sirve una cucharada de yogur para decorar la sopa.

Variación: asa trozos de zanahoria morada y coliflor morada con las patatas.

Guiso de verduras de verano

Durante los boyantes meses de verano, no hay mejor manera de obtener los beneficios de muchas verduras y hierbas frescas que preparando un guiso. En esta receta llena de energía hay 18 ingredientes que estimulan las defensas de tu salud.

Para 4-6 raciones
Tiempo de cocción: 45 minutos
Tiempo de preparación: 30 minutos

Ingredientes
3 cucharadas de aceite de oliva virgen extra, más el necesario para decorar
1 cebolla mediana, picada
2 tallos de apio, cortados en rodajas de 1 centímetro

2 zanahorias con hojas; corta las zanahorias en dados de 1 centímetro y pica las hojas finas

Sal, al gusto

2-3 dientes de ajo, picados finos

½ cucharadita de hojuelas de guindilla de árbol o 1 guindilla verde fresca, cortada a la mitad, a lo largo (opcional)

2-3 ramas de orégano, mejorana o tomillo frescas, o una combinación

1 taza de puré de tomate (consulta la salsa de tomate fresco, p. 383) (puedes sustituirlo con 4-6 tomates pera frescos, pelados, sin semillas y picados, o con una lata pequeña de tomates picados)

1 calabacín mediano, cortado en dados de 1 centímetro

2 patatas violeta medianas, cortadas en dados de 1 centímetro

1 boniato pequeño, cortado en dados de 1 centímetro

1 litro de caldo de verduras

1 hoja de laurel seca o 2-3 frescas

2 tazas de col toscana (*cavolo nero*), picada

1 lata de judías riñón, coladas y enjuagadas

10-12 hojas de menta o albahaca frescas, picadas

Pan de masa madre, tostado

Preparación

Calienta el aceite de oliva en una olla grande sobre un fuego medioalto. Añade la cebolla, el apio, las zanahorias, esparce sal y cocina unos 3-4 minutos. Añade el ajo, las hojuelas de guindilla de árbol y el orégano. Cocínalo unos 2-3 minutos más. Incorpora el puré de tomate, sazona con sal y espera a que hierva 5 minutos aproximadamente. Añade el calabacín, las patatas, el boniato y el caldo. Déjalo hervir. Añade la hoja de laurel, baja la llama y déjalo hervir unos 20-25 minutos, hasta que las patatas estén blandas al pincharlas con un tenedor. Incorpora la col, las hojas de zanahoria y las judías, y espera que hierva 10 minutos más. Quita la olla del fuego. Añade la menta y revuelve. Sirve en tazones y decora con un chorrito de aceite de oliva virgen extra y pan de masa madre tostado.

Nota: Usa cualquier mezcla de tus hierbas y verduras favoritas. La salvia y el cilantro también son buenas opciones. Puedes incorporar zapallos de verano o calabaza moscada, judías verdes, patatas blancas y una mazorca de maíz entre las verduras. Si quieres un guiso más sustancioso, puedes añadir pasta cocida, quinoa o farro. Decora el guiso con dados de aguacate fresco o con tu queso favorito.

Pesto sencillo con trofie

Esta pasta tradicional de Liguria, Italia, no tiene igual por su asombroso sabor, su sencillez y la perfecta combinación de bioactivos de la albahaca, los piñones, el ajo y el aceite de oliva. La pasta muchas veces se prepara con harina de castañas, lo que le da un toque saludable adicional.

Para 2-3 raciones
Tiempo de cocción: 0 minutos
Tiempo de preparación: 5 minutos

Ingredientes

2 tazas de hojas de albahaca frescas, sin tallos

$\frac{1}{4}$ de taza de piñones o nueces

2 dientes de ajo pequeños

$\frac{2}{3}$ de taza de aceite de oliva virgen extra, separadas

$\frac{2}{3}$ de taza de queso parmesano rallado, más el necesario para decorar

Sal de mar, al gusto

450 gramos de pasta trofie, hecha con harina de castaña (puedes comprarla en internet si tu supermercado no la vende)

Preparación

En un procesador de alimentos, muele la albahaca, los frutos secos, el ajo, la mitad del aceite y la mitad del queso hasta que se mezcle todo bien.

Con el procesador encendido, vierte el resto del aceite en un hilo constante. Una vez que se incorpore, apaga el procesador y pasa la mezcla a un tazón. Incorpora el resto del queso. Añade una pizca de sal, al gusto.

Aparte, hierve una olla grande de agua con sal. Añade la pasta al agua hirviendo y cocínala *al dente*, 1 minuto menos de lo que indica el paquete. Reserva 1 taza del líquido de la cocción antes de colar la pasta. En un tazón grande, revuelve el trofie, el pesto y suficiente líquido de la cocción para cubrir la pasta. Sirve de inmediato y decora con más queso parmesano.

Pesto de nueces

Si crees que el pesto de albahaca es el mejor, deberías probar el de nueces. Piensa en todos los estudios clínicos que demuestran cómo las nueces mejoran tu salud y combaten las enfermedades.

Para 4 raciones
Tiempo de cocción: 5 minutos
Tiempo de preparación: 15 minutos

Ingredientes
1 rebanada de pan de masa madre, sin los bordes
½ taza de leche entera
1 taza de nueces sin cáscara
2 cucharadas de piñones
1 diente de ajo, pelado y troceado
¼ de taza de queso parmesano
1 ramita de mejorana fresca
3 cucharadas de aceite de oliva virgen extra
Sal, al gusto
Pimienta negra, al gusto

Preparación

Coloca el pan en un tazón pequeño. Vierte la leche y déjalo remojando 1-2 minutos. Exprime el pan con suavidad y pásalo a un procesador de alimentos. Reserva la leche sobrante.

Añade al procesador las nueces, los piñones, el ajo, el queso y la mejorana. Enciende el procesador y vierte en hilo el aceite de oliva. Añade la leche reservada a medida que se necesite para obtener una consistencia espesa pero cremosa. Sazona con sal y pimienta al gusto.

Puedes servir el pesto de nueces sobre una pasta o como salsa para bañar pescado, pollo o verduras. Se conserva refrigerado y en un contenedor hermético unos 3-4 días; no lo congeles.

Nota: También puedes tostar ligeramente las nueces en una olla pequeña o en el horno a 190 °C durante 5 minutos para intensificar su sabor. Si tuestas las nueces y así lo deseas, también puedes quitarles la cáscara con un trapo de cocina limpio.

Ñoquis de patata violeta

He aquí otra forma de hacer que la pasta esté de tu lado. Patatas violeta. Ñoquis. Un ataque contra las células madre cancerígenas. No hay más que decir.

Para 4 raciones
Tiempo de cocción: 40-50 minutos
Tiempo de preparación: 30 minutos

Ingredientes

900 gramos de patatas violeta
2 tazas de harina, más la necesaria para enharinar
1 huevo, ligeramente batido

½ cucharadita de sal

Queso parmesano

Preparación

Lava las patatas. En una olla grande con suficiente agua para cubrirlas, hierve las patatas con su piel durante unos 30-40 minutos, dependiendo del tamaño, hasta que puedas pincharlas fácilmente con un tenedor. Saca las patatas y cuélalas bien. Permite que se enfríen sobre servilletas de papel o un trapo de cocina limpio.

Cuando puedas manipular las patatas sin quemarte, quítales la piel y aplástalas hasta obtener un puré. Para que tus ñoquis sean ligeros y esponjosos, usa un machacador o un molinillo de alimentos. Extiende el puré en una amplia superficie enharinada y déjalo enfriar. Esparce alrededor de dos tercios de la harina sobre el puré y forma un pozo en el centro. Añade el huevo y la sal en el pozo. Con las manos, incorpora los ingredientes y comienza a formar la masa. Amasa con suavidad, añadiendo el resto de la harina poco a poco, a medida que se necesite, hasta que la masa sea uniforme. No amases en exceso ni añadas más harina.

Extiende la masa en un rectángulo. Corta unas 8-10 piezas. Enrolla cada una sobre una superficie ligeramente enharinada para formar una soga larga, de 1 centímetro de grosor aproximadamente. Corta cada soga en trozos de 2 centímetros y reserva.

Sacude ligeramente el exceso de harina de los ñoquis y pásalos a una olla de agua hirviendo con sal. Cuécelos durante unos 2-4 minutos, hasta que floten en la superficie. Sácalos con cuidado utilizando una cuchara con ranuras y cuélalos bien. Reserva 1 taza del líquido de la cocción. Sirve los ñoquis en un tazón caliente. Decora con pesto de nueces o cualquier otra salsa, y revuélvelo todo hasta que quede cubierto. Añade algunas cucharadas del agua de la cocción si es necesario. Decora con más queso parmesano.

Nota: Deberás hervir los ñoquis antes de que pasen 30-45 minutos de su preparación, o se pegarán. Si no los vas a cocer de inmediato, colócalos sobre una bandeja de galletas enharinada para evitar que se peguen y ponlos a congelar durante 2 horas o hasta que estén duros. Una vez congelados, métlos en un contenedor y guárdalos en el congelador hasta que vayas a consumirlos.

Salsa de tomate fresco con pasta

Esta salsa clásica para platos de pasta hace resaltar la frescura de los tomates y sus beneficios antiangiogénicos, a favor del microbioma y protectores del ADN. Añade un poco de queso parmesano rallado para acompañar.

Para 4-6 raciones
Tiempo de cocción: 30 minutos
Tiempo de preparación: 30-40 minutos

Ingredientes

- 1-1 1/4 kilogramos de tomates maduros pero no blandos, a ser posible de las variedades San Marzano, Roma o pera
- 1-2 cucharadas de aceite de oliva virgen extra, más el necesario para decorar
- 1/2 cebolla pequeña, picada fina
- 1/2 diente de ajo, picado fino
- 1/2 cucharadita de hojuelas de guindilla de árbol (opcional)
- Sal, al gusto
- 3-4 hojas de albahaca frescas, cortadas en juliana, separadas
- 450 gramos de pasta de trigo integral
- Queso parmesano, rallado (opcional)

Preparación: *método de puré de tomate 1*
(con molinillo de alimentos)

Hierve una olla grande de agua. Lava los tomates y córtalos a la mitad, a lo largo. Desecha las semillas y las venas. Añade los tomates al agua hirviendo y cuécelos 4-6 minutos, hasta que se ablanden, pero que no se deshagan.

Sácalos y déjalos varios minutos en un colador, removiéndolo todo para eliminar la mayor cantidad de agua.

Coloca un molinillo de alimentos sobre un tazón grande. Muele los tomates por tandas. Gira la manivela del molinillo en dirección a las manecillas del reloj para extraer el puré por abajo. Cuando termines con cada tanda, gira la manivela en sentido contrario a las manecillas del reloj para liberar las semillas y la piel, y deséchalas.

Preparación: *método de puré de tomate 2*
(con procesador de alimentos o licuadora)

Hierve una olla grande de agua. Prepara un tazón grande de agua helada y déjala junto al fuego. Por tandas, añade 3-4 tomates a la vez al agua hirviendo. Cuécelos durante 45-90 segundos, hasta que la piel se empiece a abrir. Sácalos con una cuchara con ranuras y sumérgelos en el agua helada.

Pela los tomates, córtalos por la mitad y quítales todas las semillas y las venas. Cuela los tomates para eliminar la mayor cantidad de agua posible. Por tandas, pasa los tomates a un procesador de alimentos o una licuadora y muélelos hasta obtener una consistencia suave.

Preparación: *salsa de tomate clásica*

Calienta el aceite de oliva en una sartén grande o una olla profunda y ancha, con fondo grueso, sobre un fuego medio-alto. Añade la cebolla y saltéala unos 2-3 minutos. Añade el ajo y las hojuelas de guindilla de árbol, y saltéalos hasta que el ajo suelte su aroma, pero asegúrate de que no se dore. Incorpora unas 2 tazas de puré de tomate. Sazona con sal. Cocina la salsa unos 20-30 minutos. Añade la mitad de la albahaca fresca. Sirve con tu pasta favorita (sugiero espaguetis). Rocía un poco de aceite de oliva virgen extra por encima, decora con la albahaca restante y con el queso parmesano rallado.

Variaciones

Salsa de setas: Añade una variedad de setas frescas a la mezcla de cebolla y ajo y saltéalas durante 2-3 minutos antes de añadir el puré de tomate.

Salsa de berenjena: Añade dados de berenjena (a ser posible con la piel, pero puedes quitársela si así lo prefieres) a la mezcla de cebolla y ajo. Vierte ½ taza de agua y saltéalos con la olla tapada unos 4-5 minutos, hasta que el agua se evapore, antes de añadir el puré de tomate.

Nota: Puedes preparar una porción más grande de puré de tomate y guardarla en frascos herméticos siguiendo este método de conservación: sazónalo con sal antes de pasar la salsa a los frascos. Guarda el puré de tomate sobrante en una bolsa de plástico resellable en el congelador. Puedes utilizar puré de tomate como una salsa instantánea para pizzas; solo has de añadir un poco de aceite de oliva, sal y orégano al gusto.

Pasta con tallos de ajo y tomates cherry

Los tallos de ajo son un manjar veraniego. Cuando los caramelizas y los mezclas con tomates cherry, que son ricos en licopeno, aportas un sabor ligero y delicioso a la pasta. El zumo de limón recién exprimido enciende tus papilas gustativas y brinda un toque de bioactivos.

Para 2-4 raciones
Tiempo de cocción: 15 minutos
Tiempo de preparación: 10 minutos

Ingredientes

12 tallos de ajo (170 gramos, aproximadamente), limpios y cortados
en trozos de 5 centímetros, incluidas las flores

4 cucharadas de aceite de oliva virgen extra, separadas

Sal, al gusto

900 gramos de tomates cherry

350 gramos de linguini o alguna pasta alargada

Zumo de limón recién exprimido, al gusto

1 cucharada de ralladura de limón

Pimienta negra, al gusto

Hojas de albahaca fresca, troceadas por la mitad

Queso mozzarella fresco, cortado en dados de 2 centímetros (opcional)

Preparación

Precalienta el horno a 225 °C. Pasa los tallos de ajo a un tazón con 2 cucharadas de aceite de oliva y 1 pizca de sal, y revuelve para cubrir bien. Extiéndelos uniformemente en una sola capa sobre una bandeja para hornear con borde o un molde con rejilla. Hornéalos unos 10-13 minutos para caramelizarlos y que estén crujientes. Ten cuidado de no quemarlos. Resérvalos hasta que se enfríen.

Aparte, hierve una olla de agua y añade una cantidad generosa de sal. Cuece la pasta al dente, 1 minuto menos de lo que indica el paquete. Cuela y reserva.

Calienta las 2 cucharadas restantes de aceite de oliva virgen extra en una sartén. Añade los tomates cherry para soasarlos, permitiendo que se abran y liberen su jugo.

En un tazón, revuelve el linguini cocido y los tallos de ajo hasta que estén bien mezclados. Sirve una porción de pasta en un tazón y cubre generosamente con los tomates soasados. Exprime un limón encima y esparce ralladura de limón y pimienta negra recién molida al gusto. Decora con hojas de albahaca troceadas y queso mozzarella (opcional). Sirve a temperatura ambiente.

Espagueti con cacao, calamares y guindilla

Esta saludable receta puede parecer una aventura, pero es un tesoro para tus papilas gustativas. La combinación de cacao y guindilla envuelve la pasta con un sabor increíble. Los calamares le dan un toque perfecto.

Para 4 raciones
Tiempo de cocción: 15-20 minutos
Tiempo de preparación: 10 minutos

Ingredientes

2 cucharadas de aceite de oliva virgen extra

½ chalota, picada fina

1 diente de ajo, picado fino

¼ de cucharadita de hojuelas de guindilla de árbol

230 gramos de calamares baby o anillos y tentáculos de calamar, cortados en rodajas

Sal, al gusto

2 cucharadas de cacao, troceado

2 cucharadas de cacao en polvo

180 mililitros de caldo de pescado

60 mililitros de zumo de naranja recién exprimido

350 gramos de espagueti

Chocolate amargo al 80 por ciento, rallado

1 cucharada de ralladura de naranja

Guindilla en polvo, al gusto

Preparación

Calienta el aceite de oliva en una olla profunda y grande sobre un fuego medio-alto. Añade la chalota, el ajo y las hojuelas de guindilla de árbol. Añade los calamares, sazona con sal y saltéalos 2-3 minutos. Saca los calamares de la olla y mantenlos calientes.

En la olla, añade el cacao en trozos, el cacao en polvo, el caldo de pescado y el zumo de naranja. Revuelve para mezclarlo todo bien y que se disuelva el cacao en polvo completamente. Baja la llama a fuego lento.

En agua con suficiente sal, cuece el espagueti al dente, 1 minuto menos de lo que indica el paquete. Cuela la pasta y añádela a la salsa. Calienta 1 minuto para facilitar la mezcla.

Sirve el espagueti, añade los calamares y decora con ralladura de chocolate amargo, ralladura de naranja y guindilla en polvo.

Pollo al curry con coco

Un curry fácil de preparar es una receta esencial en cualquier hogar, además de que ofrece los beneficios de la cúrcuma que forma parte del curry en polvo. Esta receta añade además muslos de pollo y guindillas para un efecto inmunológico y antiangiogénico.

Para 4 raciones
Tiempo de cocción: 45 minutos
Tiempo de preparación: 15 minutos

Ingredientes (salsa)
1 lata de 400 mililitros de leche de coco
$1/3$ de taza de caldo de pollo (orgánico o casero)
$1/4$ de taza de mermelada de naranja
2 cucharadas de salsa de pescado thai
1 cucharada de curry en polvo
$1/2$ guindilla jalapeña o serrana, sin las nervaduras y picada fina
Pimienta negra recién molida, al gusto

Ingredientes (pollo)

1 cucharada de aceite para cocinar

1 ¼ kilogramos de muslos de pollo sin hueso, cortados por la mitad

1 cebolla mediana, cortada en trozos de 2 centímetros

1 cucharada de ajo, picado fino

2 patatas de piel fina, cortadas en trozos de 2 centímetros

1 boniato amarillo mediano, pelado y cortado en trozos de 2 centímetros

340 gramos de zanahorias baby enteras, peladas

2 cucharaditas de ralladura de naranja

Sal, al gusto

3 cucharadas de albahaca tailandesa o normal, fresca, picada

Preparación

Revuelve los ingredientes de la salsa en un tazón de metal y bate hasta que estén bien mezclados. Reserva.

Calienta el aceite en un wok o una sartén grande sobre un fuego medio-alto. Añade el pollo y cocínalo 5 minutos en total, dándole la vuelta una vez, hasta que se dore ligeramente. Retira los muslos de la sartén. Reserva solo 2 cucharadas de los jugos de la sartén y desecha lo demás. Añade la cebolla y cocínala 1-2 minutos. Añade el ajo y cocínalo 15 segundos. Devuelve el pollo a la sartén. Incorpora las patatas, el boniato, las zanahorias y la ralladura de naranja, y vierte la salsa. Cuando suelte el primer hervor, baja la llama, tapa el wok y déjalo hervir a fuego lento unos 45 minutos, hasta que el pollo ya no se vea rosado cuando lo cortes y las patatas, el boniato y las zanahorias estén blandos. Añade sal al gusto. Incorpora la albahaca justo antes de servir.

Pollo con menta y salsa de pescado

Los muslos de pollo, más allá de sus beneficios antiangiogénicos, nunca han tenido un sabor tan suculento como en este plato, preparado con menta y salsa de pescado thai.

Para 4 raciones
Tiempo de cocción: 15 minutos
Tiempo de preparación: 15 minutos

Ingredientes (salsa)

$1/2$ taza de vino blanco seco

2 cucharadas de salsa de soja

2 cucharadas de salsa de pescado thai

2 cucharadas de menta, picada

2 cucharaditas de azúcar moreno integral

$1/4$ de cucharadita de pimienta negra

Ingredientes (pollo)

$1/4$ de taza de aceite para cocinar

6-8 hojas de menta frescas, lavadas y secas con toalla de papel

1 guindilla jalapeña o serrana, en rodajas finas

2 cucharaditas de ajo, picado fino

$1/2$ cucharadita de hojuelas de guindilla de árbol, o al gusto

450 gramos de muslos de pollo sin hueso, sin piel, en filetes finos, a lo ancho

Preparación

Revuelve todos los ingredientes de la salsa en un tazón pequeño hasta que se mezclen por completo. Reserva.

Calienta el aceite en un wok, pero no permitas que humee. Deja una hoja de menta en el aceite durante 30 segundos, hasta que esté brillante, transparente y de un verde esmeralda. Si la temperatura del aceite es demasiado alta, la hoja se volverá de un tono verde olivo y se amargará. Saca la hoja y déjala sobre una servilleta de papel. Repite la operación con las hojas restantes.

Reserva solo 2 cucharadas de aceite y desecha lo demás. Añade la guindilla, el ajo y las hojuelas de guindilla de árbol, y sofríelo todo durante 15 segundos. No permitas que se queme. Añade de inmediato el pollo en tiras y sofríelo unos 2-3 minutos. Vierte la salsa en el wok y revuelve el pollo 2 minutos aproximadamente, hasta que esté bien cocido. Sirve de inmediato sobre un lecho de arroz integral.

Almejas a la plancha

La sencillez de las almejas frescas, el aceite de oliva, el ajo y el vino blanco crea un plato sublime que, sin duda, complacerá por igual a todos los amantes del marisco y la comida saludable.

Para 4 raciones
Tiempo de cocción: 15 minutos
Tiempo de preparación: 10 minutos

Ingredientes
¼ de taza de aceite de oliva virgen extra
3 dientes de ajo, picados finos
900 gramos de almejas frescas (navaja, berberechos, de Manila, americanas), limpias
1 taza de vino blanco seco
Sal de grano, al gusto
Pan crujiente

Preparación
Calienta una plancha o una sartén de fondo grueso sobre una parrilla o un hornillo de gas hasta que esté muy caliente (si las preparas en un espacio interior, asegúrate de encender el extractor de humo). Vierte el aceite de oliva en la sartén ya caliente para que no humee. Añade el ajo y sofríelo 10 segundos. Añade inmediatamente las almejas en una sola capa y cocínalas 5 minutos, dándoles la vuelta una vez, hasta que estén casi abiertas y liberen su jugo. Añade el vino y sacude la sartén con fuerza. Cocína-

las otros 5-6 minutos, hasta que se abran por completo. Desecha las almejas que no se hayan abierto.

Pasa las almejas a un tazón grande, vierte los jugos de la sartén y sazona con sal. Sirve de inmediato con mucho pan para mojar en esta delicia.

Pescado al vapor con jengibre

Cocer pescado al vapor facilita mucho la tarea de preparar una comida deliciosa y saludable. Añade unas cuantas setas, soja y cebollitas de Cambray y activarás múltiples sistemas de defensa a la vez.

Para 4 raciones
Tiempo de cocción: 20 minutos
Tiempo de preparación: 10 minutos

Ingredientes

2 setas shiitake

6 cucharadas de salsa de soja

Sal, al gusto

$^1/_8$ de cucharadita de azúcar

4 filetes de róbalo

3 cucharadas de vino de arroz Shaoxing

2 cebollitas de Cambray, cortadas en juliana a lo largo, con las partes
    blanca y verde separadas

1 trozo de 6 centímetros de jengibre fresco, pelado y cortado en juliana

1 manojo pequeño de cilantro, troceado

2 cucharadas de aceite de sésamo

Preparación

Corta las setas en rodajas finas y resérvalas. Revuelve la salsa de soja, la sal, el azúcar y 2 cucharadas de agua en un tazón pequeño, y resérvala.

Vierte 5 centímetros de agua en un wok, tápalo y espera a que el agua hierva. Quita la tapa y coloca una vaporera de bambú en el interior.

Enjuaga el pescado y sécalo con toallitas de papel. Coloca los filetes de pescado en un plato resistente al calor o en una fuente de vidrio pyrex. Vierte el vino de arroz sobre el pescado. Coloca el plato en la vaporera y tápala. Permite que hierva 10-12 minutos. Pincha el pescado con un cuchillo afilado para ver si está listo; debe penetrar en la carne por completo. Saca la vaporera y deja el pescado en un plato grande. Coloca las cebollitas, la mitad del jengibre y todo el cilantro y las setas en torno al pescado.

Calienta el aceite de sésamo en una sartén, pero no permitas que humee. Apaga la llama y vierte el aceite sobre del pescado. Luego vierte la mezcla de salsa de soja por encima. Sírvelo de inmediato.

Trufas de chocolate amargo y castañas

Las trufas son una magnífica forma de obtener los beneficios del chocolate en pequeñas cantidades, junto con el ácido elágico de las castañas. ¡Disfrútalas al estilo europeo!

Para 3 docenas de trufas aproximadamente
Tiempo de cocción: 5 minutos
Tiempo de preparación: 20 minutos, 30 minutos de reposo

Ingredientes
450 gramos de castañas, cocidas
120 gramos de chocolate amargo (cacao al 70 por ciento, o más), cortado
    en trozos de 2 centímetros
3 cucharadas de miel de abeja
1 cucharadita de extracto de vainilla
$^1/_3$ de taza de cacao en polvo
Ralladura fina de 1 naranja (opcional)

Leche de almendra, coco o entera, la cantidad que haga falta

Capacillos de papel para trufas (opcional)

Para cubrir las trufas: elige las coberturas que quieras y déjalas en pequeños tazones individuales

Cacao en polvo

Harina de coco

Azúcar de caña pura

Nueces, picadas finas

Chips de chocolate, picados finos

Preparación

Con un molinillo de alimentos, un machacador o un tenedor, aplasta las castañas cocidas en un tazón grande. Derrite el chocolate al baño María. Quita el chocolate del fuego y agrégalo a las castañas. Añade la miel de abeja, la vainilla, el cacao en polvo y la ralladura de naranja y revuelve hasta que quede todo mezclado. Si la mezcla está demasiado seca, añade cucharadas de leche de una en una hasta que sea uniforme. Si la mezcla es demasiado pegajosa para manipularla, refrigérala unos 20-30 minutos. Saca una cucharada de la mezcla y forma una bolita entre las palmas de tus manos. Haz rodar la bolita sobre la cobertura que desees y colócala en una bandeja o en un capacillo de papel. Guárdalas en un contenedor con tapa en el frigorífico.

Variaciones: Añade a la mezcla nueces o cualquier otro fruto seco picado fino.

Mousse de chocolate saludable

Servir chocolate de postre, siempre es un éxito, especialmente si es un chocolate amargo que ayuda a tus células madre y tus vasos sanguíneos. Esta receta también te ofrece los beneficios de la proteína de la soja.

Para 4 raciones
Tiempo de cocción: 5 minutos, 30 minutos de reposo
Tiempo de preparación: 5 minutos

Ingredientes
120 gramos de chocolate amargo (cacao al 70 por ciento, o más), cortado
    en trozos de 2 centímetros
350 gramos de tofu cremoso
2 cucharadas de sirope de arce
Frutos secos picados (nueces, avellanas, nueces pecanas), para decorar
Moras azules, fresas o moras, para decorar
Menta o lavanda fresca, para decorar (opcional)

Preparación

Derrite el chocolate al baño María sobre un fuego medio, removiendo de vez en cuando para evitar que se queme. Cuando esté completamente derretido, incorpora el tofu y el sirope de arce. Revuelve. Pasa la mezcla a un procesador de alimentos y bátela hasta obtener una consistencia esponjosa. Sirve el mousse en tazones o copas individuales. Refrigéralas para que se enfríen y se asienten durante al menos 30 minutos. Para servir, decora con nueces picadas, moras y hojas de menta.

* * *

A continuación, encontrarás un capítulo muy especial para las personas que están luchando contra alguna enfermedad o se preocupan por alguien que está en esa situación. Espero que los capítulos anteriores te hayan abierto nuevos horizontes sobre tus opciones alimentarias y sobre cómo preparar los alimentos. Ahora, en el último capítulo, llevaré nuestro diálogo sobre alimentación a otro nivel. Mientras que otros libros están llenos de recomendaciones respecto a qué comer, yo te daré las cantidades exactas que necesitas de cada alimento para conseguir un beneficio para tu salud: la dosis correcta.

CAPÍTULO 15

Dosis alimentarias

En este último capítulo quiero compartir un nuevo concepto: las dosis alimentarias. Si vamos a referirnos a los alimentos como medicina, entonces vamos a tener que hablar de dosis. Al igual que los componentes (bio)químicos de los medicamentos, los bioactivos en los alimentos que comes tienen efectos específicos en tus células, parecidos a los de los fármacos. Como has ido viendo a lo largo de este libro, los alimentos se estudian por medio de algunos de los mismos métodos empleados en el desarrollo de los medicamentos. Quiero que estés en primera fila del movimiento de «la comida como medicina» y voy a explicarte cómo el concepto de dosis alimentarias que utilizamos hoy para combatir las enfermedades está cambiando el futuro. El primer paso es descubrir las dosis correctas de los alimentos que nos ayudarán a mejorar nuestra salud.

En lo que respecta a las medicinas, los médicos saben que es importante estar seguros de qué medicamento utilizar, así como la dosis requerida para obtener los mejores resultados. La dosis es la cantidad de medicamento que se toma de cierta manera y con cierta frecuencia. Antes de que la FDA apruebe un nuevo medicamento para el uso generalizado de un fármaco, las empresas farmacéuticas invierten mucho dinero (de media, más de 2,6 mil millones por medicamento) en el desarrollo y las pruebas de las dosis hasta encontrar la que sea correcta para obtener la mejor respuesta. No obstante, los médicos no conversan con los pacientes sobre dosis alimentarias de la misma manera en que hablan sobre las dosis de los fármacos.

Una dosis alimentaria es la cantidad que se consume de cualquier alimento o bebida, asociada o que deriva en un resultado específico para la salud. Por ejemplo, ¿cuántas manzanas deberás comer para reducir el riesgo de cierta enfermedad? La dosis puede ser relevante para la prevención o el tratamiento de una afección, o para lidiar con ella a largo plazo, o para suprimirla y evitar que la enfermedad regrese. Una cantidad ingente de investigaciones ha revelado cómo determinados alimentos y bebidas pueden influir en la salud y la enfermedad, y la cantidad para lograr esa influencia.

Pienso en dosis alimentarias cada vez que hablo sobre la salud alimentaria con un paciente. Explico cómo algunos alimentos en concreto pueden ser útiles porque, al igual que las medicinas, los bioactivos que contienen afectan las células y los sistemas biológicos de su cuerpo. Comparto lo que sé sobre la importancia de elegir los alimentos, así como la forma de prepararlos para extraer todos sus beneficios. Y comparto cualquier información que los investigadores hayan difundido sobre las dosis, para que mis pacientes puedan saber cómo incorporar la comida a su vida. La mayoría de los médicos necesita con urgencia ampliar su formación en nutrición y salud, y cómo hablar de estos temas con sus pacientes. Necesitamos saber mucho más y también invertir en la educación de los estudiantes de medicina, de los médicos practicantes y de los propios nutricionistas sobre las dosis alimentarias. El objetivo de un cuidado de la salud completo debería incluir la asistencia nutricional a los pacientes, una asistencia que los ayude a cubrir sus necesidades con las herramientas alimentarias a las que tienen acceso.

La ciencia de las dosis alimentarias

La de la dosis alimentaria es una idea lógica desarrollada por investigadores como yo y como los miembros de mi equipo en la Fundación de la Angiogénesis, donde examinamos con rigurosos métodos científicos los alimentos, los extractos de alimentos y los bioactivos. Comenzamos con determinadas cantidades de un alimento identificado por medio de estudios clínicos o de investigaciones epidemiológicas realizadas en torno a los hábitos alimentarios de grandes poblaciones reales, y analizamos sus efectos beneficiosos para la salud. Estudiamos la información para verificar si los beneficios asociados con el alimento coinciden con lo que sabemos respecto a sus componentes bioactivos en relación con los sistemas de defensa de la salud o la manera en que estos contribuyen al mantenimiento de la salud y a repeler la enfermedad. Entonces traducimos la cantidad de alimento o de bebida que se consumió en las pruebas, así como la frecuencia de su dosis.

En los casos en que se mide el factor alimentario, calculamos la cantidad del factor presente en los alimentos reales utilizando las bases de datos del Gobierno. También analizamos los bioactivos en los alimentos y buscamos sus efectos en estudios de laboratorio, realizando pruebas moleculares, genéticas y bioquímicas habituales en la investigación farmacéutica. La actividad de las sustancias en los alimentos se traduce a una cantidad para determinar si la dosis necesaria es realista en cuanto al consumo. Así es como estudiamos la comida como medicina.

Cuando di mi conferencia en TED Talk, algunas de las reacciones más notables se advirtieron cuando mostré los resultados de un estudio que oponía el uso de medicamentos al de la comida en el contexto de la angiogénesis. Examinamos cuatro medicamentos para el cáncer, siete medicamentos habituales (antiinflamatorios, estatinas, un fármaco para la presión y un antibiótico) y dieciséis factores alimentarios de comida asociada a la disminución del riesgo de diversos cánceres. Increíblemente, quince de estos factores alimentarios eran más potentes que uno de los medicamentos anticancerígenos del experimento. La mayoría de los alimentos demostraron su efecto o resultaron ser más potentes que los medicamentos habituales. Algunos de los anticancerígenos más antiguos se descubrieron en origen a partir de fuentes naturales, como cortezas de árbol, plantas medicinales y organismos marinos. Si bien el estudio no iguala el efecto de la comida con los efectos de los medicamentos en humanos, los resultados nos obligan a detenernos un momento y maravillarnos ante el poder de la

Madre Naturaleza, aun sin dejar de ser los más acérrimos defensores del modelo farmacéutico de salud.

Hasta ahora, la mayoría de las referencias a las cantidades de un alimento «saludable» se han centrado en el tamaño de las porciones (por lo general dirigidas a la pérdida de peso como objetivo). Sin embargo, hoy podemos aplicar nuevas herramientas de la genómica y la biología celular y molecular para explorar cómo los alimentos promueven la salud de ma-

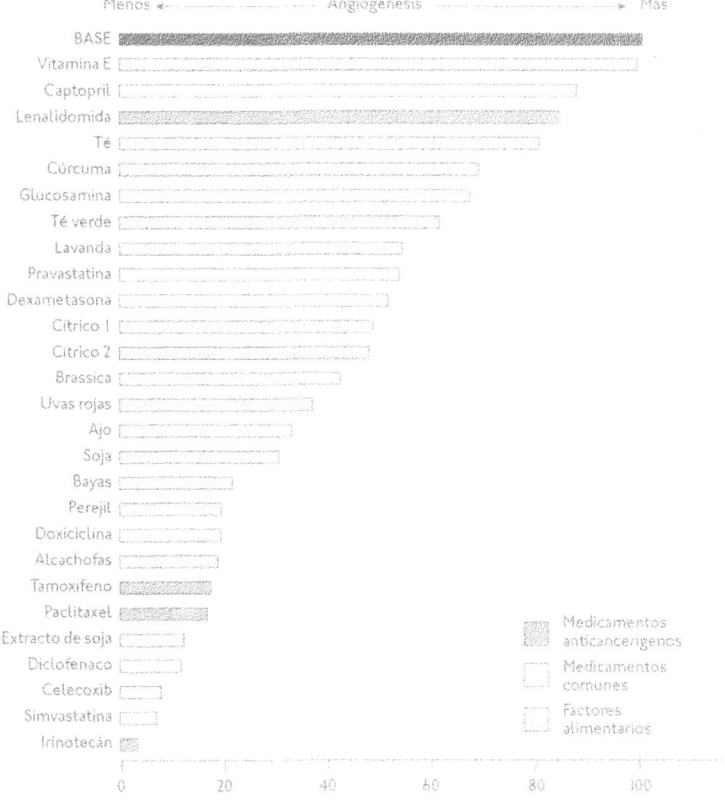

neras que hace unos años eran imposibles. Ya disponemos de algunos hallazgos clínicos y epidemiológicos extraordinarios que nos ofrecen una nueva perspectiva, para así poder valorar las cantidades que necesitamos comer, y cada cuánto.

La que sigue es una tabla que reúne muchos de los alimentos que he repasado en este libro y las correspondientes dosis que ofrecen beneficios contra la enfermedad. Estúdiala: es impresionante que hoy se puedan encontrar alimentos específicos de los que ya se ha publicado información en torno a su efecto sobre enfermedades como el cáncer de colon, de riñón o pulmonar, el lupus y la artritis, entre muchas otras.

De ninguna manera se trata de una lista completa —ni podría serlo—, ya que las investigaciones continúan y se siguen publicando nuevos hallazgos cada semana. Asimismo, ten en cuenta que los alimentos que han podido pasar a formar parte de esta lista fueron identificados en investigaciones de dosis alimentarias específicas para enfermedades específicas. Hay muchos alimentos que pueden combatir la enfermedad y promover una salud sostenible en virtud de su apoyo y a la activación que ejercen de los sistemas de defensa de la salud. Para lograr que tu dieta se convierta en un arsenal completo contra la enfermedad, revisa la tabla del apéndice A y obtén así un recordatorio de los alimentos que afectan a cada sistema y a cada enfermedad cuando nutres tus defensas con ellos.

TABLA DE DOSIS ALIMENTARIAS
Alimentos, sus dosis y las enfermedades que afectan

Alimento/bebida	Dosis para humanos	Enfermedad
Aceite de oliva	3-4 cucharadas al día	Cáncer de mama
	3-4 cucharadas al día	Cáncer colorrectal
	3-4 cucharadas al día	Cáncer de laringe
Albaricoques	2 frutas al día	Cáncer esofágico

TABLA DE DOSIS ALIMENTARIAS

Alimentos, sus dosis y las enfermedades que afectan (cont.)

	2 frutas al día	Cáncer de cabeza y cuello
Anacardos	26 nueces al día	Cáncer colorrectal
Atún	1+ porciones a la semana	Degeneración macular asociada a la edad
	100 gramos al día	Cáncer colorrectal
Brócoli	1-2 tazas a la semana	Cáncer de mama
	1-2 tazas a la semana	Cáncer esofágico
	2 tazas al día	Lupus eritematoso sistémico
Brotes de bambú	$^1/_3$ de taza al día*	Síndrome metabólico/ obesidad
Caballa	1+ porciones a la semana	Degeneración macular asociada a la edad
	100 gramos al día	Cáncer colorrectal
Café	2+ tazas al día	Infarto al miocardio
Carne oscura de pollo	~1 muslo de pollo (100 gramos) al día	Cáncer colorrectal
Castañas	50 gramos al día*	Cáncer de vejiga
Cerezas	2 frutas al día	Cáncer esofágico
	2 frutas al día	Cáncer de cabeza y cuello
Cerveza	1 cerveza al día	Cáncer colorrectal
	1 cerveza al día	Enfermedad coronaria arterial
	5 cervezas a la semana	Cáncer de riñón
	1-2 cervezas al día	Demencia
Chocolate amargo	375 miligramos de flavonoides (1 paquete de CocoaPro) al día	Enfermedad coronaria arterial
Ciruelas	2 frutas al día	Cáncer esofágico
	2 frutas al día	Cáncer de cabeza y cuello

TABLA DE DOSIS ALIMENTARIAS
Alimentos, sus dosis y las enfermedades que afectan (cont.)

Edamame	1,2 tazas al día	Cáncer de mama
Frambuesas negras	2 tazas al día	Esófago de Barrett
	7 tazas al día*	Cáncer de vejiga
	4 bayas al día	Enfermedades cardiovasculares
Fresas	1 ½ tazas al día	Lupus eritematoso sistémico
Kimchi	1 ⅕ tazas al día	Hipertensión
Kimchi fermentado	1,2 tazas al día	Síndrome metabólico/obesidad
Leche de soja	1 taza al día	Cáncer de mama
	1 taza al día	Arteriosclerosis
Mandarinas	2 frutas al día	Cáncer esofágico
	2 frutas al día	Cáncer de cabeza y cuello
Mango	2 frutas al día	Cáncer esofágico
	2 frutas al día	Cáncer de cabeza y cuello
Manzanas	1-2 al día	Cáncer de vejiga
	1-2 al día	Cáncer colorrectal
Melocotones	2 frutas al día	Cáncer esofágico
	2 frutas al día	Cáncer de cabeza y cuello
Moras	5 ½ tazas al día*	Cáncer de vejiga
Moras azules	1 taza a la semana	Cáncer de mama
Naranjas	1 ½ naranjas al día	Lupus eritematoso sistémico
Nueces	22 mitades al día	Cáncer colorrectal (riesgo)
	29 mitades a la semana	Cáncer colorrectal etapa 3 (muerte por)

TABLA DE DOSIS ALIMENTARIAS
Alimentos, sus dosis y las enfermedades que afectan (cont.)

Nueces de macadamia	17 nueces al día	Cáncer colorrectal
Pargo azul	1 + porciones a la semana	Degeneración macular asociada a la edad
	100 gramos al día	Cáncer colorrectal
Patatas violeta	5 patatas pequeñas al día*	Cáncer colorrectal
Pescado/marisco alto en AGP	90 gramos al día	Cáncer colorrectal
	90 gramos al día	Cáncer de mama
Pez espada	1 + porciones a la semana	Degeneración macular asociada a la edad
	100 gramos al día	Cáncer colorrectal
Piñones	¼ de taza al día	Cáncer colorrectal
Queso edam	2 porciones al día	Cáncer colorrectal
Salmón	1 + porciones a la semana	Degeneración macular asociada a la edad
	100 gramos al día	Cáncer colorrectal
Sardinas	1 + porciones a la semana	Degeneración macular asociada a la edad
	100 gramos al día	Cáncer colorrectal
Té negro	2 tazas al día	Hipertensión
Té verde	2-3 tazas al día	Cáncer colorrectal
	4 tazas al día	Enfermedades cardiovasculares[?]
	4-5 tazas al día	Lupus eritematoso sistémico
	4-5 tazas al día	Esclerosis múltiple
	4-5 tazas al día	Artritis reumatoide
Tomates cherry	8 tazas al día, crudos	Lupus eritematoso sistémico

TABLA DE DOSIS ALIMENTARIAS
Alimentos, sus dosis y las enfermedades que afectan (cont.)

Trigo integral	2,7 porciones al día	Enfermedades cardiovasculares
	2,7 porciones al día	Diabetes tipo 2
Vino tinto	I copa al día	Cáncer colorrectal
	½ copa al día	Arteriosclerosis
Yogur	> I porción al día	Enfermedades cardiovasculares

* *Indica dosis equivalente, calculada a partir de un estudio preclínico.*

Para las personas que quieren comenzar a comer para prevenir o detener una enfermedad, la pregunta principal solía ser «¿Qué alimentos debo evitar?». Sin embargo, sería mejor preguntar «¿Qué alimentos debo incorporar?».

Este cambio positivo en tu forma de pensar es un estímulo mucho más poderoso que te ayudará a reflexionar acerca de los alimentos con los que realmente disfrutas entre todos los que te he mostrado a lo largo de este libro. Te invito a revisar la información y a plantearte nuevas preguntas, como «¿Cuánto?», «¿Cuántas piezas?» y «¿Cada cuánto?».

He descubierto que el concepto de «dosis alimentarias» tiene un efecto particular en los pacientes, los amigos o los familiares que luchan contra una enfermedad. Por ejemplo, como ya dije en la segunda parte, los estudios realizados con personas con cáncer de colon han demostrado que comer dos raciones de frutos secos (unas catorce nueces) a la semana se asocia con un riesgo un 42 por ciento menor de volver a padecer la enfermedad. Esto convierte en obvia la recomendación de un cambio en el estilo de vida a bajo coste. Para el cáncer de mama, consumir diez gramos de proteína de soja (el equivalente a una taza de leche de soja) al día se asocia con un riesgo un 29 por ciento menor de morir a causa de la enfermedad.

No es posible ignorar esta clase de información después de ver los datos. Definitivamente, es algo útil para guiar tus decisiones alimentarias si lo que intentas es prevenir una enfermedad como el cáncer.

No es magia

Como sucede con todo en la salud y la enfermedad, cuando hablamos de dosis alimentarias, las cosas no siempre son tan sencillas como parece. Sí, las dosis son un concepto increíble, pero hay cinco advertencias importantes que debes tener en cuenta.

En primer lugar, la mayoría de los estudios se realizan solo con investigaciones epidemiológicas, que estudian poblaciones reales que existen en el mundo, para buscar las asociaciones entre los hábitos alimentarios comentados o registrados por los investigadores y unos efectos concretos sobre la salud. Las estadísticas y los científicos en nutrición te dirán que esta clase de investigación no establece una causa y un efecto como lo haría un estudio farmacológico que utilizara ratones o una prueba clínica. Sin embargo, es un método potente y las asociaciones que surgen pueden llegar a ser realmente informativas, sobre todo cuando hay implicadas cientos, miles o cientos de miles de personas.

En segundo lugar, la mayoría de los estudios clínicos sobre alimentos y efectos concretos sobre la salud (hipertensión, control de la glucosa, cardiopatía) son de un tamaño reducido, lo que significa que participan en ellos pocas personas, quizá solo unas cuantas decenas o menos. Esto quiere decir que estos estudios no son tan amplios como los farmacéuticos, en los que participan cientos o miles de personas. Sin embargo, la información que surge es parte de nuestra base de conocimiento sobre la relación entre la dieta y la salud. Es un error descartar el valor de las investigaciones clínicas que no se realizan a esa escala mayor. La información es información. Y siempre harán falta más investigaciones para llegar a la verdad, incluso con los medicamentos.

En tercer lugar, a partir de la eclosión de la vanguardista medicina personalizada, estamos aprendiendo que todas las personas son diferentes. Todos tenemos un microbioma, una genética y una epigenética únicos. Todos metabolizamos los alimentos de manera diferente. Cuando comemos combinaciones de alimentos, sus bioactivos reunidos en nuestro cuerpo producen efectos distintos de los que podríamos predecir con un solo alimento. Es decir, incluso cuando se estudia a una gran cantidad de individuos, no podemos predecir si una persona en particular responderá a un alimento en concreto exactamente de la misma manera. Las respuestas personales deben estudiarse al nivel del individuo. Esto nos lleva de vuelta a la idea de que todos los estudios sobre alimentación deberían incluir a cientos de pacientes para obtener información significativa.

En cuarto lugar, recuerda que, si estás luchando en la actualidad contra una enfermedad, definitivamente deberías consultar con tu médico antes de hacer modificaciones en tu dieta. Los alimentos pueden interactuar con distintos tipos de medicamentos, como los anticoagulantes, la quimioterapia, los antibióticos y una lista demasiado larga para incluir aquí. Haz acopio de información lo más reciente posible sobre los beneficios para la salud de alimentos específicos y sus dosis, y más adelante podrás decidir junto con tu médico o tu equipo de salud cuál es la mejor alimentación para ti.

En quinto lugar, la razón principal para que adoptes una visión más amplia y más flexible en torno a la alimentación y la salud es que no hay pociones mágicas que destierren la enfermedad. Tal como te he explicado en esta parte del libro, el cuerpo humano opera como una colección de sistemas interconectados. Lo que afecta a un órgano o a un sistema puede afectar a todo el cuerpo. A la hora de elegir qué alimentos saludables puedes comer, la interconectividad es buena. Puedes ver los alimentos de muchas maneras a través de los ojos de la medicina, pero la naturaleza compleja de la comida implica que se pueda alcanzar un estado de salud de maneras que no están al alcance de los medicamentos. No tomamos medicinas para permanecer sanos, sino para curar o tratar una enfermedad. Sin embargo, sí que podemos comer para proteger nuestra salud.

Muchas personas viven su vida acatando el principio de que más es mejor y de que más grande es mejor. Creen, por ende, cuando comes para favorecer tu salud, es mejor consumir tanto como puedas de un alimento. No es así como funcionan los sistemas biológicos complejos del cuerpo. La salud es un estado de equilibrio, no un estado de exceso. Solo porque dos tazas de salsa de tomate a la semana sean beneficiosas para reducir el riesgo de cáncer de próstata no quiere decir que aumentes esa protección si tomas cuatro litros al día. Paracelso, el pionero suizo de la toxicología, dijo una vez, «Todas las sustancias son veneno; no hay nada que no lo sea. La clave está en la dosis». Más no siempre es más; a veces menos es más.

En lo que respecta a la salud, tu objetivo es el equilibrio. Te interesa que tus sistemas de defensa de la salud permanezcan compensados. En la biología existe un concepto importante que todos deberíamos conocer, llamado «hormesis». En pocas palabras, la hormesis describe la respuesta de un sistema complejo en que una pequeña cantidad de algún estímulo (como la comida) es beneficiosa, y un poco más es un poco mejor. Sin embargo, hay un nivel máximo de estímulo tolerado, a partir del cual aumentar la cantidad no da como resultado un efecto todavía mejor. De hecho, mucho más puede llevar a la pérdida de todo el beneficio, o a un perjuicio. A veces esto se conoce como curva regresiva. Entre los ejemplos que se dan en los seres humanos y que nos resultan familiares están el ejercicio, el ayuno y el consumo de agua. Todos son beneficiosos para tu salud, pero llega un punto de exceso donde la extenuación, el hambre o la intoxicación por agua pueden acabar con tu salud y ser fatales.

Esto significa que necesitas ser responsable respecto a las dosis alimentarias. No te propongas comer una misma dosis de algo todo el tiempo como un robot. A los fieles seguidores de las dietas de moda les gusta encontrar una fórmula y seguirla sumisos mientras puedan extraer el mayor beneficio. Sin embargo, conservar una buena salud a través de la alimentación debe ser algo natural. Lleva tiempo forjar nuevos hábitos adecuados y es posible que debas dejar atrás o reemplazar algunos malos hábitos del pasado. Te recomiendo comer para vivir mejor siguiendo una dieta diversa, así como los principios y patrones que te he mostrado en este libro. Incorpora dosis alimentarias de los alimentos que prefieras y que se haya demostrado que tienen beneficios para tu salud.

Protegerte de los principales asesinos

Las enfermedades cardiovasculares. El cáncer. La diabetes. La obesidad. Las enfermedades autoinmunes. Las enfermedades que conlleva el envejecimiento. Son afecciones crónicas que se cobran millones de vidas al año, provocan un sufrimiento indescriptible y son una carga para nuestros sistemas de salud. Muchas de estas enfermedades se relacionan directamente con el estilo de vida. Como puedes ver a partir del análisis de riesgos que he incluido en el apéndice B, hay muchos factores que pueden afectar a tu riesgo general de padecer una enfermedad. Sin embargo, sea cual sea tu nivel de riesgo, si desarrollas enfermedades crónicas, hay una alta probabilidad de que se trate de alguno (o varios) de estos asesinos más comunes. Entonces, ¿por qué no utilizar la tabla de dosis alimentarias y elegir un alimento que combata tu afección?

La razón es esta: si vamos a comer para sobrevivir a las enfermedades, necesitamos abordarlas de una forma más holística. Cada una tiene dimensiones en que fallan múltiples defensas de salud y estas necesitan que las ayudes. Lo cierto es que, si las defensas de tu cuerpo están bien abastecidas y son enteramente funcionales, tendrás bastantes probabilidades de evitar la enfermedad. El éxito requiere que múltiples sistemas de defensa colaboren para prevenir o modificar adecuadamente la enfermedad. Ningún alimento lo hace por sí solo. Necesitas recurrir a todos los sistemas de tu cuerpo. Te mostraré por qué es así en los casos de seis enfermedades devastadoras. Una vez recabada esta información, puedes consultar las tablas del apéndice A para ver qué alimentos influyen en tus sistemas de defensa. Cuando hayas establecido los vínculos entre los sistemas de defensa, plantéate cómo crear tu plan personal para combatir a estos asesinos.

Enfermedades cardiovasculares

La cardiopatía es uno de los peores asesinos en el mundo. Es muy probable que conozcas a alguien que haya sufrido un ataque cardíaco. Ahora bien, las enfermedades cardiovasculares no solo afectan al corazón. Incluyen también problemas circulatorios que provocan un mal funcionamiento del corazón, el cerebro, los músculos de las piernas y otros órganos. Una mala genética, el colesterol alto (en concreto, del «malo»), la inflamación, la obesidad, la diabetes y el consumo de tabaco son factores contribuyentes. Ejercen mucha presión sobre los sistemas de defensa del cuerpo a la hora de que este conserve el equilibrio y la salud. La alimentación tiene un papel muy importante en la prevención y la modificación del efecto de estos factores de riesgo.

Si te preocupan las enfermedades cardiovasculares, para activar los mecanismos de defensa de la salud te recomiendo una alimentación basada en estos principios:

- Comer alimentos que estimulan la angiogénesis puede crear vasos que mejoren el flujo sanguíneo hacia los órganos.
- Los alimentos que reclutan células madre pueden ayudarte a crear nuevos vasos sanguíneos, así como a regenerar el músculo cardíaco, las células del cerebro y otros músculos.
- Comer alimentos que reduzcan la inflamación disminuirá la probabilidad de que los vasos con placas revienten y provoquen un ataque cardíaco o un infarto.
- Los cardiólogos ya han encontrado vínculos entre el microbioma intestinal y el colesterol en sangre, por lo que una dieta que mejore el microbioma puede ayudar a la salud cardíaca de muchas formas.

Cáncer

El cáncer es un asesino a nivel global, y sus tratamientos tóxicos se temen tanto como a la enfermedad misma. Una de cada tres personas en Estados Unidos recibe un diagnóstico de alguna forma de cáncer en su vida,[1] y esta es la segunda causa de muerte detrás de la cardiopatía.[2] En Reino Unido, el riesgo es todavía mayor: una de cada dos personas desarrollará cáncer.[3] La próxima vez que estés en una fiesta, mira a la gente a tu alrededor y calcula esa estadística (no olvides incluirte tú).

Si bien alguna vez se consideró que la única meta del tratamiento contra el cáncer debía ser matar las células cancerígenas, el conocimiento actual de la enfermedad nos advierte que se trata de mutaciones de células que el cuerpo no ha podido impedir ni eliminar. La genética, el estilo de vida y la exposición a altos riesgos ponen en jaque a tus defensas, pero algunos de los tratamientos más revolucionarios para el cáncer del siglo XXI buscan activar la inmunidad. Lo que comes tiene un papel importante en esta meta.

Muchos de los cánceres que he comentado tienen tumores sólidos cuyos nombres hacen referencia al órgano donde surgen, como el cáncer colorrectal, de ovarios, pulmonar, etc. Hay otra categoría que hace referencia a la sangre o a los cánceres líquidos, en la que se incluyen leucemias, linfomas y mieloma múltiple. Esta clase de cánceres se desarrollan a partir de los glóbulos blancos en la médula ósea. En lugar de existir como tumores en órganos específicos, las células de los cánceres líquidos recorren todo el cuerpo. Si están padeciendo uno de este tipo o tienes experiencia con alguno de estos cánceres, debes saber que los mismos principios básicos para defender la salud se pueden aplicar a los cánceres líquidos y los tumores sólidos. Los cánceres líquidos también dependen del crecimiento angiogénico, tienen células madre que hay que destruir, están llenos de mutaciones de ADN y las defensas inmunológicas pueden acabar con ellos. Como verás a continuación, hay diversas formas en que los alimentos pueden ayudar a acabar con los cánceres líquidos.

Desde hace mucho tiempo se han relacionado las deficiencias en la dieta con el riesgo de padecer cáncer. El énfasis se encuentra en identificar elementos carcinógenos en tu dieta y eliminarlos. Es la única solución. Ahora bien, es momento de ver cómo la dieta puede disminuir el riesgo estimulando tus defensas, lo que también aumenta tu probabilidad de supervivencia si ya padeces la enfermedad.

- Los alimentos con actividad antiangiogénica pueden matar de hambre un tumor al cortarle el abastecimiento de sangre.
- Los alimentos que se deshagan de las tenaces y peligrosas células madre cancerígenas pueden aumentar la probabilidad de que el cáncer no vuelva a surgir después del tratamiento.
- Una dieta que active el sistema inmunológico —lo que también ocurre al consumir alimentos que promuevan la salud del microbioma— ayuda a controlar y eliminar el cáncer.
- Comer alimentos que protegen el ADN funciona a la vez como escudo y mecanismo reparador para asegurarte de que los errores que se dan en tu ADN no provoquen más cánceres.

Diabetes

La diabetes es un problema de salud que va en aumento. El hecho de que el cuerpo no pueda controlar adecuadamente el metabolismo conlleva problemas catastróficos en muchos órganos. Si bien la diabetes tipo 1 es una enfermedad autoinmune, la diabetes tipo 2 se considera una enfermedad relacionada con el estilo de vida, en la que el cuerpo desarrolla resistencia a la insulina, pero muchas veces es posible revertirla a base de ejercicio y una dieta saludable. Es más, la mejor oportunidad para combatir esta enfermedad es en su origen, durante la etapa llamada «prediabetes». Un estudio demuestra que, hacia los cuarenta y cinco años, la gente que esté sana en general tendrá un 49 por ciento de probabilidades de desarrollar prediabetes, y, dentro de ese porcentaje, un 74 por ciento desarrollará con el tiempo diabetes tipo 2.

Es una enfermedad que debemos evitar a toda costa. Si bien reducir los carbohidratos, el consumo de carne roja y las bebidas azucaradas es fundamental para prevenir la diabetes, comer alimentos que fortalecen activamente los sistemas de defensa también disminuye el riesgo de padecerla.

Hay pruebas de que los cereales integrales, los frutos secos, los alimentos vegetales y el pescado pueden ayudarte a prevenir la enfermedad. Incluso si ya padeces diabetes, tu dieta es una oportunidad crucial para disminuir el riesgo de complicaciones más serias derivadas de la enfermedad, lo que finalmente desatará un caos para tu corazón, ojos, cerebro, nervios, riñones, pies y sistema inmunológico.

- Los alimentos que estimulan la angiogénesis pueden ayudar a tu cuerpo a compensar el lento crecimiento de vasos sanguíneos que ocurre en la diabetes. Una buena angiogénesis es importante para mejorar el flujo sanguíneo hacia el corazón y para incrementar la circulación hacia las heridas que necesitan sanar. Los alimentos que inhiben la angiogénesis en el ojo pueden evitar problemas ocasionados por la pérdida de visión. (El cuerpo sabrá cómo dividir los efectos para ayudar a tus vasos sanguíneos buenos, no a los malos, por lo tanto es conveniente consumir ambos tipos de alimentos con efecto sobre la angiogénesis.)
- En presencia de esta enfermedad, hay menos células madre y estas demuestran tener una menor actividad, por lo que consumir alimentos que revitalicen las células madre puede mejorar la circulación, regenerar los nervios, restaurar el corazón y reparar el daño ocular.
- La gente con diabetes tiene un microbioma alterado, así que es vital reconstituir las bacterias intestinales beneficiosas.
- Es importante comer los alimentos adecuados para contrarrestar la inflamación, pues la diabetes provoca un estado inflamatorio generalizado.

- Tal como se le enseñó a cualquier médico en la facultad, la diabetes también reduce las defensas, así que los alimentos que activen el sistema inmunológico pueden propiciar que los diabéticos eviten infecciones.

- El caos metabólico de la diabetes provoca que aparezcan en el cuerpo esquirlas bioquímicas que pueden dañar el ADN y acelerar el envejecimiento. Los alimentos que protegen el ADN pueden ayudar a defender el cuerpo contra este daño.

Obesidad

Hasta el 40 por ciento de los adultos del mundo tienen sobrepeso o son obesos, lo que conduce a más de tres millones de muertes. China y Estados Unidos son los máximos exponentes del problema del sobrepeso, en parte como consecuencia de las malas decisiones alimentarias y la falta de ejercicio. El gran peligro que acecha paralelo al del sobrepeso es el síndrome metabólico, una afección de múltiples factores de riesgo para desarrollar cardiopatía: obesidad abdominal, niveles altos de colesterol y triglicéridos, hipertensión y glucosa elevada. Solo en Estados Unidos, hasta una tercera parte de los adultos tiene síndrome metabólico.[4] La forma más sabia de perder peso es comer mejor, comer menos y hacer más ejercicio. Puedes estimular tus defensas y combatir la obesidad con tu dieta:

- Como el tejido adiposo crece como un tumor y requiere de un abastecimiento de sangre, comer alimentos antiangiogénicos literalmente puede matar de hambre a la grasa y restringir su crecimiento.

- Los alimentos que promueven un microbioma sano pueden reducir el colesterol en sangre y propiciar la pérdida de peso.

- Ser obeso daña el ADN de tus células, motivo por el que los alimentos que lo reparan son beneficiosos para personas que ya padecen sobrepeso.[5]

- Hay estudios que han demostrado que la obesidad es, principalmente, un estado de inflamación de todo el cuerpo, por lo que comer alimentos antiinflamatorios puede ayudar a atenuar el estado inflamatorio.
- Las armas con que cuenta el sistema inmunológico también pierden su efectividad en las personas obesas, lo que tiene implicaciones sobre muchas otras enfermedades crónicas. Una dieta con alimentos que activen la inmunidad ayuda a contrarrestar esta debilidad.

Enfermedades autoinmunes

Las enfermedades autoinmunes son afecciones en las que el sistema inmunológico del cuerpo ataca sus propias células. Esta categoría de enfermedades engloba más de ocho afecciones distintas, incluidas la diabetes tipo 1, el lupus, la artritis reumatoide, la esclerosis múltiple y la enfermedad intestinal inflamatoria (enfermedad de Crohn y colitis ulcerosa), entre otras. El ataque inmunológico contra el propio organismo provoca una inflamación severa y crónica por todo el cuerpo, y las intervenciones médicas con esteroides y terapias biológicas pueden ser efectivas para combatirla, pero tienen consecuencias importantes. Los esteroides en particular tienen efectos secundarios terribles, como el glaucoma, el aumento de peso, el riesgo incremental de infecciones y hasta la psicosis. Un acercamiento alimentario a las enfermedades autoinmunes afecta a todos los sistemas de defensa:

- Cualquier alimento que calme el sistema inmunológico puede ser útil, incluidos los que tengan propiedades antiinflamatorias.
- La inflamación crónica suele provocar que se formen vasos sanguíneos indeseables, los cuales invaden y destruyen tejidos sanos, como las articulaciones en el caso de la artritis reumatoide, por lo que los alimentos con actividad antiangiogénica pueden ayudar a disminuir el daño.

○ Un microbioma intestinal anormal provoca algunas enfermedades autoinmunes, así que puede ser útil comer alimentos que restauren las bacterias intestinales beneficiosas. Por ejemplo, alimentos como las nueces, las judías (negras y blancas), el kiwi y el cacao incrementan la producción bacteriana de butirato, y se ha demostrado que sus propiedades antiinflamatorias disminuyen el nivel de destrucción de hueso y articulaciones provocada por la artritis.[6]

○ Existen pruebas clínicas sólidas que demuestran cómo algunas enfermedades autoinmunes —entre ellas, la esclerodermia, la esclerosis múltiple y la miastenia grave— se pueden eliminar reconstituyendo el sistema inmunológico con trasplantes de células madre.[7] Otro enfoque es utilizar el ayuno para reprogramar el sistema inmunológico. Los alimentos que apoyan la regeneración de un sistema inmunológico sano son útiles para mantener el orden y prevenir el caos de las enfermedades autoinmunes.

Enfermedades del envejecimiento

A medida que transcurre el tiempo, nuestro cuerpo muestra las señales inevitables del envejecimiento, como las canas y las arrugas. Sin embargo, algunas enfermedades que se observan en personas mayores son increíblemente destructivas para la salud y el bienestar, y todo el mundo querría evitarlas.

Las enfermedades neurodegenerativas, como la de Alzheimer y la de Parkinson, suponen la pérdida de la función cerebral normal a medida que avanza la edad.[8] Algunas dietas, como la MIND, una mezcla de la dieta mediterránea y la dieta DASH, o la Guía Canadiense para la Salud Cerebral pueden ayudar a conservar el funcionamiento cognitivo y retrasar la inevitable progresión de las enfermedades neurodegenerativas. Comer alimentos que mejoran las defensas de la salud puede ser todavía más importante a medida que vamos envejeciendo.

- En el caso de las enfermedades neurodegenerativas, estimular la angiogénesis a través de la alimentación puede mejorar el flujo sanguíneo y disminuir la inflamación, lo que supone un beneficio para la función cognitiva.
- Las dietas que activan las células madre pueden mejorar la regeneración de nervios y tejido cerebral.
- Controlar el microbioma con la dieta ayuda a que las bacterias intestinales sanas envíen mensajes adecuados al cerebro.
- Los alimentos que protegen el ADN también pueden proteger al cerebro envejecido del daño producido en el ADN, que impide el funcionamiento cognitivo.
- La inflamación cerebral está presente en casi todas las enfermedades neurodegenerativas, por lo que consumir alimentos con beneficios antiinflamatorios calmará el sistema inmunológico.

Otra enfermedad del envejecimiento es la degeneración macular asociada a la edad (DMAE), la causa más común de pérdida de visión entre las personas de cincuenta años en adelante. En la forma más destructiva de esta afección, llamada DMAE «húmeda», hay un crecimiento anormal de vasos sanguíneos permeables bajo la capa nerviosa responsable de la vista. El resultado final es la ceguera. Si bien no es fatal, una persona mayor que no puede ver pierde su independencia y requiere el cuidado de los demás para realizar sus actividades cotidianas. A medida que se deteriora su calidad de vida, esta persona se deprime y se aísla y tiene problemas para controlar otras dolencias médicas que tal vez padezcan, así como cumplir con sus citas con el médico y tomar su medicación.

Está muy claro que los factores alimentarios son importantes para prevenir la DMAE. Se recomiendan verduras de hoja verde y pescados, junto con los suplementos alimenticios conocidos como AREDS, por sus siglas en inglés (una combinación específica de ciertas vitaminas, minerales y bioactivos vegetales).[9]

» Se puede abordar la DMAE húmeda de una manera todavía más completa a medida que envejece la persona, incluyendo alimentos con propiedades antiangiogénicas que evitan el crecimiento de los vasos sanguíneos destructivos.

» Ya que los principales nervios ubicados detrás del ojo se destruyen por efecto de la DMAE húmeda, puede ser útil comer alimentos que estimulen las células madre para regenerar los tejidos.

» Hay pruebas médicas claras de que las personas con DMAE presentan alteraciones en el microbioma, por lo que es importante consumir alimentos que restablezcan las bacterias intestinales sanas.[10]

» Los alimentos antiinflamatorios y protectores del ADN son útiles porque, cuando se padece DMAE, los depósitos de grasa se acumulan, provocando inflamación y un daño oxidativo que afecta el ADN.

Un último comentario

Como te he explicado a lo largo de este libro, la salud es mucho más que la ausencia de enfermedad. Es la acción de tus cinco sistemas de salud trabajando juntos en una sinfonía compleja para que tu cuerpo funcione con normalidad mientras responde a los embates de la vida y del envejecimiento, y pueda prevenir enfermedades. En la actualidad, los sistemas de seguridad social de la mayoría de los países del mundo no cumplen con la misión de proteger la salud pública. En lugar de mejorar la defensa de la salud, el sistema está constituido por médicos, hospitales y contribuyentes que centran todo en tratar la enfermedad, pero no en cuidar de la salud. La medicina moderna, tal como yo la veo, se ha convertido en un sistema reactivo diseñado para erradicar la enfermedad, valiéndose de tecnologías y otros instrumentos contundentes desarrollados por el ser humano que entran en acción una vez que la afección declara su presencia. Si bien la cirugía sigue siendo en muchos casos una medida capaz de salvar una vida, la reacción inmediata de prescribir medicamentos para intentar eliminar la enfermedad sin dañar al paciente tiene limitaciones con respecto a lo que podemos lograr para alcanzar sociedades más sanas. El sistema termina por tratar enfermedades en lugar de proteger a las personas para que estén sanas y llenas de energía.

La comunidad médica dirá que el acercamiento convencional al cuidado de la salud puede tener un éxito abrumador contra las enfermedades. Estoy de acuerdo; tengo muchos pacientes que se recuperaron después de estar al borde de la muerte y ahora tienen vidas plenas que no hubieran sido posibles sin la ayuda de medicamentos, cirugía o radiación. No obstante, si observamos el panorama completo, el inadecuado enfoque en relación con la salud y la prevención de enfermedades ha generado una cantidad creciente de víctimas que se apoyan en costosos medicamentos que nunca cumplen con el objetivo de devolverles la salud. Y, a medida que aumenta el peso de las enfermedades, los sistemas de seguridad social del mundo se desmoronan bajo una tremenda presión económica.

El coste de tratar la enfermedad no es sostenible y ya ha sobrepasado sus límites de una manera astronómica. Uno de los medicamentos más importantes para la leucemia, por ejemplo, cuesta 475.000 dólares por dosis.[11] Por impresionantes que sean algunos avances y la transformación que han generado en la medicina moderna, solo el hecho de llevar a un paciente a una situación de remisión total es tan caro que la mayoría de las personas que necesitan ese tratamiento nunca tendrán acceso a él. Esta inequidad va en contra del progreso real de la investigación médica.

En el contexto del deterioro de la salud de nuestro propio planeta, todos en todas partes estamos ahora más expuestos a una mayor cantidad de toxinas químicas, contaminantes, radiación y enfermedades infecciosas. Es increíble que no enfermemos más a menudo y que vivamos tanto tiempo. Si bien avances como los de la inmunoterapia, la edición genética, la cirugía robótica, la medicina personalizada, la regeneración de tejidos y las investigaciones sobre salud sí que cambiarán la medicina moderna, las innovaciones solo se encargan de prolongar el modelo actual del cuidado de la salud, conservando su enfoque exclusivamente centrado en el tratamiento de las enfermedades.

Al mismo tiempo, descubrimos lo poco que sabemos sobre la salud. Sabemos que los errores en el ADN tienen lugar a diario, pero no por qué no desarrollamos más cánceres a raíz de ellos. Sabemos que el microbioma es vital, pero no comprendemos cómo podemos estar infectados con bacterias y no enfermar. Hemos descubierto dos órganos nuevos, el intersticio (una red conectada de espacios llenos de líquido por todo el cuerpo, entre los órganos) y el mesenterio (una red tisular que adhiere los intestinos a la pared posterior dentro del vientre), pero aún estamos tratando de definir la función que cumplen (aunque probablemente ayuden a nuestro sistema inmunológico).[12] A partir de los avances en la inmunoterapia contra el cáncer, sabemos que el sistema inmunológico de una persona mayor es perfectamente capaz de eliminar un cáncer metastásico, pero todavía no sabemos cómo hacer que esto suceda en la mayoría de los pacientes de cáncer. Hemos descubierto que ciertas bacterias intestinales pueden ser cruciales para alimentar nuestra respuesta inmunológica al cáncer y que los antibióticos que acaban con ellas pueden destruir la oportunidad de un paciente de responder a los tratamientos inmunológicos para revertir el cáncer (ciertos alimentos pueden ayudar a restablecer estas bacterias vitales).

Hay planteadas muchas preguntas importantes y emocionantes sobre el curso de la salud. Como exploradores en el abismo oceánico o astrobiólogos que buscan señales de vida en galaxias distantes, los investigadores médicos tenemos que abordar la tarea de descubrir los secretos de la salud con asombro y humildad.

Como médico que ha tratado a miles de pacientes, y como científico médico que trabaja en primera línea, he llegado a la conclusión de que la forma más poderosa de vencer a la enfermedad es prevenir que esta suceda desde un principio. Esto requiere promover más investigación científica y mejores dinámicas de salud pública dirigidas a la salud y la prevención. Implica dejar el poder donde debe estar: en manos de cada persona que actúa para conservar su propia salud.

Comer para vivir mejor te empodera para que puedas ayudarte por tu cuenta, así como a tus seres queridos. Así pues, repasa todos los alimentos que he mencionado a lo largo del libro. Observa la miríada de opciones que tienes. Decide cuáles te gusta comer. Todo esto va de ti. Cualquier alimento que promueva la salud y refuerce algún sistema de defensa te llevará por el camino correcto. Aborda esta labor con sensatez. El marco 5 × 5 × 5 te guía para elegir cinco alimentos (o más, si así lo deseas) de la lista personalizada de alimentos que puedas comer cada día. Combínalos para no aburrirte, pero tampoco exageres consumiendo un solo alimento.

Comer para estar sano es una parte importante de la solución a la crisis de los sistemas de salud. Con el interés global en las investigaciones que está tomando fuerza y que recaba una gran cantidad de pruebas científicas que demuestran que podemos influir en la salud y optimizarla a través de la comida, verás cómo va surgiendo más información en los próximos años. A diferencia de las investigaciones farmacéuticas, las cuales requieren un gasto de miles de millones de dólares y que pasen décadas antes de que esté disponible un nuevo fármaco, el resultado de las investigaciones sobre alimentación y salud es inmediato. No necesitamos esperar a una serie de pruebas clínicas extensas para llegar a conclusiones, ni tampoco a la aprobación de la FDA para recomendarte que comas una mandarina o un nabo.

Cuando tuve ocasión de participar en una extraordinaria conferencia sobre investigación médica llamada Unidos para Sanar, organizada por el Vaticano en abril de 2018, el papa Francisco dio un discurso privado a los participantes y dijo: «La verdadera medida del progreso es la capacidad de ayudar a todas las personas». Ojalá lo que hayas aprendido aquí sea un nuevo comienzo para tu salud y lo compartas con la gente que tienes a tu alrededor.

Comentarios sobre ciencia

A lo largo de este libro he querido subrayar la base científica que hay detrás de los alimentos específicos que, según he señalado, pueden ayudar al cuerpo a proteger tu salud. Mi objetivo es compartir esta información de forma que puedas transformar el conocimiento en hechos, que es, supongo, la razón por la que elegiste este libro desde el primer momento. Tal vez quieras comprender cómo fui seleccionando los datos científicos. Después de todo, cualquiera que esté interesado en la actualidad de la salud sabe que hay mucha más información disponible ahí afuera sobre alimentos y estados saludables (una información que a veces puede parecer contradictoria).

Traducir las noticias sobre ciencia para hacerlas llegar al público puede ser todo un reto, pero estas son las conclusiones que me gustaría que te llevaras contigo. Primero, ningún estudio tiene la última palabra sobre cualquier tema. La buena ciencia es rigurosa, se desarrolla con un proceso que examina, considera, concluye y confirma sus resultados por medio de la repetición y la optimización de la metodología. Así evolucionamos y refinamos constantemente nuestra comprensión del mundo, incluidos los ámbitos de la alimentación y la salud. Hay muchos hallazgos sorprendentes de cientos de estudios que he comentado a lo largo de este libro, pero los resultados de cada estudio inevitablemente generan más preguntas. Esa es la naturaleza de la propia ciencia. En lo que respecta a la alimentación y a los sistemas de defensa de la salud, estamos en una nueva era de exploración humana, con suficiente información que es importante tener en cuenta, pero todavía queda mucho por saber.

Los estudios que he escogido para incluir en el libro provienen de cuatro metodologías diferentes: estudios clínicos de humanos, estudios epidemiológicos a gran escala con poblaciones humanas reales, estudios con animales y estudios en laboratorio que examinan el efecto de factores alimenticios en las células humanas. Siempre que me fue posible, procuré enfocarme en la información relativa a humanos, porque es la más importante. Los estudios con animales y células, sin embargo, ofrecen un amplio panorama sobre cómo y por qué se dan los fenómenos. Los descubrimientos son muy significativos si pueden ayudar a clarificar y dar sentido a los datos relativos a humanos que ya tenemos.

Los estudios mismos emplean métodos similares a los del desarrollo de medicamentos: secuencias genómicas, proteómicas, cultivos celulares, modelos de animales, pruebas clínicas en humanos al azar y controladas con placebos y estudios de grandes poblaciones reales. Decidí dar preferencia a los estudios que tienen alguna hipótesis o algún resultado en concreto que los haga destacar. Son la clase de estudios que yo discuto con médicos y científicos que trabajan en investigación médica de vanguardia.

Es fundamental llevar a cabo más investigaciones para desarrollar todavía más los fundamentos científicos sobre los que se sustentan las recomendaciones alimentarias específicas que se hacen individualmente. Los bromatólogos, los investigadores en ciencias de la vida, los nutricionistas, los agrónomos, los médicos, los científicos especializados en comportamiento y los epidemiólogos deben unir sus esfuerzos para continuar investigando los alimentos que influyen en el cuerpo.

Unas cuantas consideraciones más. Las recomendaciones alimentarias en este libro no deben tomarse como una ley absoluta. Cada persona tiene sus propias necesidades alimentarias para mejorar su salud, y el marco 5 × 5 × 5 está diseñado para que puedas encontrar el régimen que mejor te funcione. En el futuro se publicará mucha más información sobre alimentos, así que te invito a estar al día consultando PubMed. O visita <http://drwilliamli.com> para registrarte y recibir actualizaciones periódicas.

En segundo lugar, recurre a tu sentido común cuando consumas cualquiera de los alimentos y las bebidas mencionados en el libro. No he sugerido que incorpores a tu dieta ningún elemento en cantidades ilimitadas. El consumo de cualquier sustancia natural en niveles no naturales tendrá un efecto nocivo. La salud se define por el equilibrio, la homeostasis. Consumir cualquier cosa en exceso, ya sea alcohol, azúcar o agua, altera este equilibrio. En lo referente a tu cuerpo, más no siempre es mejor. Y no hay alimentos mágicos.

Finalmente, la comida no es sustituta de los tratamientos médicos. Creo en la utilización de los mejores recursos que tengas a tu disposición. Los medicamentos pueden salvar vidas. Sin embargo, los alimentos son una parte de tus herramientas de salud y conforman maneras de intervenir que no requieren de una prescripción ni una vía intravenosa. Se ha estudiado ampliamente la combinación de alimentos y medicamentos por su potencial de interacciones dañinas, pero su forma de interactuar de manera beneficiosa también es un área emocionante que estamos explorando.

Ningún alimento es absolutamente bueno o malo. El efecto de los alimentos en cada persona es único y depende de una serie de factores, incluida su estructura genética. He escrito este libro con la intención deliberada de hacer destacar los alimentos que pueden beneficiarte por sus efectos positivos sobre los sistemas de defensa de la salud, pero hay otros factores que deberás tener en cuenta cuando elijas qué comer, y hacerlo a un nivel personal. Consulta siempre a tu médico antes de tomar decisiones importantes sobre tu dieta, sobre todo si padeces alguna enfermedad o tomas algún medicamento. Debes tener en cuenta lo que mejore tu situación, ya sea una diabetes, una enfermedad cardiovascular o alguna otra enfermedad crónica.

Te invito a utilizar este libro como trampolín. Ya has visto a lo largo de sus páginas que las pruebas científicas revelan los beneficios para la salud de muchos alimentos, más allá de los componentes de una ensalada. Todo el mundo puede comer y sobrevivir a sus enfermedades si utiliza los muy accesibles y deliciosos alimentos que forman parte de muchas culturas y tradiciones culinarias del mundo. He procurado informarte de los últimos descubrimientos sobre cómo el cuerpo se cura a sí mismo a través de sus sistemas de defensa. Llegaré a la conclusión de que he tenido éxito si partes de aquí, eliges cada día tus alimentos con una mente informada y la clara intención de comer para acabar con la enfermedad.

Hoja de trabajo 5 × 5 × 5
Lista de alimentos favoritos

Elige un elemento por cada categoría de defensa, por cada día de la semana.

Defensa: Angiogénesis

Antiangiogénicos

- Aceite de oliva (AOVE)
- Achicoria puntarelle
- Achicoria radicchio
- Albaricoques
- Alcaparras
- Almejas de Manila
- Almendras
- Anacardos
- Anchoas
- Arándanos
- Arándanos (secos)
- Atún

- Atún de aleta azul
- Atún patudo
- Berberechos
- Berenjena
- Botarga
- Brócoli
- Brócoli rabe
- Brotes de bambú
- Brotes de helecho
- Caballa
- Café
- Canela
- Cáscara de manzana
- Castañas
- Caviar (esturión)

- Cebada
- Cebollas
- Cerezas
- Cerezas (secas)
- Cerveza
- Chía
- Chocolate amargo
- Chucrut
- Ciruelas
- Ciruelas negras
- Col blanca
- Col china
- Col rizada
- Coliflor
- Colinabo
- Cúrcuma

Endibia belga
Endibia frisé
Escarola
Fletán
Flor de calabaza
Frambuesas
Frambuesas negras
Fresas
Ginseng
Granadas
Guayaba
Guindilla
Hueva de pescado (salmón)
Jamón ibérico de bellota
Judías blancas
Judías negras
Jurel de aleta amarilla
Kimchi
Kiwi
Langosta espinosa
Lechuga morada
Lichis
Linaza
Lisa gris
Lubina negra
Mandarinas
Mangos

Manzanas (Granny Smith, red delicious, reineta)
Melocotones
Menta
Merluza
Moras
Moras azules
Moras azules (secas)
Nabos
Nueces
Nueces de macadamia
Nueces pecanas
Orégano
Ostras del Pacífico
Ostras orientales
Pámpano
Pargo
Pargo azul
Pargo rojo
Pasas sultana
Pepino de mar
Pepitas
Pez de San Pedro
Pez espada
Piñones
Pistachos

Pollo (carne oscura)
Pomelo rosa
Prosciutto de Parma
Queso camembert
Queso edam
Queso emmental
Queso gouda
Queso jarlsberg
Queso munster
Queso stilton
Raíz de regaliz
Róbalo del Mediterráneo
Romanesco
Romero
Rúcula
Salmón
Salmonete
Sandía
Sardinas
Semillas de girasol
Sésamo
Sidra de manzana sin colar
Soja
Tardivo di Treviso
Té de manzanilla
Té negro

- Té oolong
- Té verde
- Té verde con jazmín
- Té verde sencha
- Té verde tieguanyin
- Tinta de calamar
- Tomate San Marzano
- Tomates cherry
- Tomates de piel oscura
- Tomates mandarina
- Trucha alpina
- Trucha arcoíris
- Vino tinto (Cabernet, Cabernet Franc, Petit Verdot)
- Zanahorias

Estimulantes de la angiogénesis

- Achicoria puntarelle
- Achicoria radicchio
- Alcaparras
- Arándanos
- Arándanos (secos)
- Cáscara de manzana
- Cebada
- Cebollas
- Cerezas (secas)
- Chía
- Ciruelas negras
- Endibia belga
- Endibia frisé
- Escarola
- Espárragos
- Ginseng
- Guindilla
- Lechuga morada
- Linaza
- Manzanas (Granny Smith, red delicious, reineta)
- Menta
- Moras azules (secas)
- Pasas sultana
- Pepitas
- Romero
- Semillas de girasol
- Sésamo
- Tardivo di Treviso

Defensa: Regeneración

- Aceite de oliva (AOVE)
- Acelgas
- Achicoria puntarelle
- Achicoria radicchio
- Albaricoques
- Alcaparras
- Almejas de Manila

- Anchoas
- Apio
- Apio chino
- Arándanos
- Arándanos (secos)
- Aronia negra
- Atún
- Atún de aleta azul
- Atún patudo
- Azafrán
- Berberechos
- Berenjena
- Berros
- Botarga
- Brotes de bambú
- Brotes de helecho
- Caballa
- Cacahuetes
- Café
- Caqui
- Cáscara de manzana
- Castañas
- Caviar (esturión)
- Cebada
- Cebollas
- Cereales integrales
- Cerezas
- Cerezas (secas)
- Cerveza

- Chía
- Chocolate amargo
- Ciruelas
- Ciruelas negras
- Col berza
- Col rizada
- Cúrcuma
- Endibia belga
- Endibia frisé
- Escarola
- Espinacas
- Fletán
- Flor de calabaza
- Frambuesas
- Frambuesas negras
- Fresas
- Ginseng
- Granadas
- Guindilla
- Hojas de mostaza
- Hueva de pescado (salmón)
- Judías verdes
- Jurel de aleta amarilla
- Kiwi
- Langosta espinosa
- Lechuga morada
- Lichis
- Linaza

- Lisa gris
- Lubina negra
- Mandarinas
- Mangos
- Manzanas (Granny Smith, red delicious, reineta)
- Melocotones
- Melón amargo
- Menta
- Merluza
- Moras
- Moras azules
- Moras azules (secas)
- Moras goji
- Navajas
- Nueces
- Orégano
- Ostras del Pacífico
- Ostras orientales
- Pámpano
- Pargo
- Pargo azul
- Pargo rojo
- Pasas sultana
- Patatas violeta
- Pepino de mar
- Pepitas
- Pez de San Pedro (John Dory)

- Pez espada
- Pistachos
- Róbalo
- Róbalo del Mediterráneo
- Romero
- Salmón
- Salmonete
- Salvado de arroz
- Sardinas
- Semillas de girasol

- Sésamo
- Soja
- Tardivo di Treviso
- Té de manzanilla
- Té negro
- Té verde
- Tinta de calamar
- Tomillo
- Trucha alpina
- Trucha arcoíris
- Trufas

- Uvas
- Vino tinto (Cabernet, Cabernet Franc, Petit Verdot)
- Wasabi
- Zanahorias
- Zumo de uva Concord

Defensa: Microbioma

- Aceite de oliva (AOVE)
- Achicoria frisé
- Achicoria puntarelle
- Achicoria radicchio
- Albaricoques
- Arándanos
- Berenjena
- Brócoli
- Brotes de bambú
- Brotes de helecho
- Café
- Cereales integrales

- Cerezas
- Champiñones
- Chía
- Chocolate amargo
- Chucrut
- Ciruelas
- Col blanca
- Col china
- Col rizada
- Coliflor
- Colinabo
- Escarola
- Espárragos
- Garbanzos
- Guindilla

- Guisantes
- Judías blancas
- Judías negras
- Kimchi
- Kiwi
- Lentejas
- Lichis
- Linaza
- Mandarinas
- Mangos
- Melocotones
- Moras azules
- Nabos
- Nueces
- Pan de centeno

Pan de masa madre
Pao cai
Pepitas de calabaza
Queso camembert
Queso gouda
Queso parmesano
Rúcula
Semillas de girasol
Sésamo
Setas
Setas de melena
de león

Setas enoki
Setas maitake
Setas morilla
Setas porcini
Setas rebozuelo
Setas shiitake
Tardivo di Treviso
Tomates
Té de manzanilla
Té negro
Té oolong
Té verde

Tinta de calamar
Vino tinto
(Cabernet,
Cabernet Franc,
Petit Verdot)
Yogur
Zanahorias
Zumo de arándano
Zumo de granada
Zumo de uva
Concord

Defensa: Protección del ADN

Aceite de oliva
(AOVE)
Acerola
Albahaca
Albaricoques
Almejas
de Manila
Almendras
Anacardos
Anchoas
Atún
Atún de aleta
azul
Atún patudo

Avellanas
Berberechos
Berenjena
Botarga
Brócoli
Brócoli rabe
Brotes de bambú
Brotes de helecho
Cacahuetes
Café
Camu-camu
Castañas
Caviar (esturión)
Cerezas

Chocolate amargo
Ciruelas
Col blanca
Col china
Col rizada
Coliflor
Colinabo
Cúrcuma
Fletán
Flor de calabaza
Fresas
Germen de
brócoli
Guayaba

- Hueva de pescado (salmón)
- Jurel
- Jurel de aleta amarilla
- Kiwi
- Langosta espinosa
- Lichis
- Linaza
- Lisa gris
- Lubina negra
- Mandarinas
- Mangos
- Mantequilla de almendra
- Mantequilla de cacahuete
- Mantequilla de nuez de la India
- Mejorana
- Melocotones
- Menta
- Merluza
- Moras azules
- Nabos
- Naranjas
- Nueces
- Nueces de Brasil
- Nueces de macadamia
- Nueces pecanas
- Ostras del Pacífico
- Ostras orientales
- Pámpano
- Papaya
- Pargo
- Pargo azul
- Pargo rojo
- Pepino de mar
- Pepitas
- Pez de San Pedro (John Dory)
- Pez espada
- Piñones
- Pistachos
- Pomelo
- Pomelo rosa
- Róbalo
- Róbalo del Mediterráneo
- Romanesco
- Romero
- Rúcula
- Salmón
- Salmonete
- Salsa de ostión
- Salvia
- Sandía
- Sardinas
- Semillas de girasol
- Sésamo
- Soja
- Tahini
- Té de manzanilla
- Té negro
- Té oolong
- Té verde
- Tinta de calamar
- Tomates cherry
- Tomates de piel oscura
- Tomates mandarina
- Tomates San Marzano
- Tomillo
- Trucha alpina
- Trucha arcoíris
- Trufas
- Zanahorias
- Zumo de mezcla de bayas
- Zumo de naranja
- Zumo de uva Concord

Defensa: Inmunidad

- Aceite de oliva (AOVE)
- Acelgas
- Acerola
- Achicoria frisé
- Achicoria puntarelle
- Achicoria radicchio
- Ajo envejecido
- Albaricoques
- Alcaparras
- Arándanos
- Arándanos (secos)
- Azafrán
- Berenjena
- Berros
- Brócoli
- Brócoli rabe
- Brotes de bambú
- Brotes de helecho
- Café
- Camu-camu
- Cáscara de manzana
- Castañas
- Cebada
- Cebollas

- Cerezas
- Cerezas (secas)
- Champiñones
- Chía
- Chocolate amargo
- Chucrut
- Ciruelas
- Ciruelas negras
- Col berza
- Col blanca
- Col china
- Col rizada
- Coliflor
- Colinabo
- Cúrcuma
- Endibia belga
- Escarola
- Espinacas
- Flor de calabaza
- Frambuesas
- Frambuesas negras
- Fresas
- Germen de brócoli
- Ginseng
- Granadas
- Guayaba
- Guindilla
- Hojas de mostaza

- Kimchi
- Kiwi
- Lechuga morada
- Lichis
- Linaza
- Mandarinas
- Mangos
- Manzanas (Granny Smith, red delicious, reineta)
- Melocotones
- Menta
- Moras
- Moras (secas)
- Moras azules
- Moras azules (secas)
- Moras goji
- Nabos
- Naranjas
- Navajas
- Nueces
- Ostras del Pacífico
- Pasas sultana
- Pepitas de calabaza
- Pomelo
- Raíz de regaliz

- Romanesco
- Romero
- Rúcula
- Sésamo
- Setas
- Setas campanilla
- Setas enoki
- Setas maitake
- Setas porcini
- Setas rebozuelo

- Setas shiitake
- Tardivo di Treviso
- Té de manzanilla
- Té negro
- Té verde
- Tinta de calamar
- Tomates cherry
- Trufas
- Uva Concord
- Vino tinto

- (Cabernet, Cabernet Franc, Petit Verdot)
- Zanahorias
- Zumo de arándano
- Zumo de naranja
- Zumo de uva

Mide tus riesgos

Ahora que probablemente ya posees un amplio conocimiento sobre tus sistemas de defensa de la salud y has aprendido cómo usar los alimentos en un marco diario para estimularlos, quiero presentarte una herramienta adicional que te puede ayudar a calcular a cuánto riesgo se expone tu salud, adaptada a partir de un algoritmo que utilizan los médicos de todo el mundo.

El sistema de Evaluación de Riesgos de Salud que desarrollé está diseñado para ayudarte a determinar tu situación actual y tus futuros riesgos, así como a aplicar los conocimientos adquiridos para tomar decisiones inteligentes que protejan tu salud. Comprender tu riesgo personal puede ser un factor muy motivador para cambiar tu dieta y tu estilo de vida. Los alimentos y las bebidas que eliges consumir todos los días pueden ayudarte a cambiar tu estado de salud.

Admitámoslo, todo el mundo tiene sus propios riesgos de salud. Muchos factores pueden intervenir en tu cuerpo e influir en tu riesgo de desarrollar una enfermedad grave a lo largo de la vida. Desde la niñez hasta la adolescencia, desde la edad adulta hasta la vejez, el lugar donde vives, tu trabajo, lo que comes y cómo pasas el tiempo libre son factores que pueden incrementar o reducir esos riesgos. Tus genes sientan las bases de la enfermedad que quizá desarrolles con el tiempo, pero puedes cambiar tu destino si comprendes y disminuyes esos riesgos.

Probablemente habrás notado que tu médico de cabecera, también llamado «médico general», analiza tus riesgos de salud cada vez que acudes a una revisión. Durante tu primera cita, el médico te entrevistó con cierta profundidad con respecto a tu historia personal, la historia clínica de tu familia, tu estilo de vida, tus preocupaciones y miedos... todo, antes de sacar el estetoscopio. Te pregunta a qué te dedicas, cuáles son tus aficiones, la salud de tus padres y tus hermanos y una miríada de preguntas que está entrenado para hacerte. Tu médico te está conociendo como persona a través de estas preguntas, mientras hace una evaluación general de salud, recabando y analizando mentalmente toda la información para generar un cuadro de en qué situación estás en relación con el desarrollo de alguna dolencia seria, mortal, mientras planifica cómo ayudarte para evitar algún futuro problema de salud.

La Evaluación de Riesgos de Salud

Para este análisis, he diseñado un sistema de puntuación sencillo que te ayudará a calcular a cuánto riesgo se expone actualmente tu salud. Mi sistema está basado en tres niveles de riesgos: riesgo bajo, riesgo moderado y riesgo alto. Puedes descubrir a qué categoría perteneces basándote en tus respuestas a una serie de dieciocho preguntas que son parte de la fórmula que arrojará los resultados de tu evaluación. Cada respuesta te da una puntuación parcial. Al sumarlas, obtienes tu total de riesgo.

Los sistemas de calificación para evaluar la salud son una forma importante de ayudar a la gente a comprender sus riesgos de padecer enfermedades, o de morir. Los Centros para el Control de Enfermedades, la Agencia de Investigación y Calidad de la Salud y las compañías de seguros utilizan distintos instrumentos para evaluar los riesgos de salud.[1] En mi sistema, basado en factores de riesgo conocidos, personales y familiares, tu calificación total no predice ninguna enfermedad en concreto, sino que te muestra el peso de los factores de riesgo juntos, reflejando el aumento del peligro a medida que una persona va teniendo más riesgos, en lugar de menos. Te llevaré de la mano por cada pregunta de mi sistema de Evaluación de Riesgos de Salud, te daré ejemplos de puntuación y te explicaré cómo calcular el total.

PREGUNTA 1: ¿Qué edad tienes?

Tu riesgo de padecer una serie de enfermedades crónicas prevenibles aumenta a medida que envejeces.

Calificación: Si tienes menos de treinta, tu puntuación es 0. Si estás entre los treinta y los cincuenta años, tu puntuación es +1. Si eres mayor de cincuenta años, tienes un riesgo mayor de padecer la mayoría de las enfermedades crónicas desde este momento en adelante, así que tu puntuación es +2.

PREGUNTA 2: ¿Cuál es tu sexo?

Esta pregunta no arroja como resultado una cifra. El propósito de esta pregunta es ayudarte a centrarte en los factores alimentarios específicos sobre los que está demostrado que se reduce el riesgo de determinadas condiciones en función del sexo.

Si eres mujer, a medida que envejeces aumenta tu riesgo de desarrollar enfermedades concretas como el cáncer de mama, de ovarios, cervical, endometrial y uterino. Si eres hombre, tienes un mayor riesgo de desarrollar cáncer de próstata al ir envejeciendo.

PREGUNTA 3: ¿Cuál es tu índice de masa corporal?

Tu índice de masa corporal se correlaciona con tu riesgo de desarrollar enfermedades. Cuanto mayor sea tu índice de masa corporal, mayor será el riesgo de padecer afecciones que van desde la diabetes hasta el cáncer y las enfermedades cardiovasculares.[2] El índice de masa corporal es una medida de la cantidad de grasa que tienes en el cuerpo, basada en tu peso y tu estatura. La fórmula del IMC[3] es:

Peso (kilogramos) / Altura (metros)^2 = IMC

De tal manera, si una persona mide 1,70 metros y pesa 55 kilogramos, su IMC es de 10,03. El rango normal sano de IMC está entre 18 y 25. Si tu IMC es menor de 18, te falta peso. Un IMC entre 25 y 30 tiene sobrepeso. Cualquier cantidad por encima de 30 es obesa. La obesidad mórbida se define como un IMC mayor de 40. El riesgo asociado a todas las enfermedades vinculadas con la obesidad se dispara si tu IMC es mayor de 30. Un IMC elevado aumentará tu Evaluación de Riesgos de Salud. Ten en cuenta que hay muchas interpretaciones y variaciones del cálculo de IMC adaptadas a niños y personas de ascendencia asiática. El cálculo que utilizo en este algoritmo es el que indica la Organización Mundial de la Salud.

Calificación: Si tu IMC es normal (18-25), tu puntuación es 0. Si tu IMC se encuentra entre 26-30, tu puntuación es +1. Si tu IMC sobrepasa los 30, tu puntuación es +2.

PREGUNTA 4: ¿Cuál es tu historial médico?

Como sucede con muchas cosas en la vida, tu pasado puede ayudar a predecir el futuro en cuestiones de salud. Cuantas más enfermedades hayas tenido en el pasado, mayor será el riesgo de padecer posibles problemas en el futuro, con independencia de cuáles hayan sido las afecciones anteriores. Esto se relaciona con las enfermedades, pero no con cirugías ni traumatismos. Si actualmente tomas cualquier medicamento de prescripción médica, probablemente tienes al menos una afección de salud. Si alguna vez te han hospitalizado por otra razón que no sea una cirugía por algún accidente o un parto, probablemente tienes una historia de una o más afecciones médicas. Los padecimientos mentales, como la depresión, el trastorno bipolar y la esquizofrenia, son importantes. Si tienes alguna pregunta al respecto, consulta con tu médico de cabecera para que te dé una lista de las afecciones que conforman tu historial clínico, o puedes sacar una copia de tu historial médico y buscar las anotaciones de tu facultativo en el apartado «historia médica anterior». Cuando revises todas las enfermedades que has padecido, acompáñalas de la etiqueta «activa» si todavía la padeces o «inactiva» si tuvo lugar en algún momento pero ya no requiere de atención ni tratamiento.

Calificación: Si tienes un historial inmaculado y nunca te han diagnosticado una enfermedad, felicidades, tu puntuación es 0. Si has tenido alguna enfermedad, pero está inactiva (no requiere atención ni tratamiento), tu puntuación es +1. Esto significa que tu cuerpo se recuperó, pero puede haber quedado algún daño residual que incrementa tu riesgo de padecer futuras enfermedades. Si existe al menos una afección médica activa por la que recibas tratamiento en la actualidad, o si te han diagnosticado enfermedades en más de una ocasión, ya sea de enfermedades activas o inactivas, tu puntuación es +2.

PREGUNTA 5: ¿Tienes alguna dolencia médica de muy alto riesgo que te predisponga para desarrollar otras complicaciones o enfermedades en el futuro?

Los médicos identifican ciertas enfermedades como riesgos potenciales muy altos de cara a que el paciente pueda desarrollar en el futuro problemas derivados de ellas. Algunos ejemplos de enfermedades de muy alto riesgo son:

- Queratosis actínica
- Enfermedades autoinmunes, como enfermedad intestinal inflamatoria, enfermedad celíaca, esclerodermia, lupus, artritis reumatoide, esclerosis múltiple
- Enfermedad de hígado alcohólico
- Esófago de Barrett
- Enfermedades cardiovasculares, como hipertensión, enfermedad coronaria arterial, enfermedad carótida arterial o enfermedad vascular periférica
- Endometriosis
- Hepatitis

- Exposición a VPH
- Hiperlipidemia, incluida la hipercolesterolemia familiar
- Periodontitis
- Preeclampsia
- Insuficiencia renal
- Lesión por traumatismo craneoencefálico
- Diabetes tipo 1, tipo 2 o gestacional

Calificación: Si no tienes enfermedades de muy alto riesgo en tu historia clínica, tu puntuación es 0. Si tienes una enfermedad de alto riesgo, tu puntuación es +1. Si tienes más de una enfermedad, tu puntuación es +2.

PREGUNTA SEIS: ¿Cuál es el historial clínico de tu familia?

Una historia familiar de cierta enfermedad puede incrementar tu propio riesgo de desarrollarla. Considera si alguien de tu familia —tu madre, padre, hermanos, abuelos— ha tenido alguna enfermedad que pueda transmitirse de generación en generación. Es un legado con el que (de momento) no se puede gran cosa, pero conocer el riesgo te sirve para tomar rápidamente posibles medidas alimentarias y así disminuirlo. Algunas historias clínicas familiares que requieren consideración por su riesgo son:

- Síndromes relacionados con el cáncer, como poliposis adenomatosa familiar (PAF), síndrome de Li-Fraumeni, síndrome de Lynch, síndrome de Von Hippel-Lindau o síndrome de ovario poliquístico
- Enfermedad de Crohn
- Hipercolesterolemia familiar (colesterol alto)
- Cánceres hereditarios, como cáncer de mama, de ovarios, de colon, de próstata, de estómago, melanoma, pancreático, uterino o retinoblastoma
- Enfermedades neurodegenerativas, como enfermedad de Alzheimer, enfermedad de Huntington y enfermedad de Parkinson
- Diabetes tipo 1, tipo 2 o gestacional

Calificación: Si no tienes historia familiar de ninguna enfermedad hereditaria, tu puntuación es 0. Si tienes una o más, tu puntuación es +2.

PREGUNTA 7: ¿Dónde vives?

El lugar en el vives podría matarte. Incluso si no vives cerca de Chernobyl o Fukushima, algunas partes del mundo tienen índices de enfermedades, como el cáncer, desproporcionadamente más elevados que otras; sin embargo, la gente vive en ellas sin ser consciente de ello y sin plantearse qué puede hacer para contrarrestar el riesgo. Por ejemplo, en Estados Unidos, los diez estados con mayor riesgo de cáncer, por orden de incidencia de la enfermedad, son Kentucky, Delaware, Luisiana, Pennsylvania, Nueva York, Maine, Nueva Jersey, Iowa, Rhode Island y Connecticut.[4] Los especialistas en salud pública especulan con que en estas localidades existen exposiciones ambientales o de otra índole que son responsables del elevado riesgo. Si resides en alguno de estos estados, definitivamente deberías hacer algo para disminuir tu riesgo. En el mundo, los países con mayor índice de cáncer son Dinamarca, Francia (zonas urbanas), Australia, Bélgica, Noruega, Irlanda, Corea, Países Bajos y Nueva Caledonia. Si vives en alguna de estas zonas, te encuentras en un territorio de alto riesgo.

Para la diabetes, los lugares con mayor riesgo en Estados Unidos son Puerto Rico, Guam, Mississippi, Virginia Occidental, Kentucky, Alabama, Luisiana, Tennessee, Texas y Arkansas.[5] En el mundo, las zonas con mayor índice de diabetes son Islas Marshall, Micronesia, Kiribati, Polinesia Francesa, Arabia Saudí, Vanuatu, Baréin, Mauricio y Nueva Caledonia.[6]

En Estados Unidos, los estados con mayor riesgo de enfermedades cardiovasculares son Kentucky, Virginia Occidental, Luisiana, Oklahoma, Alabama, Mississippi, Michigan, Arkansas, Tennessee y Texas. En el mundo, los países con los índices más altos de mortalidad por enfermedad cardiovascular son Rusia, Ucrania, Rumanía, Hungría, Cuba, Brasil, República Checa, Argentina y México.

Ten en cuenta que las muertes pueden estar asociadas con la falta de acceso a cuidados médicos modernos y a una carencia de servicios médicos en algunas zonas. Sin embargo, estos son algunos de los lugares más mortíferos en el mundo. Si vives en alguno de ellos, tienes un riesgo mayor que si vivieras en otra parte.

Las tres enfermedades graves —cáncer, diabetes y enfermedades cardiovasculares— representan el grueso de las enfermedades crónicas prevenibles que en muchos casos no solo se pueden revertir, sino evitar con una dieta más adecuada y un buen estilo de vida.

Calificación: Si vives en alguna de las zonas de alto riesgo de estas tres enfermedades mortales, tu puntuación es +1. Si no, es 0.

PREGUNTA 8: ¿Cuál es tu riesgo genético?

Una cantidad cada vez mayor de empresas ofrecen pruebas de ADN que, a partir del análisis de fluidos corporales, pueden determinar tu riesgo de padecer enfermedades hereditarias. Estos servicios son parte de la revolución de la medicina personalizada que ya es posible gracias al desarrollo tecnológico computacional, capaz de analizar millones de datos genéticos. Tu saliva contiene ADN, y puedes enviarla para someterla a un análisis de marcadores de riesgo de cáncer, enfermedad de Parkinson, enfermedad de Alzheimer tardía, enfermedad celíaca y trastornos raros (trombofilia hereditaria, hemocromatosis hereditaria, deficiencia de glucosa-6-fosfato deshidrogenasa, enfermedad de Gaucher tipo 1, deficiencia del Factor XI, distonía primaria temprana y deficiencia de alfa-1-antitripsina).[7]

Si bien solamente entre el 5 y el 10 por ciento de los cánceres son hereditarios, puedes identificarlos con un análisis genético: cáncer de mama (hombre y mujer), colorrectal, melanoma, de ovarios, de próstata, estomacal y uterino. El riesgo de desarrollar algunas afecciones también se puede detectar por medio de análisis de ADN. La hipercolesterolemia familiar, las arteriopatías, las arritmias y las cardiomiopatías son detectables. Si ya te han analizado el ADN y en la prueba dio positivo el riesgo genético de alguna enfermedad, puedes tomar inmediatamente medidas en tu estilo de vida, incluido el cambio de dieta, para reducir ese riesgo, sobre todo de cáncer, enfermedades autoinmunes, enfermedades neurodegenerativas y cardiopatías.

Calificación: Si todavía no te has hecho un análisis de ADN, tu puntuación es 0. Si ya te hicieron un análisis y no se detectaron riesgos, tu puntuación es 0. Si tu análisis de ADN reveló el riesgo de alguna enfermedad, registra +1. Si el análisis indicó el riesgo de dos o más enfermedades, tu puntuación es +2.

PREGUNTA 9: ¿Has sufrido la exposición a alguna sustancia tóxica?

La exposición a las sustancias tóxicas del ambiente incrementa tu riesgo de enfermedad, y hay tantas fuentes potenciales que sería imposible mencionarlas todas. La exposición podría darse en tu lugar de residencia, tu entorno de trabajo, en tu casa y también en tus lugares de ocio.[8] Revisa la lista para ver si has tenido algún contacto significativo con alguna de estas toxinas comunes que representan una amenaza para la salud:

- Arsénico (juguetes viejos)
- Asbesto (edificios viejos)
- Benceno (gasolina)
- Tetracloruro de carbono (antes utilizado en solventes para tintorería)
- Dioxina y el pesticida DDT
- Formaldehído (escape de automóviles)
- Pigmentos industriales (aminos aromáticos y tinturas anilinas)
- Plomo
- Mercurio (amalgamas)
- Cloruro de metileno (disolventes)
- Paradiclorobenceno (bolitas de alcanfor, ambientadores, ambientadores para inodoros)
- Compuestos químicos perfluorados (sartenes antiadherentes)
- Radiación (sin protección)

- Radón (radiación del suelo que sube hacia tu casa)
- Tolueno (disolventes)
- Vapor de cigarrillos electrónicos
- Cloruro de vinilo (tuberías de agua)

Calificación: Si tu respuesta fue negativa para cualquier exposición significativa, tu puntuación es 0. Si has tenido alguna exposición significativa, marca +1. Si te has expuesto a más de una toxina, registra +2.

PREGUNTA 10: ¿Alguna vez has fumado o fumas en la actualidad?

Es elemental. El consumo de tabaco (cigarrillos, puros, pipas, en polvo, para mascar) es un hábito mortal, pero no todo el mundo advierte que sigue siendo cierto incluso si la exposición tuvo lugar hace años. Da igual que lo hayas fumado o mascado. De hecho, aun cuando la del tabaco es una exposición tóxica, esta incrementa el riesgo de perjuicio para tu salud hasta tal punto que merece su propia calificación. Y vivir en la misma casa o estar en compañía de un fumador activo es tan malo como si fumaras tú. Incluso los gatos que viven con fumadores desarrollan cánceres orales porque lamen el humo de su propio pelaje.[9]

Calificación: Si nunca has fumado, tu puntuación es 0. Si eres ex fumador, has vivido con un fumador o has trabajado o pasado una parte significativa de tu tiempo en un ambiente lleno de humo de tabaco (restaurante, bar, antro), pero ya no lo haces, anota +1. Si eres fumador activo, aunque sea de cigarrillos electrónicos, o vives, trabajas o pasas mucho tiempo con fumadores, tu puntuación es +2.

PREGUNTA 11: ¿Bebes alcohol?

El consumo moderado de vino tinto y cerveza, como has leído en este libro, puede ser beneficioso para tu salud. Un alto consumo te pone en riesgo de sufrir una serie de enfermedades crónicas, sobre todo del sistema gastrointestinal, ya que el alcohol es una toxina. Esto es así en el caso de todo tipo de bebidas alcohólicas.

Calificación: Si no bebes, registra 0. Si bebes con moderación (una o algunas copas de vino tinto o cerveza al día, pero no licor), tu puntuación es −1 (resta un punto), ya que tu riesgo disminuye. Si bebes de forma rutinaria más de una copa de vino o una cerveza, o cada día tomas algún destilado, registra +1. Si bebes licores fuertes con regularidad, tu puntuación es +2.

PREGUNTA 12: ¿Cuál ha sido tu plan alimentario a lo largo de la vida?

La mayoría de las personas no piensan en su dieta dentro del contexto de toda una vida, pero la manera en que te criaron y lo que has consumido a lo largo de los años, y se ha mantenido como hábitos específicos, incrementa o reduce tus riesgos de salud. Lo que hagas de pronto para cambiar de forma de alimentación puede ser un buen principio que te lleve hacia un futuro más sano, pero, en lo que respecta a la alimentación, tu Evaluación de Riesgos de Salud se calcula a partir de la exposición y de tus comportamientos a lo largo de toda la vida.

Así pues, en el transcurso de tu vida, ¿cómo describirías tu hábito alimentario? Piensa cuál de los siguientes hábitos generales has seguido durante más tiempo: una dieta mediterránea o asiática, con ingredientes frescos, abundante en verduras y fibra dietética; una dieta al estilo occidental, que muchas veces se describe como un plan de «carne y patatas», con mucha carne y muy pocas verduras frescas, o una dieta de comida basura, en su mayoría de alimentos procesados, preparados y empaquetados industrialmente, de comida rápida y alimentos fritos, grasas saturadas, refrescos, comiendo a todas horas.

Puntuación: Si estás dentro de la primera categoría, tu puntuación es −1 (esto favorece la salud, así que resta un punto). Si alguna vez has seguido una dieta no saludable, pero ahora comes más sano, sobre todo una dieta vegetal, registra 0. Si tu respuesta fue la dieta occidental, tu puntuación es +1. Si tu respuesta fue la dieta de comida basura, tu puntuación es +2.

PREGUNTA 13: *¿Cuál es tu nivel de actividad física?*

Ser físicamente activo es fundamental a cualquier edad. El ejercicio es clave para estar fuerte y tener un buen estado de salud, e incluso caminar rápido con regularidad es beneficioso. No necesitas ir al gimnasio ni tener un entrenador personal. Quizá disfrutas de estar al aire libre y haces senderismo. O tal vez tu trabajo te obliga a estar en constante movimiento, requiere de fuerza muscular y un poco de esfuerzo.

Por otra parte, si tu trabajo implica que estés sentado en un escritorio, mirando la pantalla de un ordenador todo el día y después conduces hasta casa para sentarte en el sofá y ver la televisión, seamos honestos, tienes un estilo de vida sedentario. La gente que tiene poca actividad física tiende a pasar casi todo el tiempo en espacios interiores. Una vida sedentaria en sí misma es un riesgo para la salud y el escenario para un futuro desastre.

Calificación: Si sigues un programa de actividad física constante, como hacer ejercicio con regularidad, tu puntuación es −2 (resta dos puntos). Si ocasionalmente haces ejercicio y te consideras físicamente activo, registra 0. Si no haces ejercicio de ninguna forma y no eres físicamente activo, tu puntuación es +2.

PREGUNTA 14: *¿Tienes una mascota?*

Las mascotas ayudan a disminuir el estrés y la ansiedad, estimulan la salud mental y pueden incrementar tu actividad física. ¿Tienes un perro, un gato, un pájaro, una lagartija, un caballo o cualquier otro animal de compañía? Incluso haber tenido una mascota en el pasado puede dejar un rastro beneficioso en el destino de tu salud.

Calificación: Si tienes una mascota o la has tenido en algún momento, registra −1 (resta un punto). Si no tienes mascota, tu puntuación es 0.

PREGUNTA 15: *¿Te amamantaron de bebé?*

La lactancia no solo vincula al infante con su madre, sino que lo provee de inmunidad desde el principio. Hay estudios que han demostrado que lactar beneficia el sistema inmunológico del infante para el resto de su vida.

Además de los anticuerpos de su madre, la leche materna contiene bacterias beneficiosas y es una fuente de probióticos que construyen un microbioma sano en el bebé. También puede hacer que aumente la longitud telomérica. En pocas palabras, si te dieron de mamar, cuentas con una ventaja.

Calificación: Si sabes que lactaste, tu puntuación es −1. Si no estás seguro, registra 0. Si estás seguro de que no lactaste, tu puntuación es +1.

PREGUNTA 16: ¿Trabajas de noche?

Muchos trabajos importantes requieren que la gente trabaje en turnos de noche. La medicina, la policía, la seguridad, el ejército y la tecnología son campos en los que los turnos de noche son habituales. Durante mi residencia, cuando estudiaba medicina, muchas veces me tocó hacer turnos de noche todas las semanas. Si bien sigue siendo posible dormir suficientes horas, así y todo hay un problema: tu cuerpo está diseñado para seguir las indicaciones del sol. Tus hormonas, tu sistema cardiovascular, tu microbioma y tu inmunidad se coordinan para seguir un ritmo circadiano. Quedarte despierto toda la noche pervierte la sincronía de estos sistemas y provoca que se debiliten tus defensas. Dejar de dormir algunas noches de tanto en tanto cuando eres estudiante no es un problema, pero tu cuerpo lo pagará más adelante. No solo te encuentras fatal durante días, sino que enfermas con más facilidad. Hay señales de que las defensas de tu cuerpo no están equilibradas. Ser un profesional que trabaja en el turno de noche amplía esta alteración en gran medida. Hay estudios que han demostrado que las personas que trabajan de noche ven aumentado su riesgo de enfermedades crónicas, desde cardiopatías hasta varios tipos de cáncer.[10]

Calificación: Si actualmente trabajas de noche, registra +1. Si no trabajas de noche, tu puntuación es 0.

PREGUNTA 17: ¿Cuál es tu nivel de estrés?

Un poco de estrés en la vida está bien y quizá te aporte una ligera ventaja para destacar en tu trabajo y en tus aficiones, pero el estrés crónico representa una carga pesada y dañina para tus defensas. Incrementa la secreción de cortisol de tus glándulas suprarrenales, genera una demanda excesiva para tu corazón, altera tu microbioma para mal, interrumpe la angiogénesis, impide el funcionamiento de tus células madre y reduce tu inmunidad.[11] El estrés puede estar vinculado a factores emocionales, de comportamiento, físicos, sociales o económicos. ¿Vives en un constante estado de estrés, ansiedad, miedo o enojo sin alivio alguno? ¿O tiendes a fluir con las habituales fuentes de estrés de la vida con solamente un mínimo de angustia? Califica tu nivel diario de estrés como bajo, moderado o alto.

Calificación: Si consideras que tu nivel de estrés es bajo, registra 0. Si tu estrés es moderado, tu puntuación es +1. Si vives en un estado crónico de mucho estrés, marca +2.

PREGUNTA 18: ¿Alguno tus padres (o ambos) murieron siendo jóvenes (antes de los cincuenta años) por un problema de salud?

La salud de tus padres puede ser un factor predictivo del destino de tu propia salud. Además de la genética, tus padres te transmitieron hábitos y comportamientos que influyen en tus decisiones de estilo de vida, los cuales pueden provocar exposiciones tempranas. Las influencias epigenéticas pueden ser beneficiosas o dañinas, y las llevamos con nosotros toda la vida. Cuando los padres mueren jóvenes por causas relacionadas con la salud (en lugar de una muerte accidental), este hecho puede apuntar a un posible problema heredado genética o epigenéticamente. Algunas causas comunes de muerte prematura son el cáncer, las enfermedades cardiovasculares y las complicaciones por diabetes. Si uno o ambos de tus padres murieron por el efecto de alguno de estos asesinos multifactoriales antes de cumplir los cincuenta años, es posible que manejes un riesgo mayor que el de la media.

Calificación: Si tu padre y tu madre vivieron más allá de los cincuenta años, tu puntuación es 0. Si uno de ellos murió antes de cumplir los cincuenta, marca +1. Si ambos murieron antes de los cincuenta, tu puntuación es +2.

Calcular el total de tu riesgo de salud

Ahora que ya has respondido al cuestionario de Evaluación de Riesgos de Salud, suma tus calificaciones para obtener el total. Cuanto más elevada sea la cifra, mayor será el riesgo. El total más alto que puedes obtener es 29. A partir de tu puntuación total, estarás en alguna de las tres zonas: roja, amarilla o verde.

Para interpretar tu riesgo de salud y tu necesidad de tomar medidas al respecto, descubre a qué altura te coloca tu calificación entre los siguientes grupos.

Total: 19-29, estás en la zona roja

RIESGO ALTO

Si tu puntuación te deja en esta categoría, estás en la zona de peligro. Si no aplicas cambios deliberados en tu vida, las probabilidades se acumulan en tu contra; existe una importante probabilidad de que te estés encaminando hacia una enfermedad grave en el futuro. Es hora de tomar serias medidas para disminuir tu riesgo, sobre todo en lo que respecta a la dieta y el estilo de vida.

Si observas las preguntas de las que deriva la calificación, hay al menos nueve puntos en los que puedes hacer un cambio deliberado que ayude a reducir el riesgo. Podrías hacerlo de la siguiente manera: pierde peso, trasládate a un lugar de menor riesgo (no es fácil, pero vale la pena planteárselo), deja de fumar tabaco o cigarrillos electrónicos, reduce tu consumo de alcohol, reduce tu nivel de estrés, deja tu trabajo nocturno, consigue una mascota o dedica todos los días un rato a caminar rápidamente. Es muy importante que cambies tu dieta de inmediato usando el marco 5 × 5 × 5 para obtener los beneficios de los alimentos que he descrito en este libro.

Total: 10-18, estás en la zona amarilla

RIESGO MODERADO

Si tu calificación te dejó en esta categoría, no tienes un riesgo inminente, pero necesitas reducirlo activamente para que tu puntuación no se incremente más. Pon atención a tu dieta para reducir tu riesgo de salud. Recuerda, si no fumas y haces ejercicio con regularidad, puedes bajar el riesgo de cáncer hasta en un 70 por ciento, de diabetes en un 90 por ciento y de cardiopatía en un 80 por ciento solo con aplicar cambios en la alimentación.[12] No estás en peligro todavía, pero no bajes la guardia. Tus defensas las construyes con la alimentación cotidiana.

Por cierto, tal vez pienses que eres una persona sana, pero sigues estando en la zona amarilla. En parte, es posible que esto se deba a factores que están fuera de tu control, como el lugar donde vives o tu edad. La edad, en concreto, puede elevar tu puntuación a medida que envejezcas, sencillamente porque el riesgo de muchas enfermedades incrementa también. Súmale a esto un historial clínico familiar, un mal hábito o un riesgo laboral, y podrás ver por qué has acabado ocupando la zona amarilla. Empezar a disminuir los riesgos que estén bajo tu control debe ser tu prioridad.

Total: 0-9, estás en la zona verde

RIESGO BAJO

¡Felicidades! Estás en la categoría más baja posible. Esto probablemente significa que eres joven, de constitución delgada, no has tenido exposiciones dañinas en tu vida, nunca has fumado, tomas decisiones saludables sobre tu dieta (ya sea conscientemente o no), tienes buenos genes y realizas actividad física. La zona verde es donde debes permanecer de por vida. Estás en la mejor posición posible para que esto suceda. Sé consciente de que, a medida que envejezcas y continúes topándote con toxinas dañinas en el ambiente, añadirás cifras a tu puntuación. Ahí es donde entra la dieta. Empieza por consumir a propósito alimentos que estimulen tus sistemas de defensa. Prueba los nuevos alimentos que menciono en el libro. Plantéate cuántas decisiones puedes tomar sobre la comida y las bebidas que consumes cada semana a partir de los elementos que he incluido en la segunda parte. Lleva un diario de estas opciones para tener presente qué comiste en las semanas precedentes y así ver si puedes superarte. Continúa tomando buenas decisiones para alimentar tus defensas de salud y defenderte de los ataques de la edad y de la vida moderna.

La investigación en torno a las defensas de la salud tiene lugar a tal velocidad que a cada momento van surgiendo nuevas informaciones. Para recibir actualizaciones sobre los nuevos alimentos que benefician las defensas de la salud, visita <www.drwilliamli.com/checklist>.

Agradecimientos

Escribir este libro no fue un esfuerzo de una sola persona, sino un esfuerzo conjunto. *Comer para sanar* es producto del trabajo, la constancia y la dedicación de un maravilloso grupo de personas, al cual debo mi gratitud. Me gustaría agradecer a mi vieja amiga y asesora Robin Colucci, el haber insistido para que plasmara todos mis conocimientos en las páginas de un libro. Primero fue mi guía y luego se convirtió en mi entrenadora, copiloto y correctora de estilo a medida que me aventuraba en el mundo de la escritura. Quisiera reconocer la labor de cada uno de los miembros de mi fantástico equipo de investigación —Catherine Ward, Dasha Agoulnik, Bridget Gayer, Rachel Chiaverelli, Samantha Stone y Michelle Hutnik—, quienes me ayudaron a revisar y analizar de forma crítica cientos de complejos estudios científicos, clínicos y de salud pública, que se describen en este libro. Me permitieron poner las cosas en perspectiva mientras me esforzaba en transformar mis hallazgos en un relato conciso y comprensible y para el lector no especializado. También quisiera agradecerle a María Aufiero el haber colaborado conmigo en la creación de recetas, así como en la degustación de las mismas en su cocina. A Katrina Markoff, gracias por compartir tu talento con el chocolate, además de por la deliciosa receta del chocolate caliente. Muchas gracias a Liz Alverson por hacerme ver la mentalidad de alguien con la motivación de llevar una vida más saludable y ayudarme a convertir mis ideas en aplicaciones prácticas para la vida cotidiana de los lectores.

Les estoy muy agradecido a mis extraordinarios agentes —Celeste Fine, Sarah Passick, John Maas, Andrea Mei y Emily Sweet—, de la agencia Park & Fine Literary and Media. Además de ser un equipo de ensueño para cualquier autor, trabajar con ellos fue a la vez divertido y profesional, pues nunca perdieron de vista el objetivo de obtener resultados de calidad en todos los aspectos. Celeste me aconsejó sabiamente en cada etapa del proceso a medida que este libro fue tomando forma. John se convirtió en un miembro clave de mi equipo de redacción y contribuyó con su pericia editorial a simplificar el contenido complejo, haciendo de la lectura una experiencia más comprensible y disfrutable. Mi editora, Karen Murgolo, y los integrantes del equipo de Grand Central Publishing/Hachette, Ben Sevier, Leah Miller, Amanda Pritzker y Matthew Ballast, quienes me dieron la oportunidad de narrar mi visión de un mundo más saludable para todos, tienen mi agradecimiento y todo mi aprecio. También me gustaría dar las gracias a Ike Williams y Brian Carey, quienes siempre me apoyaron con sus consejos.

Me gustaría mencionar a los muchos mentores, colegas científicos y médicos que me han inspirado y que han contribuido a mi carrera a lo largo de los años: Anthony Vagnucci, Shang J. Yao, Franklin Fuchs, Winton Tong, Karel Liem, Judah Folkman, Pat D'Amore, Bob Langer, Chuck Watson, David Steed, Cesare Lombroso, Les Fang, Michael Maragoudakis, Moritz Konerding, Adriana Albini, Doug Losordo, Richard Beliveau y Max Ackermann. Pese a que algunos de ellos ya no se encuentran entre nosotros, su influencia perdura.

Ciertas personas merecen una mención especial. Vincent Li, mi hermano, colega y también pionero, con quien desarrollé muchas de las ideas sobre alimentación y salud que aparecen en este libro, algunas de las cuales surgieron en los lugares más extraordinarios y junto a amigos increíbles. Eric Lowitt, también autor, amigo y experto en impacto social, me motivó con consejos útiles, humor e ingenio durante el proceso de desarrollo del libro. Courtney Martel, mi jefa de personal, quien siempre se aseguró de que todo se llevara a cabo sin contratiempos y de manera apropiada. Dean Ornish, que tiene una trayectoria profesional similar a la mía y con quien comparto un alto grado de camaradería, interés por la investigación y otras pasiones intelectuales, me inspiró para llevar mi mensaje al público. A The Edge, mi amigo y aliado a la hora de promover los avances en medicina, y que siempre fue generoso con su tiempo, le agradezco sus grandes ideas y su entusiasmo por encontrar mejores formas de vencer a la enfermedad.

Finalmente, no podría haber escrito este libro sin el apoyo de Shawna, Madeleine y Oliver, quienes me dieron el tiempo necesario lejos de casa para desarrollar todo esto y compartirlo con el mundo.

Notas

Capítulo 1: Angiogénesis

1. J. Folkman y R. Kalluri, «Cancer without Disease», *Nature* 427, núm. 6977, 2004, p. 787.

2. B. N. Ames, M. K. Shigenaga y T. M. Hagen, «Oxidants, Antioxidants, and the Degenerative Diseases of Aging», *Proceedings of the National Academy of Sciences USA* 90, núm. 17, 1993, pp. 7915-7922; S. Clancy, «DNA Damage and Repair: Mechanisms for Maintaining DNA Integrity», *Nature Education* 1, núm. 1, 2008, p. 103.

3. J. Folkman y R. Kalluri, «Cancer without Disease», *Nature* 427, núm. 6977, 2004, p. 787.

4. M. Lovett, K. Lee, A. Edwards y D. L. Kaplan, «Vascularization Strategies for Tissue Engineering», *Tissue Engineering Part B: Reviews* 15, núm. 3, 2009, pp. 353-370.

5. Robyn D. Pereira *et al.*, «Angiogenesis in the Placenta: The Role of Reactive Oxygen Species Signaling», *BioMed Research International*, 2015, p. 814543.

6. L. A. DiPietro, «Angiogenesis and Wound Repair: When Enough Is Enough», *Journal of Leukocyte Biology* 100, núm. 5, 2016, pp. 979-984.

7. A. Orlidge y P. A. D'Amore, «Inhibition of Capillary Endothelial Cell Growth by Pericytes and Smooth Muscle Cells», *Journal of Cell Biology* 105, núm. 3, 1987, pp. 1455-1462.

8. M. A. Gimbrone, S. B. Leapman, R. S. Cotran y J. Folkman, «Tumor Dormancy In Vivo by Prevention of Neovascularization», *Journal of Experimental Medicine* 136, 1974, p. 261.

9. C. W. White *et al.*, «Treatment of Pulmonary Hemangiomatosis with Recombinant Interferon Alfa-2a», *New England Journal of Medicine* 320, núm. 18, 1989, pp. 1197-1200.

10. Y. Cao y R. Langer, «A Review of Judah Folkman's Remarkable Achievements in Biomedicine», *Proceedings of the National Academy of Sciences USA* 105, núm. 36, 2008, pp. 13203-13205.

11. A. H. Vagnucci, Jr. y W. W. Li, «Alzheimer's Disease and Angiogenesis», *Lancet* 361, núm. 9357, 2003, pp. 605-608.

12. J. V. Silha, M. Krsek, P. Sucharda y L. J. Murphy, «Angiogenic Factors Are Elevated in Overweight and Obese Individuals», *International Journal of Obesity* 29, núm. 11, 2005, pp. 1308-1314.

13. M. A. Rupnick *et al.*, «Adipose Tissue Mass Can Be Regulated through the Vasculature», *Proceedings of the National Academy of Sciences USA* 99, núm. 16, 2002, pp. 10730-10735.

14. P. Schratzberger *et al.*, «Reversal of Experimental Diabetic Neuropathy by VEGF Gene Transfer», *Journal of Clinical Investigation* 107, núm. 9, 2001, pp. 1083-1092.

15. R. Kirchmair *et al.*, «Therapeutic Angiogenesis Inhibits or Rescues Chemotherapy-Induced Peripheral Neuropathy: Taxol-and Thalidomide-Induced Injury of Vasa Nervorum Is Ameliorated by VEGF», *Molecular Therapy* 15, núm. 1, 2007, pp. 69-75.

16. S. R. Nussbaum *et al.*, «An Economic Evaluation of the Impact, Cost, and Medicare Policy Implications of Chronic Nonhealing Wounds», *Value Health* 21, núm. 1, 2018, pp. 27-32; D. G. Armstrong, J. Wrobel y J. M. Robbins, «Guest Editorial: Are Diabetes-Related Wounds and Amputations Worse than Cancer?», *International Wound Journal* 4, núm. 4, 2007, pp. 286-287.

17. Emiko Jozuka y Yoko Ishitani, «World's Oldest Person Dies at 117», CNN, <https://www.cnn.com/2018/07/26/health/japan-centenarian-longevity/index.html>.

Capítulo 2: Regeneración

1. R. J. Kara *et al.*, «Fetal Cells Traffic to Injured Maternal Myocardium and Undergo Differentiation», *Circulation Research* 110, núm. 1, 2012, pp. 82-93.

2. Ron Milo y Rob Phillips, «How Quickly Do Different Cells in the Body Replace Themselves?», Cell Biology by the Numbers, <http://book.bionumbers.org/how-quickly-do-different-cells-in-the-body-replace-themselves>; «Lifespan of a Red Blood Cell», Bionumbers, <http://bionumbers.hms.harvard.edu/bionumber.aspx?&id=107875>.

3. «Determination of Adipose Cell Size in Eight Epididymal Fat Pads by Four Methods», Bionumbers, <http://bionumbers.hms.harvard.edu/bionumber.aspx?&id=107076>.

4. J. E. Till y E. A. McCulloch, «A Direct Measurement of the Radiation Sensitivity of Normal Mouse Bone Marrow Cells», *Radiation Research* 14, núm. 2, 1961, pp. 213-222.

5. Eva Bianconi *et al.*, «An Estimation of the Number of Cells in the Human Body», *Annals of Human Biology* 40, núm. 6, 2013.

6. S. Y. Rabbany, B. Heissig, K. Hattori y S. Rafii, «Molecular pathways regulating mobilization of marrow-derived stem cells for tissue revascularization», *Trends in Molecular Medicine* 9, núm. 3, 2003, pp. 109-117.

7. I. Petit, D. Jin y S. Rafii, «The SDF-1-CXCR4 Signaling Pathway: A Molecular Hub Modulating Neo-Angiogenesis», *Trends in Immunology* 28, núm. 7, 2007, pp. 299-307.

8. E. T. Condon, J. H. Wang y H. P. Redmond, «Surgical Injury Induces the Mobilization of Endothelial Progenitor Cells», *Surgery* 135, núm. 6, 2004, pp. 657-661.

9. G. D. Kusuma, J. Carthew, R. Lim y J. E. Frith, «Effect of the Microenvironment on Mesenchymal Stem Cell Paracrine Signaling: Opportunities to Engineer the Therapeutic Effect», *Stem Cells and Development* 26, núm. 9, 2017, pp. 617-631; S. Keshtkar, N. Azarpira y M. H. Ghahremani, «Mesenchymal Stem Cell-Derived Extracellular Vesicles: Novel Frontiers in Regenerative Medicine», *Stem Cell Research and Therapy* 9, núm. 1, 2018, p. 63.

10. I. Linero y O. Chaparro, «Paracrine Effect of Mesenchymal Stem Cells Derived from Human Adipose Tissue in Bone Regeneration», *PLOS One* 9, núm. 9, 2014, e107001.

11. F. Mobarrez *et al.*, «The Effects of Smoking on Levels of Endothelial Progenitor Cells and Microparticles in the Blood of Healthy Volunteers», *PLOS One* 9, núm. 2, 2014, e90314;

S. Beyth *et al.*, «Cigarette Smoking Is Associated with a Lower Concentration of CD105(+) Bone Marrow Progenitor Cells», *Bone Marrow Research* 2015, 2015, p. 914935.

12. S. E. Michaud *et al.*, «Circulating Endothelial Progenitor Cells from Healthy Smokers Exhibit Impaired Functional Activities», *Atherosclerosis* 187, núm. 2, 2006, pp. 423-432.

13. C. Heiss *et al.*, «Brief Secondhand Smoke Exposure Depresses Endothelial Progenitor Cells Activity and Endothelial Function: Sustained Vascular Injury and Blunted Nitric Oxide Production», *Journal of the American College of Cardiology* 51, núm. 18, 2008, pp. 1760-1771.

14. T. E. O'Toole *et al.*, «Episodic Exposure to Fine Particulate Air Pollution Decreases Circulating Levels of Endothelial Progenitor Cells», *Circulation Research* 107, núm. 2, 2010, pp. 200-203.

15. J. K. Williams *et al.*, «The Effects of Ethanol Consumption on Vasculogenesis Potential in Nonhuman Primates», *Alcoholism: Clinical and Experimental Research* 32, núm. 1, 2008, pp. 155-161.

16. H. Wang *et al.*, «In Utero Exposure to Alcohol Alters Cell Fate Decisions by Hematopoietic Progenitors in the Bone Marrow of Offspring Mice during Neonatal Development», *Cell Immunology* 239, núm. 1, 2006, pp. 75-85.

17. J. A. McClain, D. M. Hayes, S. A. Morris y K. Nixon, «Adolescent Binge Alcohol Exposure Alters Hippocampal Progenitor Cell Proliferation in Rats: Effects on Cell Cycle Kinetics», *Journal of Comparative Neurology* 519, núm. 13, 2011, pp. 2697-2710.

18. Investigadores de la Universidad de Colorado, en Boulder, analizaron esto al comparar las células madre de un grupo de hombres mayores (de alrededor de sesenta años) que gozaban de buena salud y no padecían obesidad con las de un grupo de hombres más jóvenes (en la veintena). Las diferencias fueron considerables. Las células progenitoras endoteliales (CPE) de las personas mayores produjeron un 60 por ciento menos de los factores que ayudan a la supervivencia de las células en comparación con las células madre observadas en el grupo de jóvenes.

19. M. Pirro *et al.*, «Hypercholesterolemia-Associated Endothelial Progenitor Cell Dysfunction», *Therapeutic Advances in Cardiovascular Disease* 2, núm. 5, 2008, pp. 329-339.

20. D. R. Pu y L. Liu, «HDL Slowing Down Endothelial Progenitor Cells Senescence: A Novel Anti-Atherogenic Property of HDL», *Medical Hypotheses* 70, núm. 2, 2008, pp. 338-342.

21. H. Kang *et al.*, «High Glucose-Induced Endothelial Progenitor Cell Dysfunction», *Diabetes and Vascular Disease Research* 14, núm. 5, 2017, pp. 381-394; G. P. Fadini, M. Albiero, S. Vigili de Kreutzenberg, E. Boscaro, R. Cappellari, M. Marescotti, N. Poncina, C. Agostini y A. Avogaro, «Diabetes Impairs Stem Cell and Proangiogenic Cell Mobilization in Humans», *Diabetes Care* 36, núm. 4, 2013, pp. 943-949.

22. K. Aschbacher *et al.*, «Higher Fasting Glucose Levels Are Associated with Reduced Circulating Angiogenic Cell Migratory Capacity among Healthy Individuals», *American Journal of Cardiovascular Disease* 2, núm. 1, 2012, pp. 12-19.

23. O. M. Tepper *et al.*, «Human Endothelial Progenitor Cells from Type II Diabetics Exhibit Impaired Proliferation, Adhesion, and Incorporation into Vascular Structures», *Circulation* 106, núm. 22, 2002, pp. 2781-2786.

24. C. J. Loomans *et al.*, «Endothelial Progenitor Cell Dysfunction: A Novel Concept in the Pathogenesis of Vascular Complications of Type 1 Diabetes», *Diabetes* 53, núm. 1, 2004, pp. 195-199.

25. «Diabetes», Organización Mundial de la Salud, <http://www.who.int/mediacentre/factsheets/fs312/en>.

26. G. P. Fadini et al., «Circulating Endothelial Progenitor Cells Are Reduced in Peripheral Vascular Complications of Type 2 Diabetes Mellitus», Journal of the American College of Cardiology 45, núm. 9, 2005, pp. 1449-1457.

27. T. Kusuyama et al., «Effects of Treatment for Diabetes Mellitus on Circulating Vascular Progenitor Cells», Journal of Pharmacological Sciences 102, núm. 1, 2006, pp. 96-102.

28. N. Werner et al., «Circulating Endothelial Progenitor Cells and Cardiovascular Outcomes», New England Journal of Medicine 353, núm. 10, 2005, pp. 999-1007.

29. H. Björkbacka et al., «Plasma Stem Cell Factor Levels Are Associated with Risk of Cardiovascular Disease and Death», Journal of Internal Medicine 282, núm. 2, 2017, pp. 508-521.

30. A. Rivera, I. Vanzuli, J. J. Arellano y A. Butt, «Decreased Regenerative Capacity of Oligodendrocyte Progenitor Cells (NG2-Glia) in the Ageing Brain: A Vicious Cycle of Synaptic Dysfunction, Myelin Loss, and Neuronal Disruption?», Current Alzheimer Research 13, núm. 4, 2016, pp. 413-418.

31. Q. Wang et al., «Stromal Cell-Derived Factor 1α Decreases β-Amyloid Deposition in Alzheimer's Disease Mouse Model», Brain Research 1459, 2012, pp. 15-26.

32. O. Fernández et al., «Adipose-Derived Mesenchymal Stem Cells (AdMSC) for the Treatment of Secondary-Progressive Multiple Sclerosis: A Triple Blinded, Placebo Controlled, Randomized Phase I/II Safety and Feasibility Study», PLOS One 13, núm. 5, 2018, e0195891; C. G. Song et al., «Stem Cells: A Promising Candidate to Treat Neurological Disorders», Neural Regeneration Research 13, núm. 7, 2018, pp. 1294-1304; G. Dawson et al., «Autologous Cord Blood Infusions Are Safe and Feasible in Young Children with Autism Spectrum Disorder: Results of a Single-Center Phase I Open-Label Trial», Stem Cells Translational Medicine 6, núm. 5, 2017, pp. 1332-1339.

33. J. H. Houtgraaf et al., «First Experience in Humans Using Adipose Tissue-Derived Regenerative Cells in the Treatment of Patients with ST-Segment Elevation Myocardial Infarction», Journal of the American College of Cardiology 59, núm. 5, 2012, pp. 539-540.

34. Peter Dockrill, «Japanese Scientists Have Used Skin Cells to Restore a Patient's Vision for the First Time», <https://www.sciencealert.com/japanese-scientists-have-used-skin-cells-to-restore-a-patient-s-vision-for-the-first-time>.

35. Fundación Cura, «Cellular Horizons Day 2: Using Adult Stem Cells to Treat Autoimmune Disorders», <https://www.youtube.com/watch?v=Iafkr-qRnm0>.

36. C. M. Zelen et al., «A Prospective, Randomised, Controlled, Multi-Centre Comparative Effectiveness Study of Healing Using Dehydrated Human Amnion/Chorion Membrane Allograft, Bioengineered Skin Substitute, or Standard of Care for Treatment of Chronic Lower Extremity Diabetic Ulcers», International Wound Journal 12, núm. 6, 2015, pp. 724-732; T. E. Serena et al., «A Multicenter, Randomized, Controlled Clinical Trial Evaluating the Use of Dehydrated Human Amnion/Chorion Membrane Allografts and Multilayer Compression Therapy vs. Multilayer Compression Therapy Alone in the Treatment of Venous Leg Ulcers», Wound Repair and Regeneration 22, núm. 6, 2014, pp. 688-693.

37. Z. N. Maan et al., «Cell Recruitment by Amnion Chorion Grafts Promotes Neovascularization», Journal of Surgical Research 193, núm. 2, 2015, pp. 953-962.

38. E. Keelaghan, D. Margolis, M. Zhan y M. Baumgarten, «Prevalence of Pressure Ulcers on Hospital Admission among Nursing Home Residents Transferred to the Hospital», *Wound Repair and Regeneration* 16, núm. 3, 2008, pp. 331-336.

Capítulo 3: Microbioma

1. P. Hartmann *et al.*, «Normal Weight of the Brain in Adults in Relation to Age, Sex, Body Height, and Weight», *Pathologe* 15, núm. 3, 1994, pp. 165-170; Alison Abbott, «Scientists Bust Myth That Our Bodies Have More Bacteria than Human Cells», *Nature*, 8 de enero de 2016, <http://www.nature.com/news/scientists-bust-myth-that-our-bodies-have-more-bacteria-than-human-cells-1.19136>.

2. G. Clarke *et al.*, «Minireview: Gut Microbiota: The Neglected Endocrine Organ», *Molecular Endocrinology* 28, núm. 8, 2014, pp. 1221-1238.

3. Jane A. Foster, Linda Rinaman y John F. Cryan, «Stress and the Gut-Brain Axis: Regulation by the Microbiome», *Neurobiology of Stress* 7, 2017, pp. 124-136.

4. C. M. Schlebusch *et al.*, «Southern African Ancient Genomes Estimate Modern Human Divergence to 350,000 to 260,000 Years Ago», *Science* 358, núm. 6363, 2017, pp. 652-655.

5. C. Menni *et al.*, «Gut Microbiome Diversity and High Fibre Intake Are Related to Lower Long-Term Weight Gain», *International Journal of Obesity* 41, núm. 7, 2017, pp. 1099-1105.

6. I. Semmelweis, *Die Aetiologie, der Begriff und die Prophylaxis des Kindbettfiebers* [La etiología, el concepto y la profilaxis de la fiebre infantil] (Pest, C. H. Hartleben's Verlag-Expedition, 1861).

7. Joseph Lister, «On the Antiseptic Principle in the Practice of Surgery», *Lancet* 90, núm. 2299, 1867, pp. 353-356.

8. Lina Zeldovich, «The Man Who Drank Cholera and Launched the Yogurt Craze», *Nautilus*, 23 de abril de 2015, <http://nautil.us/issue/23/dominoes/the-man-who-drank-cholera-and-launched-the-yogurt-craze>.

9. Bill Landers, «Oral Bacteria: How Many? How Fast?», RDHmag.com, 1 de julio de 2009, <https://www.rdhmag.com/articles/print/volume-29/issue-7/columns/the-landers-file/oral-bacteria-how-many-how-fast.html>.

10. <https://www.hmpdacc.org/hmp>.

11. Human Microbiome Project Consortium, «Structure, Function, and Diversity of the Healthy Human Microbiome», *Nature* 486, núm. 7402, 2012, pp. 207-214.

12. «The Precise Reason for the Health Benefits of Dark Chocolate: Mystery Solved», American Chemical Society, 18 de marzo de 2014, <https://www.acs.org/content/acs/en/pressroom/newsreleases/2014/march/the-precise-reason-for-the-health-benefits-of-dark-chocolate-mystery-solved.html>; D. J. Morrison y T. Preston, «Formation of Short Chain Fatty Acids by the Gut Microbiota and Their Impact on Human Metabolism», *Gut Microbes* 7, núm. 3, 2016, pp. 189-200.

13. H. J. Kim, J. S. Noh e Y. O. Song, «Beneficial Effects of Kimchi, a Korean Fermented Vegetable Food, on Pathophysiological Factors Related to Atherosclerosis», *Journal of Medicinal Food* 21, núm. 2, 2018, pp. 127-135.

14. C. Nastasi *et al.*, «The Effect of Short-Chain Fatty Acids on Human Monocyte-Derived Dendritic Cells», *Scientific Reports* 5, 2015, p. 16148.

15. D. Liu *et al.*, «Low Concentration of Sodium Butyrate from Ultrabraid+NaBu Suture, Promotes Angiogenesis and Tissue Remodelling in Tendon-Bones Injury», *Scientific Reports* 6, 2016, p. 34649.

16. E. S. Chambers, D. J. Morrison y G. Frost, «Control of Appetite and Energy Intake by SCFA: What Are the Potential Underlying Mechanisms?», *Proceedings of the Nutrition Society* 74, núm. 3, 2015, pp. 328-336.

17. A. F. Athiyyah *et al.*, «Lactobacillus Plantarum IS-10506 Activates Intestinal Stem Cells in a Rodent Model», *Beneficial Microbes* (4 de mayo de 2018), pp. 1-6.

18. M. K. Kwak *et al.*, «Cyclic Dipeptides from Lactic Acid Bacteria Inhibit Proliferation of the Influenza A Virus», *Journal of Microbiology* 51, núm. 6, 2013, pp. 836-43.

19. C. Carreau, G. Flouriot, C. Bennetau-Pelissero y M. Potier, «Enterodiol and Enterolactone, Two Major Diet-Derived Polyphenol Metabolites Have Different Impact on ERalpha Transcriptional Activation in Human Breast Cancer Cells», *Journal of Steroid Chemistry and Molecular Biology* 110, núms. 1-2, 2008, pp. 176-185.

20. F. P. Martin *et al.*, «Metabolic Effects of Dark Chocolate Consumption on Energy, Gut Microbiota, and Stress-Related Metabolism in Free-Living Subjects», *Journal of Proteome Research* 8, núm. 12, 2009, pp. 5568-5579.

21. «Intestinal Bacteria May Protect against Diabetes», *Science Daily*, 11 de abril de 2017, <https://www.sciencedaily.com/releases/2017/04/170411090159.htm>.

22. J. Loubinoux *et al.*, «Sulfate-Reducing Bacteria in Human Feces and Their Association with Inflammatory Bowel Diseases», *FEMS Microbiology Ecology* 40, núm. 2, 2002, pp. 107-112.

23. Cassandra Willyard, «Could Baby's First Bacteria Take Root before Birth?», *Nature*, 17 de enero de 2018, <https://www.nature.com/articles/d41586-018-00664-8>.

24. E. Jašarević, C. L. Howerton, C. D. Howard y T. L. Bale, «Alterations in the Vaginal Microbiome by Maternal Stress Are Associated with Metabolic Reprogramming of the Offspring Gut and Brain», *Endocrinology* 156, núm. 9, 2015, pp. 3265-3276.

25. Ashley P. Taylor, «Breast Milk Contributes Significantly to Babies' Bacteria», *The Scientist*, 10 de mayo de 2017, <https://www.the-scientist.com/?articles.view/articleNo/49400/title/Breast-Milk-Contributes-Significantly-to-Babies-Bacteria>.

26. Pia S. Pannaraj *et al.*, «Association between Breast Milk Bacterial Communities and Establishment and Development of the Infant Gut Microbiome», *JAMA Pediatrics* 171, núm. 7, 2017, pp. 647-654.

27. J. C. Madan *et al.*, «Association of Cesarean Delivery and Formula Supplementation with the Intestinal Microbiome of 6-Week-Old Infants», *JAMA Pediatrics* 170, núm. 3, 2016, pp. 212-219.

28. G. Bian *et al.*, «The Gut Microbiota of Healthy Aged Chinese Is Similar to That of the Healthy Young», *mSphere* 2, núm. 5, 2017, e00327-17.

29. E. Thursby y N. Juge, «Introduction to the Human Gut Microbiota», *Biochemical Journal* 474, núm. 11, 2017, pp. 1823-1836.

30. R. Kort *et al.*, «Shaping the Oral Microbiota through Intimate Kissing», *Microbiome* 17, núm. 2, 2014, p. 41.

31. O. Firmesse *et al.*, «Fate and Effects of Camembert Cheese Micro-Organisms in the Human Colonic Microbiota of Healthy Volunteers after Regular Camembert Consumption», *International Journal of Food Microbiology* 125, núm. 2, 2008, pp. 176-181.

32. E. D. Sonnenburg *et al.*, «Diet-Induced Extinctions in the Gut Microbiota Compound over Generations», *Nature* 529, núm. 7585, 2016, pp. 212-215.

33. Y. Su *et al.*, «Ecological Balance of Oral Microbiota Is Required to Maintain Oral Mesenchymal Stem Cell Homeostasis», *Stem Cells* 36, núm. 4, 2018, pp. 551-561; A. Khandagale y C. Reinhardt, «Gut Microbiota—Architects of Small Intestinal Capillaries», *Frontiers in Bioscience* 23, 2018, pp. 752-766; X. Sun y M. J. Zhu, «Butyrate Inhibits Indices of Colorectal Carcinogenesis via Enhancing α-Ketoglutarate-Dependent DNA Demethylation of Mismatch Repair Genes», *Molecular Nutrition and Food Research* 62, núm. 10, 2018, e1700932.

34. Moisés Velásquez-Manoff, «Microbes, a Love Story», *The New York Times*, 10 de febrero de 2017, <https://www.nytimes.com/2017/02/10/opinion/sunday/microbes-a-love-story.html>.

35. S. Carding *et al.*, «Dysbiosis of the Gut Microbiota in Disease», *Microbial Ecology in Health and Disease* 26, 2015, 10.3402/mehd.v26.26191; J. Lu *et al.*, «The Role of Lower Airway Dysbiosis in Asthma: Dysbiosis and Asthma», *Mediators of Inflammation* 2017, 2017, artículo 3890601; A. C. R. Tanner *et al.*, «The Caries Microbiome: Implications for Reversing Dysbiosis», *Advances in Dental Research* 29, núm. 1, 2018, pp. 78-85; F. Lv *et al.*, «The Role of Microbiota in the Pathogenesis of Schizophrenia and Major Depressive Disorder and the Possibility of Targeting Microbiota as a Treatment Option», *Oncotarget* 8, núm. 59, 2017, pp. 100899-100907.

36. «FDA in Brief: FDA Issues Final Rule on Safety and Effectiveness for Certain Active Ingredients in Over-the-Counter Health Care Antiseptic Hand Washes and Rubs in the Medical Setting», Administración de Alimentos y Medicamentos de Estados Unidos, 19 de diciembre de 2017, <https://www.fda.gov/newsevents/newsroom/fdainbrief/ucm589474.htm>; C. S. Bever *et al.*, «Effects of Triclosan in Breast Milk on the Infant Fecal Microbiome», *Chemosphere* 203, 2018, pp. 467-473; H. Yang *et al.*, «A Common Antimicrobial Additive Increases Colonic Inflammation and Colitis-Associated Colon Tumorigenesis in Mice», *Science Translational Medicine* 10, núm. 443, 2018.

37. «Probiotics Market to Exceed $65bn by 2024», Global Market Insights, 10 de octubre de 2017, <https://globenewswire.com/news-release/2017/10/10/1143574/0/en/Probiotics-Market-to-exceed-65bn-by-2024-Global-Market-Insights-Inc.html>.

Capítulo 4: *Protección del ADN*

1. B. N. Ames, M. K. Shigenaga y T. M. Hagen, «Oxidants, Antioxidants, and the Degenerative Diseases of Aging», *Proceedings of the National Academy of Sciences USA* 90, núm. 17, 1993, pp. 7915-7922.

2. «Deciphering the Genetic Code», Oficina de Historia de los Institutos Nacionales de Salud, <https://history.nih.gov/exhibits/nirenberg/HS1_mendel.htm>.

3. R. Dahm, «Friedrich Miescher and the Discovery of DNA», *Developmental Biology* 278, núm. 2, 2005, pp. 274-288.

4. «International Consortium Completes Human Genome Project», Instituto Nacional de Investigación del Genoma Humano, 14 de abril de 2003, <https://www.genome.gov/11006929/2003-release-international-consortium-completes-hgp>.

5. Eva Bianconi *et al.*, «An Estimation of the Number of Cells in the Human Body», *Annals of Human Biology* 40, núm. 6, 2013.

6. Stephen P. Jackson y Jiri Bartek, «The DNA-Damage Response in Human Biology and Disease», *Nature* 461, núm. 7267, 2009, pp. 1071-1078.

7. S. Premi et al., «Photochemistry: Chemiexcitation of Melanin Derivatives Induces DNA Photoproducts Long after UV Exposure», *Science* 347, núm. 6224, 2015, pp. 842-847.

8. M. Sanlorenzo et al., «The Risk of Melanoma in Pilots and Cabin Crew: UV Measurements in Flying Airplanes», *JAMA Dermatology* 151, núm. 4, 2015, pp. 450-452.

9. «Health Risk of Radon», Agencia de Protección Ambiental de Estados Unidos, <https://www.epa.gov/radon/health-risk-radon>.

10. «Carcinogens in Tobacco Smoke», Gobierno de Canadá, <https://www.canada.ca/en/health-canada/services/publications/healthy-living/carcinogens-tobacco-smoke.html>.

11. P. Mikeš et al., «3-(3,4-Dihydroxyphenyl)adenine, a Urinary DNA Adduct Formed in Mice Exposed to High Concentrations of Benzene», *Journal of Applied Toxicology* 33, núm. 6, 2013, pp. 516-520.

12. M. S. Estill y S. A. Krawetz, «The Epigenetic Consequences of Paternal Exposure to Environmental Contaminants and Reproductive Toxicants», *Current Environmental Health Reports* 3, núm. 3, 2016, pp. 202-213.

13. R. H. Waring, R. M. Harris y S. C. Mitchell, «In Utero Exposure to Carcinogens: Epigenetics, Developmental Disruption, and Consequences in Later Life», *Maturitas* 86, 2016, pp. 59-63.

14. «What Are Genome Editing and CRISPR-Cas9?», Genetics Home Reference, Biblioteca Nacional de Medicina de Estados Unidos, <https://ghr.nlm.nih.gov/primer/genomicresearch/genomeediting>.

15. L. A. Macfarlane y P. R. Murphy, «MicroRNA: Biogenesis, Function and Role in Cancer», *Current Genomics* 11, núm. 7, 2010, pp. 537-561.

16. Elisa Grazioli et al., «Physical Activity in the Prevention of Human Diseases: Role of Epigenetic Modifications», *BMC Genomics* 18, suplemento 8, 2017, p. 802.

17. J. Denham, «Exercise and Epigenetic Inheritance of Disease Risk», *Acta Physiologica* 222, núm. 1, 2018.

18. C. Spindler et al., «Treadmill Exercise Alters Histone Acetyltransferases and Histone Deacetylases Activities in Frontal Cortices from Wistar Rats», *Cellular and Molecular Neurobiology* 34, núm. 8, 2014, pp. 1097-1101.

19. Lars R. Ingerslev et al., «Endurance Training Remodels Sperm-Borne Small RNA Expression and Methylation at Neurological Gene Hotspots», *Clinical Epigenetics* 10, núm. 12, 2018.

20. G. V. Skuladottir, E. K. Nilsson, J. Mwinyi y H. B. Schiöth, «One-Night Sleep Deprivation Induces Changes in the DNA Methylation and Serum Activity Indices of Stearcyl-CoA Desaturase in Young Healthy Men», *Lipids in Health and Disease* 15, núm. 1, 2016, p. 137.

21. L. Li, S. Zhang, Y. Huang y K. Chen, «Sleep Duration and Obesity in Children: A Systematic Review and Meta-analysis of Prospective Cohort Studies», *Journal of Paediatrics and Child Health* 53, núm. 4, 2017, pp. 378-385.

22. Emil K. Nilsson, Adrian E. Bostrom, Jessica Mwinyi y Helgi B. Schioth, «Epigenomics of Total Acute Sleep Deprivation in Relation to Genome-Wide DNA Methylation Profiles and RNA Expression», *OMICS* 20, núm. 6, 2016, pp. 334-342; S. Lehrer, S. Green, L. Ramanathan y K. E. Rosenzweig, «Obesity and Deranged Sleep Are Independently Associated with Increased Cancer Mortality in 50 US States and the District of Columbia», *Sleep and Breathing* 17, núm. 3, 2013, pp. 1117-1118.

23. P. Kaliman *et al.*, «Rapid Changes in Histone Deacetylases and Inflammatory Gene Expression in Expert Meditators», *Psychoneuroendocrinology* 40, 2014, pp. 96-107.

24. A. K. Smith *et al.*, «Differential Immune System DNA Methylation and Cytokine Regulation in Post-Traumatic Stress Disorder», *American Journal of Medical Genetics Part B: Neuropsychiatric Genetics* 156B, núm. 6, 2011, pp. 700-708.

25. B. C. J. Dirven, J. R. Homberg, T. Kozicz y M. J. A. G. Henckens, «Epigenetic Programming of the Neuroendocrine Stress Response by Adult Life Stress», *Journal of Molecular Endocrinology* 59, núm. 1, 2017, pp. R11-R31.

26. Elizabeth Blackburn, «The Science of Cells That Never Get Old», TED, abril de 2017, <https://www.ted.com/talks/elizabeth_blackburn_the_science_of_cells_that_never_get_old>.

27. J. Wojcicki *et al.*, «Exclusive Breastfeeding Is Associated with Longer Telomeres in Latino Preschool Children», *American Journal of Clinical Nutrition* 104, núm. 2, 2016, pp. 397-405.

28. M. A. Shammas, «Telomeres, Lifestyle, Cancer, and Aging», *Current Opinion in Clinical Nutrition and Metabolic Care* 14, núm. 1, 2011, pp. 28-34.

29. D. F. Terry *et al.*, «Association of Longer Telomeres with Better Health in Centenarians», *Journal of Gerontology Series A: Biological Sciences and Medical Sciences* 63, núm. 8, 2008, pp. 809-812.

30. L. A. Tucker, «Physical Activity and Telomere Length in U.S. Men and Women: An NHANES Investigation», *Preventive Medicine* 100, 2017, pp. 145-151.

31. H. Lavretsky *et al.*, «A Pilot Study of Yogic Meditation for Family Dementia Caregivers with Depressive Symptoms: Effects on Mental Health, Cognition, and Telomerase Activity», *International Journal of Geriatric Psychiatry* 28, núm. 1, 2013, pp. 57-65; N. S. Schutte y J. M. Malouff, «A Meta-Analytic Review of the Effects of Mindfulness Meditation on Telomerase Activity», *Psychoneuroendocrinology* 42, 2014, pp. 45-48; S. Duraimani *et al.*, «Effects of Lifestyle Modification on Telomerase Gene Expression in Hypertensive Patients: A Pilot Trial of Stress Reduction and Health Education Programs in African Americans», *PLOS One* 10, núm. 11, 2015, e0142689.

32. D. Ornish *et al.*, «Increased Telomerase Activity and Comprehensive Lifestyle Changes: A Pilot Study», *Lancet Oncology* 9, núm. 11, 2008, pp. 1048-1057; D. Ornish *et al.*, «Effect of Comprehensive Lifestyle Changes on Telomerase Activity and Telomere Length in Men with Biopsy-Proven Low-Risk Prostate Cancer: 5-Year Follow-Up of a Descriptive Pilot Study», *Lancet Oncology* 14, núm. 11, 2013, pp. 1112-1120.

33. J. M. Wojcicki, R. Medrano, J. Lin y E. Epel, «Increased Cellular Aging by 3 Years of Age in Latino, Preschool Children Who Consume More Sugar-Sweetened Beverages: A Pilot Study», *Childhood Obesity* 14, núm. 3, 2018, pp. 149-157.

Capítulo 5: Inmunidad

1. C. Ceci *et al.*, «Ellagic Acid Inhibits Bladder Cancer Invasiveness and In Vivo Tumor Growth», *Nutrients* 8, núm. 11, 2016.

2. «The Smallpox Eradication Programme—SEP (1966-1980)», Organización Mundial de la Salud, mayo de 2010, <http://www.who.int/features/2010/smallpox/en>.

3. C. Chang, «Time Frame and Reasons of Kangxi Emperor Adopted Variolation» [en chino], *Zhonghua Yi Shi Za Zhi* 26, núm. 1, 1996, pp. 30-32.

4. Para ver una excelente animación de TED-Ed que relata la erradicación de la viruela, consultar: Simona Zompi, «How We Conquered the Deadly Smallpox Virus», YouTube, 28 de octubre de 2013, <https://www.youtube.com/watch?v=yqUFy-t4MlQ>.

5. T. Araki *et al.*, «Normal Thymus in Adults: Appearance on CT and Associations with Age, Sex, BMI and Smoking», *Eur Radiol.* 26, núm. 1, 2016, pp. 15-24.

6. Suzanne Wu, «Fasting Triggers Stem Cell Regeneration of Damaged, Old Immune System», USC News, 5 de junio de 2014, <https://news.usc.edu/63669/fasting-triggers-stem-cell-regeneration-of-damaged-old-immune-system>; C. W. Cheng *et al.*, «Prolonged Fasting Reduces IGF-1/PKA to Promote Hematopoietic-Stem-Cell-Based Regeneration and Reverse Immunosuppression», *Cell Stem Cell* 14, núm. 6, 2014, pp. 810-823.

7. John Travis, «On the Origin of the Immune System», *Science* 324, núm. 5927, 2009, pp. 580-582, <http://science.sciencemag.org/content/324/5927/580>.

8. Para los aficionados a la ciencia: la señal se conoce como complejo mayor de histocompatibilidad (CMH) de clase 2. Esta se halla en varias células inmunológicas, como los macrófagos, las células dendríticas, las células T citotóxicas y las células B, que combinan las partículas de los invasores con el CMH de clase 2; después el grupo se presenta en la superficie de la célula inmunológica y emite una señal para avisar de que se encuentra en plena batalla y podría requerir de algún tipo de guía o apoyo. Esto sirve para convocar a la célula T auxiliar y que esta pueda ayudar a coordinar y promover la respuesta.

9. Para los aficionados a la ciencia: aquí la señal es un CMH de clase 1. Una célula infectada combina el antígeno extraño de su invasor con el CMH de clase 1 y desplaza dicho grupo hacia la superficie de la célula, «presentándolo» de forma efectiva ante las células T citotóxicas para que estas emitan la señal de su destrucción.

10. J. Yang y M. Reth, «Receptor Dissociation and B-Cell Activation», *Current Topics in Microbiology and Immunology* 393, 2016, pp. 27-43.

11. B. Alberts *et al.* «B Cells and Antibodies», in *Molecular Biology of the Cell*, 4.ª ed. (Nueva York, Garland Science, 2002), <https://www.ncbi.nlm.nih.gov/books/NBK26884>.

12. T. D. Noakes *et al.*, «Semmelweis and the Aetiology of Puerperal Sepsis 160 Years On: An Historical Review», *Epidemiology and Infection* 136, núm. 1, 2008, pp. 1-9.

13. J. D. de Sousa, C. Álvarez, A. M. Vandamme y V. Müller, «Enhanced Heterosexual Transmission Hypothesis for the Origin of Pandemic HIV-1», *Viruses* 4, núm. 10, 2012, pp. 1950-1983.

14. P. E. Serrano, S. A. Khuder y J. J. Fath, «Obesity as a Risk Factor for Nosocomial Infections in Trauma Patients», *Journal of the American College of Surgeons* 211, núm. 1, 2010, pp. 61-67.

15. G. V. Bochicchio *et al.*, «Impact of Obesity in the Critically Ill Trauma Patient: A Prospective Study», *Journal of the American College of Surgeons* 203, núm. 4, 2006, pp. 533-538.

16. J. Suvan *et al.*, «Association between Overweight/Obesity and Periodontitis in Adults: A Systematic Review», *Obesity Reviews* 12, núm. 5, 2011, e381-404; M. J. Semins *et al.*, «The Impact of Obesity on Urinary Tract Infection Risk», *Urology* 79, núm. 2, 2012,

pp. 266-269; J. C. Kwong, M. A. Campitelli y L. C. Rosella, «Obesity and Respiratory Hospitalizations during Influenza Seasons in Ontario, Canada: A Cohort Study», *Clinical Infectious Diseases* 53, núm. 5, 2011, pp. 413-421.

17. S. V. Aguayo-Patrón y A. M. Calderón de la Barca, «Old Fashioned vs. Ultra-Processed-Based Current Diets: Possible Implication in the Increased Susceptibility to Type 1 Diabetes and Celiac Disease in Childhood», *Foods* 6, núm. 11, 2017.

18. E. Y. Huang *et al.*, «The Role of Diet in Triggering Human Inflammatory Disorders in the Modern Age», *Microbes and Infection* 15, núm. 12, 2013, pp. 765-774.

Capítulo 6: *Mata de hambre a la enfermedad y alimenta tu salud*

1. T. Fotsis *et al.*, «Genistein, a Dietary-derived Inhibitor of Vitro Angiogenesis», *Proceedings of the National Academy of Sciences USA* 90, suplemento núm. 7, 1993, pp. 2690-4.

2. F. Tosetti, N. Ferrari, S. De Flora y A. Albini, «Angioprevention: Angiogenesis Is a Common and Key Target for Cancer Chemopreventive Agents», *FASEB Journal* 16, núm. 1, 2002, pp. 2-14.

3. A. Albini *et al.*, «Cancer Prevention by Targeting Angiogenesis», *Nature Reviews Clinical Oncology* 9, núm. 9, 2012, pp. 498-509.

4. J. Liu *et al.*, «Balancing between Aging and Cancer: Molecular Genetics Meets Traditional Chinese Medicine», *Journal of Cellular Biochemistry* 118, núm. 9, 2017, pp. 2581-2586.

5. E. R. O'Brien *et al.*, «Angiogenesis in Human Coronary Atherosclerotic Plaques», *American Journal of Pathology* 145, núm. 4, 1994, pp. 883-894.

6. P. R. Moreno *et al.*, «Plaque Neovascularization Is Increased in Ruptured Atherosclerotic Lesions of Human Aorta: Implications for Plaque Vulnerability», *Circulation* 110, núm. 14, 2004, pp. 2032-2038.

7. Preetha Anand *et al.*, «Cancer Is a Preventable Disease That Requires Major Lifestyle Changes», *Pharmaceutical Research* 25, núm. 9, 2008, pp. 2097-2116.

8. X. O. Shu *et al.*, «Soy Food Intake and Breast Cancer Survival», *JAMA* 302, núm. 22, 2009, pp. 2437-2443; C. C. Applegate *et al.*, «Soy Consumption and the Risk of Prostate Cancer: An Updated Systematic Review and Meta-Analysis» *Nutrients* 10, núm. 1 (2018); Z. Yan *et al.*, «Association between Consumption of Soy and Risk of Cardiovascular Disease: A Meta-Analysis of Observational Studies», *European Journal of Preventive Cardiology* 24, núm. 7, 2017, pp. 735-747.

9. S. H. Lee, J. Lee, M. H. Jung e Y. M. Lee, «Glyceollins, a Novel Class of Soy Phytoalexins, Inhibit Angiogenesis by Blocking the VEGF and bFGF Signaling Pathways», *Molecular Nutrition and Food Research* 57, núm. 2, 2013, pp. 225-234.

10. D. L. Bemis *et al.*, «A Concentrated Aglycone Isoflavone Preparation (GCP) That Demonstrates Potent Anti-Prostate Cancer Activity In Vitro and In Vivo», *Clinical Cancer Research* 10, núm. 15, 2004, pp. 5282-5292; J. L. McCall, R. A. Burich y P. C. Mack, «GCP, a Genistein-Rich Compound, Inhibits Proliferation and Induces Apoptosis in Lymphoma Cell Lines», *Leukeumia Research* 34, núm. 1, 2010, pp. 69-76.

11. G. C. Meléndez *et al.*, «Beneficial Effects of Soy Supplementation on Postmenopausal Atherosclerosis Are Dependent on Pretreatment Stage of Plaque Progression», *Menopause* 22, núm. 3, 2015, pp. 289-296.

12. Z. Yan *et al.*, «Association between Consumption of Soy and Risk of Cardiovascular Disease: A Meta-Analysis of Observational Studies», *European Journal of Preventive Cardiology* 24, núm. 7, 2017, pp. 735-747.

13. S. Lecomte, F. Demay, F. Ferrière y F. Pakdel, «Phytochemicals Targeting Estrogen Receptors: Beneficial Rather than Adverse Effects?», *International Journal of Molecular Sciences* 18, núm. 7, 2017, E1381.

14. X. O. Shu *et al.*, «Soy Food Intake and Breast Cancer Survival», *Journal of the American Medical Association* 302, núm. 22, 2009, pp. 2437-2443.

15. J. Shi y M. Le Maguer, «Lycopene in Tomatoes: Chemical and Physical Properties Affected by Food Processing», *Critical Reviews in Food Science and Nutrition* 40, núm. 1, 2000, pp. 1-42.

16. N. Z. Unlu *et al.*, «Lycopene from Heat-Induced Cis-Isomer-Rich Tomato Sauce Is More Bioavailable than from All-Trans-Rich Tomato Sauce in Human Subjects», *British Journal of Nutrition* 98, núm. 1, 2007, pp. 140-146.

17. J. L. Rowles III *et al.*, «Processed and Raw Tomato Consumption and Risk of Prostate Cancer: A Systematic Review and Dose-Response Meta-analysis», *Prostate Cancer and Prostatic Diseases* 21, 2018, pp. 319-336.

18. R. E. Graff *et al.*, «Dietary Lycopene Intake and Risk of Prostate Cancer Defined by ERG Protein Expression», *American Journal of Clinical Nutrition* 103, núm. 3, 2016, pp. 851-860.

19. K. Zu *et al.*, «Dietary Lycopene, Angiogenesis, and Prostate Cancer: A Prospective Study in the Prostate-Specific Antigen Era», *Journal of the National Cancer Institute* 106, núm. 2, 2014, djt430.

20. S. R. Bhandari, M. C. Cho y J. G. Lee, «Genotypic Variation in Carotenoid, Ascorbic Acid, Total Phenolic, and Flavonoid Contents, and Antioxidant Activity in Selected Tomato Breeding Lines», *Horticulture, Environment, and Biotechnology* 57, núm. 5, 2016, pp. 440-452.

21. J. L. Cooperstone *et al.*, «Enhanced Bioavailability of Lycopene When Consumed as Cis-Isomers from Tangerine Compared to Red Tomato Juice, a Randomized, Cross-over Clinical Trial», *Molecular Nutrition and Food Research* 59, núm. 4, 2015, pp. 658-669.

22. N. Z. Unlu *et al.*, «Carotenoid Absorption in Humans Consuming Tomato Sauces Obtained from Tangerine or High-Beta-Carotene Varieties of Tomatoes», *Journal of Agricultural and Food Chemistry* 55, núm. 4, 2007, pp. 1597-1603.

23. P. Flores, E. Sánchez, J. Fenoll y P. Hellín, «Genotypic Variability of Carotenoids in Traditional Tomato Cultivars», *Food Research International* 100, parte 3, 2017, pp. 510-516.

24. B. C. Chiu *et al.*, «Dietary Intake of Fruit and Vegetables and Risk of Non-Hodgkin Lymphoma», *Cancer Causes and Control* 22, núm. 8, 2011, pp. 1183-1195; K. A. Steinmetz, J. D. Potter y A. R. Folsom, «Vegetables, Fruit, and Lung Cancer in the Iowa Women's Health Study», *Cancer Research* 53, núm. 3, 1993, pp. 536-543; L. I. Mignone *et al.*, «Dietary Carotenoids and the Risk of Invasive Breast Cancer», *International Journal of Cancer* 124, núm. 12, 2009, pp. 2929-2937; M. A. Gates *et al.*, «A Prospective Study of Dietary Flavonoid Intake and Incidence of Epithelial Ovarian Cancer», *International Journal of Cancer* 121, núm. 10, 2007, pp. 2225-2232; N. D. Freedman *et al.*, «Fruit and Vegetable Intake and Esophageal Cancer in a Large Prospective Cohort Study», *International Journal of Cancer* 121, núm. 12, 2007, pp. 2753-2760; E. L. Richman, P. R. Carroll y J. M. Chan, «Vegetable and fruit intake after diagnosis and risk of

prostate cancer progression», *International Journal of Cancer* 131, núm. 1, 2012, pp. 201-210; A. E. Millen *et al.*, «Diet and Melanoma in a Case-Control Study», *Cancer Epidemiology, Biomarkers, and Prevention* 13, núm. 6, 2004, pp. 1042-1051.

25. N. D. Freedman *et al.*, «Fruit and Vegetable Intake and Esophageal Cancer in a Large Prospective Cohort Study», *International Journal of Cancer* 121, núm. 12, 2007, pp. 2753-2760; M. E. Wright *et al.*, «Intakes of Fruit, Vegetables, and Specific Botanical Groups in Relation to Lung Cancer Risk in the NIH-AARP Diet and Health Study», *American Journal of Epidemiology* 168, núm. 9, 2008, pp. 1024-1034.

26. S. Katayama, H. Ogawa y S. Nakamura, «Apricot Carotenoids Possess Potent Anti-Amyloidogenic Activity In Vitro», *Journal of Agricultural and Food Chemistry* 59, núm. 23, 2011, pp. 12691-12696.

27. S. Erdoğan y S. Erdemoğlu, «Evaluation of Polyphenol Contents in Differently Processed Apricots Using Accelerated Solvent Extraction Followed by High-Performance Liquid Chromatography-Diode Array Detector», *International Journal of Food Sciences and Nutrition* 62, núm. 7, 2011, pp. 729-739.

28. F. L. Büchner *et al.*, «Consumption of Vegetables and Fruit and the Risk of Bladder Cancer in the European Prospective Investigation into Cancer and Nutrition», *International Journal of Cancer* 125, 2009, pp. 2643-2651; S. Gallus *et al.*, «Does an Apple a Day Keep the Oncologist Away?», *Annals of Oncology* 16, núm. 11, 2005, pp. 1841-1844; M. E. Wright *et al.*, «Intakes of Fruit, Vegetables, and Specific Botanical Groups in Relation to Lung Cancer Risk in the NIH-AARP Diet and Health Study», *American Journal of Epidemiology* 168, núm. 9, 2008, pp. 1024-1034.

29. D. A. Hyson, «A Comprehensive Review of Apples and Apple Components and Their Relationship to Human Health», *Advances in Nutrition* 2, núm. 5, 2011, pp. 408-420.

30. C. A. Thompson *et al.*, «Antioxidant Intake from Fruits, Vegetables, and Other Sources and Risk of Non-Hodgkin's Lymphoma: The Iowa Women's Health Study», *International Journal of Cancer* 126, núm. 4, 2010, pp. 992-1003.

31. F. L. Büchner *et al.*, «Fruits and Vegetables Consumption and the Risk of Histological Subtypes of Lung Cancer in the European Prospective Investigation into Cancer and Nutrition (EPIC)», *Cancer Causes and Control* 21, núm. 3, 2010, pp. 357-371.

32. L. A. Kresty, S. R. Mallery y G. D. Stoner, «Black Raspberries in Cancer Clinical Trials: Past, Present, and Future», *Journal of Berry Research* 6, núm. 2, 2016, pp. 251-261.

33. S. Lamy *et al.*, «Delphinidin, a Dietary Anthocyanidin, Inhibits Vascular Endothelial Growth Factor Receptor-2 Phosphorylation», *Carcinogenesis* 27, núm. 5, 2006, pp. 989-996.

34. T. T. Fung *et al.*, «Intake of Specific Fruits and Vegetables in Relation to Risk of Estrogen Receptor-Negative Breast Cancer among Postmenopausal Women», *Breast Cancer Research and Treatment* 138, núm. 3, 2013, pp. 925-930.

35. J. Kowshik *et al.*, «Ellagic Acid Inhibits VEGF/VEGFR2, PI3K/Akt and MAPK Signaling Cascades in the Hamster Cheek Pouch Carcinogenesis Model», *Anticancer Agents in Medicinal Chemistry* 14, núm. 9, 2014, pp. 1249-1260.

36. S. Muthukumaran *et al.*, «Ellagic Acid in Strawberry (*Fragaria* spp.): Biological, Technological, Stability, and Human Health Aspects», *Food Quality and Safety* 1, núm. 4, 2017, pp. 227-252.

37. K. K. Kim *et al.*, «Anti-Angiogenic Activity of Cranberry Proanthocyanidins and Cytotoxic Properties in Ovarian Cancer Cells», *International Journal of Oncology* 40, núm. 1, 2012, pp. 227-235.

38. D. Mozaffarian *et al.*, «Plasma Phospholipid Long-Chain ω-3 Fatty Acids and Total and Cause-Specific Mortality in Older Adults: A Cohort Study», *Annals of Internal Medicine* 158, núm. 7, 2013, pp. 515-525.

39. J. X. Kang y A. Liu, «The Role of the Tissue Omega-6/Omega-3 Fatty Acid Ratio in Regulating Tumor Angiogenesis», *Cancer and Metastasis Reviews* 32, núms. 1-2, 2013, pp. 201-210.

40. A. P. Simopoulos, «The Importance of the Omega-6/Omega-3 Fatty Acid Ratio in Cardiovascular Disease and Other Chronic Diseases», *Experimental Biology and Medicine* 233, núm. 6, 2008, pp. 674-688.

41. M. Gago-Domínguez *et al.*, «Opposing Effects of Dietary n-3 and n-6 Fatty Acids on Mammary Carcinogenesis: The Singapore Chinese Health Study», *British Journal of Cancer* 89, núm. 9, 2003, pp. 1686-1692.

42. T. Norat *et al.*, «Meat, Fish, and Colorectal Cancer Risk: The European Prospective Investigation into Cancer and Nutrition», *Journal of the National Cancer Institute* 97, núm. 12, 2005, pp. 906-916.

43. W. G. Christen *et al.*, «Dietary ω-3 Fatty Acid and Fish Intake and Incident Age-Related Macular Degeneration in Women», *Archives of Ophthalmology* 129, núm. 7, 2011, pp. 921-929.

44. W. Zhu *et al.*, «Fish Consumption and Age-Related Macular Degeneration Incidence: A Meta-Analysis and Systematic Review of Prospective Cohort Studies», *Nutrients* 8, núm. 11, 2016.

45. T. J. Koivu-Tikkanen, V. Ollilainen y V. I. Piironen, «Determination of Phylloquinone and Menaquinones in Animal Products with Fluorescence Detection after Postcolumn Reduction with Metallic Zinc», *Journal of Agricultural and Food Chemistry* 48, núm. 12, 2000, pp. 6325-6331.

46. T. Kayashima *et al.*, «1,4-Naphthoquinone Is a Potent Inhibitor of Human Cancer Cell Growth and Angiogenesis», *Cancer Letters* 278, núm. 1, 2009, pp. 34-40.

47. A. Samykutty *et al.*, «Vitamin K2, a Naturally Occurring Menaquinone, Exerts Therapeutic Effects on Both Hormone-Dependent and Hormone-Independent Prostate Cancer Cells», *Evidence-Based Complementary and Alternative Medicine*, 2013, artículo 287358.

48. J. M. Geleijnse *et al.*, «Dietary Intake of Menaquinone Is Associated with a Reduced Risk of Coronary Heart Disease: The Rotterdam Study», *Journal of Nutrition* 134, núm. 11, 2004, pp. 3100-3105.

49. H. Kawashima *et al.* «Effects of Vitamin K2 (Menatetrenone) on Atherosclerosis and Blood Coagulation in Hypercholesterolemic Rabbits», *Japanese Journal of Pharmacology* 75, núm. 2, 1997, pp. 135-143.

50. «About Jamón Ibérico», Jamon.com, <https://www.jamon.com/about-jamon-iberico.html>.

51. M. R. Sartippour *et al.*, «Green Tea Inhibits Vascular Endothelial Growth Factor (VEGF) Induction in Human Breast Cancer Cells», *Journal of Nutrition* 132, núm. 8, 2002, pp. 2307-2311; T. Nagao, T. Hase e I. Tokimitsu, «A Green Tea Extract High in Catechins Reduces Body Fat and Cardiovascular Risks in Humans», *Obesity* 16, núm. 6, 2007, pp. 1473-1483; D. Wu, J. Wang, M. Pae y S. N. Meydani, «Green Tea EGCG, T Cells, and T Cell-Mediated Autoimmune Diseases», *Molecular Aspects of Medicine* 33, núm. 1, 2012, pp. 107-118; A. Basu *et al.*, «Green Tea Supplementation Increases

Glutathione and Plasma Antioxidant Capacity in Adults with the Metabolic Syndrome», *Nutrition Research* 33, núm. 3, 2013, pp. 180-187.

52. G. Yang *et al.*, «Prospective Cohort Study of Green Tea Consumption and Colorectal Cancer Risk in Women», *Cancer Epidemiology, Biomarkers, and Prevention* 16, núm. 6, 2007, pp. 1219-1223.

53. R. Guimarães *et al.*, «Wild Roman Chamomile Extracts and Phenolic Compounds: Enzymatic Assays and Molecular Modelling Studies with VEGFR-2 Tyrosine Kinase», *Food and Function* 7, núm. 1, 2016, pp. 79-83.

54. M. M. Markoski *et al.*, «Molecular Properties of Red Wine Compounds and Cardiometabolic Benefits», *Nutrition and Metabolic Insights* 9, 2016, pp. 51-57.

55. J. Y. Park *et al.*, «Baseline Alcohol Consumption, Type of Alcoholic Beverage and Risk of Colorectal Cancer in the European Prospective Investigation into Cancer and Nutrition-Norfolk Study», *Cancer Epidemiology* 33, núm. 5, 2009, pp. 347-354.

56. S. D. Crockett *et al.*, «Inverse Relationship between Moderate Alcohol Intake and Rectal Cancer: Analysis of the North Carolina Colon Cancer Study», *Diseases of the Colon and Rectum* 54, núm. 7, 2011, pp. 887-894.

57. A. Albini *et al.*, «Mechanisms of the Antiangiogenic Activity by the Hop Flavonoid Xanthohumol: NF-kappaB and Akt as Targets», *FASEB Journal* 20, núm. 3, 2006, pp. 527-529.

58. S. Karami, S. E. Daugherty y M. P. Purdue, «A Prospective Study of Alcohol Consumption and Renal Cell Carcinoma Risk», *International Journal of Cancer* 137, núm. 1, 2015, pp. 238-242.

59. S. D. Crockett *et al.*, «Inverse Relationship between Moderate Alcohol Intake and Rectal Cancer: Analysis of the North Carolina Colon Cancer Study», *Diseases of the Colon and Rectum* 54, núm. 7, 2011, pp. 887-894.

60. A. Di Castelnuovo *et al.*, «Meta-Analysis of Wine and Beer Consumption in Relation to Vascular Risk», *Circulation* 105, núm. 24, 2002, pp. 2836-2844.

61. S. Weyerer *et al.*, «Current Alcohol Consumption and Its Relationship to Incident Dementia: Results from a 3-Year Follow-up Study among Primary Care Attenders Aged 75 Years and Older», *Age and Ageing* 40, núm. 4, 2011, pp. 456-463.

62. T. J. Koivu-Tikkanen, V. Ollilainen y V. I. Piirnen, «Determination of Phylloquinone and Menaquinones in Animal Products with Fluorescence Detection after Postcolumn Reduction with Metallic Zinc», *Journal of Agricultural and Food Chemistry* 48, núm. 12, 2000, pp. 6325-6331; C. Vermeer *et al.*, «Menaquinone Content of Cheese», *Nutrients* 10, núm. 4, 2018.

63. K. Nimptsch, S. Rohrmann y J. Linseisen, «Dietary Intake of Vitamin K and Risk of Prostate Cancer in the Heidelberg Cohort of the European Prospective Investigation into Cancer and Nutrition (EPIC-Heidelberg)», *American Journal of Clinical Nutrition* 87, núm. 4, 2008, pp. 985-992.

64. C. Bosetti, C. Pelucchi y C. La Vecchia, «Diet and Cancer in Mediterranean Countries: Carbohydrates and Fats», *Public Health Nutrition* 12, núm. 9A, 2009, pp. 1595-1600.

65. T. Fadelu *et al.*, «Nut Consumption and Survival in Patients with Stage III Colon Cancer: Results from CALGB 89803 (Alliance)», *Journal of Clinical Oncology* 36, núm. 11, 2018, pp. 1112-1120.

66. M. Jenab *et al.*, «Association of Nut and Seed Intake with Colorectal Cancer Risk in the European Prospective Investigation into Cancer and Nutrition», *Cancer Epidemiology, Biomarkers, and Prevention* 13, núm. 10, 2004, pp. 1595-1603.

67. M. G. Jain, G. T. Hislop, G. R. Howe y P. Ghadirian, «Plant Foods, Antioxidants, and Prostate Cancer Risk: Findings from Case-Control Studies in Canada», *Nutrition and Cancer* 34, núm. 2, 1999, pp. 173-184.

68. T. P. Kenny *et al.*, «Cocoa Procyanidins Inhibit Proliferation and Angiogenic Signals in Human Dermal Microvascular Endothelial Cells following Stimulation by Low-Level H_2O_2», *Experimental Biology and Medicine* 229, núm. 8, 2004, pp. 765-771.

69. T. Kayashima y K. Matsubara, «Antiangiogenic Effect of Carnosic Acid and Carnosol, Neuroprotective Compounds in Rosemary Leaves», *Bioscience, Biotechnology, and Biochemistry* 76, núm. 1, 2012, pp. 115-119; M. Saberi-Karimian *et al.*, «Vascular Endothelial Growth Factor: An Important Molecular Target of Curcumin», *Critical Reviews in Food Science and Nutrition*, 2017, pp. 1-14; P. Kubatka *et al.*, «Oregano Demonstrates Distinct Tumour-Suppressive Effects in the Breast Carcinoma Model», *European Journal of Nutrition* 56, núm. 3, 2017, pp. 1303-1316; S. Kobayashi, T. Miyamoto, I. Kimura y M. Kimura, «Inhibitory Effect of Isoliquiritin, a Compound in Licorice Root, on Angiogenesis In Vivo and Tube Formation In Vitro», *Biological and Pharmaceutical Bulletin* 18, núm. 10, 1995, pp. 1382-1386; J. Lu *et al.*, «Novel Angiogenesis Inhibitory Activity in Cinnamon Extract Blocks VEGFR2 Kinase and Downstream Signaling», *Carcinogenesis* 31, núm. 3, 2010, pp. 481-488.

70. S. Agostini *et al.*, «Barley Beta-Glucan Promotes MnSOD Expression and Enhances Angiogenesis under Oxidative Microenvironment», *Journal of Cellular and Molecular Medicine* 19, núm. 1, 2015, pp. 227-238.

71. V. Casieri *et al.*, «Long-Term Intake of Pasta Containing Barley (1-3) Beta-D-Glucan Increases Neovascularization Mediated Cardioprotection through Endothelial Upregulation of Vascular Endothelial Growth Factor and Parkin», *Scientific Reports* 7, núm. 1, 2017, p. 13424.

72. S. V. Penumathsa *et al.*, «Secoisolariciresinol Diglucoside Induces Neovascularization-Mediated Cardioprotection against Ischemia-Reperfusion Injury in Hypercholesterolemic Myocardium», *Journal of Molecular and Cellular Cardiology* 44, núm. 1, 2008, pp. 170-179.

73. A. W. Lee *et al.*, «Ursolic Acid Induces Allograft Inflammatory Factor-1 Expression via a Nitric Oxide-Related Mechanism and Increases Neovascularization», *Journal of Agricultural and Food Chemistry* 58, núm. 24, 2010, pp. 12941-12949.

74. J. Lin *et al.*, «Ursolic Acid Inhibits Colorectal Cancer Angiogenesis through Suppression of Multiple Signaling Pathways», *International Journal of Oncology* 43, núm. 5, 2013, pp. 1666-1674.

75. F. Zhang *et al.*, «Oleanolic Acid and Ursolic Acid in Commercial Dried Fruits», *Food Science and Technology Research* 19, núm. 1, 2013, pp. 113-116.

76. M. Sumi *et al.*, «Quercetin Glucosides Promote Ischemia-Induced Angiogenesis, but Do Not Promote Tumor Growth», *Life Sciences* 93, núm. 22, 2013, pp. 814-819.

77. A. K. Maurya y M. Vinayak, «Quercetin Attenuates Cell Survival, Inflammation, and Angiogenesis via Modulation of AKT Signaling in Murine T-Cell Lymphoma», *Nutrition and Cancer* 69, núm. 3, 2017, pp. 470-480; X. Zhao *et al.*, «Quercetin Inhibits Angiogenesis by Targeting Calcineurin in the Xenograft Model of Human Breast Cancer», *European Journal of Pharmacology* 781, 2016, pp. 60-68.

Capítulo 7: (Re)genera tu salud

1. Y. Kim e Y. Je, «Flavonoid Intake and Mortality from Cardiovascular Disease and All Causes: A Meta-Analysis of Prospective Cohort Studies», *Clinical Nutrition ESPEN* 20, 2017, pp. 68-77.

2. C. Heiss *et al.*, «Improvement of Endothelial Function with Dietary Flavanols Is Associated with Mobilization of Circulating Angiogenic Cells in Patients with Coronary Artery Disease», *Journal of the American College of Cardiology* 56, núm. 3, 2010, pp. 218-224.

3. E. Shantsila, T. Watson y G. Y. Lip, «Endothelial Progenitor Cells in Cardiovascular Disorders», *Journal of the American College of Cardiology* 49, núm. 7, 2007, pp. 741-752.

4. F. L'Episcopo *et al.*, «Neural Stem Cell Grafts Promote Astroglia-Driven Neurorestoration in the Aged Parkinsonian Brain via Wnt/β-Catenin Signaling», *Stem Cells* 36, núm. 8, 2018; C. Beauséjour, «Bone Marrow-Derived Cells: The Influence of Aging and Cellular Senescence», *Handbook of Experimental Pharmacology* 180, 2007, pp. 67-88; H. E. Marei *et al.*, «Human Olfactory Bulb Neural Stem Cells Expressing hNGF Restore Cognitive Deficit in Alzheimer's Disease Rat Model», *Journal of Cell Physiology* 230, núm. 1, 2015, pp. 116-130.

5. L. da Cruz *et al.*, «Phase 1 Clinical Study of an Embryonic Stem Cell-Derived Retinal Pigment Epithelium Patch in Age-Related Macular Degeneration», *Nature Biotechnology* 36, núm. 4, 2018, pp. 328-337.

6. B. Sui *et al.*, «Allogeneic Mesenchymal Stem Cell Therapy Promotes Osteoblastogenesis and Prevents Glucocorticoid-Induced Osteoporosis», *Stem Cells Translational Medicine* 5, núm. 9, 2016, pp. 1238-1246.

7. C. De Bari y A. J. Roelofs, «Stem Cell-Based Therapeutic Strategies for Cartilage Defects and Osteoarthritis», *Current Opinion in Pharmacology* 40, 2018, pp. 74-80.

8. H. H. Izmirli *et al.*, «Use of Adipose-Derived Mesenchymal Stem Cells to Accelerate Neovascularization in Interpolation Flaps», *Journal of Craniofacial Surgery* 27, núm. 1, 2016, pp. 264-271; C. De Bari y A. J. Roelofs, «Stem Cell-Based Therapeutic Strategies for Cartilage Defects and Osteoarthritis», *Current Opinion in Pharmacology* 40, 2018, pp. 74-80; J. Takahashi, «Stem Cells and Regenerative Medicine for Neural Repair», *Current Opinion in Biotechnology* 52, 2018, pp. 102-108; M. Fernándes *et al.*, «Bone Marrow-Derived Mesenchymal Stem Cells versus Adipose-Derived Mesenchymal Stem Cells for Peripheral Nerve Regeneration», *Neural Regeneration Research* 13, núm. 1, 2018, pp. 100-104; H. Fukuoka, K. Narita y H. Suga, «Hair Regeneration Therapy: Application of Adipose-Derived Stem Cells», *Current Stem Cell Research and Therapy* 12, núm. 7, 2017, pp. 531-534; E. L. Matz *et al.*, «Stem Cell Therapy for Erectile Dysfunction», *Sexual Medicine Reviews* (6 de abril de 2018).

9. G. Dawson *et al.*, «Autologous Cord Blood Infusions Are Safe and Feasible in Young Children with Autism Spectrum Disorder: Results of a Single-Center Phase I Open-Label Trial», *Stem Cells Translational Medicine* 6, núm. 5, 2017, pp. 1332-1339; F. Pischiutta *et al.*, «Placenta-Derived Cells for Acute Brain Injury», *Cell Transplantation* 27, núm. 1, 2018, pp. 151-167.

10. J. Turgeon *et al.*, «Fish Oil-Enriched Diet Protects against Ischemia by Improving Angiogenesis, Endothelial Progenitor Cell Function, and Postnatal Neovascularization», *Atherosclerosis* 229, núm. 2, 2013, pp. 295-303.

11. M. Lei et al., «Study of the Radio-Protective Effect of Cuttlefish Ink on Hemopoietic Injury», Asia Pacific Journal of Clinical Nutrition 16, suplemento 1, 2007, pp. 239-243.

12. N. Okarter y R. H. Liu, «Health Benefits of Whole Grain Phytochemicals», Critical Reviews in Food Science and Nutrition 50, núm. 3, 2010, pp. 193-208.

13. D. Lucchesi et al., «Grain and Bean Lysates Improve Function of Endothelial Progenitor Cells from Human Peripheral Blood: Involvement of the Endogenous Antioxidant Defenses», PLOS One 9, núm. 10, 2014, e109298.

14. D. Lucchesi et al., «Grain and Bean Lysates Improve Function of Endothelial Progenitor Cells from Human Peripheral Blood: Involvement of the Endogenous Antioxidant Defenses», PLOS One 9, núm. 10, 2014, e109298.

15. A. Parzonko, A. Oświt, A. Bazylko y M. Naruszewicz, «Anthocyans-Rich Aronia Melanocarpa Extract Possesses Ability to Protect Endothelial Progenitor Cells against Angiotensin II Induced Dysfunction», Phytomedicine 22, núm. 14, 2015, pp. 1238-1246.

16. C. Pérez-Ternero et al., «Ferulic Acid, a Bioactive Component of Rice Bran, Improves Oxidative Stress and Mitochondrial Biogenesis and Dynamics in Mice and in Human Mononuclear Cells», Journal of Nutritional Biochemistry 48, 2017, pp. 51-61.

17. C. Pérez-Ternero et al., «Rice Bran Enzymatic Extract Reduces Atherosclerotic Plaque Development and Steatosis in High-Fat Fed ApoE-/- Mice», Nutrition 37, 2017, pp. 22-29.

18. «How Much Arsenic Is in Your Rice?», Consumer Reports, 18 de noviembre de 2014, <https://www.consumerreports.org/cro/magazine/2015/01/how-much-arsenic-is-in-your-rice/index.htm>.

19. J. You et al., «Curcumin Induces Therapeutic Angiogenesis in a Diabetic Mouse Hindlimb Ischemia Model via Modulating the Function of Endothelial Progenitor Cell», Stem Cell Research and Therapy 8, núm. 1, 2017, p. 182.

20. L. Ling, S. Gu e Y. Cheng, «Resveratrol Activates Endogenous Cardiac Stem Cells and Improves Myocardial Regeneration following Acute Myocardial Infarction», Molecular Medicine Reports 15, núm. 3, 2017, pp. 1188-1194.

21. R. Liu et al., «Lutein and Zeaxanthin Supplementation and Association with Visual Function in Age-Related Macular Degeneration», Investigative Ophthalmology and Visual Science 56, núm. 1, 2014, pp. 252-258.

22. Y. Liu et al., «Precise Regulation of miR-210 Is Critical for the Cellular Homeostasis Maintenance and Transplantation Efficacy Enhancement of Mesenchymal Stem Cells in Acute Liver Failure Therapy», Cell Transplantation 26, núm. 5, 2017, pp. 805-820.

23. M. R. Olthof, P. C. Hollman, P. L. Zock y M. B. Katan, «Consumption of High Doses of Chlorogenic Acid, Present in Coffee, or of Black Tea Increases Plasma Total Homocysteine Concentrations in Humans», American Journal of Clinical Nutrition 73, núm. 3, 2001, pp. 532-538.

24. S. Li, H. Bian et al., «Chlorogenic Acid Protects MSCs against Oxidative Stress by Altering FOXO Family Genes and Activating Intrinsic Pathway», European Journal of Pharmacology 674, núms. 2-3, 2012, pp. 65-72.

25. L. S. Wang et al., «Abstract 163: Metabolomic Profiling Reveals a Protective Modulation on Fatty Acid Metabolism in Colorectal Cancer Patients following Consumption of Freeze-Dried Black Raspberries», Cancer Research 73, 2013, p. 163; J. H. An et al., «Effect of Rubus occidentalis Extract on Metabolic Parameters in Subjects with Prediabetes: A Proof-of-Concept, Randomized, Double-Blind, Placebo-Controlled Clinical Trial», Phytotherapy Research 30, núm. 10, 2016, pp. 1634-1640.

26. Q. S. Liu *et al.*, «Ellagic Acid Improves Endogenous Neural Stem Cells Proliferation and Neurorestoration through Wnt/β-catenin Signaling In Vivo and In Vitro», *Molecular Nutrition and Food Research* 61, núm. 3, 2017.

27. H. S. Jeong *et al.*, «Black Raspberry Extract Increased Circulating Endothelial Progenitor Cells and Improved Arterial Stiffness in Patients with Metabolic Syndrome: A Randomized Controlled Trial», *Journal of Medicinal Food* 19, núm. 4, 2016, pp. 346-352.

28. Y. Kurobayashi *et al.*, «Potent Odorants Characterize the Aroma Quality of Leaves and Stalks in Raw and Boiled Celery», *Bioscience, Biotechnology, and Biochemistry* 70, núm. 4, 2006, pp. 958-965.

29. I. A. Abdoulaye e Y. J. Guo, «A Review of Recent Advances in Neuroprotective Potential of 3-N-Butylphthalide and Its Derivatives», *BioMed Research International*, 2016, artículo 5012341.

30. P. Zhang *et al.*, «DL-3-n-Butylphthalide Promotes Dendrite Development in Cortical Neurons Subjected to Oxygen-Glucose Deprivation/Reperfusion», *Cell Biology International* 42, núm. 8, 2018, pp. 1041-1049.

31. H. Zhao *et al.*, «Mobilization of Circulating Endothelial Progenitor Cells by dl-3-n-Butylphthalide in Acute Ischemic Stroke Patients», *Journal of Stroke and Cerebrovascular Diseases* 25, núm. 4, 2016, pp. 752-760.

32. Q. Deng, Y. X. Tian y J. Liang, «Mangiferin Inhibits Cell Migration and Invasion through Rac1/WAVE2 Signalling in Breast Cancer», *Cytotechnology* 70, núm. 2, 2018, pp. 593-601; M. Du *et al.*, «Mangiferin Prevents the Growth of Gastric Carcinoma by Blocking the PI3K-Akt Signalling Pathway», *Anticancer Drugs* 29, núm. 2, 2018, pp. 167-175.

33. H. L. Wang *et al.*, «Mangiferin Facilitates Islet Regeneration and β-Cell Proliferation through Upregulation of Cell Cycle and β-Cell Regeneration Regulators», *International Journal of Molecular Sciences* 15, núm. 5, 2014, pp. 9016-9035.

34. H. Li *et al.*, «Preparation and Evaluations of Mangiferin-Loaded PLGA Scaffolds for Alveolar Bone Repair Treatment under the Diabetic Condition», *AAPS PharmSciTech* 18, núm. 2, 2017, pp. 529-538; Y. Bai *et al.*, «Mangiferin Enhances Endochondral Ossification-Based Bone Repair in Massive Bone Defect by Inducing Autophagy through Activating AMP-Activated Protein Kinase Signaling Pathway», *FASEB Journal* 32, núm. 8, 2018.

35. El vino tinto era un Cabernet Sauvignon (Reserva Maison Nicholas de 2009) de la región de Languedoc-Rosellón, Francia. La cerveza era de la marca Taiwan Beer. El vodka era Smirnoff.

36. P. H. Huang *et al.*, «Intake of Red Wine Increases the Number and Functional Capacity of Circulating Endothelial Progenitor Cells by Enhancing Nitric Oxide Bioavailability», *Arteriosclerosis, Thrombosis, and Vascular Biology* 30, núm. 4, 2010, pp. 869-877.

37. A. Di Castelnuovo *et al.*, «Meta-Analysis of Wine and Beer Consumption in Relation to Vascular Risk», *Circulation* 105, núm. 24, 2002, pp. 2836-2844.

38. P. E. Ronksley *et al.*, «Association of Alcohol Consumption with Selected Cardiovascular Disease Outcomes: A Systematic Review and Meta-analysis», *BMJ* 342, 2011, d671.

39. G. Chiva-Blanch *et al.*, «The Non-alcoholic Fraction of Beer Increases Stromal Cell Derived Factor 1 and the Number of Circulating Endothelial Progenitor Cells in High Cardiovascular Risk Subjects: A Randomized Clinical Trial», *Atherosclerosis* 233, núm. 2, 2014, pp. 518-524.

40. S. E. Michaud *et al.*, «Circulating Endothelial Progenitor Cells from Healthy Smokers Exhibit Impaired Functional Activities», *Atherosclerosis* 187, núm. 2, 2006, pp. 423-432.

41. W. Kim *et al.*, «Effect of Green Tea Consumption on Endothelial Function and Circulating Endothelial Progenitor Cells in Chronic Smokers», *Circulation Journal* 70, núm. 8, 2006, pp. 1052-1057.

42. Y. He *et al.*, «Epigallocatechiomega-3-gallate Attenuates Cerebral Cortex Damage and Promotes Brain Regeneration in Acrylamide-Treated Rats», *Food and Function* 8, núm. 6, 2017, pp. 2275-2282; A. R. Kim *et al.*, «Catechins Activate Muscle Stem Cells by Myf5 Induction and Stimulate Muscle Regeneration», *Biochemical and Biophysical Research Communications* 489, núm. 2, 2017, pp. 142-148; C. L. Shen *et al.*, «Functions and Mechanisms of Green Tea Catechins in Regulating Bone Remodeling», *Current Drug Targets* 14, núm. 13, 2013, pp. 1619-1630; S. H. Zhou *et al.*, «Allograft Pretreatment for the Repair of Sciatic Nerve Defects: Green Tea Polyphenols versus Radiation», *Neural Regeneration Research* 10, núm. 1, 2015, pp. 136-140; H. L. Kim *et al.*, «Promotion of Full-Thickness Wound Healing Using Epigallocatechiomega-3-O-gallate/Poly (Lactic-co-glycolic Acid) Membrane as Temporary Wound Dressing», *Artificial Organs* 38, núm. 5, 2014, pp. 411-417.

43. D. Grassi *et al.*, «Black Tea Increases Circulating Endothelial Progenitor Cells and Improves Flow Mediated Dilatation Counteracting Deleterious Effects from a Fat Load in Hypertensive Patients: A Randomized Controlled Study», *Nutrients* 8, núm. 11, 2016.

44. C. Marín *et al.*, «Mediterranean Diet Reduces Endothelial Damage and Improves the Regenerative Capacity of Endothelium», *American Journal of Clinical Nutrition* 93, núm. 2, 2011, pp. 267-274.

45. M. Igarashi y L. Guarente, «mTORC1 and SIRT1 Cooperate to Foster Expansion of Gut Adult Stem Cells during Calorie Restriction», *Cell* 166, núm. 2, 2016, pp. 436-450.

46. S. Periyasamy-Thandavan *et al.*, «Caloric Restriction and the Adipokine Leptin Alter the SDF-1 Signaling Axis in Bone Marrow and in Bone Marrow Derived Mesenchymal Stem Cells», *Molecular and Cellular Endocrinology* 410, 2015, pp. 64-72.

47. B. Xin *et al.*, «Prolonged Fasting Improves Endothelial Progenitor Cell-Mediated Ischemic Angiogenesis in Mice», *Cell Physiology and Biochemistry* 40, núms. 3-4, 2016, pp. 693-706.

48. M. D. Mana, E. Y. Kuo y Ö. H. Yilmaz, «Dietary Regulation of Adult Stem Cells», *Current Stem Cell Reports* 3, núm. 1, 2017, pp. 1-8.

49. H. R. Park *et al.*, «A High-Fat Diet Impairs Neurogenesis: Involvement of Lipid Peroxidation and Brain-Derived Neurotrophic Factor», *Neuroscience Letters* 482, núm. 3, 2010, pp. 235-239.

50. L. Wei *et al.*, «High-Fat Diet Aggravates Postoperative Cognitive Dysfunction in Aged Mice», *BMC Anesthesiology* 18, núm. 1, 2018, p. 20.

51. Y. L. Chen *et al.*, «Impact of Obesity Control on Circulating Level of Endothelial Progenitor Cells and Angiogenesis in Response to Ischemic Stimulation», *Journal of Translational Medicine* 10, 2012, p. 86.

52. A. W. Joe *et al.*, «Depot-Specific Differences in Adipogenic Progenitor Abundance and Proliferative Response to High-Fat Diet», *Stem Cells* 27, núm. 10, 2009, pp. 2563-2570.

53. S. Beyaz *et al.*, «High-Fat Diet Enhances Stemness and Tumorigenicity of Intestinal Progenitors», *Nature* 531, núm. 7592, 2016, pp. 53-58.

54. H. Kang *et al.*, «High Glucose-Induced Endothelial Progenitor Cell Dysfunction», *Diabetes and Vascular Disease Research* 14, núm. 5, 2017, pp. 381-394; J. Wang *et al.*, «High Glucose Inhibits Osteogenic Differentiation through the BMP Signaling Pathway in Bone Mesenchymal Stem Cells in Mice», *EXCLI Journal* 12, 2013, pp. 584-597; H. Y. Choi *et al.*, «High Glucose Causes Human Cardiac Progenitor Cell Dysfunction by Promoting Mitochondrial Fission: Role of a GLUT1 Blocker», *Biomolecules and Therapeutics* 24, núm. 4, 2016, pp. 363-370.

55. «Glycemic Index for 60+ Foods», Harvard Health Publishing, Facultad de Medicina de Harvard, febrero de 2015, actualizado el 14 de marzo de 2018, <https://www.health.harvard.edu/diseases-and-conditions/glycemic-index-and-glycemic-load-for-100-foods>.

56. J. R. Karcher y A. S. Greene, «Bone Marrow Mononuclear Cell Angiogenic Competency Is Suppressed by a High-Salt Diet», *American Journal of Physiology-Cell Physiology* 306, núm. 2, 2014, pp. C123-C131.

57. Charles A. Goldwater, Jr., «Are Stem Cells Involved in Cancer?», Stem Cell Information, Institutos Nacionales de Salud de Estados Unidos, <https://stemcells.nih.gov/info/Regenerative_Medicine/2006chapter9.htm>.

58. M. J. Munro *et al.*, «Cancer Stem Cells in Colorectal Cancer: A Review», *Journal of Clinical Pathology* 71, núm. 2, 2018, pp. 110-116.

59. Y. Chen *et al.*, «(-)-Epigallocatechiomega-3-Gallate Inhibits Colorectal Cancer Stem Cells by Suppressing Wnt/β-Catenin Pathway», *Nutrients* 9, núm. 6, 2017.

60. G. Bonuccelli, F. Sotgia y M. P. Lisanti, «Matcha Green Tea (MGT) Inhibits the Propagation of Cancer Stem Cells (CSCs), by Targeting Mitochondrial Metabolism, Glycolysis, and Multiple Cell Signalling Pathways», *Aging* 10, núm. 8, 2018, pp. 1867-1883.

61. V. Charepalli *et al.*, «Anthocyanin-Containing Purple-Fleshed Potatoes Suppress Colon Tumorigenesis via Elimination of Colon Cancer Stem Cells», *Journal of Nutritional Biochemistry* 26, núm. 12, 2015, pp. 1641-1649.

62. T. Takayama *et al.*, «Randomized Double-Blind Trial of Sulindac and Etodolac to Eradicate Aberrant Crypt Foci and to Prevent Sporadic Colorectal Polyps», *Clinical Cancer Research* 17, núm. 11, 2011, pp. 3803-3811; B. C. Sun *et al.*, «Sulindac Induces Apoptosis and Protects against Colon Carcinoma in Mice», *World Journal of Gastroenterology* 11, núm. 18, 2005, pp. 2822-2826.

63. J. Lee *et al.*, «Walnut Phenolic Extract and Its Bioactive Compounds Suppress Colon Cancer Cell Growth by Regulating Colon Cancer Stemness», *Nutrients* 8, núm. 7, 2016.

64. «Chance of Colon Cancer Recurrence Nearly Cut in Half in People Who Eat Nuts», Sociedad Americana de Oncología Clínica, 17 de mayo de 2017, <https://www.asco.org/about-asco/press-center/news-releases/chance-colon-cancer-recurrence-nearly-cut-half-people-who-eat>.

65. S. Silva *et al.*, «High Resolution Mass Spectrometric Analysis of Secoiridoids and Metabolites as Biomarkers of Acute Olive Oil Intake—An Approach to Study Interindividual Variability in Humans», *Molecular Nutrition and Food Research* 62, núm. 2, 2018.

66. B. Corominas-Faja *et al.*, «Extra-Virgin Olive Oil Contains a Metabolo-Epigenetic Inhibitor of Cancer Stem Cells», *Carcinogenesis* 39, núm. 4, 2018, pp. 601-613.

67. L. Zhang *et al.*, «Genistein Inhibits the Stemness Properties of Prostate Cancer Cells through Targeting Hedgehog-Gli1 Pathway», *Cancer Letters* 323, núm. 1, 2012, pp. 48-57;

P. H. Tsai *et al.*, «Dietary Flavonoids Luteolin and Quercetin Suppressed Cancer Stem Cell Properties and Metastatic Potential of Isolated Prostate Cancer Cells», *Anticancer Research* 36, núm. 12, 2016, pp. 6367-6380.

68. S. N. Tang *et al.*, «The Dietary Bioflavonoid Quercetin Synergizes with Epigallocatechin Gallate (EGCG) to Inhibit Prostate Cancer Stem Cell Characteristics, Invasion, Migration, and Epithelial-Mesenchymal Transition», *Journal of Molecular Signaling* 5, 2010, p. 14.

69. K. Yamagata, Y. Izawa, D. Onodera y M. Tagami, «Chlorogenic Acid Regulates Apoptosis and Stem Cell Marker-Related Gene Expression in A549 Human Lung Cancer Cells», *Molecular and Cellular Biochemistry* 441, núms. 1-2, 2018, pp. 9-19; S. Li *et al.*, «Chlorogenic Acid Protects MSCs against Oxidative Stress by Altering FOXO Family Genes and Activating Intrinsic Pathway», *European Journal of Pharmacology* 674, núms. 2-3, 2012, pp. 65-72.

70. J. Suh, D. H. Kim e Y. J. Surh, «Resveratrol Suppresses Migration, Invasion, and Stemness of Human Breast Cancer Cells by Interfering with Tumor-Stromal Cross-Talk», *Archives of Biochemistry and Biophysics* 643, 2018, pp. 62-71.

71. N. Wang *et al.*, «Direct Inhibition of ACTN4 by Ellagic Acid Limits Breast Cancer Metastasis via Regulation of β-catenin Stabilization in Cancer Stem Cells», *Journal of Experimental and Clinical Cancer Research* 36, núm. 1, 2017, p. 172.

72. T. N. Seyfried *et al.*, «Metabolic Therapy: A New Paradigm for Managing Malignant Brain Cancer», *Cancer Letters* 356, núm. 2, parte A, 2015, pp. 289-300.

73. R. T. Martuscello *et al.*, «A Supplemented High-Fat Low-Carbohydrate Diet for the Treatment of Glioblastoma», *Clinical Cancer Research* 22, núm. 10, 2016, pp. 2482-2495.

Capítulo 8: Alimenta tu ecosistema interno

1. R. Sender, S. Fuchs y R. Milo, «Revised Estimates for the Number of Human and Bacteria Cells in the Body», *PLOS Biology* 14, núm. 8, 2016, e1002533.

2. M. Schneeberger *et al.*, «Akkermansia Muciniphila Inversely Correlates with the Onset of Inflammation, Altered Adiposetissue Metabolism, and Metabolic Disorders during Obesity in Mice», *Scientific Reports* 5, 2015, p. 16643.

3. B. Routy *et al.*, «Gut Microbiome Influences Efficacy of PD-1-Based Immunotherapy against Epithelial Tumors», *Science* 359, núm. 6371, 2018, pp. 91-97.

4. T. Marrs y K. Sim, «Demystifying Dysbiosis: Can the Gut Microbiome Promote Oral Tolerance over IgE-Mediated Food Allergy?», *Current Pediatric Reviews* 14, 2018.

5. A. Kourosh *et al.*, «Fecal Microbiome Signatures Are Different in Food Allergic Children Compared to Siblings and Healthy Children», *Pediatric Allergy and Immunology* 29, núm. 5, 2018, pp. 545-554.

6. A. M. Sheflin, A. K. Whitney y T. L. Weir, «Cancer-Promoting Effects of Microbial Dysbiosis», *Current Oncology Reports* 16, núm. 10, 2014, p. 406.

7. S. Ahmadmehrabi y W. H. W. Tang, «Gut Microbiome and Its Role in Cardiovascular Diseases», *Current Opinion in Cardiology* 32, núm. 6, 2017, pp. 761-766.

8. M. Carlström, J. O. Lundberg y E. Weitzberg, «Mechanisms Underlying Blood Pressure Reduction by Dietary Inorganic Nitrate», *Acta Physiologica* (25 de abril de 2018): e13080; C. D. Koch *et al.*, «Enterosalivary Nitrate Metabolism and the Microbiome:

Intersection of Microbial Metabolism, Nitric Oxide, and Diet in Cardiac and Pulmonary Vascular Health», *Free Radical Biology and Medicine* 105, 2017, pp. 48-67.

9. C. Bogiatzi *et al.*, «Metabolic Products of the Intestinal Microbiome and Extremes of Atherosclerosis», *Atherosclerosis* 273, 2018, pp. 91-97.

10. M. F. Sun e Y. Q. Shen, «Dysbiosis of Gut Microbiota and Microbial Metabolites in Parkinson's Disease», *Ageing Research Reviews* 45, 2018, pp. 53-61; Z. Q. Zhuang *et al.*, «Gut Microbiome Is Altered in Patients with Alzheimer's Disease», *Journal of Alzheimer's Disease* 63, núm. 4, 2018, pp. 1337-1346.

11. Z. Chen *et al.*, «Comparative Metaproteomics Analysis Shows Altered Fecal Microbiota Signatures in Patients with Major Depressive Disorder», *NeuroReport* 29, núm. 5, 2018, pp. 417-425; T. T. Nguyen *et al.*, «Overview and Systematic Review of Studies of Microbiome in Schizophrenia and Bipolar Disorder», *Journal of Psychiatric Research* 99, 2018, pp. 50-61.

12. M. A. Ghebre *et al.*, «Biological Exacerbation Clusters Demonstrate Asthma and COPD Overlap with Distinct Mediator and Microbiome Profiles», *Journal of Allergy and Clinical Immunology* 141, 2018, pp. 2027-2036.

13. A. Lerner, R. Aminov y T. Matthias, «Dysbiosis May Trigger Autoimmune Diseases via Inappropriate Post-Translational Modification of Host Proteins», *Frontiers in Microbiology* 7, 2016, p. 84.

14. M. Lee *et al.*, «Large-Scale Targeted Metagenomics Analysis of Bacterial Ecological Changes in 88 Kimchi Samples during Fermentation», *Food Microbiology* 66, 2017, pp. 173-183.

15. M. L. Marco *et al.*, «Health Benefits of Fermented Foods: Microbiota and Beyond», *Current Opinion in Biotechnology* 44, 2017, pp. 94-102.

16. V. Plengvidhya, F. Breidt, Jr., Z. Lu y H. P. Fleming, «DNA Fingerprinting of Lactic Acid Bacteria in Sauerkraut Fermentations», *Applied and Environmental Microbiology* 73, núm. 23, 2007, pp. 7697-7702.

17. Becky Plotner, «Sauerkraut Test Divulges Shocking Probiotic Count», *Nourishing Plot*, 21 de junio de 2014, <https://www.nourishingplot.com/2014/06/21/sauerkraut-test-divulges-shocking-probiotic-count>; M. L. Marco *et al.*, «Health Benefits of Fermented Foods: Microbiota and Beyond», *Current Opinion in Biotechnology* 44, 2017, pp. 94-102.

18. C. Raak, T. Ostermann, K. Boehm y F. Molsberger, «Regular Consumption of Sauerkraut and Its Effect on Human Health: A Bibliometric Analysis», *Global Advances in Health and Medicine* 3, núm. 6, 2014, pp. 12-18.

19. A. F. Athiyyah *et al.*, «Lactobacillus Plantarum IS-10506 Activates Intestinal Stem Cells in a Rodent Model», *Beneficial Microbes* (4 de mayo de 2018), pp. 1-6.

20. M. Tolonen *et al.*, «Plant-Derived Biomolecules in Fermented Cabbage», *Journal of Agricultural and Food Chemistry* 50, núm. 23, 2002, pp. 6798-6803.

21. American Chemical Society, «Sauerkraut Contains Anticancer Compound», Eurek-Alert, 17 de octubre de 2002, <https://www.eurekalert.org/pub_releases/2002-10/acs-sca101702.php>.

22. E. J. Park *et al.*, «Bacterial Community Analysis during Fermentation of Ten Representative Kinds of Kimchi with Barcoded Pyrosequencing», *Food Microbiology* 30, núm. 1, 2012, pp. 197-204.

23. Y. J. Oh *et al.*, «*Lentibacillus kimchii* sp. Nov., an Extremely Halophilic Bacterium Isolated from Kimchi, a Korean Fermented Vegetable», *Antonie Van Leeuwenhoek* 109, núm. 6, 2016, pp. 869-876.

24. H. J. Kim, J. S. Noh e Y. O. Song, «Beneficial Effects of Kimchi, a Korean Fermented Vegetable Food, on Pathophysiological Factors Related to Atherosclerosis», *Journal of Medicinal Food* 21, núm. 2, 2018, pp. 127-135.

25. S. H. Kwak, Y. M. Cho, G. M. Noh y A. S. Om, «Cancer Preventive Potential of Kimchi Lactic Acid Bacteria (*Weissella cibaria, Lactobacillus plantarum*)», *Journal of Cancer Prevention* 19, núm. 4, 2014, pp. 253-258.

26. M. K. Kwak *et al.*, «Cyclic Dipeptides from Lactic Acid Bacteria Inhibit Proliferation of the Influenza A Virus», *Journal of Microbiology* 51, núm. 6, 2013, pp. 836-843.

27. S. Y. An *et al.*, «Beneficial Effects of Fresh and Fermented Kimchi in Prediabetic Individuals», *Annals of Nutrition and Metabolism* 63, núms. 1-2, 2013, pp. 111-119.

28. E. K. Kim *et al.*, «Fermented Kimchi Reduces Body Weight and Improves Metabolic Parameters in Overweight and Obese Patients», *Nutrition Research* 31, núm. 6, 2011, pp. 436-443.

29. Z. Wang e Y. Shao, «Effects of Microbial Diversity on Nitrite Concentration in Pao Cai, a Naturally Fermented Cabbage Product from China», *Food Microbiology* 72, 2018, pp. 185-192.

30. *Ibid.*

31. E. Gala *et al.*, «Diversity of Lactic Acid Bacteria Population in Ripened Parmigiano Reggiano Cheese», *International Journal of Food Microbiology* 125, núm. 3, 2008, pp. 347-351.

32. X. He *et al.*, «*Lactobacillus rhamnosus* GG Supernatant Enhance Neonatal Resistance to Systemic *Escherichia coli* K1 Infection by Accelerating Development of Intestinal Defense», *Scientific Reports* 7, 2017, p. 43305.

33. X. Li *et al.*, «Effects of *Lactobacillus casei* CCFM419 on Insulin Resistance and Gut Microbiota in Type 2 Diabetic Mice», *Beneficial Microbes* 8, núm. 3, 2017, pp. 421-432.

34. A. Tiptiri-Kourpeti *et al.*, «*Lactobacillus casei* Exerts Anti-Proliferative Effects Accompanied by Apoptotic Cell Death and Up-Regulation of TRAIL in Colon Carcinoma Cells», *PLOS One* 11, núm. 2, 2016, e0147960.

35. G. Karimi *et al.*, «The Anti-Obesity Effects of *Lactobacillus casei* Strain Shirota versus Orlistat on High Fat Diet-Induced Obese Rats», *Food and Nutrition Research* 59, 2015, p. 29273.

36. R. F. Slykerman *et al.*, «Effect of *Lactobacillus rhamnosus* HN001 in Pregnancy on Postpartum Symptoms of Depression and Anxiety: A Randomised Double-Blind Placebo-Controlled Trial», *EBioMedicine* 24, 2017, pp. 159-165.

37. K. Van Hoorde, M. Heyndrickx, P. Vandamme y G. Huys, «Influence of Pasteurization, Brining Conditions, and Production Environment on the Microbiota of Artisan Gouda-Type Cheeses», *Food Microbiology* 27, núm. 3, 2010, pp. 425-433.

38. U.S. Food and Drug Administration, «Code of Federal Regulations, Title 21», abril de 2018, <https://www.accessdata.fda.gov/scripts/cdrh/cfdocs/cfcfr/CFRSearch.cfm?fr=1240.61>.

39. O. Firmesse *et al.*, «Consumption of Camembert Cheese Stimulates Commensal Enterococci in Healthy Human Intestinal Microbiota», *FEMS Microbiology Letters* 276, núm. 2, 2007, pp. 189-192.

40. M. Fisberg y R. Machado, «History of Yogurt and Current Patterns of Consumption», *Nutrition Reviews* 73, suplemento 1, 2015, pp. 4-7.

41. D. J. Lisko, G. P. Johnston y C. G. Johnston, «Effects of Dietary Yogurt on the Healthy Human Gastrointestinal (GI) Microbiome», *Microorganisms* 5, núm. 1, 2017.

42. Y. Suzuki *et al.*, «Association between Yogurt Consumption and Intestinal Microbiota in Healthy Young Adults Differs by Host Gender», *Frontiers in Microbiology* 8, 2017, p. 847.

43. A. Creus-Cuadros *et al.*, «Associations between Both Lignan and Yogurt Consumption and Cardiovascular Risk Parameters in an Elderly Population: Observations from a Cross-Sectional Approach in the PREDIMED Study», *Journal of the Academy of Nutrition and Dietetics* 117, núm. 4, 2017, pp. 609-622.e1.

44. J. Peterson *et al.*, «Dietary Lignans: Physiology and Potential for Cardiovascular Disease Risk Reduction», *Nutrition Reviews* 68, núm. 10, 2010, pp. 571-603.

45. Ben Guarino, «Scientists Have Discovered the Earliest Evidence of Bread, and It's Much Older than We Expected», Science Alert, 17 de julio de 2018, <https://www.sciencealert.com/researchers-have-found-crumbs-of-evidence-from-the-world-s-first-bread>.

46. Q. Mu, V. J. Tavella y X. M. Luo, «Role of *Lactobacillus reuteri* in Human Health and Diseases», *Frontiers in Microbiology* 9, núm. 757, 2018; J. R. Lakritz *et al.*, «Beneficial Bacteria Stimulate Host Immune Cells to Counteract Dietary and Genetic Predisposition to Mammary Cancer in Mice», *International Journal of Cancer* 135, núm. 3, 2014, pp. 529-540.

47. B. J. Varian *et al.*, «Microbial Lysate Upregulates Host Oxytocin», *Brain, Behavior, and Immunity* 61, 2017, pp. 36-49.

48. J. Zheng, X. Zhao, X. B. Lin y M. Gänzle, «Comparative Genomics *Lactobacillus reuteri* from Sourdough Reveals Adaptation of an Intestinalsymbiont to Food Fermentations», *Scientific Reports* 5, 2015, p. 18234.

49. B. J. Varian *et al.*, «Microbial Lysate Upregulates Host Oxytocin», *Brain Behavior and Immunity* 61, 2017, pp. 36-49.

50. C. Menni *et al.*, «Gut Microbiome Diversity and High Fibre Intake Are Related to Lower Long-Term Weight Gain», *International Journal of Obesity* 41, núm. 7, 2017, pp. 1099-1105.

51. C. M. Schlebusch *et al.*, «Southern African Ancient Genomes Estimate Modern Human Divergence to 350,000 to 260,000 Years Ago», *Science* 358, núm. 6363, 2017, pp. 652-655.

52. R. K. Singh *et al.*, «Influence of Diet on the Gut Microbiome and Implications for Human Health», *Journal of Translational Medicine* 15, núm. 1, 2017, p. 73.

53. C. De Filippo *et al.*, «Impact of Diet in Shaping Gut Microbiota Revealed by a Comparative Study in Children from Europe and Rural Africa», *Proceedings of the National Academy of Sciences USA* 107, núm. 33, 2010, pp. 14691-14696.

54. F. Ounnas *et al.*, «Whole Rye Consumption Improves Blood and Liver omega-3 Fatty Acid Profile and Gut Microbiota Composition in Rats», *PLOS One* 11, núm. 2, 2016, e0148118.

55. Y. K. Lee *et al.*, «Kiwifruit (*Actinidia deliciosa*) Changes Intestinal Microbial Profile», *Microbial Ecology in Health and Disease* 23, 2012.

56. D. J. Morrison y T. Preston, «Formation of Short Chain Fatty Acids by the Gut Microbiota and Their Impact on Human Metabolism», *Gut Microbes* 7, núm. 3, 2016, pp. 189-200.

57. L. Kellingray *et al.*, «Consumption of a Diet Rich in Brassica Vegetables Is Associated with a Reduced Abundance of Sulphate-Reducing Bacteria: A Randomised Crossover Study», *Molecular Nutrition and Food Research* 61, núm. 9, 2017.

58. J. Loubinoux *et al.*, «Sulfate-Reducing Bacteria in Human Feces and Their Association with Inflammatory Bowel Diseases», *FEMS Microbiology Ecology* 40, núm. 2, 2002, pp. 107-112.

59. X. Li, J. Guo, K. Ji y P. Zhang, «Bamboo Shoot Fiber Prevents Obesity in Mice by Modulating the Gut Microbiota», *Scientific Reports* 6, 2016, p. 32953.

60. B. Routy *et al.*, «Gut Microbiome Influences Efficacy of PD-1-Based Immunotherapy against Epithelial Tumors», *Science* 359, núm. 6371, 2018, pp. 91-97.

61. A. K. Pandey y V. Ojha, «Precooking Processing of Bamboo Shoots for Removal of Anti-Nutrients», *Journal of Food Science and Technology* 51, núm. 1, 2014, pp. 43-50.

62. «The Precise Reason for the Health Benefits of Dark Chocolate: Mystery Solved», Sociedad Americana de Química, 18 de marzo de 2014, <https://www.acs.org/content/acs/en/pressroom/newsreleases/2014/march/the-precise-reason-for-the-health-benefits-of-dark-chocolate-mystery-solved.html>; D. J. Morrison y T. Preston, «Formation of Short Chain Fatty Acids by the Gut Microbiota and Their Impact on Human Metabolism», *Gut Microbes* 7, núm. 3, 2016, pp. 189-200.

63. F. P. Martin *et al.*, «Metabolic Effects of Dark Chocolate Consumption on Energy, Gut Microbiota, and Stress-Related Metabolism in Free-Living Subjects», *Journal of Proteome Research* 8, núm. 12, 2009, pp. 5568-5579.

64. R. Vanholder, R. De Smet y G. Lesaffer, «p-Cresol: A Toxin Revealing Many Neglected but Relevant Aspects of Uraemic Toxicity», *Nephrology Dialysis Transplantation* 14, núm. 12, 1999, pp. 2813-2815; T. Pallister *et al.*, «Hippurate as a Metabolomic Marker of Gut Microbiome Diversity: Modulation by Diet and Relationship to Metabolic Syndrome», *Scientific Reports* 7, núm. 1, 2017, p. 13670.

65. X. Tzounis *et al.*, «Prebiotic Evaluation of Cocoa-Derived Flavanols in Healthy Humans by Using a Randomized, Controlled, Double-Blind, Crossover Intervention Study», *American Journal of Clinical Nutrition* 93, núm. 1, 2011, pp. 62-72.

66. C. Bamberger *et al.*, «A Walnut-Enriched Diet Affects Gut Microbiome in Healthy Caucasian Subjects: A Randomized, Controlled Trial», *Nutrients* 10, núm. 2, 2018.

67. H. D. Holscher *et al.*, «Walnut Consumption Alters the Gastrointestinal Microbiota, Microbially Derived Secondary BileAcids, and Health Markers in Healthy Adults: A Randomized Controlled Trial», *Journal of Nutrition* 148, núm. 6, 2018, pp. 861-867.

68. J. M. Monk *et al.*, «Navy and Black Bean Supplementation Primes the Colonic Mucosal Microenvironment to Improve Gut Health», *Journal of Nutritional Biochemistry* 49, 2017, pp. 89-100.

69. W. Rossouw y L. Korsten, «Cultivable Microbiome of Fresh White Button Mushrooms», *Letters in Applied Microbiology* 64, núm. 2, 2017, pp. 164-170.

70. J. Varshney *et al.*, «White Button Mushrooms Increase Microbial Diversity and Accelerate the Resolution of *Citrobacter rodentium* Infection in Mice», *Journal of Nutrition* 143, núm. 4, 2013, pp. 526-532.

71. X. Xu, J. Yang, Z. Ning y X. Zhang, «Lentinula Edodes-Derived Polysaccharide Rejuvenates Mice in Terms of Immune Responses and Gut Microbiota», *Food and Function* 6, núm. 8, 2015, pp. 2653-2663.

72. E. Biagi *et al.*, «Through Ageing, and Beyond: Gut Microbiota and Inflammatory Status in Seniors and Centenarians», *PLOS One* 5, núm. 5, 2010, e10667.

73. Y. Ren *et al.*, «Polysaccharide of *Hericium erinaceus* Attenuates Colitis in C57BL/6 Mice via Regulation of Oxidative Stress, Inflammation-Related Signaling Pathways, and Modulating the Composition of the Gut Microbiota», *Journal of Nutritional Biochemistry* 57, 2018, pp. 67-76.

74. M. Schneeberger *et al.*, «*Akkermansia muciniphila* Inversely Correlates with the Onset of Inflammation, Altered Adiposetissue Metabolism, and Metabolic Disorders during Obesity in Mice», *Scientific Reports* 5, 2015, p. 16643; B. Routy *et al.*, «Gut Microbiome Influences Efficacy of PD-1-Based Immunotherapy against Epithelial Tumors», *Science* 359, núm. 6371, 2018, pp. 91-97.

75. S. M. Henning *et al.*, «*Pomegranate ellagitannins* Stimulate the Growth of *Akkermansia muciniphila* In Vivo», *Anaerobe* 43, 2017, pp. 56-60.

76. Z. Li *et al.*, «Pomegranate Extract Induces Ellagitannin Metabolite Formation and Changes Stool Microbiota in Healthy Volunteers», *Food and Function* 6, núm. 8, 2015, pp. 2487-2495.

77. F. F. Anhê. *et al.*, «A Polyphenol-Rich Cranberry Extract Protects from Diet-induced Obesity, Insulin Resistance, and Intestinal Inflammation in Association with Increased *Akkermansia* spp. Population in the Gut Microbiota of Mice», *Gut* 64, núm. 6, 2015, pp. 872-883.

78. J. B. Blumberg *et al.*, «Cranberries and Their Bioactive Constituents in Human Health», *Advances in Nutrition* 4, núm. 6, 2013, pp. 618-632.

79. F. F. Anhê *et al.*, «Triggering *Akkermansia* with Dietary Polyphenols: A New Weapon to Combat the Metabolic Syndrome!», *Gut Microbes* 7, núm. 2, 2016, pp. 146-153.

80. Z. Zhang *et al.*, «Chlorogenic Acid Ameliorates Experimental Colitis by Promoting Growth of Akkermansia in Mice», *Nutrients* 9, núm. 7, 2017.

81. J. F. García-Mazcorro *et al.*, «Effect of Dark Sweet Cherry Powder Consumption on the Gut Microbiota, Short-Chain Fatty Acids, and Biomarkers of Gut Health in Obese db/db Mice», *PeerJ* 6, 2018, e4195; S. Y. Kang, N. P. Seeram, M. G. Nair y L. D. Bourquin, «Tart Cherry Anthocyanins Inhibit Tumor Development in Apc(Min) Mice and Reduce Proliferation of Human Colon Cancer Cells», *Cancer Letters* 194, núm. 1, 2003, pp. 13-19.

82. M. Larrosa *et al.*, «Effect of a Low Dose of Dietary Resveratrol on Colon Microbiota, Inflammation, and Tissue Damage in a DSS-Induced Colitis Rat Model», *Journal of Agricultural and Food Chemistry* 57, núm. 6, 2009, pp. 2211-2220.

83. A. Jiménez-Girón *et al.*, «Towards the Fecal Metabolome Derived from Moderate Red Wine Intake», *Metabolites* 4, núm. 4, 2014, pp. 1101-1118.

84. S. Al-Lahham *et al.*, «Propionic Acid Affects Immune Status and Metabolism in Adipose Tissue from Overweight Subjects», *European Journal of Clinical Investigation* 42, núm. 4, 2012, pp. 357-364.

85. A. Cuervo *et al.*, «Red Wine Consumption Is Associated with Fecal Microbiota and Malondialdehyde in a Human Population», *Journal of the American College of Nutrition* 34, núm. 2, 2015, pp. 135-141.

86. E. Barroso *et al.*, «Phylogenetic Profile of Gut Microbiota in Healthy Adults after Moderate Intake of Red Wine», *Molecular Nutrition and Food Research* 61, núm. 3, 2017; L. J. Marnett, «Chemistry and Biology of DNA Damage by Malondialdehyde», *IARC Scientific Publications* 150, 1999, pp. 17-27.

87. H. Sun *et al.*, «The Modulatory Effect of Polyphenols from Green Tea, Oolong Tea, and

Black Tea on Human Intestinal Microbiota In Vitro», *Journal of Food Science and Technology* 55, núm. 1, 2018, pp. 399-407.

88. S. Wang *et al.*, «Dietary Teasaponin Ameliorates Alteration of Gut Microbiota and Cognitive Decline in Diet-Induced Obese Mice», *Scientific Reports* 7, núm. 1, 2017, p. 12203.

89. Christen Brownlee, «The Skinny on Sweeteners: How Do They Work?», *ChemMatters*, octubre de 2011, <https://www.acs.org/content/dam/acsorg/education/resources/highschool/chemmatters/archive/chemmatters-oct2011-sweeteners-brownlee.pdf>.

90. J. Suez *et al.*, «Artificial Sweeteners Induce Glucose Intolerance by Altering the Gut Microbiota», *Nature* 514, núm. 7521, 2014, pp. 181-186.

91. J. Suez *et al.*, «Non-Caloric Artificial Sweeteners and the Microbiome: Findings and Challenges», *Gut Microbes* 6, núm. 2, 2015, pp. 149-155.

92. A. Rodríguez-Palacios *et al.*, «The Artificial Sweetener Splenda Promotes Gut Proteobacteria, Dysbiosis, and Myeloperoxidase Reactivity in Crohn's Disease-Like Ileitis», *Inflammatory Bowel Diseases* 24, núm. 5, 2018, pp. 1005-1020.

Capítulo 9: Dirige tu destino genético

1. «Dietary Supplements Market Size Worth $278.02 Billion by 2024», Grand View Research, febrero de 2018, <https://www.grandviewresearch.com/press-release/globaldietary-supplements-market>.

2. S. J. Padayatty *et al.*, «Vitamin C as an Antioxidant: Evaluation of Its Role in Disease Prevention», *Journal of the American College of Nutrition* 22, núm. 1, 2003, pp. 18-35.

3. Y. T. Szeto, T. L. To, S. C. Pak y W. Kalle, «A Study of DNA Protective Effect of Orange Juice Supplementation», *Applied Physiology, Nutrition, and Metabolism* 38, núm. 5, 2013, pp. 533-536.

4. S. Bashir *et al.*, «Oxidative DNA Damage and Cellular Sensitivity to Oxidative Stress in Human Autoimmune Diseases», *Annals of the Rheumatic Diseases* 52, núm. 9, 1993, pp. 659-666.; A. Szaflarska-Poplawska *et al.*, «Oxidatively Damaged DNA/Oxidative Stress in Children with Celiac Disease», *Cancer Epidemiology, Biomarkers, and Prevention* 19, núm. 8, 2010, pp. 1960-1965; C. Pereira *et al.*, «DNA Damage and Oxidative DNA Damage in Inflammatory Bowel Disease», *Journal of Crohn's and Colitis* 10, núm. 11, 2016, pp. 1316-1323.

5. A. Hoffmann, V. Sportelli, M. Ziller y D. Spengler, «Epigenomics of Major Depressive Disorders and Schizophrenia: Early Life Decides», *International Journal of Molecular Sciences* 18, núm. 8, 2017, p. 1711; E. Markkanen, U. Meyer y G. L. Dianov, «DNA Damage and Repair in Schizophrenia and Autism: Implications for Cancer Comorbidity and Beyond», *International Journal of Molecular Sciences* 17, núm. 6, 2016; L. Yu *et al.*, «Association of Brain DNA Methylation in SORL1, ABCA7, HLA-DRB5, SLC24A4, and BIN1 with Pathological Diagnosis of Alzheimer Disease», *JAMA Neurology* 72, núm. 1, 2015, pp. 15-24; E. Masliah, W. Dumaop, D. Galasko y P. Desplats, «Distinctive Patterns of DNA Methylation Associated with Parkinson Disease: Identification of Concordant Epigenetic Changes in Brain and Peripheral Blood Leukocytes», *Epigenetics* 8, núm. 10, 2013, pp. 1030-1038; K. Saavedra *et al.*, «Epigenetic Modifications of Major Depressive Disorder», *International Journal of Molecular Sciences*

17, núm. 8, 2016, p. 1279; D. Simmons, «Epigenetic Influences and Disease», *Nature Education* 1, núm. 1, 2008.

6. T. Weisel *et al.*, «An Anthocyanin/Polyphenolic-Rich Fruit Juice Reduces Oxidative DNA Damage and Increases Glutathione Level in Healthy Probands», *Biotechnology Journal* 1, núm. 4, 2006, pp. 388-397.

7. Y. S. Park *et al.*, «Bioactive Compounds and the Antioxidant Capacity in New Kiwi Fruit Cultivars», *Food Chemistry* 165, 2014, pp. 354-361.

8. A. R. Collins, V. Harrington, J. Drew y R. Melvin, «Nutritional Modulation of DNA Repair in a Human Intervention Study», *Carcinogenesis* 24, núm. 3, 2003, pp. 511-515.

9. S. B. Astley, R. M. Elliott, D. B. Archer y S. Southon, «Evidence That Dietary Supplementation with Carotenoids and Carotenoid-Rich Foods Modulates the DNA Damage: Repair Balance in Human Lymphocytes», *British Journal of Nutrition* 91, núm. 1, 2004, pp. 63-72.

10. Z. Li *et al.*, «Profiling of Phenolic Compounds and Antioxidant Activity of 12 Cruciferous Vegetables», *Molecules* 23, núm. 5, 2018.

11. P. Riso *et al.*, «DNA Damage and Repair Activity after Broccoli Intake in Young Healthy Smokers», *Mutagenesis* 25, núm. 6, 2010, pp. 595-602.

12. A. Gajowik y M. M. Dobrzy ska, «The Evaluation of Protective Effect of Lycopene against Genotoxic Influence of X-Irradiation in Human Blood Lymphocytes», *Radiation and Environmental Biophysics* 56, núm. 4, 2017, pp. 413-422.

13. J. K. Y. Hooi *et al.*, «Global Prevalence of *Helicobacter pylori* Infection: Systematic Review and Meta-Analysis», *Gastroenterology* 153, núm. 2, 2017, pp. 420-429.

14. S. H. Jang, J. W. Lim, T. Morio y H. Kim, «Lycopene Inhibits *Helicobacter pylori*-InducedATM/ATR-DependentDNA Damage Response in Gastric Epithelial AGS Cells», *Free Radical Biology and Medicine* 52, núm. 3, 2012, pp. 607-615.

15. C. Sakai *et al.*, «Fish Oil Omega-3 Polyunsaturated Fatty Acids Attenuate Oxidative Stress-Induced DNA Damage in Vascular Endothelial Cells», *PLOS One* 12, núm. 11, 2017, e0187934.

16. Q. Meng *et al.*, «Systems Nutrigenomics Reveals Brain Gene Networks Linking Metabolic and Brain Disorders», *EBioMedicine* 7, 2016, pp. 157-166.

17. M. Song *et al.*, «Marine ω-3 Polyunsaturated Fatty Acids and Risk of Colorectal Cancer according to Microsatellite Instability», *Journal of the National Cancer Institute* 107, núm. 4, 2015.

18. S. A. Messina y R. Dawson, Jr., «Attenuation of Oxidative Damage to DNA by Taurine and Taurine Analogs», *Advances in Experimental Medicine and Biology* 483, 2000, pp. 355-367; L. Gat. *et al.*, «Impact of Dietary Supplement of *Crassostrea gigas* Extract (JCOE) on Glutathione Levels and Glutathione S-Transferase Activity in Rat Tissues», *In Vivo* 12, núm. 3, 1998, pp. 299-303.

19. H. Tapiero *et al.*, «The Antioxidant Effects of *Crassostrea gigas* Extract (JCOE) in Human Volunteers», *In Vivo* 12, núm. 3, 1998, pp. 305-309.

20. S. Ghosh, J. K. Sinha y M. Raghunath, «Epigenomic Maintenance through Dietary Intervention Can Facilitate DNA Repair Process to Slow Down the Progress of Premature Aging», *IUBMB Life* 68, núm. 9, 2016, pp. 717-721.

21. M. Z. Fang *et al.*, «Reversal of Hypermethylation and Reactivation of p16INK4a, RARbeta, and MGMT Genes by Genistein and Other Isoflavones from Soy», *Clinical Cancer Research* 11, núm. 19, parte 1, 2005, pp. 7033-7041.

22. W. Qin *et al.*, «Soy Isoflavones Have an Antiestrogenic Effect and Alter Mammary Promoter Hypermethylation in Healthy Premenopausal Women», *Nutrition and Cancer* 61, núm. 2, 2009, pp. 238-244.

23. J. J. Pappas *et al.*, «Allelic Methylation Bias of the RARB2 Tumor Suppressor Gene Promoter in Cancer», *Genes, Chromosomes, and Cancer* 47, núm. 11, 2008, pp. 978-993.

24. «CCND2 Cyclin D2 [*Homo sapiens* (human)]», Centro Nacional de Información sobre Biotecnología, <https://www.ncbi.nlm.nih.gov/gene/894>.

25. I. Locke *et al.*, «Gene Promoter Hypermethylation in Ductal Lavage Fluid from Healthy BRCA Gene Mutation Carriers and Mutation-Negative Controls», *Breast Cancer Research* 9, núm. 1, 2007, p. R20.

26. M. Traka *et al.*, «Transcriptome Analysis of Human Colon Caco-2 Cells Exposed to Sulforaphane», *Journal of Nutrition* 135, núm. 8, 2005, pp. 1865-1872.

27. S. Ropero y M. Esteller, «The Role of Histone Deacetylases (HDACs) in Human Cancer», *Molecular Oncology* 1, núm. 1, 2007, pp. 19-25; E. Ho, J. D. Clarke y R. H. Dashwood, «Dietary Sulforaphane, a Histone Deacetylase Inhibitor for Cancer Prevention», *Journal of Nutrition* 139, núm. 12, 2009, pp. 2393-2396.

28. W. J. Lee y B. T. Zhu, «Inhibition of DNA Methylation by Caffeic Acid and Chlorogenic Acid, Two Common Catechol-Containing Coffee Polyphenols», *Carcinogenesis* 27, núm. 2, 2006, pp. 269-277.

29. M. Fang, D. Chen y C. S. Yang, «Dietary Polyphenols May Affect DNA Methylation», *Journal of Nutrition* 137, suplemento núm. 1, 2007, pp. 223S-228S.

30. «GSTP1 Gene (Protein Coding)», GeneCards Human Gene Database, <https://www.genecards.org/cgi-bin/carddisp.pl?gene=GSTP1>.

31. Z. Liu *et al.*, «Curcumin Is a Potent DNA Hypomethylation Agent», *Bioorganic and Medicinal Chemistry Letters* 19, núm. 3, 2009, pp. 706-709; Y. Guo *et al.*, «Curcumin Inhibits Anchorage-Independent Growth of HT29 Human Colon Cancer Cells by Targeting Epigenetic Restoration of the Tumor Suppressor Gene DLEC1», *Biochemical Pharmacology* 94, núm. 2, 2015, pp. 69-78.

32. J. Hu *et al.*, «Curcumin Modulates Covalent Histone Modification and TIMP1 Gene Activation to Protect against Vascular Injury in a Hypertension Rat Model», *Experimental and Therapeutic Medicine* 14, núm. 6, 2017, pp. 5896-5902.

33. S. K. Kang, S. H. Cha y H. G. Jeon, «Curcumin-Induced Histone Hypoacetylation Enhances Caspase-3-Dependent Glioma Cell Death and Neurogenesis of Neural Progenitor Cells», *Stem Cells and Development* 15, núm. 2, 2006, pp. 165-174.

34. J. Paluszczak, V. Krajka-Kuźniak y W. Baer-Dubowska, «The Effect of Dietary Polyphenols on the Epigenetic Regulation of Gene Expression in MCF7 Breast Cancer Cells», *Toxicology Letters* 192, núm. 2, 2010, pp. 119-125.

35. M. J. Gunter *et al.*, «Coffee Drinking and Mortality in 10 European Countries: A Multinational Cohort Study», *Annals of Internal Medicine* 167, núm. 4, 2017, pp. 236-247.

36. G. H. Romano *et al.*, «Environmental Stresses Disrupt Telomere Length Homeostasis», *PLOS Genetics* 9, núm. 9, 2013, e1003721.

37. L. A. Tucker, «Caffeine Consumption and Telomere Length in Men and Women of the National Health and Nutrition Examination Survey (NHANES)», *Nutrition and Metabolism* 14, 2017, p. 10.

38. J. J. Liu, M. Crous-Bou, E. Giovannucci e I. De Vivo, «Coffee Consumption Is Positively Associated with Longer Leukocyte Telomere Length in the Nurses' Health Study», *Journal of Nutrition* 146, núm. 7, 2016, pp. 1373-1378.

39. R. Chan *et al.*, «Chinese Tea Consumption Is Associated with Longer Telomere Length in Elderly Chinese Men», *British Journal of Nutrition* 103, núm. 1, 2010, pp. 107-113.

40. M. Guasch-Ferré *et al.*, «Frequency of Nut Consumption and Mortality Risk in the PREDIMED Nutrition Intervention Trial», *BMC Medicine* 11, 2013, p. 164: T. T. Hshieh, A. B. Petrone, J. M. Gaziano y L. Djoussé, «Nut Consumption and Risk of Mortality in the Physicians' Health Study», *American Journal of Clinical Nutrition* 101, núm. 2, 2015, pp. 407-412.

41. L. A. Tucker, «Consumption of Nuts and Seeds and Telomere Length in 5,582 Men and Women of the National Health and Nutrition Examination Survey (NHANES)», *Journal of Nutrition, Health, and Aging* 21, núm. 3, 2017, pp. 233-240.

42. M. Crous-Bou *et al.*, «Mediterranean Diet and Telomere Length in Nurses' Health Study: Population Based Cohort Study», *BMJ* 349, 2014, g6674.

43. T. von Zglinicki, «Role of Oxidative Stress in Telomere Length Regulation and Replicative Senescence», *Annals of the New York Academy of Sciences* 908, 2000, pp. 99-110.

44. Y. Gong *et al.*, «Higher Adherence to the "Vegetable-Rich" Dietary Pattern Is Related to Longer Telomere Length in Women», *Clinical Nutrition* 37, núm. 4, 2018, pp. 1232-1237.

45. D. Ornish *et al.*, «Increased Telomerase Activity and Comprehensive Lifestyle Changes: A Pilot Study», *Lancet Oncology* 9, núm. 11, 2008, pp. 1048-1057.

46. J. Zhu, H. Wang, J. M. Bishop y E. H. Blackburn, «Telomerase Extends the Lifespan of Virus-Transformed Human Cells without Net Telomere Lengthening», *Proceedings of the National Academy of Sciences USA* 96, núm. 7, 1999, pp. 3723-3728.

47. D. Ornish *et al.*, «Effect of Comprehensive Lifestyle Changes on Telomerase Activity and Telomere Length in Men with Biopsy-Proven Low-Risk Prostate Cancer: 5-Year Follow-Up of a Descriptive Pilot Study», *Lancet Oncology* 14, núm. 11, 2013, pp. 1112-1120.

48. A. Perfilyev *et al.*, «Impact of Polyunsaturated and Saturated Fat Overfeeding on the DNA-Methylation Pattern in Human Adipose Tissue: A Randomized Controlled Trial», *American Journal of Clinical Nutrition* 105, núm. 4, 2017, pp. 991-1000.

49. F. Rosqvist *et al.*, «Overfeeding Polyunsaturated and Saturated Fat Causes Distinct Effects on Liver and Visceral Fat Accumulation in Humans», *Diabetes* 63, 2014, pp. 2356-2368.

50. V. Shukla, C. Cuenin, N. Dubey y Z. Herceg, «Loss of Histone Acetyltransferase Cofactor Transformation/Transcription Domain-Associated Protein Impairs Liver Regeneration after Toxic Injury», *Hepatology* 53, núm. 3, 2011, pp. 954-963.

51. J. A. Nettleton *et al.*, «Dietary Patterns, Food Groups, and Telomere Length in the Multi-Ethnic Study of Atherosclerosis (MESA)», *American Journal of Clinical Nutrition* 88, núm. 5, 2008, pp. 1405-1412.

52. A. M. Fretts *et al.*, «Processed Meat, but Not Unprocessed Red Meat, Is Inversely Associated with Leukocyte Telomere Length in the Strong Heart Family Study», *Journal of Nutrition* 146, núm. 10, 2016, pp. 2013-2018.

53. L. Shao, Q. H. Li y Z. Tan, «L-Carnosine Reduces Telomere Damage and Shortening Rate in Cultured Normal Fibroblasts», *Biochemical and Biophysical Research Communications* 324, núm. 2, 2004, pp. 931-936.

54. J. Oellgaard *et al.*, «Trimethylamine N-oxide (TMAO) as a New Potential Therapeutic Target for Insulin Resistance and Cancer», *Current Pharmaceutical Design* 23, núm. 25, 2017, pp. 3699-3712.

55. R. A. Koeth *et al.*, «Intestinal Microbiota Metabolism of L-Carnitine, a Nutrient in Red Meat, Promotes Atherosclerosis», *Nature Medicine* 19, núm. 5, 2013, pp. 576-585.

56. C. W. Leung *et al.*, «Soda and Cell Aging: Associations between Sugar-Sweetened Beverage Consumption and Leukocytetelomere Length in Healthy Adults from the National Health and Nutrition Examination Survey», *American Journal of Public Health* 104, núm. 12, 2014, pp. 2425-2431.

57. M. Du *et al.*, «Physical Activity, Sedentary Behavior, and Leukocyte Telomere Length in Women», *American Journal of Epidemiology* 175, núm. 5, 2012, pp. 414-422.

58. C. W. Leung *et al.*, «Sugary Beverage and Food Consumption, and Leukocyte Telomere Length Maintenance in Pregnant Women», *European Journal of Clinical Nutrition* 70, núm. 9, 2016, pp. 1086-1088.

Capítulo 10: *Activa tu centro de control inmunológico*

1. B. O. Rennard *et al.*, «Chicken Soup Inhibits Neutrophil Chemotaxis In Vitro», *Chest* 118, núm. 4, 2000, pp. 1150-1157; M. A. Babizhayev y A. I. Deyev, «Management of the Virulent Influenza Virus Infection by Oral Formulation of Nonhydrolizedcarnosine and Isopeptide of Carnosine Attenuating Proinflammatory Cytokine-Induced Nitric Oxide Production», *American Journal of Therapeutics* 19, núm. 1, 2012, pp. e25-47.

2. Suzanne Wu, «Fasting Triggers Stem Cell Regeneration of Damaged, Old Immune System», USC News, 5 de junio de 2014, <https://news.usc.edu/63669/fasting-triggers-stem-cell-regeneration-of-damaged-old-immune-system>.

3. L. C. Kidd *et al.*, «Relationship between Human Papillomavirus and Penile Cancer—Implications for Prevention and Treatment», *Translational Andrology and Urology* 6, núm. 5, 2017, pp. 791-802; D. Song, H. Li, H. Li y J. Dai, «Effect of Human Papillomavirus Infection on the Immune System and Its Role in the Course of Cervical Cancer», *Oncology Letters* 10, núm. 2, 2015, pp. 600-606; L. Zhang *et al.*, «Nonkeratinizing Squamous Cell Carcinoma In Situ of the Upper Aerodigestive Tract: An HPV-Related Entity», *Head and Neck Pathology* 11, núm. 2, 2017, pp. 152-161.

4. C. K. Hui y G. K. Lau, «Immune System and Hepatitis B Virus Infection», *Journal of Clinical Virology* 34, suplemento 1, 2005, pp. S44-S48; C. Zhu *et al.*, «Hepatitis B Virus Inhibits the Expression of Complement C3 and C4, In Vitro and In Vivo», *Oncology Letters* 15, núm. 5, 2018, pp. 7459-7463; Y. Liang *et al.*, «Hepatitis C Virus NS4B Induces the Degradation of TRIF to Inhibit TLR3-Mediated Interferon Signaling Pathway», *PLOS Pathogens* 14, núm. 5, 2018, e1007075.

5. P. Bandaru, H. Rajkumar y G. Nappanveettil, «The Impact of Obesity on Immune Response to Infection and Vaccine: An Insight into Plausible Mechanisms», *Endocrinology and Metabolic Syndrome* 2, 2013, p. 113; J. J. Milner y M. A. Beck, «The Impact of Obesity on the Immune Response to Infection», *Proceedings of the Nutrition Society* 71, núm. 2, 2012, pp. 298-306.

6. H. J. Lee *et al.*, «Immunogenetics of Autoimmune Thyroid Diseases: A Comprehensive Review», *Journal of Autoimmunity* 64, 2015, pp. 82-90.

7. K. E. Lundin y C. Wijmenga, «Coeliac Disease and Autoimmune Disease—Genetic Overlap and Screening», *National Review of Gastroenterology and Hepatology* 12, núm. 9, 2015, pp. 507-515.

8. S. C. Jeong, S. R. Koyyalamudi y G. Pang, «Dietary Intake of *Agaricus bisporus* White Button Mushroom Accelerates Salivary Immunoglobulin A Secretion in Healthy Volunteers», *Nutrition* 28, núm. 5, 2012, pp. 527-531.

9. K. I. Minato, L. C. Laan, A. Ohara e I. van Die, «Pleurotus Citrinopileatus Polysaccharide Induces Activation of Human Dendritic Cells through Multiple Pathways», *International Immunopharmacology* 40, 2016, pp. 156-163; H. Xu, S. Zou, X. Xu y L. Zhang, «Anti-tumor Effect of β-Glucan from *Lentinus edodes* and the Underlying Mechanism», *Scientific Reports* 6, 2016, p. 28802; H. H. Chang *et al.*, «Oral Administration of an Enoki Mushroom Protein FVE Activates Innate and Adaptive Immunity and Induces Anti-tumor Activity against Murine Hepatocellular Carcinoma», *International Immunopharmacology* 10, núm. 2, 2010, pp. 239-246; V. Vetcicka y J. Vetvickova, «Immune-Enhancing Effects of Maitake (*Grifola frondosa*) and Shiitake (*Lentinula edodes*) Extracts», *Annals of Translational Medicine* 2, núm. 2, 2014, p. 14; D. Zhao *et al.*, «Structural Characterization, Immune Regulation, and Antioxidant Activity of a New Heteropolysaccharide from *Cantharellus cibarius* Fr.», *International Journal of Molecular Medicine* 41, núm. 5, 2018, pp. 2744-2754.

10. M. P. Nantz *et al.*, «Supplementation with Aged Garlic Extract Improves Both NK and γδ-T Cell Function and Reduces the Severity of Cold and Flu Symptoms: A Randomized, Double-Blind, Placebo-Controlled Nutrition Intervention», *Clinical Nutrition* 31, núm. 3, 2012, pp. 337-344.

11. H. Ishikawa *et al.*, «Aged Garlic Extract Prevents a Decline of NK Cell Number and Activity in Patients with Advanced Cancer», *Journal of Nutrition* 136, núm. 3, suplemento, 2006, pp. 816S-820S.

12. Y. L. Shih *et al.*, «Sulforaphane Promotes Immune Responses in a WEHI-3-Induced Leukemia Mouse Model through Enhanced Phagocytosis of Macrophages and Natural Killer Cell Activities In Vivo», *Molecular Medicine Reports* 13, núm. 5, 2016, pp. 4023-4029; J. W. Fahey, Y. Zhang y P. Talalay, «Broccoli Sprouts: An Exceptionally Rich Source of Inducers of Enzymes That Protect against Chemical Carcinogens», *Proceedings of the National Academy of Sciences USA* 94, núm. 19, 1997, pp. 10367-10372.

13. L. Müller *et al.*, «Effect of Broccoli Sprouts and Live Attenuated Influenza Virus on Peripheral Blood Natural Killer Cells: A Randomized, Double-Blind Study», *PLOS One* 11, núm. 1, 2016, e0147742.

14. M. Rozati *et al.*, «Cardio-Metabolic and Immunological Impacts of Extra Virgin Olive Oil Consumption in Overweight and Obese Older Adults: A Randomized Controlled Trial», *Nutrition and Metabolism* 12, 2015, p. 28.

15. Proporcionado por la empresa Deoleo, con sede en Córdoba, España.

16. A. Bonura *et al.*, «Hydroxytyrosol Modulates Par j 1-Induced IL-10 Production by PBMCs in Healthy Subjects», *Immunobiology* 221, núm. 12, 2016, pp. 1374-1377.

17. C. Romero y M. Brenes, «Analysis of Total Contents of Hydroxytyrosol and Tyrosol in Olive Oils», *Journal of Agricultural and Food Chemistry* 60, núm. 36, 2012, pp. 9017-9022.

18. C. Ceci *et al.*, «Ellagic Acid Inhibits Bladder Cancer Invasiveness and In Vivo Tumor Growth», *Nutrients* 8, núm. 11, 2016.

19. S. Takahashi *et al.*, «A Randomized Clinical Trial to Evaluate the Preventive Effect of Cranberry Juice (UR65) for Patients with Recurrent Urinary Tract Infection», *Journal of Infection and Chemotherapy* 19, núm. 1, 2013, pp. 112-117.

20. M. P. Nantz *et al.*, «Consumption of Cranberry Polyphenols Enhances Human γδ-T Cell Proliferation and Reduces the Number of Symptoms Associated with Colds and Influenza: A Randomized, Placebo-Controlled Intervention Study», *Nutrition Journal* 12, 2013, p. 161.

21. La marca Ocean Spray proporcionó el zumo de arándanos.

22. Y. M. Yoo *et al.*, «Pharmacological Advantages of Melatonin in Immunosenescence by Improving Activity of T Lymphocytes», *Journal of Biomedical Research* 30, núm. 4, 2016, pp. 314-321.

23. C. A. Rowe *et al.*, «Regular Consumption of Concord Grape Juice Benefits Human Immunity», *Journal of Medicinal Food* 14, núms. 1-2, 2011, pp. 69-78.

24. A. R. Nair, N. Mariappan, A. J. Stull y J. Francis, «Blueberry Supplementation Attenuates Oxidative Stress within Monocytes and Modulates Immune Cell Levels in Adults with Metabolic Syndrome: A Randomized, Double-Blind, Placebo-Controlled Trial», *Food and Function* 8, núm. 11, 2017, pp. 4118-4128.

25. El polvo de mora azul se elaboró con dos variedades de la fruta, la tubel y la tibflue, y fue suministrado por el Consejo Estadunidense de Moras Azules de Arbusto Alto.

26. L. S. McAnulty *et al.*, «Effect of Blueberry Ingestion on Natural Killer Cell Counts, Oxidative Stress, and Inflammation prior to and after 2.5 h of Running», *Applied Physiology, Nutrition, and Metabolism* 36, núm. 6, 2011, pp. 976-984.

27. R. Yu, J. W. Park, T. Kurata y K. L. Erickson, «Modulation of Select Immune Responses by Dietary Capsaicin», *International Journal for Vitamin and Nutrition Research* 68, núm. 2, 1998, pp. 114-119.

28. J. Beltrán, A. K. Ghosh y S. Basu, «Immunotherapy of Tumors with Neuroimmune Ligand Capsaicin», *Journal of Immunology* 178, núm. 5, 2007, pp. 3260-3264.

29. M. S. Gilardini Montani *et al.*, «Capsaicin-Mediated Apoptosis of Human Bladder Cancer Cells Activates Dendritic Cells via CD91», *Nutrition* 31, núm. 4, 2015, pp. 578-581.

30. Y. K. Wang *et al.*, «Oyster (*Crassostrea gigas*) Hydrolysates Produced on a Plant Scale Have Antitumor Activity and Immunostimulating Effects in BALB/c Mice», *Marine Drugs* 8, núm. 2, 2010, pp. 255-268.

31. J. Y. Cheng, L. T. Ng, C. L. Lin y T. R. Jan, «Pacific Oyster-Derived Polysaccharides Enhance Antigen-Specific T Helper (Th)1 Immunity In Vitro and In Vivo», *Immunopharmacology and Immunotoxicology* 35, núm. 2, 2013, pp. 235-240.

32. K. Sakaguchi *et al.*, «Augmentation of Cytolytic Activity in Murine Natural Killer Cells and Inhibition of Tumor Growth by the Ethanol Fraction of Oyster Extract», *Integrative Cancer Therapies* 17, núm. 1, 2018, pp. 31-40.

33. C. H. Cheng, H. Y. Wu, C. F. Wu y T. R. Jan, «Pacific Oyster-Derived Polysaccharides Attenuate Allergen-Induced Intestinal Inflammation in a Murine Model of Food Allergy», *Journal of Food and Drug Analysis* 24, núm. 1, 2016, pp. 121-128.

34. J. Hendricks, C. Hoffman, D. W. Pascual y M. E. Hardy, «18b-Glycyrrhetinic Acid Delivered Orally Induces Isolated Lymphoid Follicle Maturation at the Intestinal Mucosa and Attenuates Rotavirus Shedding», *PLOS One* 7, núm. 11, 2012, e49491.

35. J. E. Tate, A. H. Burton, C. Boschi-Pinto y U. D. Parashar, «World Health Organization-Coordinated Global Rotavirus Surveillance Network: Global, Regional, and Na-

tional Estimates of Rotavirus Mortality in Children <5 Years of Age, 2000-2013», *Clinical Infectious Diseases* 62, suplemento 2, 2016, pp. S96-S105.

36. H. R. Omar *et al.*, «Licorice Abuse: Time to Send a Warning Message», *Therapeutic Advances in Endocrinology and Metabolism* 3, núm. 4, 2012, pp. 125-138.

37. X. Feng, L. Ding y F. Qiu, «Potential Drug Interactions Associated with Glycyrrhizin and Glycyrrhetinic Acid», *Drug Metabolism Reviews* 47, núm. 2, 2015, pp. 229-238. <https://www.ncbi.nlm.nih.gov/mesh/68019695>.

38. P. A. Ayeka, Y. Bian, P. M. Githaiga e Y. Zhao, «The Immunomodulatory Activity of Licorice Polysaccharides (*Glycyrrhiza uralensis* Fisch.) in CT 26 Tumor-Bearing Mice», *BMC Complementary and Alternative Medicine* 17, 2017, p. 536.

39. V. Andersen *et al.*, «Diet and Risk of Inflammatory Bowel Disease», *Digestive and Liver Disease* 44, núm. 3, 2012, pp. 185-194.

40. P. Jantchou *et al.*, «Animal Protein Intake and Risk of Inflammatory Bowel Disease: The E3N Prospective Study», *American Journal of Gastroenterology* 105, núm. 10, 2010, pp. 2195-2201.

41. A. Racine *et al.*, «Dietary Patterns and Risk of Inflammatory Bowel Disease in Europe: Results from the EPIC Study», *Inflammatory Bowel Diseases* 22, núm. 2, 2016, pp. 345-354.

42. Y. Minami *et al.*, «Diet and Systemic Lupus Erythematosus: A 4 Year Prospective Study of Japanese Patients», *Journal of Rheumatology* 30, núm. 4, 2003, pp. 747-754.

43. G. N. Y. van Gorkom *et al.*, «Influence of Vitamin C on Lymphocytes: An Overview», *Antioxidants* 7, núm. 3, 2018.

44. K. Oyarce, M. Campos-Mora, T. Gajardo-Carrasco y K. Pino-Lagos, «Vitamin C Fosters the In Vivo Differentiation of Peripheral CD4+ Foxp3 T Cells into CD4+ Foxp3+Regulatory T Cells but Impairs Their Ability to Prolong Skin Allograft Survival», *Frontiers in Immunology* 9, 2018, p. 112; E. Nikolouli *et al.*, «Alloantigen-Induced Regulatory T Cells Generated in Presence of Vitamin C Display Enhanced Stability of Foxp3 Expression and Promote Skin Allograft Acceptance», *Frontiers in Immunology* 8, 2017, p. 748.

45. D. Wu, J. Wang, M. Pae y S. N. Meydani, «Green Tea EGCG, T Cells, and T Cell-Mediated Autoimmune Diseases», *Molecular Aspects of Medicine* 33, núm. 1, 2012, pp. 107-118.

46. D. Wu, J. Wang, M. Pae y S. N. Meydani, «Green Tea EGCG, T Cells, and T Cell-Mediated Autoimmune Diseases», *Molecular Aspects of Medicine* 33, núm. 1, 2012, pp. 107-118.

47. D. Wu, «Green Tea EGCG, T-Cell Function, and T-Cell-Mediated Autoimmune Encephalomyelitis», *Journal of Investigative Medicine* 64, núm. 8, 2016, pp. 1213-1219.

48. K. Sayama *et al.*, «Inhibitory Effects of Autoimmune Disease by Green Tea in MRL-Faslprcg/Faslprcg Mice», *In Vivo* 17, núm. 6, 2003, pp. 545-552.

49. Proporcionada por Kisaku-en, de Shizuoka, Japón.

50. P. Y. Tsai *et al.*, «Epigallocatechiomega-3-Gallate Prevents Lupus Nephritis Development in Mice via Enhancing the Nrf2 Antioxidant Pathway and Inhibiting NLRP3 Inflammasome Activation», *Free Radical Biology and Medicine* 51, núm. 3, 2011, pp. 744-754.

51. H. R. Kim *et al.*, «Green Tea Protects Rats against Autoimmune Arthritis by Modulating Disease-Related Immune Events», *Journal of Nutrition* 138, núm. 11, 2008,

pp. 2111-2116; P. Hsu *et al.*, «IL-10 Potentiates Differentiation of Human Induced Regulatory T Cells via STAT3 and Foxol», *Journal of Immunology* 195, núm. 8, 2015, pp. 3665-3674.

52. Z. Shamekhi *et al.*, «A Randomized, Double-Blind, Placebo-Controlled Clinical Trial Examining the Effects of Green Tea Extract on Systemic Lupus Erythematosus Disease Activity and Quality of Life», *Phytotherapy Research* 31, núm. 7, 2017, pp. 1063-1071.

53. R. N. Carmody *et al.*, «Genetic Evidence of Human Adaptation to a Cooked Diet», *Genome Biology and Evolution* 8, núm. 4, 2016, pp. 1091-1103.

54. R. Peltonen *et al.*, «Faecal Microbial Flora and Disease Activity in Rheumatoid Arthritis during a Vegan Diet», *British Journal of Rheumatology* 36, núm. 1, 1997, pp. 64-68.

55. M. Saresella *et al.*, «Immunological and Clinical Effect of Diet Modulation of the Gut Microbiome in Multiple Sclerosis Patients: A Pilot Study», *Frontiers in Immunology* 8, 2017, p. 1391.

56. K. M. Danikowski, S. Jayaraman y B. S. Prabhakar, «Regulatory T Cells in Multiple Sclerosis and Myasthenia Gravis», *Journal of Neuroinflammation* 14, núm. 1, 2017, p. 117.

57. G. G. Konijeti *et al.*, «Efficacy of the Autoimmune Protocol Diet for Inflammatory Bowel Disease», *Inflammatory Bowel Diseases* 23, núm. 11, 2017, pp. 2054-2060.

58. E. Scaioli *et al.*, «Eicosapentaenoic Acid Reduces Fecal Levels of Calprotectin and Prevents Relapse in Patients with Ulcerative Colitis», *Clinical Gastroenterology and Hepatology* 16, núm. 8, 2018, pp. 1268-1275.

Capítulo 11: *El marco 5 × 5 × 5: vence las enfermedades*

1. El ex presidente de Estados Unidos Woodrow Wilson inició la campaña del plato limpio en 1917, en un período de escasez alimentaria coincidente con el transcurso de la Primera Guerra Mundial. El también ex presidente de Estados Unidos Harry S. Truman lo convirtió en «club» en 1947 para fomentar la conservación de alimentos entre los estadounidenses y así poder ayudar a los europeos a recuperarse de la escasez alimentaria ocasionada por la Segunda Guerra Mundial. Su intención nunca fue fomentar el consumo de altas cargas calóricas.

2. L. M. Redman *et al.*, «Metabolic Slowing and Reduced Oxidative Damage with Sustained Caloric Restriction Support the Rate of Living and Oxidative Damage Theories of Aging», *Cell Metabolism* 27, núm. 4, 2018, pp. 805-815.e4.

Capítulo 12: *Replantea tu cocina*

1. M. I. Greenburg y D. Vearrier, «Metal Fume Fever and Polymer Fume Fever», *Clinical Toxicology* 53, núm. 4, pp. 195-203.

2. E. Verzelloni, D. Tagliazucchi y A. Conte, «From Balsamic to Healthy: Traditional Balsamic Vinegar Melanoidins Inhibit Lipid Peroxidation during Simulated Gastric Digestion of Meat», *Food and Chemical Toxicology* 48, núms. 8-9, 2010, pp. 2097-2102; R. Del Pino-García, M. L. González-SanJosé, M. D. Rivero-Pérez y P. Muñiz, «Influence of the Degree of Roasting on the Antioxidant Capacity and Genoprotective Effect

of Instant Coffee: Contribution of the Melanoidin Fraction», *Journal of Agricultural and Food Chemistry* 60, núm. 42, 2012, pp. 10530-10539.

3. N. H. Budak *et al.*, «Effects of Apple Cider Vinegars Produced with Different Techniques on Blood Lipids in High-Cholesterol-Fed Rats», *Journal of Agricultural and Food Chemistry* 59, núm. 12, 2011, pp. 6638-6644.

4. D. Suresh y K. Srinivasan, «Tissue Distribution and Elimination of Capsaicin, Piperine, and Curcumin following Oral Intake in Rats», *Indian Journal of Medical Research* 131, 2010, pp. 682-691.

5. «Food Storage: Dry Beans», Utah State University Extension, <https://extension.usu.edu/foodstorage/howdoi/dry_beans>.

6. «How Much Arsenic Is in Your Rice?», *Consumer Reports*, 18 de noviembre de 2014, <https://www.consumerreports.org/cro/magazine/2015/01/how-much-arsenic-is-in-your-rice/index.htm>.

7. M. J. Oh *et al.*, «Immunomodulatory Effects of Polysaccharide Fraction Isolated from Fagopyrumesculentum on Innate Immune System», *Biochemical and Biophysical Research Communications* 496, núm. 4, 2018, pp. 1210-1216.

8. Erol Uman *et al.*, «The Effect of Bean Origin and Temperature on Grinding Roasted Coffee», *Scientific Reports* 6, 2016, p. 24483.

9. A. J. Tonks *et al.*, «A 5.8-kDa Component of Manuka Honey Stimulates Immune Cells via TLR4», *Journal of Leukocyte Biology* 82, núm. 5, 2007, pp. 1147-1155.

10. L. Li y N. P. Seeram, «Maple Syrup Phytochemicals Include Lignans, Coumarins, a Stilbene, and Other Previously Unreported Antioxidant Phenolic Compounds», *Journal of Agricultural and Food Chemistry* 58, núm. 22, 2010, pp. 11673-11679.

11. Y. Liu *et al.*, «Isolation, Identification, and Biological Evaluation of Phenolic Compounds from a Traditional North American Confectionery, Maple Sugar», *Journal of Agricultural and Food Chemistry* 65, núm. 21, 2017, pp. 4289-4295.

12. Sherri A. Mason, Victoria Welch y Joseph Neratko, «Synthetic Polymer Contamination in Bottled Water», reporte, Departamento de Geología y Ciencias Ambientales, Universidad de Nueva York-Fredonia, <https://orbmedia.org/sites/default/files/Final-BottledWaterReport.pdf>.

13. La creatina y la creatinina son precursoras de los aminos heterocíclicos tóxicos (en este caso, cancerígenos) presentes en la carne.

14. E. Persson *et al.*, «Influence of Antioxidants in Virgin Olive Oil on the Formation of Heterocyclic Amines in Fried Beefburgers», *Food and Chemical Toxicology* 41, núm. 11, 2003, pp. 1587-1597; M. Gibis, «Effect of Oil Marinades with Garlic, Onion, and Lemon Juice on the Formation of Heterocyclic Aromatic Amines in Fried Beef Patties», *Journal of Agricultural and Food Chemistry* 55, núm. 25, 2007, pp. 10240-10247; P. V. Nerurkar, L. Le Marchand y R. V. Cooney, «Effects of Marinating with Asian Marinades or Western Barbecue Sauce on PhIP and MeIQx Formation in Barbecued Beef», *Nutrition and Cancer* 34, núm. 2, 1994, pp. 147-152.

15. R. D. Semba, E. J. Nicklett y L. Ferrucci, «Does Accumulation of Advanced Glycation End Products Contribute to the Aging Phenotype?», *Journal of Gerontology Series A: Biological Sciences and Medical Sciences* 65, núm. 9, 2010, pp. 963-975.

Capítulo 13: Alimentos excepcionales

1. Las flores son una poderosa fuente de salud, pues contienen hasta dieciséis veces más polifenoles bioactivos que la col, el perejil y el apio. También contienen espinasterol, un bioactivo que ayuda a proteger las células del daño ocasionado al ADN por unas sustancias químicas llamadas «genotoxinas». El espinasterol inhibe la angiogénesis y se ha demostrado su capacidad de matar las células de los cánceres de mama y ovarios. Asimismo, estas flores son fuente de vitamina C (que estimula la inmunidad) y de los carotenoides que les dan su brillante color naranja. E. N. Aquino-Bolaños *et al.*, «Physicochemical Parameters and Antioxidant Compounds in Edible Squash (*Cucurbita pepo*) Flowers Stored under Controlled Atmospheres», *Journal of Food Quality* 36, 2013, pp. 302-308; I. M. Villaseñor, P. Lemon, A. Palileo y J. B. Bremner, «Antigenotoxic Spinasterol from *Cucurbita maxima* Flowers», *Mutation Research* 360, núm. 2, 1996, pp. 89-93; N. K. Sedky *et al.*, «The Molecular Basis of Cytotoxicity of α-Spinasterol from *Ganoderma resinaceum*: Induction of Apoptosis and Overexpression of p53 in Breast and Ovarian Cancer Cell Lines», *Journal of Cellular Biochemistry* 119, núm. 5 (2017); G. N. Y. van Gorkom *et al.*, «Influence of Vitamin C on Lymphocytes: An Overview», *Antioxidants* 7, núm. 3, 2018.

2. Los extractos de la piel anaranjada del caqui impiden el crecimiento de células cancerígenas en el colon y en la próstata. S. B. Park *et al.*, «Anticancer Activity of Calyx of *Diospyros kaki* Thunb. through Downregulation of Cyclin D1 via Inducing Proteasomal Degradation and Transcriptional Inhibition in Human Colorectal Cancer Cells», *BMC Complementary and Alternative Medicine* 17, núm. 1, 2017, p. 445; Y. Ding *et al.*, «Flavonoids from Persimmon (*Diospyros kaki* L.) Leaves Inhibit Proliferation and Induce Apoptosis in PC-3 Cells by Activation of Oxidative Stress and Mitochondrial Apoptosis», *Chemico-Biological Interactions* 275, 2017, pp. 210-217.

3. El wasabi contiene muchos de los bioactivos —incluidos los isotiocianatos— que matan las células de los cánceres de hígado y mama. S. Yano, S. Wu, K. Sakao y D. X. Hou, «Wasabi 6-(methylsulfinyl) hexyl Isothiocyanate Induces Apoptosis in Human Colorectal Cancer Cells through p53-Independent Mitochondrial Dysfunction Pathway», *Biofactors* (14 de mayo de 2018), doi: 10.1002/biof.1431; Y. Fuke *et al.*, «Wasabi-Derived 6-(methylsulfinyl) Hexyl Isothiocyanate Induces Apoptosis in Human Breast Cancer by Possible Involvement of the NF-κB Pathways», *Nutrition and Cancer* 66, núm. 5, 2014, pp. 879-887; P. Z. Trio *et al.*, «DNA Microarray Profiling Highlights Nrf2-Mediated Chemoprevention Targeted by Wasabi-Derived Isothiocyanates in HepG2 Cells», *Nutrition and Cancer* 69, núm. 1, 2017, pp. 105-116.

4. Los potentes bioactivos del melón amargo, como los triterpenos, los alcaloides y los péptidos, también funcionan como insecticidas naturales generados en la propia planta. Se ha comprobado que los extractos de su piel matan las células de los cánceres de colon y mama. También contribuyen a la protección contra la enfermedad cardiovascular al disminuir los lípidos en sangre y controlar el crecimiento de las células grasas. El zumo del melón amargo puede reducir la inflamación al provocar la disminución de células T inmunológicas. V. P. Dia y H. B. Krishnan, «BG-4, a Novel Anticancer Peptide from Bitter Gourd (*Momordica charantia*), Promotes Apoptosis in Human Colon Cancer Cells», *Scientific Reports* 6, 2016, p. 33532; J. R. Weng *et al.*, «Cucurbitane Triterpenoid from *Momordica charantia* Induces Apoptosis and Autophagy in Breast Can-

cer Cells, in Part, through Peroxisome Proliferator-Activated Receptor γ Activation», *Evidence-Based Complementary and Alternative Medicine*, 2013, p. 935675; M. B. Krawinkel *et al.*, «Bitter Gourd Reduces Elevated Fasting Plasma Glucose Levels in an Intervention Study among Prediabetics in Tanzania», *Journal of Ethnopharmacology* 216, 2018, pp. 1-7; M. Cortez-Navarrete *et al.*, «*Momordica charantia* Administration Improves Insulin Secretion in Type 2 Diabetes Mellitus», *Journal of Medicinal Food* 21, núm. 7, 2018; Q. Chen y E. T. Li, «Reduced Adiposity in Bitter Melon (*Momordica charantia*) Fed Rats Is Associated with Lower Tissue Triglyceride and Higher Plasma Catecholamines», *British Journal of Nutrition* 93, núm. 5, 2005, pp. 747-754; Mahwish *et al.*, «Hypoglycemic and Hypolipidemic Effects of Different Parts and Formulations of Bitter Gourd (*Momordica charantia*)», *Lipids in Health and Disease* 16, núm. 1, 2017, p. 211; D. G. Popovich, L. Li y W. Zhang, «Bitter Melon (*Momordica charantia*) Triterpenoid Extract Reduces Preadipocyte Viability, Lipid Accumulation, and Adiponectin Expression in 3T3-L1 Cells», *Food and Chemical Toxicology* 48, núm. 6, 2010, pp. 1619-1626; R. Fachinan, A. Yessoufou, M. P. Nekoua y K. Moutairou, «Effectiveness of Antihyperglycemic Effect of *Momordica charantia*: Implication of T-Cell Cytokines», *Evidence-Based Complementary and Alternative Medicine*, 2017, artículo 3707046.

5. Los brotes de helecho contienen altos niveles de las vitaminas A y C (que estimulan la inmunidad), así como algunos bioactivos antiangiogénicos, tales como los ácidos grasos omega-3, el betacaroteno, el ácido gálico, la luteína y la zeaxantina. Existen por lo menos siete especies de brotes de helecho que se cosechan para consumo en Francia, India, Indonesia, Japón y Nepal, así como en las culturas nativas americanas. No es recomendable que los busques por tu cuenta, a menos que tengas experiencia, ya que muchos de ellos son altamente tóxicos. Algunos estudios han demostrado que la zeaxantina protege contra la degeneración macular y también mejora la capacidad de las células madre de regenerar el hígado. El ácido gálico ayuda a promover el crecimiento de lactobacilos saludables en el intestino. J. M. DeLong *et al.*, «The Unique Fatty Acid and Antioxidant Composition of Ostrich Fern (*Matteuccia struthiopteris*) Fiddleheads», *Canadian Journal of Plant Science* 91, 2011, pp. 919-930; Y. Liu *et al.*, «Precise Regulation of miR-210 Is Critical for the Cellular Homeostasis Maintenance and Transplantation Efficacy Enhancement of Mesenchymal Stem Cells in Acute Liver Failure Therapy», *Cell Transplantation* 26, núm. 5, 2017, pp. 305-820; R. Pacheco-Ordaz *et al.*, «Effect of Phenolic Compounds on the Growth of Selected Probiotic and Pathogenic Bacteria», *Letters in Applied Microbiology* 66, núm. 1, 2018, pp. 25-31.

6. La anandamida también activa el sistema inmunológico de los intestinos, ayuda a equilibrar la homeostasis inmunológica y mata las células cancerígenas del endometrio. G. Pacioni *et al.*, «Truffles Contain Endocannabinoid Metabolic Enzymes and Anandamide», *Phytochemistry* 110, 2015, pp. 104-110; N. Acharya *et al.*, «Endocannabinoid System Acts as a Regulator of Immune Homeostasis in the Gut», *Proceedings of the National Academy of Sciences USA* 114, núm. 19, 2017, pp. 5005-5010; B. M. Fonseca, G. Correia-da-Silva y N. A. Teixeira, «Cannabinoid-Induced Cell Death in Endometrial Cancer Cells: Involvement of TRPV1 Receptors in Apoptosis», *Journal of Physiology and Biochemistry* 74, núm. 2, 2018.

7. X. Jiang *et al.*, «The Anti-Fatigue Activities of *Tuber melanosporum* in a Mouse Model», *Experimental and Therapeutic Medicine* 15, núm. 3, 2018, pp. 3066-3073.

8. A. Rosa *et al.*, «Potential Anti-tumor Effects of *Mugil cephalus* Processed Roe Extracts on Colon Cancer Cells», *Food and Chemical Toxicology* 60, 2013, pp. 471-478; A. Rosa *et al.*, «Effect of Aqueous and Lipophilic Mullet (*Mugil cephalus*) Bottarga Extracts on the Growth and Lipid Profile of Intestinal Caco-2 Cells», *Journal of Agricultural and Food Chemistry* 59, núm. 5, 2011, pp. 1658-1666.

9. David Tanis, «For Extraordinary Flavor, Add a Few Drops of Squid Ink», *The New York Times*, 1 de abril de 2016, <https://www.nytimes.com/2016/04/06/dining/squid-ink-risotto.html>.

10. Y. P. Gu *et al.*, «Squid Ink Polysaccharide Prevents Autophagy and Oxidative Stress Affected by Cyclophosphamide in Leydig Cells of Mice: A Pilot Study», *Iranian Journal of Basic Medical Sciences* 20, núm. 11, 2017, pp. 1194-1199.

11. T. Zuo *et al.*, «Dietary Squid Ink Polysaccharide Could Enhance SIgA Secretion in Chemotherapeutic Mice», *Food and Function* 5, núm. 12, 2014, pp. 3189-3196; X. Wang *et al.*, «Sepia Ink Oligopeptide Induces Apoptosis of Lung Cancer Cells via Mitochondrial Pathway», *Cell Physiology and Biochemistry* 45, núm. 5, 2018, pp. 2095-2106; Q. Tang *et al.*, «Dietary Squid Ink Polysaccharides Ameliorated the Intestinal Microflora Dysfunction in Mice Undergoing Chemotherapy», *Food and Function* 5, núm. 10, 2014, pp. 2529-2535; A. Zong *et al.*, «Anti-metastatic and Anti-angiogenic Activities of Sulfated Polysaccharide of *Sepiella maindroni* Ink», *Carbohydrate Polymers* 91, núm. 1, 2013, pp. 403-409.

12. Z. L. Kong *et al.*, «Immune Bioactivity in Shellfish toward Serum-Free Cultured Human Cell Lines», *Bioscience, Biotechnology, and Biochemistry* 61, núm. 1, 1997, pp. 24-28.

13. B. M. Popkin *et al.*, «A New Proposed Guidance System for Beverage Consumption in the United States», *American Journal of Clinical Nutrition* 83, núm. 3, 2006, pp. 529-542.

14. D. X. Xiang, S. S. Wei y W. Q. Li, «Anticancer Activity and Mechanism of Xanthohumol: A Prenylated Flavonoid From Hops (*Humulus lupulus* L.)», *Frontiers in Pharmacology* 9, 2018, p. 530; R. Costa *et al.*, «Modulation of VEGF Signaling in a Mouse Model of Diabetes by Xanthohumol and 8-Prenylnaringenin: Unveiling the Angiogenic Paradox and Metabolism Interplay», *Molecular Nutrition and Food Research* 61, núm. 4, 2017; C. Gallo, K. Dallaglio *et al.*, «Hop Derived Flavonoid Xanthohumol Inhibits Endothelial Cell Functions via AMPK Activation», *Oncotarget* 7, núm. 37, 2016, pp. 59917-59931; J. S. Samuels, R. Shashidharamurthy y S. Rayalam, «Novel Anti-Obesity Effects of Beer Hops Compound Xanthohumol: Role of AMPK Signaling Pathway», *Nutrition and Metabolism* 15, 2018, p. 42.

15. El estudio evaluó a 107.998 personas. S. Karami, S. E. Daugherty y M. P. Purdue, «A Prospective Study of Alcohol Consumption and Renal Cell Carcinoma Risk», *International Journal of Cancer* 137, núm. 1, 2015, pp. 238-242.

16. Los beneficios de la cerveza no se hallan en su contenido alcohólico, sino en los compuestos que le dan su sabor único. Por ejemplo, uno de los compuestos del lúpulo es antiangiogénico. En un estudio realizado en España, los hombres que habían bebido cerveza experimentaron un aumento en sus células madre circulantes (incluso los que bebieron cerveza sin alcohol). G. Chiva-Blanch *et al.*, «The Non-alcoholic Fraction of Beer Increases Stromal Cell Derived Factor 1 and the Number of Circulating Endothelial Progenitor Cells in High Cardiovascular Risk Subjects: A Randomized Clinical Trial», *Atherosclerosis* 233, núm. 2, 2014, pp. 518-524.

17. E. Patterson, S. C. Larsson, A. Wolk y A. Åkesson, «Association between Dairy Food Consumption and Risk of Myocardial Infarction in Women Differs by Type of Dairy Food», *The Journal of Nutrition* 143, núm. 1, 2013, pp. 74-79.

18. K. Nimptsch, S. Rohrmann, R. Kaaks y J. Linseisen, «Dietary Vitamin K Intake in Relation to Cancer Incidence and Mortality: Results from the Heidelberg Cohort of the European Prospective Investigation into Cancer and Nutrition (EPIC-Heidelberg)», *American Journal of Clinical Nutrition* 91, núm. 5, 2010, pp. 1348-1358; K. Nimptsch, S. Rohrmann y J. Linseisen, «Dietary Intake of Vitamin K and Risk of Prostate Cancer in the Heidelberg Cohort of the European Prospective Investigation into Cancer and Nutrition (EPIC-Heidelberg)», *American Journal of Clinical Nutrition* 87, núm. 4, 2008, pp. 985-992.

19. L. Djoussé *et al.*, «Chocolate Consumption Is Inversely Associated with Prevalent Coronary Heart Disease: The National Heart, Lung, and Blood Institute Family Heart Study», *Clinical Nutrition* 30, núm. 2, 2011, pp. 182-187; C. Matsumoto *et al.*, «Chocolate Consumption and Risk of Diabetes Mellitus in the Physicians' Health Study», *American Journal of Clinical Nutrition* 101, núm. 2, 2015, pp. 362-367; K. M. Strat *et al.*, «Mechanisms by Which Cocoa Flavanols Improve Metabolic Syndrome and Related Disorders», *Journal of Nutritional Biochemistry* 35, 2016, pp. 1-21; A. Spadafranca, C. Martínez Conesa, S. Sirini y G. Testolin, «Effect of Dark Chocolate on Plasma Epicatechin Levels, DNA Resistance to Oxidative Stress and Total Antioxidant Activity in Healthy Subjects», *British Journal of Nutrition* 103, núm. 7, 2010, pp. 1008-1014.

20. L. Dugo *et al.*, «Effect of Cocoa Polyphenolic Extract on Macrophage Polarization from Proinflammatory M1 to Anti-Inflammatory M2 State», *Oxidative Medicine and Cellular Longevity* 2017, 2017, artículo 6293740.

21. Múltiples estudios realizados con grandes poblaciones han demostrado una relación entre el consumo de alimentos picantes y el disfrute de una buena salud. El estudio chino titulado China Kadoorie Biobank, que contó con la participación de 487.375 personas en todo el país asiático, mostró que comer alimentos picantes al menos una vez al día se asocia con una disminución de un 14 por ciento del riesgo de muerte por cualquier causa, incluido el cáncer, la cardiopatía, el infarto, la diabetes, las enfermedades respiratorias y las infecciones. Esta relación también se observó en un estudio norteamericano a gran escala que analizó los datos de las 16.179 personas implicadas en la Encuesta Nacional de Evaluación de Salud y Nutrición III. M. Chopan y B. Littenberg, «The Association of Hot Red Chili Pepper Consumption and Mortality: A Large Population-Based Cohort Study», *PLOS One* 12, núm. 1, 2017, e0169876.

22. C. Kang *et al.*, «Gut Microbiota Mediates the Protective Effects of Dietary Capsaicin against Chronic Low-Grade Inflammation and Associated Obesity Induced by High-Fat Diet», *MBio* 8, núm. 3, 2017.

23. S. Kubow *et al.*, «Effects of Simulated Human Gastrointestinal Digestion of Two Purple-Fleshed Potato Cultivars on Anthocyanin Composition and Cytotoxicity in Colonic Cancer and Non-Tumorigenic Cells», *Nutrients* 9, núm. 9, 2017; V. Charepalli *et al.*, «Anthocyanin-Containing Purple-Fleshed Potatoes Suppress Colon Tumorigenesis via Elimination of Colon Cancer Stem Cells», *Journal of Nutritional Biochemistry* 26, núm. 12, 2015, pp. 1641-1649; G. P. Madiwale *et al.*, «Combined Effects of Storage and Processing on the Bioactive Compounds and Pro-Apoptotic Properties of Color-

Fleshed Potatoes in Human Colon Cancer Cells», *Journal of Agricultural and Food Chemistry* 60, núm. 44, 2012, pp. 11088-11096.

24. Esto fue en el Estudio EPIC, que analizó el consumo de frutos secos en 478.040 personas. M. Jenab *et al.*, «Association of Nut and Seed Intake with Colorectal Cancer Risk in the European Prospective Investigation into Cancer and Nutrition», *Cancer Epidemiology, Biomarkers, and Prevention* 13, núm. 10, 2004, pp. 1595-1603.

25. Temidayo Fadelu *et al.*, «Nut Consumption and Survival in Stage III Colon Cancer Patients: Results from CALGB 89803 (Alliance)», ASCO Meeting Library, 3 de junio de 2017, <https://meetinglibrary.asco.org/record/147476/abstract>.

26. La achicoria también tiene propiedades supresoras del cáncer. P. H. Tsai *et al.*, «Dietary Flavonoids Luteolin and Quercetin Suppressed Cancer Stem Cell Properties and Metastatic Potential of Isolated Prostate Cancer Cells», *Anticancer Research* 36, núm. 12, 2016, pp. 6367-6380.

27. P. Flores, E. Sánchez, J. Fenoll y P. Hellín, «Genotypic Variability of Carotenoids in Traditional Tomato Cultivars», *Food Research International* 100, parte 3, 2017, pp. 510-516.

28. La papaya es una fruta tropical dulce proveniente de Asia. Debe el color naranja brillante de su carne a los carotenoides, al licopeno y a la beta-criptoxantina, que tiene actividad antiangiogénica, antioxidante y estimulante de la inmunidad. R. M. Schweiggert *et al.*, «Carotenoids Are More Bioavailable from papaya than from Tomato and Carrot in Humans: A Randomised Cross-Over Study», *British Journal of Nutrition* 111, núm. 3, 2014, pp. 490-498; S. Pandey, P. J. Cabot, P. N. Shaw y A. K. Hewavitharana, «Anti-Inflammatory and Immunomodulatory Properties of *Carica patataya*», *Journal of Immunotoxicology* 13, núm. 4, 2016, pp. 590-602.

Capítulo 15: Dosis alimentarias

1. «Lifetime Risk of Developing or Dying from Cancer», Sociedad Americana del Cáncer, <https://www.cancer.org/cancer/cancer-basics/lifetime-probability-of-developing-or-dying-from-cancer.html>.

2. «Cancer Stat Facts: Cancer of Any Site», Instituto Nacional del Cáncer, <https://seer.cancer.gov/statfacts/html/all.html>.

3. «Lifetime Risk of Cancer», Cancer Research UK, <http://www.cancerresearchuk.org/health-professional/cancer-statistics/risk/lifetime-risk>.

4. J. X. Moore, N. Chaudhary y T. Akinyemiju, «Metabolic Syndrome Prevalence by Race/Ethnicity and Sex in the United States, National Health and Nutrition Examination Survey, 1988-2012», *Preventing Chronic Disease* 14, 2017, p. 160287.

5. A. Azzar. *et al.*, «Increased Level of DNA Damage in Some Organs of Obese Zucker Rats by γ-H2AX Analysis», *Environmental and Molecular Mutagenesis* 58, núm. 7, 2017, pp. 477-484.

6. D. S. Kim *et al.*, «Attenuation of Rheumatoid Inflammation by Sodium Butyrate through Reciprocal Targeting of HDAC2 in Osteoclasts and HDAC8 in T Cells», *Frontiers in Immunology* 9, 2018, p. 1525.

7. Durante la conferencia Horizontes Celulares, celebrada en el Vaticano en 2016, se relataron dos historias impactantes sobre pacientes que superaron su enfermedad autoin-

mune mediante un trasplante de células madre. Sus presentaciones pueden consultarse aquí: <https://www.youtube.com/watch?v=Iafkr-qRnm0>.

8. «Neurodegenerative Diseases», Instituto Nacional de Ciencias de la Salud Ambiental, <https://www.niehs.nih.gov/research/supported/health/neurodegenerative/index.cfm>.

9. «Age-Related Eye Disease Study—Results», Instituto Nacional del Ojo, <https://nei.nih.gov/amd>.

10. M. S. Zinkernagel *et al.*, «Association of the Intestinal Microbiome with the Development of Neovascular Age-Related Macular Degeneration», *Scientific Reports* 7, 2017, p. 40826.

11. «US Approves First Cancer Drug to Use Patient's Own Cells–with $475,000 Price Tag», *The Guardian* (ed. de EE.UU.), 30 de agosto de 2017, <https://www.theguardian.com/us-news/2017/aug/30/cancer-drug-kymriah-leukemia-novartis>.

12. Rachael Rettner, «Meet Your Interstitium, a Newfound "Organ"», Live Science, 27 de marzo de 2018, <https://www.livescience.com/62128-interstitium-organ.html>; Fiona MacDonald, «It's Official: A Brand-New Human Organ Has Been Classified», Science Alert, 3 de enero de 2017, <https://www.sciencealert.com/it-s-official-a-brand-new-human-organ-has-been-classified>.

Apéndice B: *Mide tus riesgos*

1. G. A. Bello, G. G. Dumancas y C. Gennings, «Development and Validation of a Clinical Risk-Assessment Tool Predictive of All-Cause Mortality», *Bioinformatics and Biology Insights* 9, suplemento 3, 2015, pp. 1-10.

2. S. S. Khan *et al.*, «Association of Body Mass Index with Lifetime Risk of Cardiovascular Disease and Compression of Morbidity», *JAMA Cardiology* 3, núm. 4, 2018, pp. 280-287.

3. «Children's BMI Formula», Centros para el Control y la Prevención de Enfermedades, <https://www.cdc.gov/healthyweight/assessing/bmi/childrens_bmi/childrens_bmi_formula.html>; «Calculating BMI Using the English System», Centros para el Control y la Prevención de Enfermedades, <https://www.cdc.gov/nccdphp/dnpao/growthcharts/training/bmiage/page5_2.html>.

4. «United States Cancer Statistics: Data Visualizations», Centros para el Control y la Prevención de Enfermedades, <https://gis.cdc.gov/grasp/USCS/DataViz.html>.

5. «Diagnosed Diabetes, Age-Adjusted Percentage, Adults with Diabetes—Total», Centros para el Control y la Prevención de Enfermedades, <https://gis.cdc.gov/grasp/diabetes/DiabetesAtlas.html>.

6. «Countries with the Highest Rates of Diabetes», World Atlas, <https://www.worldatlas.com/articles/countries-with-the-highest-rates-of-diabetes.html>.

7. «FDA Allows Marketing of First Direct-to-Consumer Tests That Provide Genetic Risk Information for Certain Conditions», Administración de Alimentos y Medicamentos de Estados Unidos, 6 de abril de 2017, <https://www.fda.gov/newsevents/newsroom/pressannouncements/ucm551185.htm>.

8. Arthur L. Frank, «Taking an Exposure History», in *Environmental Medicine: Integrating a Missing Element into Medical Education*, eds. A. M. Pope y D. P. Rail (Washington, D.C.: National Academies Press, 1995), <https://www.ncbi.nlm.nih.gov/books/NBK231990>.

9. «Secondhand Smoke Is a Health Threat to Pets», Science Daily, 3 de septiembre de 2007, <https://www.sciencedaily.com/releases/2007/08/070831123420.htm>.

10. S. Manohar *et al.*, «Associations of Rotational Shift Work and Night Shift Status with Hypertension: A Systematic Review and Meta-analysis», *Journal of Hypertension* 35, núm. 10, 2017, pp. 1929-1937; X. Yuan *et al.*, «Night Shift Work Increases the Risks of Multiple Primary Cancers in Women: A Systematic Review and Meta-analysis of 61 Articles», *Cancer Epidemiology, Biomarkers, and Prevention* 27, núm. 1, 2018, pp. 25-40; J. Shilts, G. Chen y J. J. Hughey, «Evidence for Widespread Dysregulation of Circadian Clock Progression in Human Cancer», *PeerJ* 6, 2018, e4327.

11. H. Xie *et al.*, «Chronic Stress Promotes Oral Cancer Growth and Angiogenesis with Increased Circulating Catecholamine and Glucocorticoid Levels in a Mouse Model», *Oral Oncology* 51, núm. 11, 2015, pp. 991-997; K. Aschbacher *et al.*, «Circulating Angiogenic Cell Function Is Inhibited by Cortisol In Vitro and Associated with Psychological Stress and Cortisol In Vivo», *Psychoneuroendocrinology* 67, 2016, pp. 216-223.

12. Walter Willet, *Eat, Drink, and Be Healthy: The Harvard Medical School Guide to Healthy Eating*, Nueva York, Simon & Schuster, 2001.

Índice temático

Sobre el autor

El doctor William Li es médico, científico y autor de renombre mundial. Conocido sobre todo por su papel al frente de la Fundación de la Angiogénesis, en 1994 emprendió una cruzada para sacar la «angiogénesis» del laboratorio de investigación y llevarla directamente a los pacientes. Su trabajo finalmente derivó en la creación de 32 terapias y dispositivos innovadores aprobados por la Administración de Alimentos y Medicamentos (FDA) de Estados Unidos, y ha tenido efecto en más de cincuenta millones de personas de todo el mundo. Hoy la visión original del doctor Li de incorporar la angiogénesis a la corriente dominante de la medicina se ha hecho realidad. Además de los beneficios que ofrece la angiogénesis a los pacientes, actualmente se enseña en algunas clases de Secundaria.

El enfoque innovador del doctor Li respecto a la lucha contra las enfermedades se centra en encontrar «denominadores comunes». Al emplear este acercamiento, ha contribuido con nuevas soluciones para luchar contra el cáncer, la ceguera y el espectro de heridas crónicas que padecen quienes sufren de diabetes. Incluso ha trabajado con veterinarios de todo el mundo para crear nuevos tratamientos que salven a las mascotas y las especies en peligro de extinción.

Todo un futurista de la salud, el doctor Li colabora de manera activa con las mejores universidades, empresas punteras y decenas de grupos de defensa, gobiernos e instituciones en los cinco continentes. Ha colaborado con los Institutos Nacionales de la Salud, la Organización Mundial de la Salud (OMS) y la FDA. Sus logros han sido reconocidos por el Instituto Milken y la Fundación Bill y Melinda Gates. El Vaticano lo ha invitado en dos ocasiones a presentar su visión sobre el futuro de la salud, y su popular conferencia en TED Talk, titulada «¿Podemos comer para que el cáncer muera de hambre?», ha conseguido más de once millones de reproducciones. Bono, el vocalista del grupo U2, escribió en el periódico *The New York Times* que el doctor Li era una de las diez personas a las que convenía seguir durante la próxima década por su «potencial para cambiar el mundo».

Al doctor Li le apasiona el futuro de la salud. Cree firmemente que podemos conseguir un mejor futuro recurriendo a la ciencia para derribar las barreras del pasado. Es un generador de alianzas y colabora con líderes, innovadores y reformadores culturales de ideas afines que quieren cambiar el mundo para bien.

Ha escrito más de cien artículos científicos en revistas de primera línea como *Science, The New England Journal of Medicine* y *The Lancet*, entre otras. Ha formado parte del profesorado de las universidades de Harvard, Tufts y Dartmouth. Invitado como experto a *The Dr. Oz Show*, la CNN y la MSNBC, el doctor Li también ha aparecido en otras publicaciones como *USA Today, TIME, The Wall Street Journal, The Atlantic, O Magazine* y *Wine Spectator*, así como en la red radiofónica NPR. Licenciado en las facultades de Medicina de las universidades de Harvard y Pittsburgh, realizó su residencia médica en el Hospital General de Massachusetts. Cuando no está escribiendo o luchando contra las enfermedades, el doctor Li disfruta de viajar, cocinar y escuchar música de diversos estilos.